临床口腔疾病治疗新进展

刘欣宇　等　主编

上海科学普及出版社

图书在版编目（CIP）数据

临床口腔疾病治疗新进展／刘欣宇等主编. —上海：上海科学普及出版社，2023.9
ISBN 978-7-5427-8643-2

Ⅰ.①临… Ⅱ.①刘… Ⅲ.①口腔疾病－诊疗 Ⅳ.①R781

中国国家版本馆CIP数据核字（2023）第254487号

统　　筹　张善涛
责任编辑　黄　鑫
整体设计　宗　宁

临床口腔疾病治疗新进展
主编　刘欣宇　等
上海科学普及出版社出版发行
（上海中山北路832号　邮政编码200070）
http://www.pspsh.com

各地新华书店经销　　山东麦德森文化传媒有限公司印刷
开本　787×1092 1/16　印张 21.75　插页 2　字数 557 000
2023年9月第1版　　2023年9月第1次印刷

ISBN 978-7-5427-8643-2　定价：198.00元
本书如有缺页、错装或坏损等严重质量问题
请向工厂联系调换
联系电话：0531-82601513

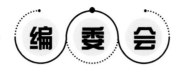

◎ 主　编

刘欣宇（山东大学齐鲁医院）

李中孝（庆云县人民医院）

刘彩云（宜昌市中心人民医院）

邓大贵（北京泰康拜博口腔医院）

孙　娜（枣庄市口腔医院）

赵万昌（淄博市张店区中医院）

◎ 副主编

董艳松（晋城市泽州县医疗集团大箕镇卫生院）

刘长妍（山东省平度市第三人民医院）

张　鑫（河北省秦皇岛市青龙满族自治县中医院）

李秋平（江山市人民医院）

郑丽霞（聊城市退役军人医院）

李文鑫（东明县人民医院）

前言
FOREWORD

    口腔疾病发病率高、患病人群广，是世界上最为多发的一种疾病，这也决定了口腔医学是一门实践性和操作性很强的医学学科。随着社会的不断进步，人民群众越来越重视口腔健康，这对口腔科医师的诊治水平提出了更高的要求；此外，科学技术的发展也催生了口腔领域新技术和新仪器的出现。考虑到近年来学科快速发展、技术更新和临床医师对学习及运用新技术、新观念的迫切要求，我们特邀具有多年临床经验的专家、学者共同编写了《临床口腔疾病治疗新进展》一书，本书反映了国内外口腔疾病诊疗领域的新理论和新疗法，详细阐述了临床工作中常用的口腔科新技术。

    本书围绕"理论结合实践，理论指导实践"进行编写，涵盖了口腔疾病诊疗的常用内容，主要涉及了口腔疾病常见症状、口腔疾病常用检查等基础内容；重点讲解了龋病、牙髓病等牙体牙髓疾病，牙周疾病，口腔黏膜疾病，口腔颌面部感染等临床常见口腔疾病的内容；此外，本书还对口腔修复和口腔种植的要点内容进行了一定篇幅的讲解。本书在叙述过程中应用了大量图表，增加了理论与技术的直观性，方便读者学习。同时，编者结合大量国内外最新学术进展，使读者能准确而全面地掌握相关理论和治疗进展，把握口腔医学的发展趋势，提高自身理论与操作技能。本书内容严谨、层次分明，适合广大临床口腔医师、医学院校在校学生参考阅读。

    虽然各位编者为本书付出了辛勤的工作，但由于编写时间仓促，编写经验不足，本书在写作风格和内容取舍方面可能存在不尽完善之处，期盼广大读者批评指正。

《临床口腔疾病治疗新进展》编委会

2023 年 5 月

目 录
CONTENTS

第一章　口腔疾病常见症状 ……………………………………………………… (1)

　　第一节　口臭 ……………………………………………………………………… (1)

　　第二节　牙痛 ……………………………………………………………………… (2)

　　第三节　牙齿松动 ………………………………………………………………… (4)

　　第四节　牙龈肿大 ………………………………………………………………… (5)

　　第五节　牙龈出血 ………………………………………………………………… (7)

第二章　口腔疾病常用检查 ……………………………………………………… (9)

　　第一节　常规检查 ………………………………………………………………… (9)

　　第二节　特殊检查 ………………………………………………………………… (13)

第三章　牙拔除术 ………………………………………………………………… (17)

　　第一节　普通牙拔除术 …………………………………………………………… (17)

　　第二节　阻生牙拔除术 …………………………………………………………… (36)

　　第三节　牙拔除术的并发症 ……………………………………………………… (46)

第四章　龋病 ……………………………………………………………………… (53)

　　第一节　概述 ……………………………………………………………………… (53)

　　第二节　病因 ……………………………………………………………………… (53)

　　第三节　发病过程与发病机制 …………………………………………………… (54)

　　第四节　病理表现 ………………………………………………………………… (56)

　　第五节　临床表现 ………………………………………………………………… (59)

　　第六节　诊断技术 ………………………………………………………………… (60)

　　第七节　临床分类与诊断 ………………………………………………………… (61)

　　第八节　鉴别诊断 ………………………………………………………………… (63)

　　第九节　非手术治疗 ……………………………………………………………… (64)

　　第十节　手术治疗 ……………………………………………………………（66）

　　第十一节　深龋治疗 …………………………………………………………（77）

第五章　牙髓病 ……………………………………………………………………（81）

　　第一节　病因 …………………………………………………………………（81）

　　第二节　分类与临床表现 ……………………………………………………（81）

　　第三节　应急处理 ……………………………………………………………（82）

　　第四节　活髓保存治疗 ………………………………………………………（83）

　　第五节　牙髓塑化治疗与干髓术 ……………………………………………（86）

　　第六节　根管治疗术 …………………………………………………………（91）

　　第七节　根管治疗后的牙体修复 ……………………………………………（97）

第六章　其他牙体牙髓疾病 ……………………………………………………（105）

　　第一节　磨牙症 ………………………………………………………………（105）

　　第二节　酸蚀症 ………………………………………………………………（106）

　　第三节　牙隐裂 ………………………………………………………………（108）

　　第四节　牙本质过敏症 ………………………………………………………（110）

　　第五节　根尖周病 ……………………………………………………………（111）

第七章　牙周疾病 ………………………………………………………………（119）

　　第一节　牙龈病 ………………………………………………………………（119）

　　第二节　牙周炎 ………………………………………………………………（123）

　　第三节　牙周炎伴发病变 ……………………………………………………（126）

第八章　口腔黏膜疾病 …………………………………………………………（131）

　　第一节　口腔黏膜大疱类疾病 ………………………………………………（131）

　　第二节　口腔黏膜溃疡类疾病 ………………………………………………（137）

　　第三节　口腔黏膜感染性疾病 ………………………………………………（140）

　　第四节　口腔黏膜变态反应性疾病 …………………………………………（144）

第九章　口腔颌面部感染 ………………………………………………………（147）

　　第一节　智冠周围炎 …………………………………………………………（147）

　　第二节　颌面部间隙感染 ……………………………………………………（149）

　　第三节　颌骨骨髓炎 …………………………………………………………（157）

　　第四节　牙源性上颌窦炎 ……………………………………………………（162）

  第五节 颜面疖痈 ………………………………………………………… （163）

第十章 口腔颌面部神经疾病 …………………………………………… （165）

  第一节 面肌痉挛 ………………………………………………………… （165）

  第二节 面神经麻痹 ……………………………………………………… （166）

  第三节 三叉神经痛 ……………………………………………………… （168）

  第四节 非典型面痛 ……………………………………………………… （171）

  第五节 灼口综合征 ……………………………………………………… （172）

  第六节 原发性舌咽神经痛 ………………………………………………… （173）

第十一章 口腔颌面部损伤 …………………………………………… （177）

  第一节 口腔颌面部软组织损伤 …………………………………………… （177）

  第二节 上颌骨骨折 ……………………………………………………… （186）

  第三节 下颌骨骨折 ……………………………………………………… （191）

第十二章 儿童口腔疾病 ……………………………………………… （199）

  第一节 儿童口腔疾病的常用技术 ………………………………………… （199）

  第二节 牙齿的萌出、替换与萌出异常 …………………………………… （219）

  第三节 乳牙外伤 ………………………………………………………… （222）

  第四节 年轻恒牙外伤 …………………………………………………… （230）

  第五节 乳牙早失的间隙管理与低龄儿童常见错𬌗的防治 ……………… （236）

第十三章 口腔修复 …………………………………………………… （245）

  第一节 牙周病修复 ……………………………………………………… （245）

  第二节 牙列缺损修复 …………………………………………………… （255）

  第三节 牙列缺失修复 …………………………………………………… （266）

第十四章 口腔种植 …………………………………………………… （275）

  第一节 种植义齿的基础 ………………………………………………… （275）

  第二节 种植义齿的分类、组成与结构 …………………………………… （278）

  第三节 种植义齿的设计与制作 ………………………………………… （282）

  第四节 种植义齿的适用范围 …………………………………………… （292）

  第五节 美学种植的原则与风险 ………………………………………… （294）

  第六节 牙种植体生物并发症治疗 ……………………………………… （314）

  第七节 牙种植体专业口腔卫生维护 …………………………………… （316）

第八节　牙种植体植入术…………………………………………………………（317）

第九节　软组织游离移植术…………………………………………………………（321）

第十节　即刻种植术…………………………………………………………………（322）

第十一节　自体骨切取术……………………………………………………………（324）

第十二节　牙槽突外置式植骨术……………………………………………………（326）

第十三节　牙槽突骨劈开种植术……………………………………………………（327）

第十四节　引导骨再生技术…………………………………………………………（329）

第十五节　上颌窦底提升术…………………………………………………………（333）

第十六节　上置式植骨术……………………………………………………………（337）

第十七节　牵张成骨术………………………………………………………………（339）

参考文献………………………………………………………………………………（341）

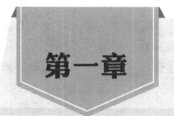

第一章　口腔疾病常见症状

第一节　口　臭

口臭是指口腔呼出气体中的令人不快的气味,是某些口腔、鼻咽部和全身性疾病的一个较常见症状,可以由多方面因素引起。

一、生理因素

晨起时常出现短时的口臭,刷牙后即可消除。可由某些食物(蒜、洋葱等)和饮料(乙醇性)经过代谢后产生一些臭味物质经肺从口腔呼出所引起。某些全身应用的药物也可引起口臭,如亚硝酸戊酯、硝酸异山梨酯等。

二、病理因素

(一)口腔疾病

口腔呼出气体中的挥发性硫化物可导致口臭,其中 90% 的成分为甲基硫醇和硫化氢。临床上最常见的口臭原因是舌苔和牙周病变处的主要致病菌,如牙龈卟啉单胞菌、齿垢密螺旋体、福赛坦菌和中间普氏菌等的代谢产物。此外,牙周袋内的脓液和坏死组织、舌苔内潴留的食物残屑、脱落上皮细胞等也可引起口臭。在没有牙周炎的患者,舌苔则是口臭的主要来源,尤其与舌背的后 1/3 处舌苔的厚度和面积有关。用牙刷刷舌背或用刮舌板清除舌苔可显著减轻或消除口臭。

软垢、嵌塞于牙间隙和龋洞内的食物发酵腐败,也会引起口臭。有些坏死性病变,如坏死性溃疡性龈(口)炎、嗜伊红肉芽肿、恶性肉芽肿和癌瘤等,拔牙创伤的感染(干槽症)等,都有极显著的腐败性臭味。如果经过治疗彻底消除了口腔局部因素,口臭仍不消失,则应寻找其他部位的疾病。

(二)鼻咽部疾病

慢性咽(喉)炎、化脓性上颌窦炎、萎缩性鼻炎、小儿鼻内异物、滤泡性扁桃体炎等均能发出臭味。

(三)消化道、呼吸道及其他全身性疾病

消化道、呼吸道及其他全身性疾病如消化不良、肝硬化、支气管扩张继发肺部感染、肺脓肿、

1

先天性气管食管瘘等。糖尿病患者口中可有烂苹果气味,严重肾衰竭者口中可有氨味或尿味。此外,某些金属(如铅、汞)和有机物中毒时,可有异常气味。

(四)神经和精神异常

有些患者自觉口臭而实际并没有口臭,是存在心理性疾病,如口臭恐惧症等,或者由于某些神经疾病导致嗅觉或味觉障碍而产生。用鼻闻法、仪器测量法(气相色谱仪等)可直接检测口臭程度和挥发性硫化物的水平。

（董艳松）

第二节　牙　痛

牙痛是口腔科临床上最常见的症状,也是患者就医的主要原因。可由牙齿本身的疾病、牙周组织及颌骨的某些疾病,甚至神经疾病和某些全身疾病所引起。对以牙痛为主诉的患者,必须先仔细询问病史,如疼痛起始时间及可能的原因、病程长短及变化情况、既往治疗史及疗效等。必要时还应询问工作性质、饮食习惯、有无不良习惯(如夜磨牙和咬硬物等)、全身健康状况及家族史等。关于牙痛本身,应询问牙痛的部位、性质、程度和发作时间。疼痛是尖锐剧烈的还是钝痛、酸痛;是自发痛还是激发痛、咬合时痛,自发痛是阵发的或是持续不断;有无夜间痛;疼痛部位是局限的或放散的,能否明确指出痛牙等。根据症状可得出一至数种初步印象,便于做进一步检查。应记住,疼痛是一种主观症状,由于不同个体对疼痛的敏感性和耐受性有所不同,而且有些其他部位的疾病也可表现为牵涉性牙痛。因此,对患者的主观症状应与客观检查所见、全身情况及实验室和放射学检查等结果结合起来分析,以做出正确的诊断。

一、引起牙痛的原因

(1)牙齿本身的疾病,如深龋、牙髓充血、各型急性牙髓炎、慢性牙髓炎、逆行性牙髓炎,由龋齿、外伤、化学药品等引起的急性根尖周炎、牙槽脓肿,微裂,牙根折裂,髓石,牙本质过敏,流电作用等。

(2)牙周组织的疾病,如牙周脓肿、急性龈乳头炎、冠周炎、坏死性溃疡性龈炎、十槽症等。

(3)牙齿附近组织的疾病所引起的牵涉痛:急性化脓性上颌窦炎和急性化脓性颌骨骨髓炎时,由于神经末梢受到炎症的侵犯,使该神经所支配的牙齿发生牵涉性痛。颌骨内或上颌窦内的肿物、埋伏牙等可压迫附近的牙根发生吸收,如有继发感染,可出现牙髓炎导致疼痛。急性化脓性中耳炎、咀嚼肌群的痉挛等均可出现牵涉性牙痛。

(4)神经系统疾病,如三叉神经痛患者常以牙痛为主诉。颞下窝肿物在早期可出现三叉神经第三支分布区的疼痛,翼腭窝肿物的早期由于压迫蝶腭神经节,出现三叉神经第二支分布区的疼痛。

(5)有些全身疾病,如流感、癔症、神经衰弱、月经期和绝经期等可诉有牙痛。高空飞行时,牙髓内压力增高,可引起航空性牙痛。有的心绞痛患者可反射性地引起牙痛。

二、诊断步骤

(一)问清病史及症状特点

1.尖锐自发痛

尖锐自发痛最常见的为急性牙髓炎(浆液性、化脓性、坏疽性)、急性根尖周炎(浆液性、化脓性)。其他,如急性牙周脓肿、髓石、冠周炎、急性龈乳头炎、三叉神经痛、急性上颌窦炎等。

2.自发钝痛

自发钝痛常见为慢性龈乳头炎,创伤殆等。在机体抵抗力降低时,如疲劳、感冒、月经期等,可有轻度自发钝痛、胀痛。坏死性龈炎时牙齿可有撑离感和咬合痛。

3.激发痛

牙本质过敏和Ⅱ～Ⅲ度龋齿或楔状缺损等,牙髓尚未受侵犯或仅有牙髓充血时,无自发痛,仅在敏感处或病损处遇到物理、化学刺激时才发生疼痛,刺激去除后疼痛即消失。慢性牙髓炎一般无自发痛而主要表现为激发痛,但当刺激去除后疼痛仍持续一至数分钟。咬合创伤引起牙髓充血时也可有对冷、热刺激敏感。

4.咬合痛

牙隐裂和牙根纵裂时,常表现为某一牙尖受力而产生水平分力时引起尖锐的疼痛。牙外伤、急性根尖周炎、急性牙周脓肿等均有明显的咬合痛和叩痛、牙齿挺出感。口腔内不同金属修复体之间产生的流电作用也可使患牙在轻咬时疼痛或与金属器械相接触时发生短暂的电击样刺痛。

以上疼痛除急性牙髓炎患者常不能自行明确定位外,一般都能明确指出痛牙。急性牙髓炎的疼痛常沿三叉神经向同侧对颌或同颌其他牙齿放散,但不会越过中线放散到对侧牙。

(二)初步检查

1.牙体疾病

牙体疾病最常见为龋齿。应注意邻面龋、潜在龋、隐蔽部位的龋齿、充填物下方的继发龋等。此外,如牙隐裂、牙根纵裂、畸形中央尖、楔状缺损、重度磨损、未垫底的深龋充填体、外伤露髓牙、牙冠变色或陈旧的牙冠折断等,均可为病源牙。

叩诊对识别患牙有一定帮助。急性根尖周炎和急性牙周脓肿时有明显叩痛,患牙松动。慢性牙髓炎、急性全部性牙髓炎和慢性根尖周炎、边缘性牙周膜炎、创伤性根周膜炎等,均可有轻至中度叩痛。存在多个可疑病源牙时,叩诊反应常能有助于确定患牙。

2.牙周及附近组织疾病

急性龈乳头炎时可见牙间乳头红肿、触痛,多有食物嵌塞、异物刺激等局部因素。冠周炎多见于下颌第三磨牙阻生,远中及颊舌侧龈瓣红肿,可溢脓。牙周脓肿和逆行性牙髓炎时可探到深牙周袋,后者袋深接近根尖,牙齿大多松动。干槽症可见拔牙窝内有污秽坏死物,骨面暴露,腐臭,触之疼痛。反复急性发作的慢性根尖周炎可在牙龈或面部发现窦道。

急性牙槽脓肿、牙周脓肿、冠周炎等,炎症范围扩大时,牙龈及龈颊沟处肿胀变平,可有波动。面部可出现副性水肿,局部淋巴结肿大、压痛。若治疗不及时,可发展为蜂窝织炎、颌骨骨髓炎等。上颌窦炎引起的牙痛,常伴有前壁的压痛和脓性鼻涕、头痛等。上颌窦肿瘤局部多有膨隆,可有血性鼻涕、多个牙齿松动等。

（三）辅助检查

1.牙髓活力测验

根据对冷、热温度的反应,以及刺激除去后疼痛持续的时间,可以帮助诊断和确定患牙。也可用电流强度测试来判断牙髓的活力和反应性。

2.X线检查

X线检查可帮助发现隐蔽部位的龋齿。髓石在没有揭开髓室顶之前,只能凭X线检查发现。慢性根尖周炎可见根尖周围有不同类型和大小的透射区。颌骨内或上颌窦内肿物、埋伏牙、牙根纵裂等也需靠X线检查来确诊。

（李中孝）

第三节　牙齿松动

正常情况下,牙齿只有极轻微的生理性动度。这种动度几乎不可觉察,且随不同牙位和一天内的不同时间而变动。一般在晨起时动度最大,这是因为夜间睡眠时,牙齿无颌接触,略从牙槽窝内挺出所致。醒后,由于咀嚼和吞咽时的𬌗接触将牙齿略压入牙槽窝内,致使牙齿的动度渐减小。这种24小时内动度的变化,在牙周健康的牙齿不甚明显,而在有𬌗习惯,如磨牙症、紧咬牙者较明显。妇女在月经期和妊娠期内牙齿的生理动度也增加。牙根吸收接近替牙期的乳牙也表现牙齿松动。引起牙齿病理性松动的主要原因如下。

一、牙周炎

牙周炎是使牙齿松动乃至脱落的最主要疾病。牙周袋的形成及长期存在的慢性炎症,使牙槽骨吸收,结缔组织附着不断丧失,继而使牙齿逐渐松动、移位,终致脱落。

二、𬌗创伤

牙周炎导致支持组织的破坏和牙齿移位,形成继发性𬌗创伤,使牙齿更加松动。单纯的(原发性)𬌗创伤,也可引起牙槽嵴顶的垂直吸收和牙周膜增宽,临床上出现牙齿松动。这种松动在𬌗创伤除去后,可以恢复正常。正畸治疗过程中,受力的牙槽骨发生吸收和改建,此时牙齿松动度明显增大,并发生移位;停止加力后,牙齿即可恢复稳固。

三、牙外伤

牙外伤最多见于前牙。根据撞击力的大小,使牙齿发生松动或折断。折断发生在牙冠时,牙齿一般不松动;根部折断时,常出现松动,折断部位越近牙颈部,则牙齿松动越重,预后也差。有的医师企图用橡皮圈不恰当地消除初萌的上颌恒中切牙之间的间隙,常使橡皮圈渐渐滑入龈缘以下,造成深牙周袋和牙槽骨吸收,牙齿极度松动和疼痛。患儿和家长常误以为橡皮圈已脱落,实际它已深陷入牙龈内,应仔细搜寻并取出橡皮圈。此种病例疗效一般均差,常导致拔牙。

四、根尖周炎

急性根尖周炎:牙齿突然松动,有伸长感,不敢对咬合,叩痛(＋＋)～(＋＋＋)。至牙槽脓肿阶段,根尖部和龈颊沟红肿、波动。这种主要由龋齿等引起的牙髓和根尖感染,在急性期过后,牙多能恢复稳固。

慢性根尖周炎,在根尖病变范围较小时,一般牙不太松动。当根尖病变较大或向根侧发展,破坏较多的牙周膜时,牙可出现松动。一般无明显自觉症状,仅有咬合不适感或反复肿胀史,有的根尖部可有瘘管。牙髓无活力。根尖病变的范围和性质可用 X 线检查来确诊。

五、颌骨骨髓炎

成人的颌骨骨髓炎多是继牙源性感染而发生,多见于下颌骨。急性期全身中毒症状明显,如高热、寒战、头痛,白细胞增至$(10\sim20)\times10^3/L$ 等。局部表现为广泛的蜂窝织炎。患侧下唇麻木,多个牙齿迅速松动,且有叩痛。这是由于牙周膜及周围骨髓腔内的炎症浸润。一旦颌骨内的化脓病变经口腔黏膜或面部皮肤破溃,或经手术切开、拔牙而得到引流,则病程转入亚急性或慢性期。除病源牙必须拔除外,邻近的松动牙常能恢复稳固。

六、颌骨内肿物

颌骨内的良性肿物或囊肿由于缓慢生长,压迫牙齿移位或牙根吸收,致使牙齿逐渐松动。恶性肿瘤则使颌骨广泛破坏,在短时间内即可使多个牙齿松动、移位。较常见的,如上颌窦癌,多在早期出现上颌数个磨牙松动和疼痛。若此时轻易拔牙,则可见拔牙窝内有多量软组织,短期内肿瘤即由拔牙窝中长出,似菜花状。所以,在无牙周病且无明显炎症的情况下,若有一或数个牙齿异常松动者,应提高警惕,进行 X 线检查,以便早期发现颌骨中的肿物。

七、其他

有些牙龈疾病伴有轻度的边缘性牙周膜炎时,也可出现轻度的牙齿松动,如坏死性龈炎、维生素 C 缺乏、龈乳头炎等。但松动程度较轻,治愈后牙齿多能恢复稳固。发生于颌骨的组织细胞增生症,为原因不明的、累及单核-吞噬细胞系统的、以组织细胞增生为主要病理学表现的疾病。当发生于颌骨时,可沿牙槽突破坏骨质,牙龈呈不规则的肉芽样增生,牙齿松动并疼痛;拔牙后伤口往往愈合不良。X 线表现为溶骨性病变,牙槽骨破坏,病变区牙齿呈现"漂浮征"。本病多见于 10 岁以内的男童,好发于下颌骨。其他一些全身疾病,如 Down 综合征等的患儿,常有严重的牙周炎症和破坏,造成牙齿松动、脱落。牙周手术后的短期内,术区牙齿也会松动,数周内会恢复原来动度。

(李中孝)

第四节 牙龈肿大

牙龈肿大是诸多牙龈病的一个常见临床表现。

一、病史要点

（1）牙龈肿胀的病程，是突发还是逐渐发展。
（2）有无刷牙出血、食物嵌塞及口呼吸习惯。
（3）是否服用苯妥英钠、硝苯地平、环孢素等药物。
（4）家族中有无牙龈肿大者。
（5）已婚妇女的妊娠情况。

二、检查要点

（1）牙龈肿胀的范围，牙龈质地、颜色。
（2）有无牙列不齐、开唇露齿及口呼吸、舔龈等不良习惯。
（3）详细检查牙周情况。
（4）必要时做组织病理检查。

三、鉴别诊断

（一）慢性炎症性肿大
因长期局部刺激引起，如牙石、牙列拥挤、冠修复体边缘过长、口呼吸及舔龈习惯等。本型病程缓慢，无症状，开始龈乳头和/或龈缘轻度隆起，逐步地增生似救生圈套在牙齿周围。口呼吸引起的牙龈肿大与邻近未暴露的正常牙龈有明显的分界线。

（二）急性炎症性肿大
急性炎症性肿大常见于急性牙龈脓肿、急性牙周脓肿及急性龈乳头炎。

（三）药物性牙龈肿大
该类患者有明显的服药史，如苯妥英钠、环孢素、硝苯地平均可引起牙龈增生。增生的牙龈呈实质性，质地坚实，淡粉红色，仅发生于有牙区，停药后增生的龈组织可逐步消退。

（四）遗传性牙龈纤维瘤病
遗传性牙龈纤维瘤病是一种原因不明的少发病，多有家族史。病变波及牙龈、龈乳头及附着龈，且上、下颌的颊舌面都可广泛受侵，与苯妥英钠引起的牙龈增生不同。肿大的牙龈颜色正常，质地硬似皮革。重者可将牙齿完全盖住，牙齿移位，颌骨变形。表面光滑或呈小结节样。

（五）青春期牙龈肿大
青春期牙龈肿大见于青春期患者，发病部位有局部刺激因素，但炎症和增生反应较明显，虽经治疗不易痊愈，而且易复发。青春期过后经治疗能较快缓解。临床表现同一般慢性炎症性肿大，即牙龈充血水肿，松软光亮，牙间乳头呈球状突起。

（六）妊娠期牙龈肿大
正处于妊娠期的妇女，牙龈鲜红色或暗紫色，松软光亮，极易出血。单个或多个牙间乳头肥大增生，重者形成有蒂或无蒂的瘤状物，应诊断为妊娠期牙龈肿大。

（七）白血病牙龈肿大
牙龈色暗紫或苍白，表面光亮，外形呈不规则的结节状，龈缘处可有坏死的假膜。牙龈自动出血或激惹出血，不易止住。常伴有牙齿松动，全身乏力，低热及相应部位的淋巴结肿大。血常规检查有助诊断。

(八)化脓性肉芽肿牙龈肿大

化脓性肉芽肿牙龈肿大可以呈扁平无蒂的肿大或有蒂的瘤状物,色鲜红或暗红,质地柔软。病损表面有溃疡和脓性分泌物,如果病损时间长可转变为较硬的纤维上皮性乳头状瘤。组织病理检查为慢性炎症细胞浸润的肉芽组织。

(九)浆细胞肉芽肿

牙龈肿大,鲜红色,且松软易碎,极易出血,表面呈分叶状,质地如同肉芽组织。应结合组织病理检查,主要在结缔组织内有大量浸润的浆细胞,或表现为有大量血管和炎症细胞浸润的肉芽肿。

(十)牙龈良性及恶性肿瘤

牙龈良性及恶性肿瘤包括血管瘤、乳头状瘤、牙龈癌等,可结合组织病理检查加以区别。

(李中孝)

第五节 牙 龈 出 血

牙龈出血是口腔中常见的症状,出血部位可以是全口牙龈或局限于部分牙齿。多数患者是在牙龈受到机械刺激(如刷牙、剔牙、食物嵌塞、进食硬物、吮吸等)时流血,一般能自行停止;另有一些情况,在无刺激时即自动流血,出血量多,且无自限性。

一、牙龈的慢性炎症和炎症性增生

这是牙龈出血的最常见原因,如慢性龈缘炎、牙周炎、牙间乳头炎和牙龈增生等。牙龈缘及龈乳头红肿、松软,甚至增生。一般在受局部机械刺激时引起出血,量不多,能自行停止。将局部刺激物(如牙石、牙垢、嵌塞的食物、不良修复体等)除去后,炎症很快消退,出血亦即停止。

二、妊娠期龈炎和妊娠瘤

妊娠期龈炎和妊娠瘤常开始于妊娠的第3~4个月。牙龈红肿、松软、极易出血。分娩后,妊娠期龈炎多能消退到妊娠前水平,而妊娠瘤常需手术切除。有的人在慢性牙龈炎的基础上,于月经前或月经期可有牙龈出血,可能与牙龈毛细血管受性激素影响而扩张、脆性改变等有关。长期口服激素性避孕药者,也容易有牙龈出血和慢性炎症。

三、坏死性溃疡性牙龈炎

坏死性溃疡性牙龈炎为梭形杆菌、口腔螺旋体和中间普氏菌等的混合感染。主要特征为牙间乳头顶端的坏死性溃疡,腐臭,牙龈流血和疼痛,夜间睡眠时亦可有牙龈流血,就诊时亦可见牙间隙处或口角处有少量血迹。本病的发生常与口腔卫生不良、精神紧张或过度疲劳、吸烟等因素有关。

四、血液病

在遇到牙龈有广泛的自动出血,量多或不易止住时,应考虑有无全身因素,并及时做血液学检查和到内科诊治。较常见引起牙龈和口腔黏膜出血的血液病,有急性白血病、血友病、血小板减少性紫癜、再生障碍性贫血、粒细胞减少症等。

五、肿瘤

有些生长在牙龈上的肿瘤,如血管瘤、血管瘤型牙龈瘤、早期牙龈癌等也较易出血。其他较少见的,如发生在牙龈上的网织细胞肉瘤,早期常以牙龈出血为主诉,临床上很容易误诊为牙龈炎。有些转移瘤,如绒毛膜上皮癌等,也可引起牙龈大出血。

六、某些全身疾病

肝硬化、脾功能亢进、肾炎后期、系统性红斑狼疮等,由于凝血功能低下或严重贫血,均可能出现牙龈出血症状。伤寒的前驱症状有时有鼻出血和牙龈出血。在应用某些抗凝血药物或非甾体抗炎药,如水杨酸、肝素等治疗冠心病和血栓时,易有出血倾向。苯中毒时也可有牙龈被动出血或自动出血。

(张　鑫)

第二章　口腔疾病常用检查

第一节　常规检查

口腔颌面部检查是全身检查的一部分,应按顺序由外向内,即先检查颌面部,然后再做口腔检查,主要检查牙齿、牙周、口腔黏膜、舌、系带、腭、口底及涎腺等。口腔颌面部与整体是不可分割的,有些口腔疾病可以影响全身,而某些全身性疾病也可在口腔出现病征,因此检查时要有整体观念。诊室要安静、整洁,在光源充足,调整椅位合适的情况下进行检查。要求操作时动作轻柔细微、细致、主次分明。

一、常用检查器械

口腔内检查常用器械为镊子、探针和口镜(图 2-1)。

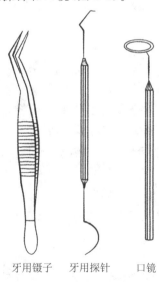

牙用镊子　　牙用探针　　口镜

图 2-1　口腔检查常用器械

(一)口镜

利用镜面反光和映像作用检查视线达不到的部位,如牙齿的远中面、舌、腭面;此外还可以牵拉口角、唇、颊及推压舌体;口镜柄还可用于牙齿叩诊。

（二）镊子

镊子为口腔专用镊子，用以夹持药物及敷料；夹除腐败组织及小块异物；亦可夹持牙齿测定其松动度；镊柄也可做叩诊牙齿用。

（三）探针

探针头尖细，一端呈弧形，另端呈尖角形。用以检查牙各面的沟裂、点隙、缺陷、龋洞及敏感区部位；还可用以探测牙周袋的深度和龈下牙石的有无；检查充填物及修复体的密合程度；检查皮肤或黏膜的感觉功能。另外，还有一种钝头圆柱形有刻度（以毫米计）的专用于检查牙周袋深度的牙周探针。

（四）其他器械

除上述 3 种最基本器械外，挖匙也是在口腔、牙检查中常用的器械。口腔用的挖匙较小，两端呈弯角，头部呈匙状，用以挖除龋洞内异物及腐质，以便观察龋洞的深浅。

二、常规检查方法

先对患者进行观察，如患者意识及精神状态是否正常，体质、发育、营养状况、身体及颌面部有无畸形、皮肤色泽等。尔后，进行问诊和客观检查。

（一）问诊

问诊主要是针对患者的主诉、现病史、既往史和家族史等进行询问，全面了解疾病的发生、发展、病因、诊治经过、疗效及与本次疾病有关的病史。

（二）视诊

视诊是通过眼睛观察获取与疾病有关信息的方法。观察患者的表情、神态、发育、营养、颜色、性质、形状、质地、功能性活动等。首先要观察主诉部位的情况再依次检查其他部位。注意牙齿的排列及𬌗关系，有无龋病、裂纹、残冠、残根及牙结石等。

（三）探诊

利用探针检查和确定病变部位、范围、程度、疼痛反应等。探诊可确定龋洞部位、深浅、牙髓暴露情况，充填物边缘密合程度、有无继发龋，还可用钝头刻度探针检查牙周袋深度和瘘管方向。

（四）叩诊

叩诊是利用口镜柄、牙用镊子柄在牙齿𬌗面或切缘轻轻垂直叩击。应先叩正常牙作参照，叩诊的主要目的为检查牙周膜的炎症反应，叩痛的程度用（＋）、（＋＋）、（＋＋＋）表示。有时牙周病变在一侧，可采用侧方叩诊。正常牙齿叩诊音清脆，当根尖有较大病变或牙周膜普遍破坏时，叩诊音发浊。

（五）扪诊

扪诊是用手指或器械按压或触摸检查部位，用于观察病变部位、范围、大小、形状、硬度、压痛、波动、溢脓、热感、振动等。

（六）嗅诊

某些口腔疾病有特殊臭味，坏疽性牙髓炎及坏死性龈炎具有特殊腐败臭味，可凭嗅觉协助诊断。如糖尿病患者，其口内常有丙酮样或"烂苹果"气味。

（七）咬诊

咬诊主要用于检查牙隐裂。若有牙隐裂则产生疼痛，急性根尖周炎时咬诊可出现疼痛。同时可通过咬诊发现充填体或修复体𬌗面的早接触点，及时通过调整预防可能出现的咬合不适及殆创伤。

三、口腔检查

口腔检查主要包括唇、颊、牙龈、系带、舌、腭、口底等。

(一)唇

唇部应主要检查皮肤、黏膜形态,有无肿胀、疱疹、脱屑、皲裂,口角有无糜烂、色素沉着、白斑及增生物等。正常唇呈粉红色,若唇苍白或发绀多均为疾病所致。

(二)颊

颊部主要检查颊部的色泽、对称性、有无肿胀、压痛、慢性瘘管、有无感觉障碍与过敏等。在检查颊部黏膜时应从色、形、质三方面检查。颊部黏膜的变化常可反映全身性疾病,例如麻疹患者其颊黏膜上会出现直径 0.5～1 mm 大小的白点,周围伴有红晕称克氏斑。还应注意颊黏膜有无角化异常、表面发白的情况;特别要注意腮腺导管乳头有无充血、水肿、溢脓及触痛。

(三)牙龈

牙龈主要检查牙龈组织的色、形、质的改变、是否有色素沉着、有无瘘管存在、龈缘有无红肿、出血、增生、萎缩、溃疡、坏死和窦道等。正常牙龈呈粉红色,有点彩。牙龈炎、牙周病的最常见表现为点彩减少或消失。

(四)系带

系带是口腔内一种带状的纤维结缔组织,依其所在部位不同而命名为唇系带、颊系带、舌系带。检查时应注意其数目、形状、位置及附着情况,对牙位及口腔功能有无影响等。

(五)腭

硬腭黏膜正常呈粉红色,黏膜下有骨质,软腭黏膜略呈暗红色。黏膜下无骨质。主要观察有无畸形、肿块、充血、水肿、溃疡、假膜、白色斑块等异常变化。必要时还要检查软腭、腭垂、腭舌弓、腭咽弓的运动,以及咽侧壁、咽后壁和腭咽闭合情况是否正常。

(六)舌

正常舌质淡红,舌体柔和滋润有光泽,舌背表面覆盖有薄层白苔,无裂隙。舌腹部黏膜薄而平滑。检查时应注意舌质的色泽,舌苔的变化,舌背是否有裂纹、舌乳头是否充血、肿大、有无肿物、舌的运动与感觉功能是否有障碍。

(七)口底

口底主要检查舌系带是否过短,舌下肉阜有无异常分泌物、导管乳头有无红肿,口底有无肿胀、包块及其硬度和活动度等情况。

四、牙齿检查

牙齿的检查方法主要有视诊、探诊、叩诊、扪诊及牙齿松动度的检查。

(一)视诊

先检查其主诉部位,再检查牙齿的数目、形态、颜色、位置、萌出替换情况、牙体牙周组织及殆关系等。

(二)探诊

探诊即用牙科探针或牙用镊子检查并确定病变部位、范围和反应情况。包括检查牙有无龋坏,确定其部位、深浅,有无探痛及牙髓是否暴露。探查充填物边缘与牙体是否密合及有无继发龋。当牙本质过敏时,可以探测敏感部位。还可用探针检查牙龈是否出血、牙周袋的深度、龈下结石的分布及窦道(瘘管)的方向等。必要时可用钝头牙周探针检查牙周袋的深度。

(三)叩诊

叩诊即用口镜或镊子柄垂直或从侧方叩击牙齿有无疼痛,用以检查是否存在根尖周或牙周病变。应先叩健齿再叩患齿对比反应。叩诊正常音清脆,音变浑浊表示根尖有损害或牙周膜有破坏。

(四)触诊(扪诊)

手指轻压牙周组织进行触诊,轻压龈缘处观察是否有脓液溢出,触诊根尖部的牙龈注意有无压痛和波动感。

(五)牙齿松动度的检查

检查牙齿的松动度可用牙科镊子操作。前牙以镊子夹持牙冠的唇、舌(腭)面;后牙将镊子合拢置于牙的𬌗面,摇动镊子,做颊(唇)、舌(腭)方向,近、远中方向及上、下的双向推动或摇动,即可查出牙松动情况。记录分为3级:1级(Ⅰ度)微大于生理动度,相当于1 mm以内;2级(Ⅱ度)从正常位置向任何方向摇动,动度相当于1～2 mm;3级(Ⅲ度)从正常位置向任何方向摇动,动度>2 mm,或出现垂直向松动。

五、颌面部检查

颌面部检查主要用视诊和触诊。视诊时首先注意观察颜面表情与意识状态;颜面部外形与色泽,即颜面部外形与轮廓的对称性、丰满度、颜面皮肤的色泽、皱纹、弹性等。对颜面部的畸形、缺损、肿块、瘘管及肿胀除视诊外,应结合触诊进一步检查病变范围、大小、形态、深度、硬度、温度、能否移动、有无触痛、波动感等,以及皮肤和深层组织的关系。

六、颞下颌关节检查

认真观察,对比面部左右两侧发育状况、协调性、对称性、颏部中点是否正中。有关节疾病的患者,颏部中点有偏斜。髁突患有骨癌时,颏中点向健侧偏斜,患有髁突良性肥大者颏中点向健侧偏斜;用双手示指分别放于两侧耳屏前髁状突的外侧面(下关穴处),请患者做张闭口运动。检查髁状突的活动度,有无弹响及摩擦音,有无压痛等;让患者小张口,检查者以示指或小指,自磨牙后区上方沿下颌升支前缘向上,可触着颞肌前缘肌腱,当𬌗关系出现明显不协调时,将会有触痛,翼外肌痉挛患者触压上颌结节后区有明显压痛;进行𬌗关系检查,有无过早接触,正中关系位于正中𬌗位是否协调,正中接触是否平衡。检查前伸及侧向运动有无障碍,充填体、冠桥和托牙是否合适,牙齿的磨损程度等。

七、张口度检查

用卡尺测量上下切牙切缘间距离,或用手指宽度表示。临床常见翼外肌痉挛可使下颌张口受限,翼外肌亢进可致张口过度。张口异常程度可参照以下标准。

(一)轻度张口受限

上、下切牙切缘间距离可置入两横指,2～3 cm。

(二)中度张口受限

上、下切牙切缘间距离可置入一横指,1～2 cm。

（三）重度张口受限

上、下切牙切缘间距离不足一横指,不足 1 cm。

（四）张口过度

张口度超过 4.5 cm。

八、涎腺检查

涎腺检查主要针对 3 对大涎腺,即腮腺、舌下腺、颌下腺的检查。检查的主要方法如下所述。

（一）视诊

两侧对比,了解形态变化,注意导管口有无分泌物等。

（二）触诊

腮腺的触诊以示指、中指、环名指三指平触为宜,颌下腺及舌下腺的触诊常用双手合诊法检查。触诊导管时,了解导管的质地,排除导管结石。用手轻轻按摩和推压腺体,观察导管排出物的性质和量,必要时双侧进行对比。

（三）探诊

用钝头探针探测涎腺导管或注入造影剂及药物。探时动作要轻柔、准确、认真、耐心,以免损伤导管乳头或将药液注入软组织中。在未触及结石时方可进行探诊,以免出现结石被推向腺体的可能。

（李中孝）

第二节 特殊检查

一、口腔内特殊检查

（一）牙髓活力检查

正常牙髓能耐受一定量的电流刺激或温度刺激而无不适感。临床上常用牙髓对温度和电流的不同反应来协助诊断牙髓是否患病,病变的发展阶段,以及牙髓的活力是否存在。

正常情况下,牙髓对 20～50 ℃的温度刺激不产生反应。一旦发生炎症,则对温度刺激反应敏感;如发生变性或坏死,则反应迟钝或消失。

冷试法是用冷水、冷气、氯乙烷、无水乙醇、冰棒等低温物品测试牙髓的反应敏感度。临床上最简便易行的方法是用冷水,即用水枪喷试。测试过程中要注意掌握一个原则,即在患牙不易确定时,喷试时一定要先下颌牙,后上颌牙;先后牙,后前牙;逐个测试,以免造成误诊。热试法是用 50～60 ℃热水喷注患牙或用热牙胶置于受检牙上,测试时应以对侧同名牙或相邻牙作为对照。牙本质过敏,牙髓充血时,对冷刺激敏感,除去刺激物,疼痛立即消失;急性牙髓炎早、中期,冷刺激时会引起剧烈痛,急性化脓性牙髓炎或慢性牙髓炎时牙髓已化脓对热刺激疼痛敏感,冷刺激却能减轻疼痛。

电流检查用电牙髓检测器(也称电牙髓活力计)来进行测试。其种类繁多,测试者应熟悉其性能及操作方法,并向患者说明目的,取得其合作。测试时先将牙面擦干,严格隔离唾液,将牙膏涂于活力计探头上,然后防置于被测牙面,将活力计电位从"0"开始逐渐加大到牙有刺激感时,让患者举手示意,记下测试器数值,作为诊断的参考。电流检查时同样要测试相邻牙或对侧同名牙作为对照。

(二)局部麻醉检查

牙髓类时,其患牙难以定位,有时将上下颌牙误指,此时可用2%普鲁卡因或2%利多卡因做三叉神经痛阻滞麻醉,以确定患牙是上颌还是下颌。然后再根据各种体征确定患牙部位(普鲁卡因应做皮试)。

(三)牙周探针与牙周袋测量

牙周炎患者检查时,用有刻度的钝头牙周探针,探测牙龈与附着龈的关系:了解牙周袋的范围、深度及牙龈与牙的附着关系。检查时应注意支点宜稳,探针尽可能靠牙面,与牙长轴方向一致,力量轻微,以免引起疼痛。

牙周袋深度的测量是指在牙的颊(唇)、舌(腭)侧之近、中、远做作测量记录,检查龈缘至袋底的深度。结合附着丧失的检查,以了解牙周破坏的严重程度。附着丧失的测量应在牙周袋深度测量后进行测量,龈缘至釉牙骨质界的距离。若龈缘位于牙骨质界下之根面,则测量记录为负值。

二、口腔常见影像学检查

X线检查分口内牙片、口外摄片及造影等,主要用于牙体、牙周、关节、涎腺和颌骨等疾病,以了解其病变范围、部位及程度。此外还有全景X线检查及CT检查等方法,根据病变的部位、性质、检查目的的不同,可采用不同的X线检查方法。但应注意X线检查不是唯一诊断依据,必须与临床检查相结合才能做出正确的诊断。

(一)X线牙片检查

X线牙片是口腔颌面部应用最广泛的一种检查方法,主要用于显示牙体、根尖周组织的影像。临床上最常使用的是分角线投照拍摄技术。用于拍摄X线牙片的X线机分为普通X线牙片机和数字化X线牙片机。后者放射量仅为前者的10%,对患者及操作者的放射量均降低到最低限度,是目前最流行和值得推广的牙科X线设备。

(二)全景X线检查

体层摄影检查技术分为平面体层摄影和曲面体层摄影,用于口腔颌面部检查的曲面体层摄影检查又称为全景X线检查,是体层摄影技术应用于口腔颌面部检查的最主要方法,也是口腔颌面部影像学特有的一种检查方法。优点:①一次曝光即可将全口牙及双侧上、下颌骨、上颌窦及颞下颌关节等部位的体层影像显示于一张胶片上。②较拍摄全口根尖片放射量明显减少。现在的数字化曲面体层摄影,使图像经计算机处理后更为清晰。

(三)X线造影检查

X线造影检查是指在管腔内注入造影剂之后再拍摄X线片,以便更好地在X线片上显示组织器官结构。口腔颌面部造影检查主要应用于唾液腺、颞下颌关节、血管,以及鼻咽腔、囊腔、窦道及瘘管等。最常见的造影检查有腮腺及下颌下腺造影、颞下颌关节造影。

(四)X线头影测量术

X线头影测量术主要应用于口腔、牙、颌骨畸形的诊治,口腔正畸及正颌外科领域常用。通常需拍摄正位、侧位头颅X线,采用X线头影测量分析技术对头颅的软、硬组织影像进行分析。

随着数字化 X 线机的产生,可通过影像板将信息输入计算机,直接获得各种资料。通过分析错
𬌗畸形的 X 线表现,做出正确的矫治计划。

除此之外,口腔临床上常用的影像学检查方法还有 CT 检查、MRI 检查、放射性核素显像检
查等。

三、口腔其他检查方法

(一)穿刺及细胞学涂片检查

穿刺检查分细针穿刺检查和粗针穿刺检查。细针穿刺检查主要用于口腔颌面部肿物的检
查;粗针穿刺检查主要用于口腔颌面部感染、囊肿的检查,用以鉴别某些肿块内容物的性质是脓
液、囊液还是血液。除肉眼观察外,还可将抽吸出的内容物涂片做细胞学检查。当怀疑为颈动脉
体瘤或动脉瘤时,则禁忌行穿刺检查。

1.细针穿刺检查

细针穿刺检查多采用 5 号或 7 号针头注射器,或专用细针穿刺装置进行穿刺检查。对肿块
进行穿刺检查应注意穿刺时的手感,进针时有无落空感,以探测肿块为实质性或囊性,或有无液
化。如穿刺抽取内容物,应观察其颜色、透明度、黏稠度等,可协助诊断,如穿刺未能抽出液体,则
应将穿刺内组织取出送检,进行病理或涂片检查,进一步明确病变的性质。

2.粗针穿刺检查

粗针穿刺检查多采用 8 号或者 9 号针头进行穿刺。临床诊断为脓肿、囊肿时应用;穿刺应注
意抽出液体时的进针深度、方向。一旦抽出液体,应停止抽吸,避免将肿块内液体吸尽,残留液体
有助于切开引流时找到脓腔,或囊肿摘除时便于定位;对抽出的脓液应常规进行细菌培养和药敏
试验,以指导临床针对性选择药物。

(二)活体组织检查

根据病变的部位、大小、位置、深浅不同可采用穿刺抽吸,钳切和切取活检,一些较小的病变
应行切除活检以及冷冻活检,以明确病变的性质、类型及分化程度,对诊断和治疗具有决定性意
义,是肿瘤诊断的"金标准"。但是也非绝对可靠,送检组织块的质量(是否为典型病变区?组织
块大小是否足够?是否受到挤压?是否被有色消毒液污染等),同时还应结合临床和其他检查方
法综合分析;有时一次活检不能明确诊斯,尚需反复多次活检才能确诊。

在行深部病变活检时,应注意避开重要的组织结构,可采用活检与根治手术同步进行的术中
冷冻活检;腮腺及下颌下腺肿瘤,常规采用术中冷冻活检。高度怀疑为恶性黑色素瘤者,活检与
根治手术间隔时间越短越好,最好采用术中冷冻活检。怀疑为血管瘤、颈动脉体瘤者,应禁忌
活检。

(三)实验室检查

实验室检查包括血、尿、唾液的化验检查、细胞学检查、细菌涂片检查或培养等。口腔颌面外
科患者应常规行临床检验、生物化学、血清学检验及细菌学检查。

(李中孝)

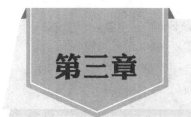

第三章　牙拔除术

第一节　普通牙拔除术

普通牙拔除术是指采用常规拔牙器械对简单牙及牙根进行拔除的手术。本节主要介绍牙拔除术的适应证和禁忌证、术前评估及准备、患者及术者的体位、普通牙拔除术的原则与方法(包括常规拔牙器械的使用说明、各类简单牙及牙根的拔除方法)等。

一、拔牙适应证

牙拔除术的适应证是相对的。随着口腔医学的发展、口腔治疗技术的提高、口腔微生物学和药物学的进展、口腔材料和口腔修复手段的不断改进,拔牙适应证也在不断变化,过去很多认为应当拔除的患牙,现已可以治疗、修复并保留下来。由于种植技术的发展,对由各种原因导致的保守治疗效果不好的患牙,应尽早拔除以利于及时种植修复。因此,口腔医师的责任是尽量保存牙齿,最大限度地保持其功能和美观,要根据患者的具体情况决定是否拔除患牙。

(一)不能保留或没有保留价值的患牙

(1)严重龋坏:严重龋坏、无法修复是牙齿拔除最为常见的适应证。但如果牙根及牙根周围组织情况良好则可保留牙根,经根管治疗后桩冠修复。

(2)牙髓坏死:牙髓坏死的患牙因不可逆性牙髓炎、根管钙化等原因无法治疗,或经牙髓治疗后失败,或患者拒绝牙髓治疗。

(3)牙髓内吸收:患牙髓室壁吸收过多甚至穿通时,易发生病理性折断,应当拔除。

(4)根尖周病:根尖周病变已不能用根管治疗、根尖切除或牙再植术等方法保留者。

(5)严重牙周炎:重度牙周炎,牙槽骨破坏严重且牙齿松动Ⅲ度以上,应拔除患牙。

(6)牙折。

(7)阻生牙。

(8)错位牙:错位牙引起软组织损伤又不能用正畸方法矫正时应拔除。

(9)弓外牙:弓外牙有可能引起邻近组织损坏又不能用正畸方法矫正时应拔除。

(10)多生牙:影响正常牙齿的萌出,并有可能导致正常牙齿的吸收或移位者,需拔除。

(11)乳牙:乳牙滞留或发生于乳牙列的融合牙及双生牙,如延缓牙根生理性吸收、阻碍恒牙萌出时应拔除;乳牙根端刺破黏膜引起炎症或根尖周炎症不能控制时应拔除。但成人牙列中的乳牙,其对应恒牙阻生或先天缺失时可保留。

(二)因治疗需要而拔除的牙齿

(1)正畸需要:牙列拥挤接受正畸治疗时,部分病例需要拔除牙齿提供间隙。

(2)修复治疗需要:修复缺失牙时,需拔除干扰修复治疗设计或修复体就位的牙。

(3)颌骨骨折累及的牙齿:颌骨骨折累及的牙齿影响骨折的治疗;或因损伤、脱位严重保守治疗效果不好;或具有明显的牙体、牙周病变有可能导致伤口感染均应考虑拔除。

(4)良性肿瘤累及的牙齿:在某些情况下,牙齿可以保留并进行治疗,但如果保留牙齿影响病变的切除时应拔除。

(5)放疗前:为预防放射性骨髓炎的发生,放疗前应拔除放射治疗区的残根、残冠。

(6)因治疗颞下颌关节紊乱病需要拔除的牙。

(7)因种植需要拔除的牙。

(8)病灶牙:导致颌周蜂窝织炎、骨髓炎、上颌窦炎的病灶牙;疑为引起如风湿、肾炎、虹膜睫状体炎等全身疾病的病灶牙。

(三)由于美学原因需要拔除的牙齿

此种情况一般包括牙齿严重变色(如四环素牙)或者严重错位前突。尽管有其他办法来矫正,但有些患者可能会选择拔除患牙后修复重建。

(四)由于经济学原因需要拔除的牙齿

患者不愿意或无法承受保留牙齿治疗的费用,或没有时间接受保守治疗而要求拔除患牙。

二、拔牙禁忌证

与拔牙适应证一样,拔牙禁忌证也是相对的。一般来说,拔牙术属于择期手术,在禁忌证存在时,应延缓或暂停手术。如必须进行手术,除应做好周密的术前准备,必要时应请专科医师会诊外,还需具备相应的镇静、急救设备和技术。

(一)全身性禁忌证

(1)未控制的严重代谢性疾病:未控制的糖尿病患者及肾病晚期伴重度尿毒症患者应避免拔牙。

(2)急性传染病:各种传染病在急性期,特别是高热时不宜拔牙。

(3)白血病和淋巴瘤:患者只有在病情得到有效控制后才可拔牙,否则可能会导致伤口感染或大出血。

(4)有严重出血倾向的患者:如血友病或血小板异常的患者在凝血情况恢复前应尽量避免拔牙。

(5)严重心脑血管疾病患者:如重度心肌缺血、未控制的心律不齐、未控制的高血压或发生过心肌梗死患者,须在病情稳定后方可拔牙。

(6)妊娠:在妊娠期前3个月和后3个月应尽量避免拔牙。妊娠中间3个月可以接受简单牙的拔除。

(7)精神疾病及癫痫患者:应在镇静的条件下才能拔牙。

(8)长期服用某些药物的患者:长期服用肾上腺皮质激素、免疫抑制剂和化疗药物的患者在进行相应处理后,可接受简单牙的拔除。

(二)局部禁忌证

(1)放疗史:在放疗后 3~5 年内应避免拔牙,否则易引起放射性骨坏死。必须拔牙时,要力求减少创伤,术前、术后给予大剂量抗生素控制感染。

(2)肿瘤:特别是恶性肿瘤侵犯区域内的牙齿应避免拔除,因为拔牙过程中可能会造成肿瘤细胞扩散。

(3)急性炎症期:急性炎症期是否可以拔牙,应根据炎症性质、炎症发展阶段、细菌毒性、手术难易程度(创伤大小)、全身健康状况等决定。如果患牙容易拔除,且拔牙有助于引流及炎症局限,则可以在抗生素控制下拔牙,否则应控制炎症后拔牙。

三、拔牙器械

(一)拔牙钳

牙钳是用来夹持牙冠或牙根并通过楔入、摇动、扭转和牵引等作用方式使牙齿松动脱位的器械。由于人类牙齿形态各异,因而有多种不同设计形式和构造的牙钳,用于拔除不同部位、不同形态的牙齿。

1.基本组成

拔牙钳由钳柄、关节及钳喙三部分组成(图 3-1)。

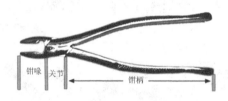

图 3-1 拔牙钳

由钳柄、关节及钳喙组成(上颌前牙钳)

钳柄的大小是以握持舒适、能传递足够的力量拔除患牙为宜,通常为直线型或曲线型以便术者使用。钳柄的表面通常呈锯齿状,以便操作时防止牙钳滑脱。由于欲拔除牙齿的位置不同,握持牙钳的方法也不同。拔除上颌牙时,手掌位于钳柄的下方;拔除下颌牙时,手掌可位于钳柄的上方或下方。

牙钳的关节连接钳柄及钳喙,将力量由钳柄传递至钳喙。关节的形式有水平和垂直两种:关节为垂直的,钳柄亦是垂直的;关节为水平的,钳柄亦是水平的(图 3-2)。

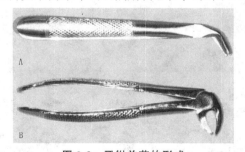

图 3-2 牙钳关节的形式

A.关节为水平的拔牙钳(下颌前牙钳);B.关节为垂直的拔牙钳(鹰嘴钳),都用于拔除下颌切牙及尖牙

牙钳之间主要差异是钳喙,其形态为外侧凸起而内侧凹陷,钳喙的设计形状与以下因素有关。①与牙冠形态有关:钳喙内侧的凹陷设计是为了使用时钳喙能够环抱牙冠并与牙齿呈面与面的接触,其外形应与牙冠表面形状相匹配。较窄的钳喙用于拔除牙冠较窄的牙齿(如切牙);较宽的钳喙用于拔除牙冠较宽的牙齿(如磨牙)。如果用拔除切牙的牙钳拔除磨牙,因钳喙太窄而影响拔牙效率;如果用磨牙钳拔除牙冠较窄的切牙时会导致邻牙损伤。②与牙根的形态和数目有关:钳喙尖端不同形状的设计是为了适应不同的牙根形态和数目,从而降低断根的风险。钳喙的形态与牙根越匹配,拔除效率越高,并发症发生率越低。③钳喙具有一定的角度:不同角度的钳喙便于牙钳放置,并可在拔牙时保持钳喙与牙长轴平行。因此,上颌前牙钳的钳喙与钳柄平行。上颌磨牙钳呈曲线型,便于术者舒适地将牙钳放置于口腔后部,且能使钳喙与牙齿长轴平行。下颌牙钳钳喙通常与钳柄垂直,便于术者舒适可控地将牙钳放置于下颌牙。

2.牙钳的分类

(1)上颌牙钳:上颌切牙、尖牙和上颌第二前磨牙一般均为单根牙;上颌第一前磨牙常有 2 个根,根分叉常位于根尖 1/3 处;上颌磨牙常为 3 个根。上颌牙钳的形态就是根据此结构特征而设计的。

上颌牙钳分为以下几种。①上颌前牙钳(图 3-3):用于拔除上颌切牙及尖牙,属于直线型牙钳。②上颌前磨牙钳(图 3-4):用于拔除上颌前磨牙,从侧面看略为曲线型,从上面看为直线型,钳喙稍弯曲。③上颌磨牙钳(图 3-5):左右成对,用于拔除上颌磨牙。由于上颌磨牙为 3 根牙、1 个腭根、2 个颊根,因此上颌磨牙钳腭侧喙为平滑的凹面,而颊侧喙在与颊根分叉相对应的部分有凸起的嵴。④上颌第三磨牙钳(图 3-6):钳喙较宽且光滑,并与钳柄呈一定角度,用于拔除上颌第三磨牙。

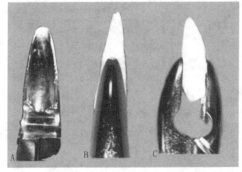

图 3-3 上颌前牙钳喙
A.内侧;B.外侧;C.侧面

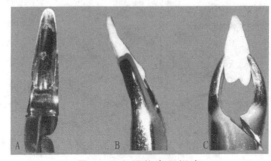

图 3-4 上颌前磨牙钳喙
A.内侧;B.外侧;C.侧面

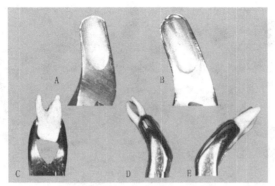

图 3-5 上颌磨牙钳喙

A.腭侧钳喙内侧；B.颊侧钳喙内侧，钳喙中间有一纵形嵴；

C.钳喙侧面；D.颊侧钳喙外侧；E.腭侧钳喙外侧

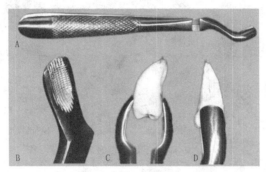

图 3-6 上颌第三磨牙钳和钳喙

A.牙钳；B.钳喙内侧；C.钳喙侧面；D.钳喙外侧

（2）下颌牙钳：下颌切牙、尖牙和前磨牙一般为单根牙，下颌磨牙常为 2 个根。下颌牙钳的形态就是根据此结构特征而设计的。

下颌牙钳分为以下几种。①下颌前牙钳（图 3-7）：用于拔除下颌切牙及尖牙，其钳柄与上颌前牙钳相似，但钳喙平滑较窄、方向朝下，钳喙尖部收窄，这使得拔牙钳可以放在牙齿的颈部并抓牢牙齿。②下颌前磨牙钳（图 3-8）：用于拔除下颌前磨牙。从侧面看两头向下弯曲，钳喙稍弯曲。③鹰嘴钳（图 3-9）：用于拔除下颌单根牙。④下颌磨牙钳（图 3-10）：用于拔除下颌磨牙，直角钳柄，钳喙倾斜向下。为适应根分叉结构，双侧钳喙有喙尖。⑤下颌第三磨牙钳（图 3-11）：与下颌磨牙钳相似，只是钳喙稍短，钳喙两侧没有嵴，用于拔除已经萌出的下颌第三磨牙。

（3）根钳。①上颌根钳（图 3-12）：上颌根钳钳喙窄长，容易夹持牙槽窝深部的残根，用于拔除上颌牙根。临床上最常用的是刺枪式根钳，另外一种根钳的钳喙较长、呈弧形，其工作端位于钳喙尖端。②下颌根钳（图 3-13）：下颌根钳钳喙窄长，可以伸入到牙槽窝内，用于拔除下颌牙根。有的下颌根钳钳喙的工作端距离关节较远，以便于拔除位置比较靠后的残根；有的上或下颌根钳钳喙设计成圆形，使牙钳在不伤害邻牙的情况下就位并与牙根呈最大面积的接触，便于牙根的拔除。

（4）乳牙钳：与恒牙相比，乳牙牙冠短小，需要与之相适应的乳牙钳拔除患牙。

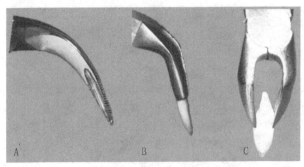

图 3-7　下颌前牙钳喙

A.内侧；B.外侧；C.正面

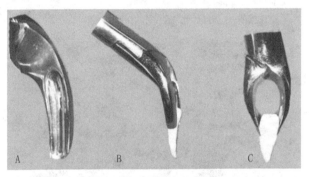

图 3-8　下颌前磨牙钳喙

A.内侧；B.外侧；C.正面

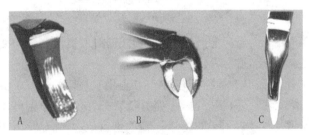

图 3-9　鹰嘴钳喙

A.内侧；B.侧面；C.外侧

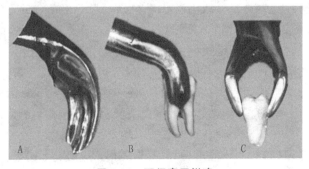

图 3-10　下颌磨牙钳喙

A.内侧；B.外侧；C.正面

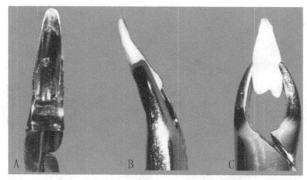

图 3-11　下颌第三磨牙钳和钳喙

A.牙钳;B.钳喙内侧;C.钳喙正面

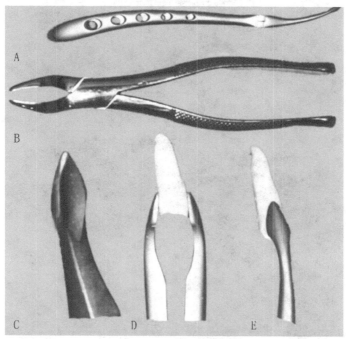

图 3-12　上颌根钳和钳喙

A.弧形根钳;B.刺枪式根钳;C.钳喙内侧;D.钳喙侧面;E.钳喙外侧

　　(5)其他牙钳。①上颌磨牙残冠钳(图 3-14):左右成对,用于拔除牙冠严重龋坏的上颌磨牙。其形状与上颌磨牙钳相似,主要区别是钳喙。舌侧钳喙呈分叉状,颊侧钳喙长而弯曲呈点状,锐利的点状喙可以深入到根分叉,通过挤压的力量将牙齿挤出,避免了严重龋坏的牙冠因直接受力而发生碎裂。其主要的缺点是当用于拔除完整的牙齿时,如果不小心有可能造成牙齿颊侧骨板折裂。②牛角钳(图 3-15):用于拔除下颌磨牙。牛角钳具有两个较尖的钳喙,可以深入到下颌磨牙的根分叉。使用时,在钳喙深入到根分叉后,紧紧挤压钳柄,钳喙则以颊舌侧皮质骨板为支点,将牙齿逐渐压出牙槽窝。但如使用不当,会增加支点处牙槽骨折裂的风险。③分根钳(图 3-16):拔除下颌磨牙残冠时用于分根。该牙钳形状与下颌根钳相似,但其钳喙内侧锐利呈刀状,将分根钳钳喙深入到根分叉处,握紧钳柄即可将患牙分为近、远中两瓣。

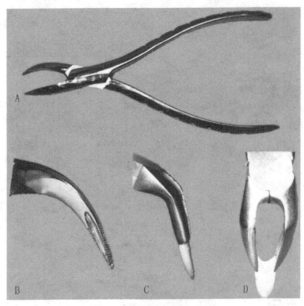

图 3-13　下颌根钳和钳喙

A.根钳；B.钳喙内侧；C.钳喙外侧；D.钳喙正面

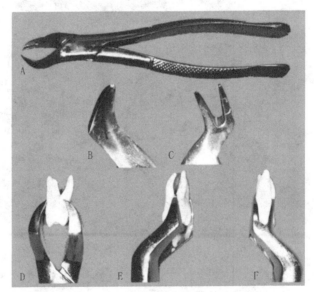

图 3-14　上颌磨牙残冠钳和钳喙

A.牙钳；B.腭侧钳喙内侧；C.颊侧钳喙内侧；D.钳喙侧面；E.颊侧钳喙外侧；F.腭侧钳喙外侧

(二)牙挺

拔牙术中最常用的器械是牙挺。牙挺用来挺松牙齿，使之与周围骨组织脱离。在使用拔牙钳之前将牙齿挺松可以简化拔牙过程，降低根折和牙折的概率，即使发生了根折，也会因断根已经松动，容易从牙槽窝中取出。此外，牙挺还可用于拔除残根或断根。

1.基本组成

牙挺由挺刃、挺柄和挺杆三部分组成。

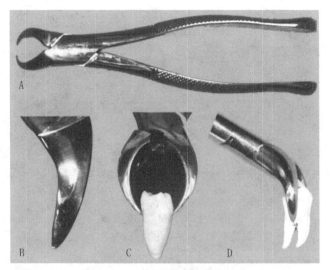

图 3-15　牛角钳和钳喙

A.牙钳;B.钳喙内面;C.钳喙正侧;D.钳喙外侧

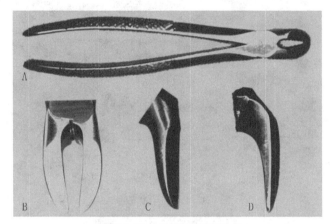

图 3-16　分根钳和钳喙

A.牙钳;B.钳喙正面;C.钳喙外侧;D.钳喙内侧

(1)挺柄的大小和形状应达到抓握舒适、易于施加可控力量的目的,分直柄和横柄两种(图 3-17)。在使用牙挺时,合理使用并施加合适的力量是关键,特别是在使用横柄的牙挺时,由于牙挺产生的力量较大,使用时更应小心。

(2)挺杆连接挺柄和挺刃,应有足够的强度能够承受从挺柄传到挺刃的作用力。

(3)挺刃是牙挺的工作部分,作用于患牙和患牙周围的牙槽骨。

2.种类

牙挺根据形状的不同分为直挺、弯挺和三角挺(图 3-18)。

(1)直挺:常用于挺松牙齿。挺刃外凸内凹,使用时挺刃凹面应与患牙牙根长轴方向平行并紧贴牙根。

(2)弯挺挺刃:与直挺相似,但刃与杆呈一定角度,且左右成对,用于挺松口腔较后部区域的牙齿。

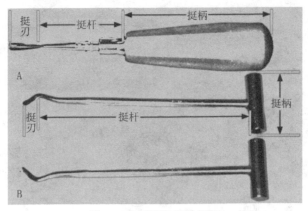

图 3-17 不同挺柄的牙挺
A.直柄牙挺;B.横柄牙挺

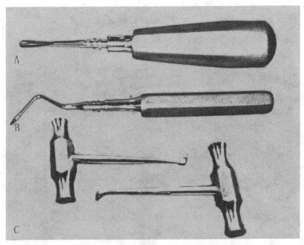

图 3-18 不同形状的牙挺
A.直挺;B.弯挺;C.三角挺

(3)三角挺:左右成对,常用于相邻牙槽窝空虚时挺出牙槽窝中的断根。典型例子是下颌第一磨牙折断,远中根断在牙槽窝中,而近中根已随牙冠拔出,将牙挺的刃伸入到近中根的牙槽窝中,深入到远中根的牙骨质处,然后转动牙挺,远中根断即被拔出。

牙挺的最大的区别在于挺刃的形状和大小。牙挺挺刃较宽常用于挺松已经萌出的牙齿;根挺挺刃较窄用于从牙槽窝中挺出牙根;根尖挺主要用于去除牙槽窝内小的根尖,由于其挺刃更窄而且薄,操作时尽量不要使用撬动力,以免损坏器械(图 3-19)。

(三)牙龈分离器

牙龈分离器用于普通牙拔除前分离紧贴牙颈部的牙龈组织,以免拔牙时撕裂牙龈(图 3-20)。

(四)牵拉软组织器械

良好的视野和入路是手术成功的必要条件。为了使口腔手术视野清楚,需要专用器械用于牵拉颊、舌软组织,最常用的有口镜,有时还可用手指或棉签进行牵拉(图 3-21)。

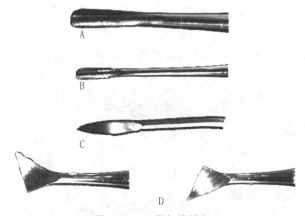

图 3-19　不同规格的挺刃

A.牙挺挺刃;B.根挺挺刃;C.根尖挺挺刃;D.三角挺挺刃

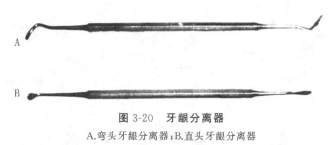

图 3-20　牙龈分离器

A.弯头牙龈分离器;B.直头牙龈分离器

图 3-21　口镜与棉签

A.口镜;B.棉签

(五)开口器

拔牙时开口器可以用来增大患者的开口度,避免因长时间张口而导致患者疲劳。当拔除下颌牙时,因能支撑住下颌骨而避免颞下颌关节受到过大的压力。常用的开口器有金属制作的鸭嘴式和旁开式开口器及橡胶制作的不同型号开口器(图 3-22)。

(六)吸唾器

在拔牙过程中,吸唾器可随时清净口腔内唾液、血液及使用牙钻和骨钻时的冷却水,保持术野清楚和口腔干净,便于术者操作并使患者口腔感觉舒适。吸唾器由助手操作,它是重要的拔牙辅助器械(图 3-23)。

(七)刮匙和镊子

刮匙用在牙拔除后刮除牙槽窝内遗留的炎性肉芽组织、碎骨片和牙片等异物,并搔刮牙槽窝骨壁使新鲜血液充满牙槽窝,形成健康的血凝块,促进牙槽窝愈合。刮匙由刮匙柄和柄两端具有反向折角的两个匙状刮刃构成。使用刮匙时应从牙槽窝底部向牙槽嵴方向施力,避免向牙槽窝

27

深部施加压力,否则可能刺穿上颌窦底或下颌管表面的骨壁,导致口腔上颌窦瘘或下牙槽神经损伤。

镊子用于夹持棉球、纱条等柔软的物体,应避免在口腔内夹持坚硬的物体(如取出已脱位的牙根),以免因夹持力导致牙根弹入咽腔而引起误咽或误吸(图3-24)。

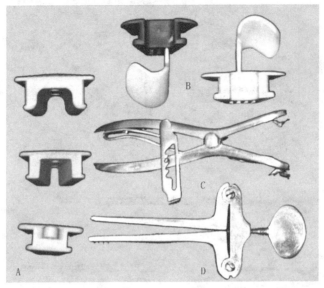

图 3-22　开口器

A.不同开口大小的橡胶开口器;B.具有牵拉舌体功能的橡胶开口器;C.旁开式开口器;D.鸭嘴式开口器

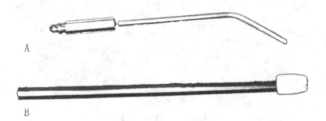

图 3-23　吸唾器

A.金属吸唾器(surgical suction);B.一次性塑料吸唾器

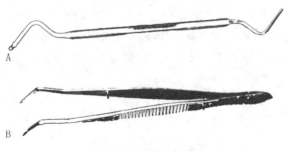

图 3-24　刮匙和镊子

A.刮匙;B.镊子

四、拔牙术前准备

(一)询问病史和全身状况

应仔细询问患者的病史及全身状况,包括可能危及患者生命的一切健康问题。例如,是否患有心脑血管疾病、肝炎、哮喘、糖尿病、肾病、性传播疾病、癫痫、人造关节置入及过敏性疾病,其中应特别注意心脑血管系统疾病,如心绞痛、心肌梗死、心脏杂音、风湿热、脑梗死、脑出血等病史。是否长期使用抗凝药物、肾上腺皮质激素类药物、高血压药物及其他药物。对于女性患者需要了解是否在妊娠期或月经期。此外,还应询问曾经治疗时出现过的并发症,以便充分了解患者有关手术的具体问题。通过询问病史及对患者全身状况的了解应初步判断该患者能否接受手术;如果患者对药物或口腔材料过敏如何处理;患者的全身状况是否影响伤口的愈合;拟在术前、术中和术后使用的麻醉、镇静、消炎、止痛等药物对患者的全身状况是否有影响;患者长期服用药物的效果。对以上问题要全面考虑并提出解决措施。

(二)疼痛和焦虑控制

由于患者在拔牙前可能通过不同途径了解到不愉快的拔牙经历,会先入为主地认为这个过程很痛苦,因而可能对拔牙治疗存在心理恐惧;患者亦可能认为牙齿是身体的一部分,认为拔牙是衰老的象征,对即将失去患牙产生伤感。在这些情况下,患者不愿接受拔牙治疗,但又无法避免,于是患者会焦虑不安。在拔牙过程中,虽然局部麻醉可以阻断痛觉,但压力感受还存在,另外还存在其他不良刺激(如敲击去骨及器械之间的撞击声),而这时患牙可能已经疼痛较长时间,引起患者身心疲惫造成疼痛阈值降低,使患者对拔牙过程中的疼痛更加敏感,从而加重患者的焦虑和恐惧。如果患者患有其他全身性疾病,可能会导致患者病情加重并可能诱发危及患者生命的并发症,因此在术前和术中控制患者焦虑非常重要。

对于绝大多数患者来说,医师通过给予患者关心与安慰,对操作过程进行细心地解释,使患者对医师产生信任感,即可达到控制焦虑的目的。

如果患者过于焦虑,则需要使用药物辅助治疗。术前口服地西泮可使患者于手术前夜得到良好的休息,可极大地减轻手术当天的焦虑。

对于中度焦虑患者可使用氧化亚氮镇静。对极度焦虑患者,则需要静脉镇静。

(三)牙齿拔除难度的临床评估

患牙拔除前应对其拔除难度进行仔细评估,要认真考虑以下各种因素。

1.手术入路

(1)张口度:张口受限多为感染导致的牙关紧闭、TMJ 功能障碍或肌肉纤维化等。张口受限会妨碍拔牙操作,如果患者张口明显受限,则应考虑采用外科拔除法。

(2)患牙位于牙弓的位置:位置正常的牙齿易于安放牙挺或牙钳,而牙列拥挤或错位牙则给安放常规使用的牙钳带来困难,此时应选择合适的根钳或考虑使用外科拔除法。

2.牙齿动度

松动患牙易于拔除,但拔牙后需对软组织进行妥善处理,特别是重度牙周炎的患牙,要对牙槽窝进行仔细搔刮,避免遗留病理性肉芽组织。

对小于正常动度的患牙应仔细评估是否存在牙骨质增生或牙根粘连。牙根粘连常见于滞留的乳磨牙、曾行根管治疗的死髓牙。如果牙根发生粘连应考虑使用外科拔除法。

3.牙冠情况

如果牙冠大面积龋坏或有大面积的牙冠修复体,牙冠的脆性会增大,在拔除过程中很可能发生冠折,拔除时应将牙钳尽量向根方放置。

如果患牙表面有大量牙石,在拔除前应先用刮匙或超声洁牙机清洁牙面,因为牙石可能会妨碍牙钳就位,而且可能会脱落于牙槽窝中造成感染。

4.邻牙情况

当邻牙有大面积银汞合金、做过根管治疗或有冠修复时,在使用牙挺或牙钳拔除患牙过程中应特别小心,因为可能会造成修复体折断。术前应告知患者有损伤修复体的可能。

(四)影像学检查

术前拍摄牙片可以为术者提供准确、详细的关于患牙牙冠、牙根和周围组织的信息,阻生牙和埋伏多生牙可拍摄全口曲面断层片。

1.患牙与邻牙的关系

应注意患牙与邻牙及邻牙牙根的关系,拔乳牙时应注意患牙牙根与其下方恒牙的关系。

2.患牙与重要解剖结构之间的关系

拔除上颌磨牙时应注意牙根与上颌窦底之间的关系。如果中间只存在一薄层骨板,拔牙过程中上颌窦底穿通的可能性将增加,需使用外科法拔除患牙。

下颌磨牙的牙根与下牙槽神经管很近。在拔除下颌阻生磨牙前评估下牙槽神经管与下颌磨牙牙根之间的关系极其重要,否则可能会损伤下牙槽神经并导致术后下唇麻木。

3.牙根的结构

(1)牙根数目:首先要判断牙根的数目,牙根数目越多,牙齿拔除难度越大。通常每颗牙齿都有特定的牙根数,但有时会发生变异,如果术前可以明确牙根数,即可及时调整拔除方法以避免断根。

(2)牙根弯曲度及分叉程度:牙根的弯曲度与根分叉程度越大,牙齿拔除难度越大。如果牙根的弯曲度或根分叉程度过大时,需要采用外科法拔除患牙。

(3)牙根形状:牙根为短圆锥形则较容易拔除,如果牙根较长、弧度较大或根尖处弯曲成钩状则较难拔除。

(4)牙根大小:短根牙比长根牙容易拔除。如果牙根较长且有牙骨质增生则较难拔除,因为牙骨质增生常见于老年患者,对这些患者应仔细观察是否存在牙骨质增生。

(5)根面龋:根面龋会增加根折发生的可能性。

(6)牙根吸收:牙根吸收(内吸收或外吸收)会使根折的发生率增加,若牙根广泛吸收则应考虑外科拔除法。

(7)根管治疗史:接受过根管治疗的患牙会出现牙根粘连或变脆,应采用外科拔除法。

4.周围骨组织情况

(1)骨密度:牙片的透射性越高则骨密度越低,患牙拔除越容易;若阻射性增加则意味着骨密度增加,可能有致密性骨炎或骨质硬化,牙齿拔除的难度则增加。

(2)根尖病变:患牙周围骨质是否存在根尖病变,如果死髓牙根尖周围出现透射影,即说明患牙根尖周围发生肉芽肿或根尖周囊肿,拔牙后搔刮牙槽窝时应将这些病变组织彻底清除。

(五)规范化的医师及患者体位

术者站或坐在患者的右前或右后方,前臂与地面平行,肘部位于患牙水平,该种姿势比较舒适而且方便操作。助手站于患者左侧,即2~4点的位置,此位置便于传递器械及吸唾。麻醉时患者应采取仰卧位或半仰卧位。拔除上颌牙时,患者头部后仰,调节椅位使患者在大张口时上颌𬌗平面与地面呈45°左右。拔除下颌牙时,患者稍直立,大张口时下颌𬌗平面与地平面平行。拔除上下颌前牙时,患者头部居中,双眼正视前方。拔除右侧上下颌后牙时,患者头部偏离术者。拔除左侧上下颌后牙时,患者头部略偏向术者。

(六)器械准备

最好将所有器械集中于托盘,包在一起消毒,在手术中打开,便于使用。普通牙拔除器械除局部麻醉注射器和局部麻醉药外,应包括牙龈分离器1把、刮匙1把、直挺1把、拔牙钳1把、口镜1把、镊子1把、金属吸唾器1支、棉条2个,也可用金属盒子来替代托盘。

五、普通牙拔除的基本步骤

(一)麻醉

选择适当的麻醉方法进行麻醉。

(二)消毒

1%碘酊消毒患牙及周围牙龈或嘱患者用漱口水含漱。

(三)分离牙龈

将牙龈分离器插入龈沟内,以邻牙为支点,沿唇、腭侧牙颈部曲线从近中向远中滑动将牙龈完全分离。

(四)用牙挺或牙钳拔除患牙

1.牙挺拔牙的基本方法

将牙挺挺刃插入患牙近中颊侧牙槽骨与牙根之间,以牙槽突为支点,向根尖方向楔入后,再同时使用转动和撬动力量,使牙槽窝扩大,牙齿松动并向上浮动。

2.牙钳拔牙的基本步骤

(1)插:将钳喙尽量向牙根方向插入,钳喙长轴应与牙齿长轴一致,避免夹住牙龈。

(2)抱:钳喙牢固地环抱住牙颈部。

(3)摇:以根尖为轴心,向唇(颊)、舌(腭)侧逐渐摇动牙齿。

(4)转:部分单圆根牙齿可使用旋转力使牙齿松动。

(5)牵:当牙齿松动后一般从骨质较薄弱的一侧牵引拔除患牙。

3.牙挺与牙钳结合使用

亦可以先用牙挺挺松患牙后,再使用牙钳将其拔出。

(五)处理拔牙创

(1)查:牙齿拔出后,首先应检查牙齿的牙根数目是否相符,牙根外形是否完整;其次应检查牙槽窝,助手用吸唾器吸净唾液和血液,清楚显露牙槽窝后,根据拔出牙齿检查结果查找有无断根等遗留,有无炎性肉芽组织、折裂骨片、锐利的骨尖骨嵴,有无活跃出血等;最后检查牙龈等软组织有无撕裂、渗血,邻牙有无异常松动等。并根据以上检查结果给以对症处理。

(2)刮:用刮匙搔刮牙槽窝底的炎性肉芽组织、碎牙片及结石等异物。

(3)压:用示指和拇指(戴手套)压住棉条挤压牙槽骨,使扩张的牙槽骨壁复位。

(4)咬:用咬骨钳修整过高的牙槽中隔、骨嵴或牙槽骨壁。

(5)缝:一次拔除多个相邻牙齿时,应对连续的伤口进行缝合。

(6)盖:消毒棉卷覆盖拔牙创口并嘱患者咬紧加压止血。

(六)交代拔牙术后注意事项

(1)术后即可将用纱布包裹冰袋置于拔牙部位的相应面部间断冷敷术区6～8小时(冷敷3分钟,休息30分钟),以减轻术后肿胀。

(2)咬紧棉卷,拔牙后40分钟左右即可将棉卷轻轻吐出。注意棉卷不要咬压过久,以免造成伤口被唾液长久浸泡,引起感染或凝血不良。

(3)有出血倾向的患者,拔牙后最好暂时不要离开,待0.5小时后请医师再次查看伤口,如果仍出血,应作进一步的处理,如局部使用止血药、进行缝合止血、口服止血药物等。

(4)正常情况下,棉条吐出后就不会再出血,唾液中带一点血丝是正常的,如持续出血则应及时复诊。

(5)拔牙后2小时方可进食,当天应吃一些温凉、稀软的食物,如口含冰块或冷饮等,不要吃辛辣刺激性和硬、黏、不易嚼碎的食物,也要避免食用易碎、薄片状的食物(因为掉到牙槽窝内而导致突然的疼痛和影响伤口愈合)。

(6)吸烟、饮酒对伤口愈合有一定影响,拔牙后2天内最好不要吸烟、饮酒。

(7)拔牙后要注意保护好血凝块,24小时内不刷牙、不漱口、不要用拔牙侧咀嚼食物、不要频繁舔伤口、切忌反复吸吮,以免破坏血凝块。术后第2天开始用漱口水或温盐水漱口。

(七)拔牙后用药

拔牙后一般不用药。但在急性炎症期拔牙,或创伤较大、全身情况较差时,应口服抗生素和止痛药。拔牙后24～48小时内可能有轻到中度的不适,对疼痛耐受较差的患者可以给予止痛药,如有必要可补充使用麻醉镇痛药。口内缝线一般一周后拆除。

六、各类牙的拔除方法

(一)上颌牙拔除

1.上颌切牙拔除

通常使用上颌前牙钳拔除上颌切牙。上颌切牙通常是锥形根,唇侧骨板薄而腭侧骨板厚,所以拔除时主要向唇侧用力。开始为缓慢均匀地向唇侧加力扩大牙槽窝,然后向腭侧轻度用力,接着再施以轻度、缓慢的旋转力,最后以适度的牵引力将牙齿向下从唇侧脱位。但应注意:侧切牙牙根稍细长且牙根1/3常向远中弯曲,所以在拔除前必须进行影像学检查,对牙根弯曲者,拔除时尽量少用旋转力。

2.上颌尖牙拔除

上颌前牙钳是拔除上颌尖牙的最佳工具。全口牙中上颌尖牙通常是最长的,牙根呈椭圆形并在上颌骨前面形成一个称为尖牙突的突起,所以尖牙牙根唇侧的骨板特别薄,但由于牙根很长,拔除比较困难。在拔除过程中如不小心常造成唇侧牙槽骨骨板骨折。

在拔除时,牙钳钳喙应尽量向尖牙根方放置,先向唇颊侧用力再向腭侧摇动,当牙槽窝被扩大且牙齿有一定动度后,再将牙钳继续向根方放置。在扩大牙槽窝时,可以使用轻度的旋转力,当牙齿被充分松解后,使用唇向牵引力使牙齿向下从近中唇侧方向脱位。

3.上颌第一前磨牙拔除

常用上颌前磨牙钳拔除上颌第一前磨牙。上颌第一前磨牙颊侧骨板较腭侧薄,在根颈2/3常为单根,在根尖1/3～1/2常分为颊、舌侧两个根,两根细长很容易折断(特别是骨密度增加的老年患者),成年人(年龄＞35 岁)拔牙时最易发生断根的就是上颌第一前磨牙。

由于上颌第一前磨牙牙根有两个相对较细的根尖部分,当向颊侧用力时,容易折断颊根;当向腭侧用力时,容易折断腭根,所以拔除时必须控制力量。开始先向颊侧用力,向腭侧的力量应相对较小,以免腭根折断(因颊侧骨板较薄,即便是颊根折断也相对容易取出),最后以略偏颊侧的牵引力使牙齿脱位。拔牙过程中应避免使用旋转力。

由于给成人拔除该牙时极可能发生断根,所以应先使用直挺尽可能将该牙挺松后再用牙钳拔除,即便是发生断根,松动的根尖也容易被取出。

4.上颌第二前磨牙拔除

通常使用上颌前磨牙钳拔除上颌第二前磨牙。上颌第二前磨牙颊侧骨板较薄,腭侧骨板较厚,常为单根,牙根较粗且根尖较钝,因此,拔除该牙时很少发生断根。

牙钳应尽可能向根方放置以获得最大的机械效力。由于牙根相对强壮,拔除过程中可使用较大的颊、腭侧摇动力量和脱位的旋转力和牵引力。

5.上颌磨牙拔除

通常使用左、右成对的上颌磨牙钳拔除上颌磨牙,该拔牙钳的颊侧钳喙上有一个突起可以插入颊侧两根之间。当上颌磨牙牙冠大面积龋坏或有修复体时,建议使用上颌磨牙残冠钳。

上颌第一磨牙颊侧骨板薄而腭侧骨板较厚,有 3 个较粗壮的根,通常情况下两颊根之间分叉较小,颊根与腭根之间分叉较大。拔牙前需对该牙进行影像学检查,应注意 3 个牙根的大小、弯曲度、根分叉程度及牙根与上颌窦的关系。如果两颊根分叉也较大,则很难拔除;如果牙根接近上颌窦且根分叉较大,发生上颌窦瘘的可能性就大。此时应该考虑使用外科拔牙术。

拔牙时牙钳应尽量向根方放置,用较大而缓慢均匀的力量向颊腭侧摇动,向颊侧的力量略大于腭侧,不能使用旋转力。如果根分叉较大,预计会有一个牙根折断时,因为颊根更容易取出,应避免折断腭根,所以需控制向腭侧的力量和幅度。

上颌第二磨牙解剖与第一磨牙相似,但牙根较短,根分叉较小,两颊根常融合成单根。所以该牙较第一磨牙容易拔除。

已萌出的上颌第三磨牙通常是锥形根,一般情况下,只需使用牙挺即可拔除。有时也可以使用上颌第三磨牙钳拔除,该牙钳左右通用。因该牙解剖变异较多,经常会出现小而弯的根,而该牙断根后又非常难取,所以术前一定要进行影像学检查。

(二)下颌牙齿拔除

1.下颌前牙拔除

通常使用下颌前牙钳拔除下颌前牙,有时也可以使用鹰嘴钳。下颌切牙和尖牙唇舌侧骨板都较薄,仅尖牙舌侧骨板相对稍厚,切牙和尖牙形状相似,切牙牙根稍短、细,尖牙的牙根长而粗,所以切牙牙根更容易折断,在拔除前必须充分松解患牙。

牙钳钳喙应尽量向牙齿根方放置,通常先向唇舌侧摇动,摇动的力量和幅度基本相等,当牙齿有一定的松动度后再使用旋转力进一步扩大牙槽窝。最后通过牵引力使牙齿从牙槽窝内脱位。

2.下颌前磨牙拔除

通常使用下颌前磨牙钳拔除下颌前磨牙,有时也可以使用鹰嘴钳。下颌前磨牙舌侧骨板稍厚,颊侧骨板较薄,其牙根直且呈圆锥形,所以是最容易拔除的牙齿。

牙钳应尽量向根方放置,先向颊侧用力摇动,再向舌侧摇动,然后施以旋转力,最后通过牵引力使牙齿向上、颊的方向脱位。术前必须进行影像学检查以确定根尖 1/3 是否存在弯曲,如果存在弯曲,则应尽量减少或者不使用旋转力。

3.下颌磨牙拔除

通常使用下颌磨牙钳拔除下颌磨牙,该牙钳两侧钳喙都有与双根相适应尖形突起。下颌磨牙的颊舌侧骨板在全口牙中最厚,牙根通常比较粗大,常为双根,牙根有时会在根尖 1/3 与牙槽骨发生融合,拔除难度较大,第一磨牙根分叉常比第二磨牙大,更增加了操作难度,所以全口牙齿中最难拔除的是下颌第一磨牙。

钳喙尽可能向根方放置,用较大的力量向颊舌侧摇动扩大牙槽窝,再使牙齿向颊𬌗方向脱位。第二磨牙舌侧骨板较颊侧薄,所以用较大的舌侧力量可以比较容易拔除第二磨牙。

如果牙根明显为双根,可以使用牛角钳。此牙钳的设计使得钳喙可以伸入根分叉,这样可以产生以颊舌向牙槽嵴为支点的对抗力逐渐地将牙齿从牙槽窝中挤出。如果失败,则可以再施以颊舌侧力量来扩大牙槽窝,然后再加大挤压钳柄的力量。使用该牙钳时必须注意避免损伤上颌牙齿,因为下颌磨牙可能会从牙槽窝中蹦出,使得牙钳突然撞到上颌牙齿。

萌出的下颌第三磨牙通常为融合的锥形根或根分叉较小,舌侧骨板明显较颊侧骨板薄,常用下颌第三磨牙钳(喙短、直角)拔除,大多数情况下患牙经摇动而松动后向舌侧用力使患牙从舌侧𬌗面脱位。如果因根分叉较大等各种原因导致拔除困难时应先用直挺将牙齿挺至中度松动,然后使用牙钳并逐渐增加摇动力量,在牙齿完全松解后再使用牵引力使牙齿脱位。

七、牙根拔除

牙根拔除术包括残根和断根的拔除,两者的情况不同。其中,残根是指牙齿由于龋坏等原因而致牙冠基本缺失,仅剩余牙根;而断根是指由于外伤或牙拔除术中造成的牙根折断。

造成术中断根的原因:①钳喙安放时位置不正确,或未与牙长轴平行,或钳喙未深入到牙槽嵴而仅夹住了牙冠;②拔牙钳选择不当,钳喙不能紧贴于牙面而仅仅是点或线的接触;③牙冠有广泛破坏,或有较大的充填物;④牙的脆性增加(如老年人的牙、死髓牙);⑤牙根外形变异(如细弯根、肥大根、额外根);⑥牙根及周围骨质因各种原因发生增生(如牙骨质增生、牙槽骨过度致密、牙根与牙槽骨粘连、老年人牙槽骨失去弹性);⑦拔牙时用力不当或用力方向错误(如使用突然的暴力、向致密坚硬的方向用力过大、向逆牙根弯曲方向用力、误用不该使用的旋转力)。

残根和断根的类型很多,情况较为复杂,拔除的难易程度主要与牙根的以下几种状况有关。①牙根断面与牙槽嵴边缘的关系:牙根断面高于或与牙槽窝边缘平齐则拔除相对容易;牙根断面低于牙槽窝边缘,特别是牙根断面表面部分或全部被牙龈覆盖时,由于不能沿着牙根表面探寻牙根与牙槽骨之间的间隙则拔除相对困难。②牙根间隙的状况:残根由于受到长期的慢性炎症刺激,导致根周与牙槽骨壁之间产生不同程度的破坏和吸收使牙根间隙扩大则拔除相对容易;断根由于其牙根与牙槽骨之间正常间隙未被破坏则拔除相对困难;有的残根受到慢性炎症刺激后导致牙骨质与牙槽骨粘连,使牙根失去正常的牙根间隙则拔除难度最大。③牙根牙髓的状况:死髓牙牙根由于失去牙髓营养供应会使牙根组织变得疏松而易碎,拔除时容易导致上段牙根碎裂,使根断面进一步向牙槽窝深入,增大拔除难度,因而死髓牙牙根较活髓牙牙根难以拔除。④牙根的形态、数目和周围组织的关系:弯曲、膨大、细长等有变异的牙根比直立、短小、圆钝的牙根难以拔除;多根牙比单根牙难以拔除;牙根与周围重要组织(如上颌窦、下颌神经管)关系密切的难以拔除。

由于牙根拔除的难易程度变化很大,拔除前应做仔细的临床检查,拍摄 X 线片,确定牙根的数目、大小、部位、深浅、阻力、根斜面情况及与周围组织的关系(如上颌窦、下颌管),对检查结果经仔细分析后制订手术方案并准备相应器械,对可能发生的情况向患者解释清楚。

术中折断的牙根拔除必须在清楚、直视下进行,要求有良好的照明及止血条件,切忌在未看见断根时盲目操作,原则上各种断根皆应在术中取出,但必须全面考虑,如患者体质较弱,而手术又很复杂时,亦可延期拔除;如牙根仅在根尖部折断(<3 mm),不松动且本身并无炎症存在(一般为阻生牙、埋伏牙、错位牙)时也可不拔除。

牙根的具体状况不同,拔除方法也不一样,以下为较常使用的牙根拔除方法。

(一)根钳拔除法

适用于牙根断面高于牙槽窝边缘的牙根和牙根断面虽平齐或低于牙槽窝边缘但在去除少许牙槽骨壁后能用根钳夹住的牙根(由于用去除牙槽骨壁的方法在术后存在牙槽嵴高度降低、外形凹陷的缺点,最好不要采用此法,可改用直挺拔除法)。安置根钳时,钳喙应尽量向根方插入,要尽量多地环抱牙根,然后尝试摇动并缓慢加力,随着牙槽窝的扩大,钳喙不断向根方深入。对扁平的牙根主要依靠楔入和摇动的力量拔除,对圆钝的牙根还可使用扭转力。

(二)直挺拔除法

根的折断部位比较低,根钳无法夹住时,应使用牙挺将其挺出。尽量选用挺刃窄而薄的直挺,挺刃的大小、宽窄应与牙根表面相适应。高位牙根可用直牙挺,位于牙槽窝内的低位牙根应使用根挺,根尖 1/3 以下的牙根需用根尖挺。一般情况下,牙挺从牙根斜面较高的一侧插入,对于弯根则应从弯曲弧度凸出的一侧进入。挺刃凹面应紧贴牙根并沿着牙根表面用楔的原理尽量向牙根根方插入至牙根与牙槽骨壁之间,挺的凸面以牙槽骨骨壁或腭侧骨板为支点施以旋转力,使牙槽窝扩大,牙根与周围组织的附着断裂,即利用楔与轮轴的作用原理使牙根逐渐松动,牙根松动后,牙挺就可乘势插向牙槽窝深处,这样不断推进与旋转牙挺,最后再使用轻微的撬力便可使牙根脱位。多根牙或相邻的牙根需同时拔除时挺刃也可从多根牙或相邻牙根之间插入,以邻近的牙根为支点,这样,在拔除牙根的同时,也挺松了需要拔除的相邻牙根。

(三)三角挺拔除法

最常用于拔除多根牙时已完整拔除患牙的一个根,利用该根空虚的牙槽窝挺出相邻牙槽窝中的断根。使用时将三角挺的挺喙插入已经空虚的牙槽窝底部,喙尖抵向牙槽中隔,以牙槽骨为支点,向残留断根的方向施加旋转力,将残留断根连同牙槽中隔一并挺出。

(四)牙钳分根后拔除

下颌磨牙残冠拔除时,可以先使用牛角钳或分根钳夹持根分叉处,握紧钳柄将患牙分为近、远中两个牙根,而后根据具体情况,用下颌根钳或牙挺分别拔除。

(五)牙挺分根拔除法

适用于磨牙残冠折断部位比较低,根钳无法夹住,且根分叉暴露者。此时可以将直挺挺刃插入近远中两根间的根分叉下,旋转挺柄即可将残冠分割成近、远两根,而后根据具体情况,用下颌根钳或牙挺分别拔除。

(赵万昌)

第二节 阻生牙拔除术

阻生牙是指由于邻牙、骨或软组织的阻碍而只能部分萌出或完全不能萌出,且以后也不能萌出的牙。引起牙阻生的主要原因是随着人类的进化,颌骨退化与牙量退化不一致,导致骨量相对小于牙量(牙弓的长度短于所有牙的近远中径之和),颌骨缺乏足够的空间容纳全部恒牙。常见的阻生牙为上、下颌第三磨牙,其次是上颌尖牙和下颌第二前磨牙。由于第三磨牙是最后萌出的牙齿,因此最容易因萌出空间不足而导致阻生;因下颌第二前磨牙是在第一前磨牙和第一磨牙之后萌出,上颌尖牙是在侧切牙和第一前磨牙之后萌出,如果萌出空间不足,也会导致阻生。除上述因素外,引起尖牙阻生还有以下因素:①恒尖牙在发育过程中其牙冠位于乳尖牙牙根舌侧,故乳尖牙如果发生任何病变均可影响恒尖牙牙胚的生长发育;②尖牙在萌出过程中,牙根的发育较其他牙完成的早,因而其萌出力量减弱,并且尖牙从萌出到建立𬌗关系,萌出距离最长;③上颌尖牙从腭侧错位萌出比例较高,而腭侧软组织及骨组织均较致密,萌出阻力大。由于尖牙阻生因素较多,故上颌尖牙阻生是除下颌及上颌第三磨牙阻生之外最常见者。

阻生牙拔除难度是随着年龄的增长而增加,如果延迟拔除,不但可能会导致阻生牙局部组织发生病变、邻牙及邻近骨组织缺损(缺失),还会增加拔牙时损伤相邻重要结构的风险等许多问题。由于年轻患者能更好地耐受手术、术后恢复速度及牙周组织的愈合质量好于成年患者、操作相对简单、并发症少,还避免了因阻生牙导致的所有局部组织病变等问题,因此在没有拔牙禁忌证的情况下所有阻生牙均应早期、及时拔除。

一、适应证

对有症状和病变或可能引起邻近组织产生症状和病变的阻生牙均应拔除。

(一)引起冠周炎的阻生牙

冠周炎是指部分萌出的阻生牙牙冠周围软组织的炎症,临床表现为不同程度的肿痛和张口受限,如果治疗不及时,感染会蔓延到相邻的面部间隙,导致严重的面部间隙感染。当冠周炎症状减轻或消失时应及早拔除阻生牙。

由于阻生牙或阻生牙在萌出过程中𬌗面被软组织覆盖形成的盲袋,成为细菌滋生的良好场所。当患者抵抗力降低时,就会引发冠周炎,为了预防冠周炎的发生,需对阻生牙进行预防性拔除。

(二)阻生牙龋坏及导致邻牙龋坏

由于阻生牙常导致局部自洁能力下降,致龋细菌就会引起阻生牙及邻牙龋坏。应及时拔除龋坏阻生牙,以方便邻牙的牙体治疗并提高邻牙的自洁能力,龋坏的邻牙应尽量治疗保存。对于年轻患者,为防止邻牙发生龋坏,可预防性拔除阻生牙。

阻生牙通常无法建立正常咬合关系,若错𬌗或与邻牙邻接关系不良可导致食物嵌塞,进而发展为牙周病,调𬌗治疗效果往往不佳,需要及时拔除阻生牙。

(三)阻生牙压迫导致邻牙牙根吸收

阻生牙的压力会引起邻牙牙根吸收,早期及时拔除阻生牙后,缺损的牙骨质可自行修复。

（四）因阻生牙压迫导致邻牙牙周组织破坏

由于阻生牙(特别是近中或水平阻生)与紧贴的邻牙之间不易保持清洁,易引起炎症,使上皮附着退缩,形成牙周炎,导致牙槽骨吸收。应及时拔除阻生牙,通过牙周治疗或牙周组织再生的方法恢复丧失的牙周组织(缺失的骨质由新生骨填充)。早期预防性拔除阻生牙可防止牙周病的发生。

（五）阻生牙导致牙源性囊肿或肿瘤

牙源性囊肿或肿瘤来自牙源性上皮或滤泡,埋藏在牙槽骨中的阻生牙与滤泡同时存在,滤泡如发生囊性变有可能发展成为牙源性囊肿或牙源性肿瘤。如发现滤泡发生囊性变需尽早拔除。

（六）因正畸治疗需要拔除的阻生牙

因正畸治疗需要后推第一、二磨牙时,阻生的第三磨牙会妨碍治疗,需在正畸治疗前拔除。为保证正畸治疗效果(因阻生第三磨牙可使磨牙和前磨牙向近中移动,导致牙列拥挤),在正畸治疗结束后拔除阻生第三磨牙(尤其是近中阻生)。

（七）可能为颞下颌关节紊乱病诱因的阻生牙

阻生第三磨牙持续的前移力量可使其他牙移位或阻生牙本身错位萌出,造成创伤殆,影响到颞下颌关节,应及时拔除阻生牙。

（八）因完全骨阻生而被疑为原因不明的神经痛或病灶牙者

完全骨阻生牙有时也会引起某些不明原因的疼痛。当排除了其他原因后,拔除阻生牙可能会解决疼痛问题。

（九）正颌手术需要

当准备行下颌升支矢状劈开术时,阻生第三磨牙会妨碍手术过程,术前6～9个月拔除阻生第三磨牙,待颌骨伤口完全愈合后再行正颌手术,新形成的骨有利于正颌术中预知下颌骨截开的状况,还可提供更多的骨量以利于内固定和术后殆关系的稳定。

（十）预防下颌骨骨折

牙槽骨是容纳牙齿的,但牙齿的存在会不同程度地减少牙槽骨的骨量。阻生下颌第三磨牙占据骨组织的空间,就使得此处下颌骨变得薄弱、更容易骨折。

二、禁忌证

阻生牙拔除的禁忌证与一般牙拔除术禁忌证相同。当阻生第三磨牙处于下列情况时可考虑保留。

(1)正位萌出达邻牙殆平面,经切除远中覆盖的龈瓣后,可暴露远中冠面,并可与对殆牙建立正常咬合关系者。

(2)当第二磨牙已缺失或因病损无法保留时,如阻生第三磨牙近中倾斜角度不超过45°,可保留作为修复用基牙。

(3)虽邻牙龋坏可以治疗,但因骨质缺损过多,拔除阻生牙后可能导致邻牙严重松动,可同时保留邻牙和阻生牙。

(4)第二磨牙拔除后,如第三磨牙牙根未完全形成,可自行前移替代第二磨牙,与对殆牙建立正常咬合。

(5)完全埋藏于骨内无症状的阻生牙,与邻牙牙周无相通,可暂时保留观察。成年患者(通常超过35岁),如没有其他疾病的表征并且影像学可见到阻生牙周围有一层骨质覆盖,则不需拔除。

（6）阻生牙根尖未发育完成，其他牙齿因病损无法保留时，可将其拔出后移植于其他牙齿处。

（7）第一磨牙龋坏无法保留，如第三磨牙非颊舌位（最好是前倾位），拔除第一磨牙后，间隙可能因第二、三磨牙的自然调整而消失，配合正畸治疗，可获得更好的殆关系。

（8）如果阻生牙的拔除会造成其周围神经、牙齿或原有修复体的损伤，可将其留在原位观察。

三、阻生牙拔除术前准备

（一）临床检查

阻生牙拔除术前必须进行详细的病史询问、全面的体格检查、实验室检查和口腔检查。

1.病史询问

包括年龄、有无系统性疾病史、手术史、服药史等。

2.体格检查

包括面型、面色、表情、颊部皮肤有无红肿或瘘管，颈部淋巴结是否肿大、有无压痛，关节区有无弹响、压痛，下唇感觉有无异常，张口型、张口度有无异常等。对患有全身疾病的患者还需进行生命体征检查。

3.实验室检查

对患有全身疾病的患者需根据具体情况进行心电图、血常规、肝肾功能、血糖、凝血功能、甲状腺功能等检查。

4.口腔检查

阻生牙在颌骨中的位置、方向、与邻牙的关系，远中龈瓣的韧性、覆盖牙冠的范围、有无红肿、压痛或糜烂、盲袋内是否有脓性分泌物，牙冠有无龋坏，邻牙的松动度、牙周状况，有无龋坏、折裂、充填体或修复体等，对检查结果要告知患者并详细记录在病历上。

（二）影像学检查及难度评估

不同的阻生牙在拔除时难易程度也有所不同，为了在术前预测拔除难度，需制定阻生牙分类标准和拔除难度标准，通过这些标准预测手术难度及术中、术后可能发生的并发症，并可使手术井井有条地进行。现行主要的分类系统和难度评估都是基于对影像学分析得来的，因此拔除阻生牙前需要进行全面的影像学检查。

最常用的方法是拍摄全口曲面断层片，它可提供颌面部大部分信息，如下颌阻生牙与下牙槽神经的关系、上颌阻生牙与上颌窦的关系等，避免了因仅拍摄局部 X 线片而发生漏诊的可能。另外，根据需要还可增加其他检查方法，如根尖片可了解阻生牙局部更多的细节；咬合片可了解阻生牙颊舌向位置和结构的变化。

拍摄 X 线片应注意投照角度差异造成的影像重叠和失真。例如，下颌管与牙根影像重叠时，易误认为根尖已突入管内，此时，应观察牙根的牙周膜和骨硬板是否连续，重叠部分的下颌管是否比牙根密度高、有无变窄等，以判断牙根是否已进入下颌管内。下颌阻生第三磨牙常位于下颌升支前缘内侧，在下颌骨侧位片和第三磨牙根尖片上，牙冠常不同程度地与下颌升支前缘重叠，形成骨质覆盖的假象，故判断冠部骨阻力时，主要应根据临床检查和探查，尤其是术中所见牙位的高低。

锥形束 CT 用于阻生牙的检查的优点：可避免平片因影像重叠和投照角度偏差而造成的假象；可直观并量化下颌管在不同层面和方位上与下颌第三磨牙的距离关系；通过调节窗将其他组

织图像去除,只留下密度较高的牙齿图像,辅以轴位和其他层面图像可以精确地了解埋伏牙的形态、位置、与邻牙的关系,以及邻牙有无移位或根吸收等。但锥形束 CT 需专用设备,花费较大,临床应用受到限制。

1.阻生牙的分类与拔牙难度评估

(1)下颌阻生第三磨牙的分类:下颌阻生第三磨牙可通过以下三条标准进行分类。

角度:是指第三磨牙牙体长轴与第二磨牙牙体长轴所成的角度。根据阻生牙的长轴与第二磨牙长轴的关系分成七类:中阻生、水平阻生、倒置阻生、垂直阻生、远中阻生、颊向阻生和舌向阻生。

阻生牙除与第二磨牙长轴有成角关系外,牙冠还可能朝颊或舌向倾斜,如果阻生牙已萌出至牙弓,大多数牙冠是舌向倾斜的。如果阻生牙未萌出,可通过拍摄咬合片确定咬合面是朝向颊(舌)侧或颊(舌)向阻生,大多数牙冠位于牙弓偏颊处。

垂直阻生最常见,近中阻生多见,水平阻生较多见,其他阻生类型少见。近中和垂直阻生(除低位垂直)的拔除难度相对较低,水平和远中阻生的拔除难度较高,倒置阻生的拔除难度最大。

与下颌支前缘的关系:根据阻生牙和下颌升支前缘相对位置关系分为 3 类。①Ⅰ类:阻生牙牙冠的近远中径完全位于下颌升支缘的前方。②Ⅱ类:一半以内的阻生牙牙冠的近远中径位于下颌升支内。③Ⅲ类:一半以上的阻生牙牙冠的近远中径位于下颌升支内。分类越高牙齿的拔除难度越大。

与𬌗平面的关系:根据阻生牙相对于第二磨牙𬌗平面的位置关系分为 3 种。①高位阻生:牙的𬌗平面到达或高于第二磨牙的𬌗平面。②中位阻生:牙的𬌗平面位于第二磨牙的𬌗平面和牙颈线之间。③低位阻生:牙的𬌗平面低于第二磨牙的牙颈线。牙拔除的难度随阻生牙埋藏的深度增加而增大。

(2)三分类法在上颌阻生第三磨牙的应用:三分类法在上颌阻生第三磨牙中的应用与下颌几乎一样,但需考虑以下因素。①角度:垂直阻生最常见,远中阻生常见,近中阻生少见,颊腭向及水平阻生比较罕见。角度分类对上颌阻生牙拔除难度的影响刚好相反,垂直和远中阻生相对简单,而近中阻生拔除困难。②阻生牙颊舌向的位置对拔除难度也有影响:偏颊向的阻生牙(占多数),因颊侧骨板薄而拔除容易;而偏向腭侧的阻生牙拔除难度大。③与𬌗平面的关系:上颌阻生牙同样随着埋藏深度的增加而拔除难度增加。

2.影响阻生牙拔除难度评估其他因素

(1)牙根形态:牙根形态与阻生牙拔除难度之间有非常密切的关系。总体来说,拔除阻生牙最佳时机是牙根已形成 1/3～2/3 时,此时牙根形态是圆钝的,拔除时很少会断根,而且牙根距离重要解剖结构较远。如果牙根完全形成后,拔除难度就会增加(并且随着年龄的增大而增加)。如果在牙根尚未形成的牙胚期拔除,因术中牙胚在牙槽窝内旋转,难以找到合适支点将其挺出,拔除也较困难。另外,需注意牙根弯曲的方向,如果牙根弯曲的方向(向远中弯曲)与牙齿脱位的方向一致,拔除相对简单;如果牙根向近中弯曲,则发生断根概率很大,需分块拔除。

(2)牙周膜或牙周滤泡的宽度:阻生牙拔除的难度与牙周膜或牙周滤泡的宽度有关,越宽拔除越容易。由于牙周膜或牙周滤泡随年龄的增加而逐渐变窄,所以年轻患者的拔牙难度较年长患者低。尤其是 40 岁以上的患者,由于牙周膜间隙几乎消失,拔除更困难。

(3)周围骨密度:阻生牙拔除难度与周围骨密度有关。骨密度与患者年龄有关,年轻患者骨密度相对低,牙槽骨扩展性大,患牙易于拔除;35 岁以上患者的骨密度高,柔性及扩展性下降,骨阻力增加,拔除难度增大,拔除上颌第三磨牙时可导致上颌结节骨折。

(4)与邻牙的关系:如果阻生牙与邻牙之间有间隙则拔除较容易,如果紧靠邻牙,需注意避免损伤邻牙,如果邻牙有龋坏或大面积修复体时更要格外小心。

(5)与周围重要解剖结构的关系:如果牙根离下牙槽神经、鼻腔或上颌窦很近,术者应注意避免损伤神经、鼻腔和上颌窦。

(三)拔牙器械准备

拥有标准的器械可使操作顺利进行,并可减少并发症的发生。阻生牙拔除的常用器械包括15号刀片及刀柄、骨膜分离器、颊拉钩、牙挺、持针器、线剪、缝合针及缝线(可吸收或不可吸收)、外科专用气动式手机和外科专用切割钻。

(四)知情同意

术前必须告知患者拔除阻生牙的风险及可能出现的并发症,如局麻可能发生药物过量或变态反应,可能会引起血肿或深部组织感染,针尖刺中下牙槽神经可导致暂时性下唇麻木,腭大神经麻醉可能会导致暂时性咽部异物感、恶心;术中可能需要切开牙龈、去骨、分牙、缝合切口,可能会出现不适感;如果邻牙有龋坏、填充体、修复体或有严重牙周病,术中可能会损害邻牙或修复体;术后疼痛也可能由邻牙牙髓炎引起;拔除上颌第三磨牙、尖牙或多生牙可能会引起上颌结节骨板折裂,患牙或牙根进入上颌窦,可能会损伤上颌窦或鼻腔,导致术后口腔上颌窦瘘或口鼻瘘;拔除下颌第三磨牙或尖牙有可能损伤下牙槽神经、颊神经和舌神经,导致一侧下唇或舌体暂时性或永久性麻木;术后可能会发生出血、肿痛、张口受限、"干槽症";术中、术后可能须使用抗菌及止痛药物等。

知情同意是医疗实践中的一个重要环节,尽量做到术前告知义务,医护人员有义务应用自己的知识给患者讲解、引导其对病情做出合理的治疗决定,这样可最大限度地保证医疗安全。当患者遭受到一个没有事先告知的意外并发症时,会引起患者和医护之间不必要的争执。

(五)麻醉及体位

由于阻生牙拔除难度较大,耗时较长,所以长效、足量、完全的麻醉效果非常重要。医护和患者的手术体位同普通牙拔除。由于整个手术过程可能对部分焦虑和牙科畏惧症的患者存在不适的噪音和感觉,对这些患者可在术前控制焦虑、术中配合使用镇静方法等。

四、下颌阻生第三磨牙拔除

(一)阻力分析与手术设计

下颌阻生第三磨牙位于下颌骨体后部与下颌升支交界处,由于阻生牙的阻生状况和形态不同,拔除难度也各不相同,但无论何种类型和形态的阻生牙,将其顺利拔除的关键是有效解除阻生牙的各种阻力,因此阻力分析是拔除下颌阻生第三磨牙的必要步骤之一。下颌阻生第三磨牙拔除阻力有以下几种。

1.冠部阻力

包括软组织和骨组织阻力。

(1)软组织阻力来自阻生牙上方覆盖的龈瓣,该龈瓣质韧并保持相当的张力包绕牙冠,对阻生牙𬌗向和远中向脱位形成阻力。该阻力通过切开、分离软组织即可解除。

(2)骨阻力来源于包裹牙冠的骨组织,主要是牙冠外形高点以上的骨质。冠部骨阻力单从X线判断常有误差,应结合临床检查进行判断。垂直阻生的冠部骨阻力多在远中,近中或水平阻生的冠部骨阻力多在远中和颊侧。该阻力可通过分切牙冠和/或去骨的方法解除。

2.根部阻力

根部阻力来自牙根周围的骨组织,是主要的拔牙阻力,其阻力大小与下列情况有关。

(1)阻生牙倾斜度:垂直阻生牙牙根与拔除脱位方向一致,根部阻力较小;近中阻生牙倾斜度较大,与拔除脱位方向不一致,需要转动角度,所以根部阻力较大;水平位阻生牙倾斜度约90°,与拔除脱位方向更不一致,需更大的转动角度,所以根部阻力更大;倒置阻生牙牙根倾斜度超过90°,冠、根部阻力均最大,拔除时需大量去骨后再将牙分割成多段才能拔除,所以拔除最困难。

(2)牙根形态:融合根、特短根、锥形根的根部阻力小,用挺出法即可拔除;双根且根分叉较高且二根间距较大者,根部阻力较大,需用分根法解除根部阻力;多根牙、根分叉较低且牙颈部有较大骨倒凹者、肥大根、U形根、特长根的根阻力大,常需去骨达根长1/3甚至1/2以上才能解除根部阻力。

(3)根尖形态:正常根尖、根尖弯向远中、根尖发育未完成者,根尖部阻力很小,拔除较容易;根尖弯向近中、颊舌侧或根尖弯曲方向不一致、根端肥大者,根尖阻力较大,拔除较困难。

(4)周围骨组织密度:年轻人根周骨密度疏松,牙周间隙明显,比中老年人容易拔除;根周骨组织因慢性炎症而出现明显骨吸收者,根阻力小,容易拔除;如因慢性炎症导致骨硬化或根周骨粘连,则根阻力变大,拔除较困难,该情况多见于年长患者。

去除根部骨阻力的方法有分根、去骨、增隙。单纯去骨创伤较大,应多采用分根、增隙等多种方法综合应用解除牙根阻力。

3.邻牙阻力

邻牙阻力是指第二磨牙产生的妨碍阻生牙拔除脱位的阻力。其阻力大小视阻生牙与第二磨牙的接触程度和阻生的位置而定,该阻力可通过分冠和去骨的方法解决。

要根据阻力分析、器械设备条件和术者经验设计合理的手术方案。手术方案包括麻醉方法和麻醉药物的选择、切口的设计、解除阻力的方法、去骨部位和去骨量、分割冠根的部位、牙脱位的方向。由于手术方案主要是根据影像结果制订的,如果术中出现与临床实际情况不相符时,应及时调整术前设计的方案。

(二)拔除步骤

下颌阻生第三磨牙拔除术是一项较为复杂的手术,手术本身包含对软组织和骨组织的处理,要严格遵守无菌原则。

1.麻醉

通常选择下牙槽神经、舌神经、颊长神经一次性阻滞麻醉。为减少术中出血、保证术野的清晰和方便操作,可在阻生牙颊侧及远中浸润注射含血管收缩剂(肾上腺素)的麻醉药物。

2.切口

因下颌阻生第三磨牙位于口腔最后部而导致操作视野有限,通常需切开、翻瓣以提供清晰的视野。高位阻生一般不需切开,或仅在远中切开、分离牙龈即可;中低位阻生最好选用袋型瓣切口,也可选用三角瓣切口。袋型瓣切口从阻生牙颊侧外斜嵴开始,向前切开至第二磨牙远中偏颊处,再沿第二磨牙颊侧牙龈沟向前切开至第二磨牙近中(短袋型切口)或继续沿牙龈沟向前扩展至第一磨牙近中(长袋型切口),牙龈乳头保留在组织瓣上,切开时刀刃应直达骨面,全层切开黏骨膜。

如果阻生牙埋藏很深,也可选用三角瓣切口,该切口是在袋型切口的基础上,在第二磨牙近中或远中颊面轴角处附加一个向前下斜行与龈缘约呈45°的减张切口,附加切口与牙龈沟内切口必须保持钝角以保证基部足够宽(提供足够的血供),长度不能超过移行沟底。

3.翻瓣

将骨膜剥离器刃缘朝向骨面插入到骨膜与牙槽骨之间,从切口前端开始,先旋转分离牙龈乳头,再沿牙槽嵴表面向后推进,要确保组织瓣全层分离,如遇因未完全切开而导致分离困难时,应再次切开,避免因强行剥离引起组织撕裂。分离、翻瓣的范围原则上以显露术区即可,颊侧不要超过外斜嵴,舌侧不要越过牙槽嵴,以免引起过重的术后肿胀,组织瓣翻开后将颊拉钩置于组织瓣与术区之间,使组织瓣得以保护并可充分显露术区。

4.去骨

翻瓣后应根据X线片和临床实际的骨质覆盖状况决定去骨部位和量,选用外科专用切割手机和钻去骨。去骨的一般原则:显露牙冠的最大周径;尽量保持颊侧皮质骨高度;根据患牙拔除难度以及切割牙冠方式确定去骨量。

去骨的目的是暴露牙冠,包括去除全部拾面和部分颊侧、远中的牙槽骨,为保持牙槽骨高度,去除颊侧及远中牙槽骨时可仅磨除贴近患牙的部分牙槽骨,这样既显露了牙冠,又达到了增隙的目的。

舌侧及近中牙槽骨原则上不能去除,因为这样可能会伤及舌神经、第二磨牙及第二磨牙牙周骨质。由于舌神经位于舌侧软组织内,可能平行于牙槽嵴顶行走,为避免损伤神经,在远中去骨时不要超过中线,将分离器置于远中骨板周围进行保护,确保切割钻不伤及软组织。

5.增隙

增隙是在患牙的颊侧和远中骨壁磨出沟槽(在临床实际操作中,该步骤大多已在去骨时完成),将磨出的沟槽作为牙挺的支点。沟槽宽度约2 mm,该宽度既可容纳牙挺又不会因太宽导致牙挺失去支点在沟槽内打转。增隙时,将牙钻与牙体长轴平行,在患牙表面去骨磨出一小沟,从小沟开始向近远中磨除患牙颊侧和/或远中表面骨质,将患牙和骨壁分离,沟的深度达牙颈部以下(通常与切割钻的长度相当,不会影响颌骨的机械强度),注意不要伤及下牙槽神经管。

6.分切患牙

包括截冠和分根。其目的是解除邻牙阻力、减小根部骨阻力。其优点是减小创伤、减少操作时间、降低并发症。最常用的方法是用钻从患牙牙冠颊侧正中向舌侧进行纵向切割,深度达根分叉以下,将牙分成近中和远中两部分(由于有的患牙舌侧面非常接近舌侧骨板,而且舌侧骨板较薄,为避免损伤舌侧软组织及舌神经,通常切割至余留患牙舌侧少部分牙体组织即可,不可将整个患牙颊舌向贯穿磨透,然后用直挺插入沟槽底部旋转将患牙折裂成理想比例的近中、远中两部分)。

有时,近中部分仍存在邻牙阻力时,可在近中部分釉牙骨质界处做一横断切割,将其分割为牙冠和牙根两部分,先取出牙冠,然后挺出牙根。如是多根牙,可将牙根分割成多个单根后再分别挺出。

7.拔出患牙

当完全解除邻牙阻力、基本解除骨阻力后,根据临床具体情况,选择合适的牙挺,分别将患牙分割后的各个部分挺松或挺出,挺松部分用牙钳将其拔除,以减少牙挺滑脱和牙体被误吸、误吞的可能。使用牙挺时切忌使用暴力,应注意保护邻牙及骨组织(用手指接触患牙及邻牙并抵压于舌侧,感知两牙的动度,控制舌侧骨板的扩张幅度),以免造成舌侧骨板、相邻第二磨牙、下颌骨的损伤或患牙移位。

对分割拔出的患牙,应将拔除的牙体组织进行拼对,检查其完整性,如有较大缺损,应仔细检查拔牙窝,避免遗留。

8.处理拔牙窝

用生理盐水对拔牙窝进行清洗和/或用强吸的方法彻底清理拔牙时产生的碎片或碎屑,对粘连在软组织上的碎片可用刮匙刮除,但不能过度搔刮牙槽窝,以免损伤残留牙槽骨壁上的牙周膜而影响伤口愈合。

在垂直阻生牙的远中部分、水平阻生或近中阻生牙冠部的下方常存在肉芽组织,X线显示为三角形的低密度区,如探查为脆弱松软、易出血的炎性肉芽组织,应予以刮除;如探查为韧性、致密的纤维结缔组织,则对愈合有利,不必刮除。低位阻生的牙冠常有牙囊包绕,多与牙龈相连,应将其去除,以免形成残余囊肿。

压迫复位扩大的牙槽窝,修整锐利的骨缘,取出游离的折断骨片。为预防出血,可在拔牙窝内放入吸收性明胶海绵1~2块。

9.缝合

缝合的目的是将组织瓣复位以利愈合、防止术后出血、缩小拔牙创面、避免食物进入、保护血凝块。缝合不宜过于严密,通常第二磨牙远中处可以不缝,这样既可达到缝合目的,又可使伤口内的出血和反应性产物得以引流,从而减轻术后肿胀和血肿的形成。

缝合切口时,要先缝合组织瓣的解剖标志点,如切口的切角和牙龈乳头,因为拔牙后有些解剖结构发生了变化,这样可以避免缝合时组织瓣移位。缝合完成后用消毒棉卷覆盖拔牙创面并嘱患者咬紧加压止血。

10.术后医嘱

同一般牙拔除术。由于下颌阻生牙拔除损伤较大,术后可适当使用抗生素和止痛药。

(三)各类阻生牙的拔除方法

1.垂直阻生

如果患牙已完全萌出,根部和骨阻力不大时,可分离牙龈后用牙挺直接拔除;如果患牙未完全萌出,存在较大软组织阻力时,可将患牙𬌗面及远中龈瓣切开、翻瓣,完全消除软组织阻力后再用牙挺拔除。将牙挺置于患牙近中,以牙槽突为支点,以楔力为主,逆时针向远中转动,使患牙获得向上后的脱位力。

如果患牙牙冠有较大的骨阻力时,需去除牙冠𬌗面全部骨质和远中部分骨质后再拔除患牙。如果患牙根分叉大而导致根部骨阻力较大时,应用钻将患牙垂直分割成近、远中两瓣后分别拔除。对于低位、骨阻力大者应采用去骨、增隙、分根等联合方法。

2.近中阻生

对邻牙和根部阻力不大的高位近中阻生牙(近中部分位于第二磨牙牙冠外形高点或以上),多可直接挺出。操作时应压紧邻牙进行保护,如患牙牙冠下方有新月形(非炎症性骨吸收)或三角形(炎症性骨吸收)间隙存在时,则更有利于牙挺的插入和施力。

大多数近中阻生牙的邻牙阻力较大,为保证患牙牙冠及牙根有足够的脱位空间,需用钻将患牙分割成几部分。如患牙牙根阻力不大,可使用近中分冠法解除邻牙阻力即可;如患牙牙根阻力较大,需在解除邻牙阻力的同时解除或减小患牙根部骨阻力,应使用正中分冠法,将患牙分成近中和远中两部分后再依次挺出。

3.水平阻生

高位水平阻生可采用正中分冠法拔除,先在患牙颊侧和远中增隙,用钻正中垂直切割牙冠至根分叉以下,将患牙分成近中和远中两部分,先挺出远中部分,再挺出近中部分,如果近中部分因邻牙阻挡不能被挺出,可在其釉牙骨质界处进行横断切割,将近中部分再切割成冠和根两部分,先取出冠部,再取出根部。

中、低位水平阻生通常邻牙阻力很大,首先需去除覆盖患牙牙冠的骨质,并在牙冠的颊侧及远中增隙以显露牙冠,再从牙冠最大周径处将其横断、分离,被分离的牙冠应上宽下窄,以利于取出。取出牙冠后再将其他部分挺出,如分离的牙冠无法整体取出,可再切割分块后取出,如牙根分叉较大时,需分根后依次拔除。

4.远中阻生

由于下颌升支对远中阻生患牙的阻力较大,必须通过去除患牙牙冠或远中部分牙冠,消除患牙远中阻力后,才能将患牙完全拔除;如果患牙牙根阻力较大时,可通过分根的方法解决。

5.倒置阻生

倒置阻生第三磨牙往往深埋在下颌骨及升支内,并与第二磨牙毗邻,拔除相当困难。首先去除覆盖患牙牙根上方的骨质,并在患牙牙根及牙冠周围增隙,然后沿患牙长轴方向分割患牙,最后将分割成块的患牙依次取出。如果患牙牙冠阻力较大时,可先分块取出牙根,再分块取出牙冠。

6.牙胚

因牙胚没有牙根,其周围均有大量的骨质,为减少创伤,可用钻仅去除牙胚殆面少量骨质,开窗显露牙胚,再将牙胚分切成几部分后分块取出即可。

五、上颌阻生第三磨牙拔除

上颌阻生第三磨牙与下颌阻生第三磨牙相比拔除难度低,拔除方法也有很多相同点,具体步骤如下。

(一)切口

由于上颌阻生第三磨牙的颊侧和远中没有重要解剖结构,而且无论是袋型切口或三角形切口(注意在缝合松弛切口时需要一定的手术技巧),其术后反应均较轻,因而除高位阻生患牙使用袋型切口外,为了获得良好的手术视野,低位或埋藏阻生患牙均可使用三角形切口。

切口起于上颌结节前面微偏颊侧,向前至第二磨牙的远中,再沿着第二和第一磨牙牙龈沟向前延伸,如选用三角形切口,可在第二磨牙近中或远中颊侧附加松弛切口。

(二)翻瓣

同下颌阻生牙拔除。但在分离腭侧瓣时要完全游离,范围要超过腭侧牙槽嵴,以免阻挡患牙的脱位。

(三)去骨、增隙

上颌骨质比较疏松,去骨时要注意尽量保存骨质,一般只需去除患牙颊侧和殆面的骨质,暴露牙冠即可。

(四)分牙、挺松、拔除

上颌第三磨牙垂直阻生约 63%,远中阻生约 25%,近中阻生约 12%,其他位置极少。

由于上颌牙槽骨较疏松,弹性较大,因而拔除垂直和远中患牙时一般不需分牙,将牙挺插入患牙近颊侧牙周膜间隙,以牙槽嵴间隔为支点将患牙向远颊𬌗或颊𬌗方向挺出即可。操作时要注意施力的大小和方向,避免向上和向后使用暴力,因为如果患牙与周围骨质粘连严重或牙根阻力较大时,向后使用暴力可导致患牙远中牙槽骨或上颌结节折裂;如果向上用力插入牙挺时,挺刃未能进入患牙牙周间隙,而是直接作用于患牙,有可能将患牙推入上方的上颌窦或翼颌间隙。

当整体挺出患牙有困难时,需分析原因,如果是骨质粘连引起,可在患牙腭侧和远中去骨、增隙;如果是根阻力较大,可采用分根的方法解决;为避免将患牙推入上方,可将颊拉钩置于上颌结节后方,这既可感知作用力的方向,阻挡患牙向上方移位,还可通过抵挡产生的楔力使患牙向𬌗方脱位。

拔除近中阻生患牙时,由于第二磨牙限制了其向远中及𬌗方脱位,可采用磨冠法解除邻牙阻力后拔除;拔除水平阻生患牙时,需去除较多骨质后显露患牙,再将患牙分割成若干块后,分块拔除。

(五)清理牙槽窝与缝合

同下颌第三磨牙。因上颌第三磨牙根尖部贴近上颌窦,搔刮时要避免穿通上颌窦。

(六)术后医嘱

同下颌第三磨牙。由于上颌阻生牙拔除手术损伤小,术后恢复要比下颌阻生牙快,通常可以不用止痛药和抗生素。

六、阻生尖牙拔除

尖牙对牙𬌗系统的功能和美观甚为重要,故对其拔除应持慎重态度。术前应与口腔正畸医师商讨,如能通过手术助萌、正畸、移植等方法,则可不拔除。如决定拔除,术前要拍摄定位或CT片,确定患牙在牙槽骨中的位置、邻牙阻力、牙根形态和弯曲度,并确定与鼻底及上颌窦的关系。尖牙阻生好发于上颌,由于阻生下颌尖牙的处理方法基本与上颌一致,故本段仅讨论上颌阻生尖牙。

(一)切口及翻瓣

根据患牙位于颌骨的位置确定手术入路。通常患牙牙冠位于唇侧较位于腭侧或中央容易拔除,牙冠位于唇侧,选择唇侧入路;位于腭侧,则选择腭侧入路;位于中央的话,可以选择唇、腭两侧入路翻瓣。切口可选择袋型、三角型或梯型。如阻生位置高可采用牙槽嵴弧形切口。翻瓣方法同前。

(二)去骨

用钻磨除覆盖患牙牙冠的骨组织,显露牙冠最大周径。

(三)分割、拔除患牙

如果埋藏尖牙有牙囊滤泡包裹,则用牙挺挺出即可;如果骨阻力较大或牙根弯曲,难以整体挺出,则用钻在患牙牙冠最大周径处将牙冠横断,分别挺出牙冠和牙根。

(四)清理拔牙窝、缝合

同下颌第三磨牙,注意要彻底清除牙囊。

七、上颌前部埋藏多生牙拔除

上颌前部是多生牙的好发部位,埋藏多生牙常在替牙期因恒牙迟萌或错位行 X 线检查时被发现。埋藏多生牙除造成错𬌗畸形、邻牙牙根吸收、影响正畸治疗外,还是引发牙源性囊肿和肿瘤的原因,需及早拔除。拔除方法如下。

(一)麻醉

可选用局部浸润麻醉,对埋藏较深、位置较高的多生牙可采用眶下神经和鼻腭神经阻滞麻醉。儿童患者需配合镇静术方法。

(二)切口及翻瓣

多生牙位于牙弓或牙弓唇侧,可选择唇侧入路,采用袋形或三角形切口,对于埋藏位置较高、患牙大部分位于邻牙根尖上方、无论患牙偏向牙弓唇侧或腭侧均可选用牙槽突弧形切口。如位于牙弓腭侧,通常选用腭侧袋型切口。翻瓣方法同前。

(三)去骨、显露患牙

同上颌阻生尖牙,需注意保护邻牙。

(四)挺出患牙

同阻生尖牙。

(五)清理牙槽窝及缝合

同阻生尖牙。

八、其他埋藏阻生牙的拔除

除上述介绍的常见阻生牙,还有上颌前磨牙、上颌切牙阻生等,如果不能通过手术助萌、正畸、移植等方法恢复其牙弓内的位置,则应将其拔除。

同上颌前部埋藏多生牙一样,埋藏阻生牙拔除的关键是术前通过影像学确定患牙在颌骨内的位置,从而决定手术入路、去骨部位、去骨量及分割患牙的部位,合理解除拔牙阻力,避免损伤邻牙及重要解剖结构。具体拔除同上。

(赵万昌)

第三节　牙拔除术的并发症

牙拔除术是口腔外科最基本的手术,但如果对其操作风险掉以轻心,或者缺乏足够的外科处理能力,就很可能发生各种并发症,给患者造成较大痛苦,甚至危险,因此充分了解拔牙并发症,并掌握其预防措施和对症处理的方法非常重要。

一、拔牙术中并发症

需要强调的是拔牙术中和术后各种并发症多为相互关联的,一般来说,只要遵循前述的各项原则,大多数并发症都是可以避免的,而不正确的操作或不合理的处理方式常会导致多种并发症同时出现,以下分类只是为了描述方便,而非彼此孤立发生。

(一)软组织损伤

1.损伤原因

包括软组织切割伤、穿刺伤和撕裂伤。切割伤主要是初学者在用刀切开软组织时由于支点不稳或对局部组织结构不熟使切口偏离了设计的方向,术者握持手术刀进、出口腔时,由于患者紧张、挣扎或术者紧张、疏忽而误伤口唇或舌体组织;穿刺伤主要由牙挺等尖锐器械滑脱引起;撕裂伤主要由术野显露不足、牙龈分离不充分、器械选择及放置错误、软组织保护不充分、暴力操作等原因造成。如使用钻磨切患牙时由于显露不足,钻可能卷磨撕裂软组织;在拔出患牙时由于牙龈分离不充分而造成粘连在患牙上的牙龈撕裂;放置牙钳时误夹牙龈;错误选择牙龈分离器翻瓣造成软组织瓣损伤;使用锐器进行操作时未能将软组织瓣完全阻挡在术区之外进行完善的保护;使用口镜时过度牵拉口角或使用暴力、不正确的牵拉方式造成口角、软组织瓣撕裂等。

2.预防措施

(1)切割伤的预防措施:使用手术刀时要精神集中;要有正确的支点;要减轻患者的紧张情绪,对严重的牙科畏惧症及不能配合的患儿要使用镇静措施,防止患者出现突然的反抗、挣扎。

(2)穿刺伤的预防措施:使用牙挺等尖锐器械时要有可靠的支点;能有效控制器械的操作力量和幅度;要有保护措施,即术者用一只手操作器械,用另外一只手的手指在作用支点的相对和邻近部位进行保护。

(3)撕裂伤的预防措施:制订合理的手术方案;根据术者经验选择合适的切口和翻瓣,以便充分显露术区;选择并能正确使用标准的拔牙器械;避免暴力操作;用颊拉钩、棉签(棉签较为脆弱,用力过大会折断)或用手指牵拉、保护组织。

3.处理原则

切割伤及穿刺伤应根据刺伤部位和程度作相应处理:表浅且没有明显出血的伤口无须处理;伤口较大或有明显出血时应缝合;舌部伤口应使用大针粗线作深层缝合;口底伤口一般窄而深,为利于引流、避免软组织深部出现血肿或感染等严重并发症,一般不予缝合,可压迫止血后观察;唇部及切口周围损伤应对位缝合;刺破大血管导致大量出血时需急诊手术探查结扎出血血管。

发生撕裂伤时,如伤口小并且通过牙龈牙槽骨复位等常规处理后,软组织附着良好,无活动性出血,则无须缝合;撕裂伤口大或伴活动出血时则需缝合,以免术后出血和疼痛。

(二)骨组织损伤

1.损伤原因

上、下颌前牙和前磨牙区唇颊侧牙槽骨板薄弱,使用牙挺时,如果以唇颊侧骨板作为支点,可能会导致局部骨组织损伤或唇颊侧骨板折裂;用牙钳拔除骨阻力较大的前牙及前磨牙时(特别是患牙根部与唇颊侧骨板发生粘连),如果使用暴力或过度的唇颊侧摇动力可引起粘连在患牙根部的牙槽骨骨折;拔除上颌第三磨牙时,因相邻的上颌结节骨质较薄弱,再加之中老年患者牙槽骨弹性降低,如果患牙牙根与牙槽骨粘连,可导致上颌结节或局部牙槽骨折裂并与患牙一同脱位;拔除下颌第三磨牙时,因舌侧骨板骨质较薄弱,如果患牙与舌侧骨板粘连,可导致舌侧骨板折裂。

2.预防措施

(1)防止前牙及前磨牙唇颊侧骨板损伤:使用牙挺时尽量避免以唇颊侧骨板作为支点;使用牙钳时避免使用暴力或过度的唇颊侧摇动力;拔除阻力较大的残根、断根或位置较深的断根、完全骨埋藏的残根时,为最大限度地保存牙槽嵴高度和厚度,应使用外科拔牙法。

(2)预防上颌结节及其局部牙槽骨损伤的方法:拔除骨阻力较大的上颌第三磨牙时应避免直接用牙挺向远中方向撬动;使用牙挺时尽量使用楔力并配合轻微的旋转力,待患牙松动后再向远颊𬌗或颊𬌗方向撬动脱位;使用牙钳拔除时应向颊腭向或远颊腭向摇动,可配合轻微的旋转力,使用力度和幅度要缓慢增加,不能使用暴力;如果发现需使用较大的力量才能拔除患牙时,应采用增隙、分根的方法。

（3）预防第三磨牙舌侧骨板损伤的方法：主要是通过分割患牙和/或牙根，充分去除骨阻力，避免暴力操作。

3.处理原则

由于前牙及前磨牙区牙槽骨损伤后常影响拔牙窝的愈合，导致局部牙槽嵴狭窄或低平，不利于种植或义齿修复。所以，当损伤折裂的骨片与黏膜仍附着紧密，可在处理牙槽窝时将骨片复位，任其自行愈合。如果骨片较小并且部分游离，应小心夹持骨片，仔细剥离去除。

上颌结节和下颌舌侧骨板的损伤一般不会对牙槽窝的愈合造成明显影响，只需去除折裂的骨块即可，但需仔细剥离附着在折裂骨块表面的黏膜、肌肉等软组织，避免盲目暴力操作导致局部牙龈黏膜甚至硬软腭、咽侧壁软组织撕裂。如有软组织撕裂应及时复位缝合，以免术后疼痛出血。

出现骨质折裂损伤的拔牙窝往往会出现过锐的骨壁或突出的骨尖，应用手指触诊仔细检查，如有可用骨挫或钻头等工具将其去除，避免术后刺破黏膜导致局部疼痛不适。

（三）牙或断根移位

1.移位原因

牙或牙根的移位与相应部位解剖结构特点紧密相关，临床最常见的移位情况是：上颌前磨牙、磨牙牙根进入上颌窦；下颌第三磨牙或牙根进入下颌舌侧或翼颌间隙；上、下颌前牙牙根进入唇侧黏骨膜下间隙；低位阻生上颌第三磨牙或牙根进入颞下间隙，下颌磨牙牙根进入下颌管，上颌前牙区埋伏牙进入鼻腔。

2.预防方法

术前需进行 X 线检查，如发现患牙根方骨组织薄弱或缺如时应设计合理的拔牙方式；由于患牙或断根移位往往是在视野不清、盲目操作的状况下引起的，所以清晰的术野是避免患牙或断根移位的最好方法；掌握正确的操作方法，选择薄而锐的牙挺挺刃，插入牙挺时要沿着患牙或断根牙周间隙楔入（如果间隙不清可用钻增隙），避免将力量作用到患牙上，避免暴力操作，避免向根方用力；由于临床最常见的是断根移位，因而在拔除患牙时应尽量避免断根，如发生断根且位置较深时，应采用外科方法拔除。

3.处理原则

发生患牙或断根移位时应立刻停止盲目操作，首先通过临床和影像学检查确定移位患牙或牙根的位置，根据检查结果制订手术计划。由于患牙一般是由较浅的部位向深部移动，所以设计的软组织瓣应足够大。手术时需用吸引器吸净术区的血液和唾液，必要时可去除局部部分骨质，以便能够清楚显露移位的牙或牙根，显露患牙后可直接用吸引器吸引取出，或用合适的工具稳定夹持，轻柔剥离周围组织后取出。缺乏手术经验的基层医疗单位遇到该情况时，应及时将患者转送至上级医院进行处理，以免因盲目操使移位的患牙进入更深的组织间隙，或造成更大的创伤。

（四）口腔上颌窦穿通

1.穿通原因

上颌窦变异较大，部分患者窦腔底部与上颌磨牙紧密相邻，为这些患者拔牙时，如果操作不正确，导致患牙或牙根移位进入上颌窦；少数患者伴发长期慢性上颌窦炎，破坏了窦底骨质，甚至引起逆行性牙周炎使窦底黏膜与患牙根部粘连，拔除患牙后即形成；上颌磨牙根尖病变引起窦底骨质缺如，搔刮病变时穿破窦底形成。

2.预防方法

预防患牙或牙根移位进入上颌窦的方法如前所述;如拔除根分叉较大且上颌窦底骨质缺如的上颌磨牙时,最好选用外科拔牙法;搔刮上颌窦底骨质薄弱或缺如的牙槽窝时应选用正确的搔刮方式和方法。

3.处理原则

一旦发生穿通,应视不同情况给予相应处理。如小的穿孔(直径2 mm左右,通常是单个牙根根尖部位的穿通),常规处理拔牙窝后,用可吸收材料(数字纱布或止泰海绵)放入牙槽窝底部,即可依靠牙槽窝内形成的血块机化隔离口腔和上颌窦,使穿通伤口愈合;中等大小穿孔(直径2～6 mm),可先用可吸收材料衬底,再在创口表面打包缝合碘仿条,注意不要将碘仿条加压填入牙槽窝,以避免影响牙槽窝血块的正常形成和机化;较大的穿孔(直径>6 mm),先用可吸收材料衬底,再做松弛切口,在无张力的情况下相对缝合颊腭侧牙龈,关闭伤口。术后嘱患者切忌鼻腔鼓气、吸食饮料、吸烟,避免强力喷嚏,用滴鼻剂滴鼻,可口服抗生素3～5天,术后10天拆除缝合线。如上颌窦炎伴随口腔上颌窦穿通时,应保留拔牙窝引流口,充分引流上颌窦内分泌物,并辅以适当的抗生素治疗,待上颌窦炎症消退后,再设计黏膜瓣封闭穿通瘘口。

(五)神经损伤

拔牙导致的神经损伤主要包括下牙槽神经、舌神经和颏神经,鼻腭神经和颊神经也可能在翻瓣时损伤,但因恢复迅速且无明显感觉异常,均无须特殊处理。

1.损伤原因

下牙槽神经损伤常见于下颌第三磨牙拔除,偶见于下颌磨牙或前磨牙拔除,其原因是患牙牙根与下颌管关系紧密,拔除患牙时因操作不当导致牙根移位、骨质塌陷压迫神经,或使用尖锐器械、切割钻误伤神经。舌神经损伤原因包括下颌第三磨牙拔除的远中切口过于靠近舌侧、暴力操作导致舌侧骨板折裂、钻头等锐利器械穿透舌侧骨板等。颏神经损伤主要发生于下颌前磨牙颊侧黏膜切开、翻瓣、暴力牵拉及用钻去骨时误伤。

2.预防方法

术前通过X线检查观察牙根形态及其与下颌管关系,必要时可使用CT或CBCT以便更加准确地了解局部信息,操作时应根据影像学资料设计显露方式,合理去除各种阻力,使牙根能按其长轴方向脱位,避免暴力操作。

3.处理原则

如果有牙根移位、骨质塌陷压迫神经,则尽早手术去除压迫,术后使用激素和神经营养药;其他原因导致的神经损伤处理方法包括早期(1～2周)应用糖皮质激素以抑制组织肿胀,配合使用较长一段时间(1～3个月)的维生素 B_1、维生素 B_6、维生素 B_{12}和地巴唑等,也可使用理疗促进神经恢复。

(六)术中出血

1.出血原因

切开翻瓣时误伤血管(如下颌第三磨牙远中磨牙后垫区、颏血管神经束、腭大血管神经束、鼻腭血管神经束等);拔牙操作时激惹牙周、根尖等部位的慢性炎性肉芽组织;使用钻切割骨质时引起颌骨内滋养血管破裂出血(如下颌血管神经束、第三磨牙远中滋养动脉等);患者患有全身出血性疾病(如高血压、各种血液性疾病等)。

2.预防方法

掌握术区的解剖结构特点,切开翻瓣时避开血管神经束区(如下颌第三磨牙远中切口避免靠近舌侧,设计的切口应避开颏孔区、腭大血管神经束区、鼻腭孔区等);拔牙操作时尽量避免激惹牙周、根尖等部位的慢性炎性肉芽组织,留待患牙拔除后处理;使用切割钻时要尽量在患牙内或沿着患牙周围进行,在危险区域操作时,要尽量少去骨,可较多地磨除患牙组织;处理全身出血性疾病的患者时。术前要详细了解患者病史,掌握好拔牙适应证和禁忌证,并积极采取相应的术前处置方法(使用控制血压药物、凝血药物或输血等)。术中应尽量减少创伤,对需拔除多个患牙的患者应分次拔除,尽量缩短手术时间。

3.处理原则

如果因切开时误伤血管,应及时对切开的软组织进行分离、翻瓣,术中使用吸引器及时吸净创口渗血,对明显的出血点可用血管钳钳夹止血,拔除患牙后,伤口缝合止血;如果因激惹牙周、根尖等部位的慢性炎性肉芽组织引起,应用吸引器及时吸净渗血和唾液,保持术野清晰,尽快拔除患牙后搔刮去净肉芽组织(拔除位置较深的残根时应尽快使用外科拔牙方法);当使用钻头导致牙槽骨滋养血管出血时应根据患牙状况分别处理,如果患牙可在较短的时间内拔除,则使用吸引器吸净术区的血液、唾液等,在保持术野清晰的情况下,尽快拔除患牙,如果术中出血很快,术野受影响,而患牙在短时间内难以拔除时,应停止拔牙,止血后再实施拔牙操作;对因患有全身出血性疾病的患者应在保持术野清晰的状况下,尽快拔除患牙,拔牙后局部使用止血药物。

(七)邻牙或对颌牙损伤

1.原因

术者未重视和未严格执行拔牙器械的选择和使用原则;未充分去除邻牙阻力、牙挺以邻牙为支点、牙钳钳喙太宽或放置牙钳时钳喙长轴未与患牙长轴平行而误伤邻牙,以及使用暴力牵引患牙脱位而损伤健康邻牙或对颌牙等;邻牙有修复体或较大范围龋坏等情况时,容易出现修复体脱落或者残冠崩裂。

2.预防方法

严格执行标准拔牙器械的选择和使用原则;在拔牙时用左手实施保护是防止邻牙或对颌牙损伤最有效的方法;术前仔细检查邻牙,如发现邻牙本身有缺陷时应制订对策并向患者及时说明,获得患者理解后再实施拔牙。

3.处理原则

邻牙牙冠崩裂或充填物脱落可先暂时修复,待拔牙创愈合后再整体设计永久性修复;邻牙松动者可适当降低咬合,必要时可辅助结扎固定,待其愈合;损伤牙为活髓牙时,术后定期检查牙髓情况,必要时行牙髓治疗。

(八)颞下颌关节脱位、损伤及下颌骨骨折

1.原因

使用传统的劈冠拔牙方法;术中暴力操作,如在拔除阻力较大的下颌磨牙时,在没有去除阻力的情况下,暴力使用牙钳或牙挺;患者本身原因;年老体弱患者导致颞下颌关节易发生脱位或损伤、患者患有全身性骨代谢疾病、埋藏阻生牙位置过深导致局部骨质强度减弱。

2.预防方法

避免使用传统的拔牙方法;选择合适的拔牙器械,操作要规范,动作要轻柔,避免使用暴力;尽量使用钻对患牙进行增隙、分牙,充分消除阻力后再分块拔除;术中可用橡胶咬合垫辅助患者张口,并尽量缩短拔牙时间等。

3.处理原则

对脱位的关节应及时复位,用绷带包扎、固定2周;造成关节损伤的可局部热敷、理疗;引起下颌骨骨折的可根据情况行颌间固定或内固定。

二、拔牙术后并发症

(一)拔牙术后出血

拔牙术后出血可分为原发性出血和继发性出血。原发性出血为拔牙后当天出血未停止,继发性出血为拔牙当天出血已停止,以后因各种因素引发的出血。局部检查常见到拔牙伤口表面有高出牙槽窝的松软血凝块伴随周围出血。

1.出血原因

(1)局部因素:软组织撕裂、牙槽窝内炎性肉芽组织残留、牙槽骨内小血管破裂、牙槽骨骨折、牙槽窝血凝块脱落等。

(2)全身因素:患者患有凝血功能异常等血液性疾病、心血管疾病或长期口服抗凝药物等。

2.预防方法

有出血倾向的患者拔牙后可及时给予缝合或用止血材料填塞后缝合;如发现患者在拔牙过程中渗血较多,拔牙后应给予缝合或填塞止血。

3.处理方法

局部麻醉后将血凝块用棉签轻轻拭去,并吸净口腔内唾液和血液,检查出血点,如出血来自牙槽窝周围软组织,可将两侧牙龈行水平褥式或"8"字交叉缝合止血;如出血来自牙槽窝内骨壁,可用止血材料或碘仿纱条加压填塞止血,如能配合缝合两侧牙龈,则止血效果更佳。

有一种情况是拔牙导致牙槽骨折裂引起出血,术后未填塞止血材料而仅将牙龈严密缝合,牙槽窝内出血渗入到颌周间隙,表现为明显组织肿胀伴剧烈疼痛,此时应拆除部分缝线,建立牙槽窝引流口,避免组织内部压力继续增大,并辅以抗生素治疗,防止产生深部血肿导致严重的间隙感染。

(二)拔牙术后疼痛、肿胀及感染

拔牙术后疼痛、肿胀、感染等常见并发症属于机体对拔牙创伤的生理反应及其继发过程,此三者是相互关联的,并且都可能导致张口受限,故在此一并叙述。

1.疼痛原因

术后当天疼痛主要为拔牙创伤破坏牙槽窝及相邻组织神经末梢所致;术后中期疼痛为机体创伤应激炎症反应导致的肿胀和局部组织压力增高引起;拔牙3天后疼痛可能是牙槽窝血凝块脱落或局部感染导致的干槽症或软组织炎症未能控制,发展为间隙感染。

2.预防方法

严格遵守无菌操作理念;尽量减小拔牙创伤;下颌切口尽量选用袋型瓣(三角形切口术后易在前颊部出现肿胀)、切口和翻瓣不要靠近舌侧(避免激惹颞肌深部肌腱下段和翼内肌前部产生反射性肌痉挛而引起术后开口困难)、切口不要越过移行沟底、缝合不要过紧(有利渗出物的排出)、术后冷敷等;使用类固醇激素、抗生素、非甾体类解热镇痛药等药物。

3.处理方法

应根据疼痛原因选择恰当的治疗方法:术后当天疼痛可口服非甾体类解热镇痛药;因局部软组织感染引起应首先处理局部感染,配合使用抗生素和非甾体抗炎药;干槽症所致者应主要处理干槽症。

(赵万昌)

第四章　龋　病

第一节　概　述

　　龋病是一种以细菌为主要病原,多因素作用下,发生在牙齿硬组织的慢性、进行性、破坏性疾病。龋的疾病过程涉及多种因素,根据近代对龋病病因学的研究成果,一般将龋病定义为一种与饮食有关的细菌感染性疾病。然而,从发病机制和机体的反应过程来看,龋病又不完全等同于发生在身体内部的其他类型感染性疾病。

　　龋病是一种常见病、多发病,广泛存在于世界各地,任何年龄、性别、种族、地区、职业的人群均可受到龋病的侵袭。我国的龋病流行病学调查显示,在 20 世纪 80 年代之前的 40 年间,龋病流行情况稳定,无显著上升趋势。1995 年,全国口腔健康流行病学调查资料表明,与 20 世纪 80 年代比较,患龋率略有上升,其中青少年上升幅度较显著。值得注意的是,农村青少年的龋患率上升情况超过城市,这些趋势应引起我们的重视。

　　龋病不仅局限在受损牙齿本身,治疗不及时或不恰当还可导致一系列继发病症。由龋齿所引发的一系列口腔和全身问题,以及由此对人类社会和经济生活的长远影响是无论如何都不应该忽略的。

　　龋病不仅是一个严重影响人类健康的卫生问题,还可能是一个重要的经济问题,甚至引起严重的社会问题。或许这就是世界卫生组织曾将龋病列在肿瘤和心血管疾病之后,作为影响人类健康的第三大疾病的理由之一。

(李中孝)

第二节　病　因

　　龋病是多因素疾病,主要是细菌、宿主、饮食及一定的作用时间等因素相互作用致病,即龋病发生的四联因素。

一、细菌因素

　　主要为变形链球菌和乳酸杆菌,借助唾液糖蛋白牢固地黏附在牙齿表面上,形成稠密的、不定形的、非钙化的团块,即牙菌斑。细菌在菌斑上迅速生长繁殖,同时又吸附更多的细菌,经过一系列复杂的组织、生物化学的变化,菌斑下方的釉质表面脱钙、分解,造成牙体组织的破坏、缺损。

二、食物因素

蔗糖等糖类食物在口腔中可作为细菌代谢的底物,在代谢过程中,为细菌提供营养。其终末产物乳酸(pH<4.5)可以对牙体造成破坏。糖的致龋性是通过局部作用产生的,不经口腔摄入不会致龋。而具有甜味作用的糖代用品,如木糖醇,经过细菌代谢时不产酸也不合成多糖,所以是不致龋的。

三、宿主因素

主要指牙齿和唾液。牙齿的窝沟、间隙及排列拥挤、错位,易于积存和滞留食物,从而使菌斑聚集,均有利于龋病发生。唾液量或质的变化、缓冲能力大小、唾液中抗体含量高低与龋病的发生有密切关系。唾液流量大、流速快有助于冲洗食物残渣,稀释牙面上的酸性物质。全身营养状态差、某些矿物盐缺乏(如氟缺乏)、维生素缺乏等均为致龋因素。某些系统性疾病,如内分泌障碍、遗传因素等与龋病发生也有一定关系。

四、时间因素

从牙面上清除所有附着物到获得性膜开始产生,从获得性膜附着到菌斑形成,从致龋菌代谢糖类(碳水化合物)产酸到釉质脱矿等过程均需要一定时间。同时,还包括牙齿萌出之后的时间和糖类滞留于牙面的时间。不论哪种情况,时间因素都和其他三大因素有联系。

(李中孝)

第三节　发病过程与发病机制

龋病的发病过程要经过牙菌斑形成、致龋菌在牙菌斑环境内代谢糖产酸形成多聚糖、酸使牙齿硬组织溶解成洞几个重要环节。

一、牙菌斑形成

牙菌斑指附着在牙表面的膜样物质,即牙表面生物膜,含有微生物(菌斑容量的 60%～70%)、基质和水。细菌是牙菌斑微生物中的主体,基质主要由细菌分泌的多糖组成。其他成分包括细菌代谢生成的有机酸、来自唾液或龈沟液的成分等。现代研究证明,龋齿只有在菌斑聚集的部位才可以发生,甚至可以说,没有菌斑,就不会得龋。

二、牙菌斑中的糖代谢

人进食时摄入的糖尤其是小分子的蔗糖、葡萄糖、果糖,可直接进入菌斑,为致龋细菌代谢利用。细菌在菌斑内的糖代谢包括分解代谢和合成代谢,还包括代谢生成的物质在菌斑内外的储运。

（一）分解代谢

对于龋病有意义的是菌斑的无氧酵解过程。由于菌斑深层缺氧,细菌代谢糖主要通过无氧酵解过程,生成有机酸。菌斑和菌斑液中可以检测到甲酸、乙酸、乳酸、丙酸、琥珀酸、丙酮酸和丁酸等多种短链有机酸,但若干临床漱糖实验表明,糖代谢后增加最明显的是乳酸。菌斑中存在的其他有机酸很可能是乳酸进一步代谢的中间产物。乳酸的生成可以改变菌斑的 pH,增加菌斑液的脱矿能力。静止的状态下,菌斑中的 pH 在 6 左右,进食糖后可以在极短的时间内达到 5.0以下。牙齿脱矿的临界 pH 为 5.5,是根据唾液中的平均钙磷水平确定的,即在此水平时,菌斑液保持过饱和状态的 pH。在正常情况下,漱糖后菌斑的 pH 在 3 分钟即可达到临界 pH 以下的最低点,然后逐渐提高,并可以在 30 分钟左右恢复正常。但在特殊情况下,如唾液不能够及时进入菌斑,或唾液量整体减少时,漱糖后的菌斑 pH 可以较长时间保持在较低水平,即在临界 pH以下。

（二）合成代谢

合成代谢包括细菌利用糖合成细胞内和细胞外两类多糖。细胞内多糖的合成是将细胞外的糖转化为细胞内多糖储存的过程。在外源性糖源缺乏时,细胞内多糖可以作为细菌生存和获取能量的来源。细胞外多糖的合成是细菌通过糖基转移酶的作用合成多聚糖的过程。形成的多聚糖有葡聚糖、果聚糖和杂聚糖,是菌斑基质的主要成分。

细菌合成多糖的能力靠其内在的酶系统,与致龋能力密切相关。

三、牙齿硬组织的脱矿机制

牙齿硬组织在口腔环境中的脱矿实际上是固态物质在不饱和的液态介质中的溶解过程。牙菌斑中的液态环境即牙菌斑液,是决定牙齿硬组织溶解的介质。在菌斑的饥饿情况下,菌斑液对牙齿矿物来说,基本是过饱和的。而在糖代谢后,菌斑液可以呈现对牙齿硬组织高度不饱和的状态。这种状态是牙齿溶解脱矿形成龋的基础。

（一）基本化学条件

无论是在体内还是在体外,矿物溶解或沉积的基本物理化学条件是环境溶液中对于该种矿物的饱和状态。牙釉质、牙本质和牙骨质中的主要无机矿物成分为羟磷灰石,其基本分子成分是 $Ca_{10}(PO_4)_6(OH)_2$,在局部的环境溶液中必须满足下列条件:$(Ca^{2+})_{10}(PO_4^{3-})_6(OH^-)_2 < Ksp$,即溶液中的总活度积小于羟磷灰石的溶度积才可能发生矿物晶体的溶解;反之,则可能出现沉淀。上式左侧表示溶液中组成羟磷灰石成分各种离子的总活度积,Ksp 是羟磷灰石的溶度积常数,即在达到化学平衡条件下的溶液中各种离子的总活度积。根据实验的结果,牙釉质的溶度积常数在 10^{-55} 左右。在牙齿硬组织发育矿化时,基质蛋白除作为晶体成核的中心或模板外,还起着调节局部环境化学成分的作用,使之有利于晶体的沉积或溶解。

（二）脱矿和再矿化

龋齿在形成过程中,要经过牙菌斑形成、细菌聚集、利用底物产酸、酸使牙齿脱矿等过程。在这一系列过程中,最重要最具实际意义的步骤是牙齿矿物成分的脱矿或溶解。由于口腔菌斑环境的不断变化,牙齿早期龋的过程不是一个连续的脱矿过程,而是一个动态的脱矿与再矿化交替出现的过程。

1.物理化学机制

我们可以将牙齿看作简单的由羟磷灰石［化学式为 $Ca_{10}(PO_4)_6(OH)_2$］组成的固态物质。

作为固体的牙齿,在正常的口腔环境下是不会发生溶解或脱矿的。这一方面是由于组成牙齿的矿物在化学上是十分稳定的,另一方面是由于牙齿周围的液态环境(唾液)含有足够量的与牙齿矿物有关的钙、磷成分,对于牙齿矿物是过饱和的。

然而,在龋的情况下,牙面上首先必须存在足够量的菌斑。牙菌斑由于其独特的结构和成分,其液体环境(菌斑液)是相对独立的,在唾液无法达到的区域尤其明显。牙菌斑含致龋细菌,在糖代谢时可以产生大量有机酸,改变菌斑液中钙、磷的活度(有效离子浓度)的比例,使牙齿处于一种极度不饱和的液态环境中。这样,由于与牙表面接触的液态环境发生变化,即由正常的对矿物过饱和的唾液变成了对矿物不饱和的菌斑液,牙齿矿物溶解开始。这一过程的决定因素,或者说诱发这一过程的动力是菌斑液对牙齿矿物的饱和度降低,即由饱和状态变为不饱和状态。

关于菌斑液中对牙釉质矿物饱和度(DS)的概念,为简单起见,可以用下式表示:

$$DS = (Ca^{2+})_5(PO_4^{3-})_3(OH)/Ksp$$

Ksp代表牙釉质中磷灰石的溶度积常数。DS=1,意味着固-液处一种平衡状态,既不会有脱矿也不会有再矿化。DS<1,表明液体环境中对牙齿矿物是不饱和的,可能诱发脱矿。DS>1,表明液体环境中对牙齿矿物是过饱和的,可能促进再矿化。无论是唾液还是牙菌斑液,在没有接触任何糖类物质并产酸时,都处于一种过饱和的状态。

2.化学动力学

无论脱矿还是再矿化过程都可以是简单的热动力学现象,涉及晶体表面反应和物质转运2个过程。

(1)控制晶体表面反应速率的因素是矿物饱和度。对于脱矿过程来说,饱和度越低,则脱矿速率越大。但对于再矿化来说,则比较复杂。首先,再矿化形成羟磷灰石所需要的饱和度范围很窄。过度的饱和状态常常会诱发自发性沉淀,形成其他类型的不定型的非晶体状态的磷酸钙盐。有机物在脱矿晶体表面的附着也会限制矿物的再沉积。另外,唾液中一些固有的蛋白成分也有抑制晶体形成的作用。

(2)反应物质在牙齿组织中的转运又称为扩散过程,扩散的动力来自界面两侧的浓度梯度。脱矿时,一方面氢离子或其他酸性物质需扩散进入牙齿内部的晶体表面,另一方面溶解的物质需要从牙齿内部晶体表面的反应部位扩散出来。这样,扩散的速率在一定程度上控制着脱矿速率。而再矿化时,反应物质扩散进入脱矿组织之后,常先在接近表面的组织中沉积,从而限制了反应物质向深部组织的扩散。因此,再矿化很难,是一个完全的脱矿过程的逆反应过程。

(李中孝)

第四节 病 理 表 现

龋病的病理过程起源于细菌代谢糖产生的酸在牙表面集聚滞留。由于浓度梯度差,菌斑中的酸可以沿牙齿组织中结构薄弱、孔隙较多的部位扩散,在牙齿组织内部的微环境形成对矿物不饱和的状态,使无机矿物盐溶解。牙齿内部溶解的矿物盐,如钙和磷,依浓度梯度向牙齿外扩散,到达表层时可有矿物盐的再沉积,形成表层下脱矿的早期病理现象。之后,随着脱矿的加重,细菌或细菌产生的蛋白溶解酶可以侵入脱矿的组织中,导致牙齿组织中的有机支架破坏,组织崩解,形成龋洞。

龋病是一个缓慢的过程,在这个过程中,口腔微环境经历脱矿(局部矿物不饱和的情况下产生,如吃糖产酸时)和再矿化(局部矿物过饱和时,如使用氟化物)的多个动力学循环,形成脱矿-再矿化的动态平衡过程,从而形成龋的特殊组织病理学特征。

一、釉质龋

(一)平滑面龋

龋到了成洞的阶段,由于组织完全溶解,局部空洞,组织学上所能观察到的东西很少。临床上,利用离体牙,通过组织病理学手段所能观察到的实际上是早期釉质龋的情况。所谓早期釉质龋,临床表现为白垩斑,肉眼见釉质表面是完整的,呈白垩色,不透明,无光泽,表面完好。用探针检查,感觉表面略粗糙。如果病变发展缓慢,由于口腔内的色素沉着,病变区可呈黄褐色或棕褐色。这种改变可长期保持不变,也可继续发展,形成龋洞。龋洞呈倒锥体形,口大底小。

观察研究牙釉质龋的镜下形态,一般采用牙磨片。早期牙釉质龋无明显缺损,病损呈三角形,淡棕黄色。三角形的顶朝向釉牙本质界,三角形的底位于牙釉质表面。典型的病变由里及表可分为4层。

1.表层

将发生在牙平滑面釉质上的白垩斑纵向制成牙磨片平铺在载玻片上,浸水观察,可以清楚地分辨出发生病损的部位,呈外大内小的倒锥形。位于最表面可见一层 $10\sim30\ \mu m$ 的窄带,矿化程度高于其下部分,形成表层下脱矿重于表层的龋病脱矿的独特现象,称为表层下脱矿。表层的存在,一方面可能是这一部分的釉质溶解度比较低,另一方面可能与深层溶解物质在此处的再沉积有关。一些学者习惯于说:"早期龋的时候釉质表层是完好的。"这是不准确的。近代的矿物学研究表明,表层本身是有矿物丧失的。即使从临床上看,早期龋的表面也有很多实质性的改变,如较正常组织粗糙、色泽暗淡。在自然龋过程中所观察到的表层,矿物丧失量一般都大于5%。所以,对早期龋表面的描述,用表面大体完整似乎较接近实际。

2.病损体部

这是釉质早期脱矿的主体,矿物丧失量可在50%以上。由于大量矿物的丧失,釉质的内在折射率发生变化,从而形成临床上可见的白垩状改变。

若用显微放射照相法观察早期龋病变,只能区别上述两层。

3.暗层

这一层是只有在偏光显微镜才可能观察到的一种病理现象。将磨片浸在喹啉中,由于喹啉折射率接近釉质,其分子大于暗层的微隙而不能进入,从而使此层的折射率有区别于釉质和浸透喹啉的损伤体部,得以显示和区别。暗层的宽窄不一,并且不是所有的病损都能够观察到暗层。

4.透明层

之所以称为透明层,是因为这一区域在光镜下观察,其透光性甚至高于正常的釉质组织。但实际上,这一部分组织也是有矿物丧失的,可以看作是脱矿的最前沿。

(二)点隙窝沟龋

有人将窝沟龋的病理学变化等同于2个侧壁的平滑面龋。但实际上,窝沟的两壁无论从组织学上还是局部环境上都无法等同于2个平滑面。尤其是在疾病的发展模式上,窝沟龋有其独特性。窝沟龋的进展常在侧壁尚未破坏的情况下,早期即可到达釉牙本质界,沿釉牙本质界潜行发展,形成临床上难以早期发现的隐匿龋。临床上,在诊断窝沟龋的时候要充分了解窝沟龋的这一特征。

二、牙本质龋

牙本质的矿物含量与组织结构均有别于牙釉质,因此,牙本质龋的临床病理过程和病理表现也有别于牙釉质龋。首先,牙本质中的有机质含量达 20%,无机矿物是围绕或是包绕有机基质而沉积的。龋损过程中首先必须有无机矿物的溶解,然后可以有细菌侵入到脱矿的牙本质中,分解蛋白溶解酶,使胶原酶解。仅有矿物的破坏而无胶原酶解,常常还可恢复。另外,牙本质存在小管样结构和小管液,有利于有机酸和细菌毒素的渗透,有时在病变早期,当病变的前沿离牙髓还有相当距离的时候就已经对牙髓产生了刺激。病理学上所观察到的龋损牙本质存在 4 个区域,反映了牙本质的龋损过程。

(一)坏死崩解层

位于窝洞底部病损的最外层。此处的牙本质结构完全崩解,镜下可见残留的组织和细菌等。质地松软,品红染色阳性,用一般的手用器械即可去除。

(二)细菌侵入层

牙本质重度脱矿,细菌侵入牙本质小管并在其中繁殖。牙本质小管表现为扩张,胶原纤维变性、酶解,形成大的坏死灶。临床上,这一层质地软、色泽暗和品红染色阳性,容易辨认。多数可以通过手用器械去除。

(三)脱矿层

小管结构完整,但有明显的脱矿表现,无细菌侵入、色泽较正常牙本质暗、品红染色阴性,一些学者认为此层应予保留。但临床医师主要根据对硬度的感觉和色泽的观察,判断去腐的标准,很难准确掌握这一层的去留。若有意保留这一层,常常造成去腐不足,无法阻止龋的进展,易造成日后的继发龋。

(四)透明层

透明层又称硬化层,多见于龋损发展比较缓慢时,为牙本质最深层的改变。光镜下观察,此层呈均质透明状,小管结构稍显模糊,为矿物沉积所致。对于慢性龋损,这层的硬度有时较正常牙本质硬,故又称之为硬化层或小管硬化。形成硬化牙本质是机体的重要防御功能。这一层有时可以着色,临床上可根据其硬度的情况决定去留。如果较正常组织软,一般应去除;如果较正常组织硬,并且表面有光泽,则可予保留。

龋损可以诱发相应髓腔一侧形成修复性牙本质,又称三期牙本质或反应性牙本质,是机体的一种防御性反应。修复性牙本质一般小管结构较少、结构致密,有利于抵御病原因素对牙髓的直接侵害。

三、牙骨质龋

见于根面龋。牙骨质龋脱矿模式也具有表层下脱矿的特征。镜下可见早期的牙骨质龋出现矿化较高的表层。但由于牙骨质很薄,临床上常见的牙骨质龋表现多为表面破损、凹陷,聚集较多细菌。病变会很快到达牙本质,形成位于根面的牙本质龋。

牙釉质、牙本质和牙骨质龋的共同特征是先有无机物的溶解,后有有机基质的破坏(酶解)。临床龋病过程是脱矿与再矿化的动态学发展过程。在有机基质破坏之前,去除病原体,人为加强再矿化措施,有可能使脱矿病损修复。但一旦有机基质崩解破坏,则只能靠手术的办法予以修复。

(李中孝)

第五节 临 床 表 现

一、临床症状

龋病指牙齿硬组织因龋出现缺损,病变局限在牙齿硬组织,没有引起牙髓的炎症或变性反应。临床检查中,如温度测试、电活力测试、牙髓反应均为正常。

龋的临床表现可以概括为患者牙齿色、形、质的变化和患者感觉的变化。正常的牙釉质呈半透明状,牙本质的颜色为淡黄色。正常牙齿的颜色主要是透过牙釉质显现出来的牙本质色。牙釉质表面应该光滑、无色素沉着。牙釉质的硬度高于牙本质和牙骨质,但任何正常的牙齿硬组织都不可能通过手用器械去除,如挖匙。

(一)颜色的改变

牙齿表面色泽改变是临床上最早可以注意到的龋的变化。当龋发生在牙的平滑面时,擦去表面的菌斑或软垢,吹干后可见病变部位表面粗糙、光泽消失,早期呈白垩色,进一步着色还可以呈棕黄色或黑褐色。当龋发生在窝沟的部位,清洗吹干后可见沟口呈白垩色,进一步发展可见墨浸样的改变,提示龋已经位于牙本质深层。这是由于其下的牙本质严重脱矿着色并透过正常的半透明的釉质反映出的特有颜色。发现窝沟墨浸样变,一般病变范围已经在牙本质层,病变的范围甚至超过色泽改变的范围。

(二)外形缺损

龋最显著的临床特征是形成了不可为自体修复的牙体组织的实质性缺损。临床上可以看到、探到或检查到龋洞。

临床上所看到的龋洞大小不一定反映病变的大小。如发生在窝沟的龋,有时即使沟内脱矿严重,甚至病变到达了牙本质的深层,临床所见的龋洞也不是很大。遇到这种情况,可以通过墨浸样颜色的改变判断龋洞的大小。位于牙邻面、根面的龋洞常无法通过肉眼见到,要使用探针仔细探查。龋洞如果发生在光滑面或邻面,临床上可以看到或用牙用探针探到。探诊时,要从正常牙面开始,遇到龋洞时会感到牙面的连续性消失,探针可以被洞壁卡住。有时候,有必要通过X线检查,如咬合翼片,可以发现病变部位的密度较周围正常组织明显降低。

(三)质地的改变

龋造成的牙体组织的实质性缺损,称为龋洞。龋洞中充满感染脱矿的牙体组织和食物碎屑,质地松软,容易与正常组织区别。对于发生在窝沟的小龋洞,当用探针探入洞底时,会感到洞底较正常牙组织软。

(四)患者感觉的变化

波及牙釉质浅层的早期龋损,患者可以完全没有临床症状。一般是当龋损发展到牙本质层并出现龋洞时,患者才有冷热刺激或食物嵌塞时的敏感症状,但都是一过性的,刺激消失,症状随之消失。当龋发展至牙本质深层时,症状会明显一些。患者一般也是在这个时候就诊。

二、好发部位和好发牙齿

了解龋的好发部位和好发牙齿,有助于早期发现、诊断和及时治疗。

(一)好发部位

龋的好发部位与菌斑聚集部位和发育薄弱部位有关,如牙的沟裂部位、两牙相邻不易清洁的部位。常见的不易清洁的部位,如牙列不齐时,修复体和正畸装置边缘,都是龋的好发部位。

好发部位还与患者的年龄有关。3岁以前的幼儿多为前牙的邻面龋,这与饮食有关;3～5岁则多见乳磨牙的窝沟龋,与牙齿初萌有关;而到了8岁左右,乳磨牙的邻面龋开始多起来,与颌骨生长后牙间隙增大有关。青少年多发恒牙窝沟龋和上前牙的邻面龋,而中老年人则多见根面龋。

(二)好发牙齿

上前牙邻面、磨牙窝沟、义齿基牙和排列不齐的牙齿,都是常见的易患龋的牙齿。乳磨牙和第1恒磨牙是窝沟龋的好发牙齿,这是因为乳磨牙和第1恒磨牙一般在出生前开始发育并有部分矿化,出生后继续发育和矿化。由于经历新生儿环境的变化,这些牙更容易出现发育和矿化上的缺陷,因此患龋率较其他牙高。下颌前牙由于接近唾液导管口,表面光滑、易于自洁,因而很少发生龋。如果龋波及下颌前牙,该患者一般可被认作高危个体。

临床检查龋齿时,要注意对好发部位和好发牙齿的检查,同时要加强对患者的防龋指导。

(李中孝)

第六节　诊　断　技　术

一、问诊

问诊是诊病的基础。即便对于已发现的明显龋洞或患者没有明确的主诉,也要认真询问患者对患牙的感觉,以免判断片面或错误。龋洞由于直观,往往容易让人忽略问诊。其实问诊在所有疾病中都是重要的。龋病诊断过程中的询问,除了对患者患牙自觉症状的询问外,还应该针对与龋有关的因素,对患者的整体口腔保健情况有了解。这样的基本了解有助于接下来制订有效的针对个案的治疗计划。

二、视诊

首先,应该对待查患牙进行必要的清洁,牙齿表面应无软垢。然后,用气枪吹干表面。观察牙表面色泽的变化,应该在光线良好的条件下进行。如白垩色变、墨浸样变等都是由于牙体组织晶体破坏形成的特有光学现象。视诊重点观察边缘嵴、邻面、窝沟和牙颈部的变化。注意利用口镜和调整光照的角度。观察邻面龋的时候,要调整外部光源的角度,让光垂直透过观察区,在舌侧用口镜仔细观察。

三、探诊

使用不同型号和大小的牙科探针,可以发现早期的窝沟龋和发生在邻面的龋。探查邻面时,要从正常牙面开始,注意感觉牙面的连续性。探查邻面牙颈部时,要注意感觉冠部牙釉质向根面牙骨质的过渡。探诊的同时还要感受牙齿硬度的变化。牙齿表面连续性发生变化或牙组织变软,都提示龋的可能性。探诊还有助于判断病变的深度和牙髓的反应。深龋时对探诊一般反应敏感,而死髓牙则对探诊完全无反应。探诊还有助于发现有否露髓。若已经见到暴露的牙髓部分,应避免对暴露部分的进一步探查,以免引起探诊患者的剧痛感觉。总之,探诊时,动作要轻柔,用力要恰当。

四、X 线检查

对于视诊和探诊不能确定的龋损或需要进一步确定龋损范围,应行患牙的 X 线检查。需确定邻面龋时,理想的牙 X 线检查应是咬合翼片。龋损部位的密度一般显示较周围正常组织低,但是 X 线检查所显示的病变范围一般都小于临床上实际的脱矿范围。

五、温度测试

温度测试对于确定牙髓的状态很有帮助。正常牙齿表面所能容忍的温度范围一般在 10～60 ℃。临床在进行热温度测试时,一般用超过 60 ℃的牙胶棒,冷测试可用自制的小冰棒(直径同牙胶棒)。测试时应放在唇颊或舌面的中部测试,以正常的对侧同名牙或邻牙作为对照。温度测试所测试的是牙髓的状态,受牙组织的厚度影响,因此要遵循上述原则所规定的测试部位。有些情况下,如老年患者,常规的测试部位无法测试牙髓的反应时,则可以根据情况,将温度测试的牙胶棒或小冰棒直接放在牙颈部、咬合面或窝洞内进行测试。

(李中孝)

第七节 临床分类与诊断

一、按病变侵入深度的分类与诊断

根据龋坏的深度分类,是最常用的临床分类方法,简单、可操作性强,有利于临床治疗方法的选择。这里,龋作为诊断名词,特指已经形成龋洞但又无牙髓临床病变的状况。临床上,分为浅龋、中龋和深龋。但是,浅中深三级之间临床上并没有一个十分清楚的界限。

(一)浅龋

龋蚀只限于牙齿的表层即牙釉质或牙骨质。初期在牙表面可有脱钙而失去固有色泽,呈白垩色点或斑;继之呈黄褐色或黑色,患者无自觉症状探诊有粗糙感或有浅层龋洞形成。

(二)中龋

龋蚀已进展到牙本质浅层,形成龋洞,洞内除了病变的牙本质外还有食物残渣、细菌等;患者对冷、热、酸、甜等刺激较为敏感,尤其对冷的刺激更为明显,但外界刺激去除后,症状即可消失。

(三)深龋

龋蚀已进展到牙本质深层,形成较深的龋洞。由于深龋病变接近牙髓,所以对温度及化学刺激敏感,食物嵌入洞内可引起疼痛探查龋洞时酸痛明显,说明龋蚀已接近牙髓组织,但无自发性疼痛。

二、按病变速度的分类与诊断

这种分类方法有利于对患者的整体情况综合考虑,有利于及时采取措施。

(一)急性龋

龋的发展速度可以很快,从发现到出现牙髓病变的时间可以短至数周。病变如发生在窝沟,可在窝沟底部沿釉牙本质界向两侧和牙本质深部发展,则形成临床上不易发现的隐匿性龋。病变部的牙本质质地较湿软,范围较广,容易以手用器械去除。由于进展速度快,可早期侵犯牙髓,就诊时可能已有牙髓病变。检查和诊断时要特别注意。由于发展速度快,病理上很难见到在牙髓腔一侧的修复性牙本质形成。

多发生在儿童和易感个体。儿童新萌出的牙结构比较疏松,尤其是牙本质中小管数目多,矿物成分少,有利于酸和细菌代谢物质的扩散。而另一方面,儿童期食糖不容易得到控制,口腔卫生的良好习惯没有养成,使局部的致龋力增强。窝沟发育的缺陷,如矿化不全、沟陷深和牙釉质缺如,都使病变发展迅速。成年人中当患有唾液分泌方面的问题,如分泌量过少时,则影响唾液的清洁缓冲功能,使局部菌斑的 pH 较长时间保持在一个低水平,致龋力相对加大,也可出现急性龋的情况。

(二)猖獗龋(猛性龋)

特殊类型的急性龋。表现为口腔在短期内(6～12 个月)有多个牙齿、牙面,尤其在一般不发生龋的下颌前牙甚至是切端的部位发生龋。可见于儿童初萌牙列,多与牙齿的发育和钙化不良有关,也可见于患者唾液腺功能被破坏或障碍时,如头颈部放疗后出现的龋损增加或患口干症时。有学者将由于头颈部放疗导致的猖獗龋称为放射性龋。

(三)慢性龋

一般情况下龋呈现慢性过程、病变组织着色深、病变部位质地稍硬、不易用手用器械去除。多数情况下成年人发生的龋是这样。由于病程缓慢,在牙髓腔一侧可有较多的修复性牙本质形成。

(四)静止龋

由于致龋因素消失,已有的病变停止进展并再矿化。可见于发生在邻面的早期龋,如果相邻的患牙已拔除,患龋部位可以在口腔咀嚼时达到自洁,病变脱矿部位由于唾液的作用而再矿化。也见于磨牙患急性龋潜行发展时,使釉质失去支持,在咀嚼力的作用下破坏、崩溃和脱落,暴露的牙本质呈浅碟状,菌斑不能聚集,病变牙本质在唾液和氟化物的作用下再矿化,病变静止。临床检查时,病变部位可以有轻度着色,但质地坚硬同正常组织或更硬,表面光亮。

三、按病变发生的组织和部位分类与诊断

(一)釉质龋

发生在牙釉质的龋。由于牙釉质的主要成分是无机矿物磷灰石,脱矿是釉质龋的主要病理表现。正常釉质是半透明的,早期脱矿可以使釉质内部的结晶体光学性质发生变化,也可以使矿物含量降低,微孔增多,使早期釉质龋的光折射率发生变化,病变区呈白垩样色泽变化或呈位于釉质的浅洞。

（二）牙本质龋

病变发展到牙本质的龋。由于牙本质成分中含有较多的有机质,因而致龋过程不同于牙釉质,既有矿物的溶解,还应有胶原蛋白的溶解。有时候,牙本质的脱矿现象可以很严重,但只要胶原蛋白的基本结构存在,一旦致龋因素和受细菌感染的牙本质去除后,仅为少量脱矿的部分仍可修复或再矿化。再矿化的牙本质有时可能较正常组织矿化程度要高,如在静止龋时的牙本质。

（三）牙骨质龋

发生在牙骨质的龋,多见于中老年患者因牙周病暴露的牙骨质表面。由于牙骨质是一种类骨的组织,对于牙骨质在龋的状态的破坏机制,至今没有明确的答案。但可以肯定的是,矿物溶解总应是先于有机质的破坏的。

（四）根龋

发生在暴露的牙根表面的龋。多见于中老年人,一部分是由于患者患牙周病而导致牙根较早暴露,另一部分是由于牙周组织的生理性退缩。临床上,常可见到有一部分患者,牙冠的部分很少有龋,但到了老年牙根暴露则多龋,提示根面龋的发病机制有可能不同于冠部的釉质龋。

（五）窝沟龋

发生在牙的点隙沟裂处的龋。这种情况多与该处的发育和解剖有关,常见于牙齿初萌的头几年。

（六）平滑面龋

发生在颊舌平滑面的龋。常见于唇颊牙颈部,由于菌斑聚集并得不到及时清洁而致。

（七）邻面龋

发生在牙的近远中面的龋。两个相邻的部位是最不易清洁的位置,因而更易患龋。

四、按发病特点的分类与诊断

（一）继发龋

在已有修复体边缘或底部发生的龋。临床可见修复体边缘牙组织着色变软,拍 X 线检查显示修复体周围牙组织密度降低。

（二）再发龋

已对原发龋病灶修复后在同一牙齿其他部位发生的龋损。用以与继发龋区别。

另外,在临床上有根据致病因素命名龋的,如放射治疗龋、喂养龋、奶瓶龋和青少年龋,不一一列举。

（李中孝）

第八节　鉴　别　诊　断

一、与牙齿发育和矿化不良的鉴别

局部的或全身的疾病可导致牙齿的发育和矿化不良,表现为牙表面有实质性的缺损和色泽变化。如釉质发育不全时牙表面可出现陷窝状的缺陷,应与龋齿鉴别。一般,这种缺陷呈不规则形、表面有光泽和质地坚硬。发生在咬合面常累及牙尖,而龋则主要累及窝沟。发育不全的缺陷还常发生在前牙的唇面和切缘,容易与龋鉴别。但是,釉质的这种缺陷也可能继发龋,表现为缺陷部位菌斑聚集,牙体组织脱矿变软。导致牙齿发育和矿化不良的非龋疾病还有氟牙症、四环素牙等多种疾病,多有矿化不良和色泽改变。多数情况下,牙表面组织有光泽、质地硬,容易与龋鉴别。有表面发育缺陷的牙,菌斑不易被清除,也可能成为龋的好发部位。

二、与其他非龋疾病的鉴别

楔状缺损是发生在牙颈部的牙体组织缺损,但病变部位质地同正常组织,表面有光泽、无菌斑积累。酸蚀症和其他非龋性牙体组织缺损致牙本质暴露可出现牙本质敏感症,表现为对过冷和过热的敏感,但用暂封性材料覆盖敏感部位后,敏感症状消失。楔状缺损的部位有时也是菌斑易积聚的部位,有时可同时发生龋。

三、深龋与可逆性牙髓炎的鉴别

龋深达牙本质深层,去腐干净后也未露髓,但进行常规温度测试检查时,出现较正常对照牙敏感的反应,如刺激时的一过性敏感症状。询问病史中从未出现自发痛症状,应考虑牙髓充血的可能,可诊断为可逆性牙髓炎。治疗应为间接盖髓观察,暂时充填,待充血症状消失后,再行永久充填。部分可逆性牙髓炎也可能进展为不可逆的牙髓炎。

四、深龋与死髓牙的鉴别

有些情况下,尤其是在急性龋的时候,深龋时的毒素可以在龋还没有到达牙髓的情况下感染牙髓,致牙髓坏死,而患者可以没有临床症状。应通过温度测试、探诊和电活力测试予以鉴别。有时龋的过程缓慢,形成修复牙本质层后,可能降低牙对温度的反应性。遇到这种情况可以将测温度的部位放在窝洞内进行测试。必要时,应行 X 线检查,观察根尖周组织的情况。

五、深龋与慢性牙髓炎的鉴别

龋可以到达牙本质深层但未露髓,但龋坏过程产生的毒素可以穿过部分脱矿的牙本质刺激牙髓引起牙髓的慢性炎症。慢性牙髓炎一般会有相应的自发痛症状,但也因人而异。对于临床症状不明显的病例,可通过仔细询问病史、温度测试和电活力测试仔细鉴别。如临床有自发痛的经历,温度测试时较正常牙敏感或有延迟性疼痛,则应诊断为慢性牙髓炎。X 线检查有助于诊断。深龋时根尖周膜应该是正常的,而慢性牙髓炎时,有时可见根周膜的轻度增宽。

对于诊断不清或无法确定的病例,可先行间接盖髓治疗,随访观察,确诊后再行永久充填。

（李中孝）

第九节　非手术治疗

龋病是一种进行性疾病,在一般情况下,不经过治疗不会停止其破坏过程,而治疗不当也易再次发病。龋病引起的牙体组织破坏所致组织缺损,不可能自行修复,必须用人工材料修复替代。由于牙体组织与牙髓组织关系十分密切,治疗过程中,必须尽量少损伤正常牙体组织,以保护牙髓-牙本质复合体。

龋病的治疗方法较多,不同程度的龋损,可以有所选择。早期釉质龋可采用非手术治疗以终止发展,或使龋损消失。出现牙体组织缺损的龋病,应采用手术治疗,即充填术治疗,是龋病治疗使用最多的方法。深龋近髓,应采取保护牙髓的措施,再进行牙体修复术。

龋病的非手术治疗是指用药物、渗透树脂或再矿化法进行的治疗,不采用牙钻或其他器械备洞。

一、适应证

早期釉质龋,尚未形成龋洞者,损害表面不承受咀嚼压力。邻面龋病变深度至釉质或牙本质的外 1/3 范围内,尚未形成龋洞者。静止龋,致龋的环境已经消失,如咬合面磨损,已将点隙磨掉;邻面龋由于邻接牙已被拔除,龋损面容易清洁,不再有菌斑堆积。

对于龋病已经造成实质性损害,且已破坏牙体形态的完整,此种牙在口腔内保留的时间不长,如将在 1 年内被恒牙替换的乳牙。患者同意或拔除患牙或做非手术治疗,暂留待其自然脱落。

二、常用方法

先用器械将损害面的菌斑去除,再用细砂石尖将病损牙面磨光,然后用药物处理牙齿表面。

(一)氟化物

75％氟化钠甘油、8％氟化亚锡液或单氟磷酸钠液等氟化物中的氟离子能取代羟磷灰石中的羟基形成氟磷灰石,促进釉质脱矿区再矿化,增加牙体组织的抗酸能力,阻止细菌生长、抑制细菌代谢产酸的作用,减少菌斑形成。因此,可以终止病变,恢复矿化。氟化物对软组织无腐蚀刺激,不使牙变色,使用安全有效。

(二)硝酸银

10％的硝酸银液或硝酸铵银液均有很强的腐蚀、杀菌和收敛作用。使用时用丁香油或 10％甲醛溶液作还原剂,生成黑色还原银,若用 2.5％碘酊则生成灰白色碘化银。两者都有凝固蛋白质、杀灭细菌、渗透沉积并堵塞釉质孔隙和牙本质小管的作用,可封闭病变区,终止龋病发展。硝酸银对软组织有腐蚀凝固作用,并使牙体组织变黑,一般只用于乳牙或恒牙后牙,不得用于牙颈部病损。

釉质发育不良继发的大面积浅碟状龋可以适当磨除边缘脆弱釉质。光滑面浅龋也视情况稍加磨除。

(三)渗透树脂

渗透树脂是具有较高渗透系数(penetration coefficient,PC)＞100 cm/s 的低黏度光固化树脂,这种树脂在较短的作用时间内可以迅速地渗透入脱矿釉质的微孔中,经过固化以后可以阻止病变进展,并有效地抵抗口腔环境的脱矿作用,增强树脂渗透病变区的强度。

通过低黏度光固化树脂取代邻面龋白垩色病变区的脱矿物质,并在病变体部形成屏障,从而终止病变进展,主要适用于邻面龋病变深度至釉质或牙本质的外 1/3 范围内,尚未形成龋洞者。

(四)再矿化治疗

对脱矿而硬度下降的早期釉质龋,用特配的再矿化液治疗使钙盐重新沉积,进行再矿化,恢复硬度,从而消除龋病。这是近年来治疗早期龋的新疗法,有一定的临床效果。

主要适用于位于光滑面(颊、舌、腭或邻面)的白垩斑。以青少年效果更佳,对龋病活跃的患者,也可作预防用。

再矿化液有单组分和复合组分两类。近期更趋向用复合组分,主要为氟盐、钙盐和磷酸盐类,以下介绍两种。①单组分:氟化钠 0.2 g,蒸馏水 1 000 mL;②复合组分:氯化钠 8.9 g,磷酸三氢钾 6.6 g,氯化钾 11.1 g,氟化钾 0.2 g,蒸馏水 1 000 mL。

用作含漱剂,每天含漱。用作局部涂擦,暴露釉质白斑区,清洗刮治干净、隔湿和干燥,用小棉球饱浸药液放置白斑处。药液对组织无损伤,患者也可自行使用。

(李中孝)

第十节 手术治疗

龋病手术治疗的主要步骤是制备洞形,去除病变组织,按一定要求将洞制作成合理的形状,再将修复材料填入洞内,恢复牙的功能与外形,其性质与一般外科手术相似,称为牙体外科。

一、龋洞的分类

在临床中,根据龋病发生的部位和程度,将龋洞进行分类,常用的有根据部位的简单分类和广泛使用的 Black 分类法,随着牙体修复技术和材料的发展,出现了一些新的分类方法。

(一)根据部位分类

通常也把仅包括一个牙面的窝洞称为单面洞。如窝洞位于𬌗面者称为 𬌗面洞,位于近中邻面者称为近中邻面洞,以此类推还有远中邻面洞、颊(舌)面洞等。若窝洞同时包括两个或两个以上牙面时,以所在牙面联合命名,如近中邻𬌗洞、远中邻𬌗洞、颊𬌗洞等,通常称为双面洞或复杂洞。为方便记录,通常使用英语字首简写,如 M(mesial)代表近中邻面,D(distal)代表远中邻面,O(occlusal)代表𬌗面,B(buccal)代表颊面,L(Lingual)代表舌面,La(Labial)代表唇面。复杂洞记录时可将颊𬌗洞写作 BO,近远中邻𬌗洞写作 MOD,依此类推。

(二)Black 分类法

Black 分类法是根据龋洞发生的部位和破坏,将制备的窝洞进行分类,这种分类法在临床上广泛使用。

1.Ⅰ类洞

发生在所有牙齿表面发育点隙裂沟的龋损所备成的窝洞称为Ⅰ类洞,包括磨牙和前磨牙咬合面的点隙裂沟洞,下磨牙颊面和上磨牙腭面的沟、切牙舌面窝内的洞(图 4-1)。

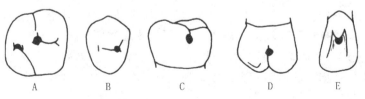

图 4-1 点隙裂沟龋洞、Ⅰ类洞形

2. Ⅱ类洞

发生在后牙邻面的龋损所备的窝洞称为Ⅱ类洞。包括磨牙和前磨牙的邻面洞、邻颊面洞、邻舌面洞和邻𬌗邻洞。如邻面龋损破坏到咬合面,也属于Ⅱ类洞(图4-2)。

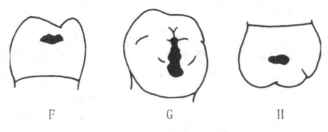

图4-2　后牙邻面龋、Ⅱ类洞形

3. Ⅲ类洞

前牙邻面未累及切角的龋损所备成的窝洞,包括切牙和尖牙的邻面洞、邻舌面和邻唇面洞。如果病变扩大到舌面或唇面,也属于此类洞。

4. Ⅳ类洞

前牙邻面累及切角的龋损所备成的窝洞称为Ⅳ类洞。

5. Ⅴ类洞

所有牙的颊(唇)舌面颈1/3处的龋损所备成的窝洞,包括前牙和后牙颊舌面的颈1/3洞,但未累及该面的点隙裂沟者,统称Ⅴ类洞。

由于龋损部位的多样化,Black分类法已不能满足临床的需要,有学者将前牙切嵴上或后牙牙尖上发生的龋洞制备的窝洞又列为一类,称为"Ⅵ类洞"。也有人将前磨牙和磨牙的近中面—𬌗面—远中面洞叫作"Ⅵ类洞"者。

(三)根据龋病发生的部位和程度分类

随着黏接修复技术和含氟材料再矿化应用的发展,现代龋病治疗提倡最大程度保留牙体硬组织,根据龋病发生的部位和程度,将龋洞分为以下类型。

1. 龋洞发生的3个部位

(1)部位1:后牙𬌗面或其他光滑牙面点隙裂沟龋洞。

(2)部位2:邻面触点以下龋洞。

(3)部位3:牙冠颈部1/3龋洞或者牙龈退缩后根面暴露发生的龋洞。

2. 龋洞的4种程度

(1)程度1:龋坏仅少量侵及牙本质浅层,但不可通过再矿化治疗恢复。

(2)程度2:龋坏侵及牙本质中层,洞形预备后余留釉质完整并有牙本质支持,承受正常咬合力时不会折裂,剩余牙体硬组织有足够的强度支持充填修复体。

(3)程度3:龋坏扩大并超过了牙本质中层,余留牙体硬组织支持力减弱,在正常𬌗力时可能导致牙尖或牙嵴折裂,洞形预备需要扩大使修复体能为余留牙体硬组织提供足够的支持和保护。

(4)程度4:龋坏已造成大量的牙体硬组织缺损。

这种洞形分类方法弥补了Black分类法的不足,如发生在邻面仅侵及牙本质浅层的龋洞(部位1,程度1,简写为1-1)。

二、洞形的基本结构

为了使充填修复术达到恢复牙齿外形和生理性功能,使充填修复体承受咀嚼压力并不脱落,必须将病变的龋洞制备成一定形状结构。

(一)洞壁

经过制备具特定形状的洞形,由洞内壁所构成。内壁又分为侧壁和髓壁。侧壁与牙齿表面相垂直的洞壁,平而直。在冠部由釉质壁和牙本质壁所组成,在根部由牙骨质壁和牙本质壁所组成。髓壁为位于洞底,被覆于牙髓,与侧壁相垂直的洞壁。洞壁可以按其内壁相邻近的牙面命名,如一个殆面洞具有 4 个侧壁;颊壁、近中壁、舌壁和远中壁,位于洞底的髓壁,位于轴面洞底的为轴壁。牙轴面洞近牙颈的侧壁称为颈壁。

(二)洞角

内壁与内壁相交处,形成洞角。2 个内壁相交成为线角,3 个内壁相交成为点角,线角与点角都位于牙本质。

(三)洞缘角

洞侧壁与牙齿表面的交接线为洞缘角,又称洞面角。

(四)线角

线角是依其相交接的 2 个内壁而定。点角依其相交接的 3 个内壁而定。以邻殆面洞的轴面洞为例,有颊轴线角、舌轴线角和龈轴线角。还有颊龈轴点角和舌龈轴点角。在洞底轴髓壁和殆髓壁的交接处,称轴髓线角。

三、抗力形

抗力形是使充填修复体和余留牙能够承受咬合力而不会破裂的特定形状,充填修复体承受咬合力后与余留牙体组织之间内应力的展现。如果应力集中,反复作用而达到相当程度时,充填修复材料或者牙体组织可能破裂会导致充填失败。抗力形的设计,应使应力得以均匀地分布于充填修复体和牙体组织上,减少应力的集中。抗力形的基本结构如下所示。

(一)洞形深度

洞形达到一定深度时,充填修复体才能获得一定的厚度和强度,使充填体稳固在洞内。洞底必须建立在牙本质上,才能保证一定的深度,同时牙本质具有弹性可更好地传递应力。若将洞底建立在釉质上,深度不够,受力后充填修复体可能脆裂。

洞的深度随充填修复材料强度的改进,已有减少,后牙洞深以达到釉牙本质界下 0.2～0.5 mm 为宜。前牙受力小,牙体组织薄,可达到釉牙本质界的牙本质面。龋坏超过上述深度,制洞后以垫底材料恢复时,至少应留出上述深度的洞形,以容纳足够厚度的充填材料。

(二)箱状结构

箱状洞形的特征是,洞底平壁直,侧壁与洞底相垂直,各侧壁之间相互平行(图 4-3)。箱状洞形不产生如龋损圆弧状洞底的应力集中,平坦的洞底与殆力方向垂直,内应力能均匀分布。箱状洞形充填修复体的厚度基本一致,不会出现圆弧洞形逐渐减薄的边缘,薄缘常因强度不足,受力后易折断。厚度均匀一致的充填修复体,可以更好地显现材料抗压性能。箱状洞形锋锐的点、线角,受力时会出现应力集中,洞底与侧壁的交角应明确而圆钝,使应力不集中,减少破裂。

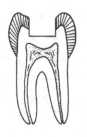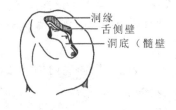

图 4-3 箱状结构

(三)梯形结构

双面洞的洞底应形成阶梯以均匀分担咬合力,梯形结构的组成包括龈壁、轴壁、髓壁、近/远中侧壁(图 4-4)。其中龈壁与髓壁平行,轴壁与近、远中侧壁平行,各壁交接呈直角,点、线角圆钝,特别是洞底轴壁与髓壁相交的轴髓线角,不应锋锐。梯形设计可均匀分布𬌗力,主要由龈壁和髓壁承担。

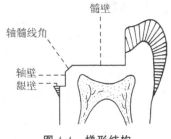

图 4-4 梯形结构

牙体硬组织的抗力设计。①去除无基釉:无基釉是缺乏牙本质支撑的釉质,侧壁的釉质壁,位于洞缘,如失去下方牙本质,承力后易出现崩裂,使充填修复体和牙齿的交接缘产生裂缝,导致充填失败。龋洞缘已有的无基釉应去除净,在洞形制备过程中也应避免产生新的无基釉。应运用牙体解剖组织学的知识,掌握牙齿各部位釉柱排列的方向,制备釉质壁时,与其方向顺应。②去除脆弱牙体组织:应尽量保留承力区的牙尖和牙嵴。组织被磨除越多,余留的牙体组织越少,承担咬合力的能力越低。龋坏过大,受到损伤而变得脆弱的牙尖和牙嵴,应修整以降低高度,减轻𬌗力负担,防止破裂和折断。③洞缘外形线要求为圆钝曲线,也含有使应力沿弧形向牙体分散均匀传递的作用。转折处若成锐角,则使向牙体的应力在锐角处集中,长期作用,牙体组织易于破裂。

抗力形的设计应结合充填修复体是否承受𬌗力和承力的大小来考虑,如𬌗面洞、邻𬌗洞的抗力形制备应严格按要求进行,颊、唇面的Ⅴ类洞对抗力形要求不高。

四、固位形

固位形使充填修复体能保留于洞内,承受力后不移位、不脱落的特定形状,在充填修复材料与牙体硬组织间,不具有黏接性时,充填修复体留在洞内主要靠密合的摩擦力和洞口小于洞底的机械榫合力。

(一)侧壁固位

侧壁固位是相互平行并具一定深度的侧壁,借助于洞壁和充填修复体的密合摩擦,有着固位作用。从固位的角度考虑,洞底也与抗力形一样要求建立在牙本质,其弹性有利于固着充填修复体。盒状洞形的结构,包含相互平行并具一定深度的侧壁,可以避免洞底呈弧形时充填修复体在受力后出现的滑动松脱。可见盒状洞形既满足了抗力形的要求,也为固位形所需要。

(二)倒凹固位

倒凹固位:倒凹是在侧髓线角区平洞底向侧壁做出的凹入小区,可使洞的底部有突出的部位,充填修复体获得洞底部略大于洞口部的形状而能固位。倒凹固位形可以防止充填修复体从与洞底呈垂直方向的脱出(图4-5)。

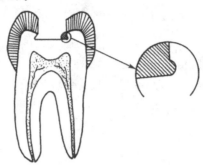

图 4-5　倒凹固位

倒凹可制备在牙尖的下方,牙尖为厚实坚固的部位,但其下方深层,正是牙髓髓角所在,故应留意洞的深度。洞底在釉牙本质界 0.5 mm 以内者,可直接制备;洞底超过规定深度后,最好先垫铺基底再制备倒凹。

(三)鸠尾固位

鸠尾固位是用于复面洞的一种固位形,形似鸠的尾部,由鸠尾峡部和鸠尾所构成(图4-6)。借助于峡部缩窄的锁扣作用,可以防止充填修复体与洞底呈水平方向的脱出。后牙邻面龋累及咬合面边缘嵴,可在𬌗面制备鸠尾固位形,成为邻𬌗面洞。

鸠尾固位形的大小,与原发龋范围相适应,不宜过大或过小,深度应按规定要求,特别在峡部必须具有一定深度。鸠尾峡的宽度设计很重要,过宽固位不良,过窄充填修复体易在峡部折断,后牙一般为颊舌牙尖间距的 1/3～1/2,有 2～3 mm 宽。峡部的位置应在洞底轴髓线角的靠中线侧,不应与其相重叠。鸠尾的宽度必须大于小峡部才能起到水平固位作用。

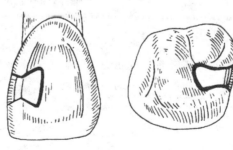

图 4-6　鸠尾固位形

(四)梯形固位

梯形固位为复面洞所采用的固位形。邻𬌗面洞的邻面洞设计为颈侧大于𬌗侧的梯形,可防止充填修复体与梯形底呈垂直方向的脱出(图4-7)。梯形洞的大小依据龋损的范围再进行预防性扩展而确定。侧壁应扩大到接触区外的自洁区,并向中线倾斜,形成颈侧大于𬌗侧的外形。梯形洞的底为龈壁,宜平行于龈缘,龈壁与侧壁连接角处应圆钝。梯形洞的深度,居釉牙本质界下0.2～0.5 mm,同常规要求,龋损过深应于轴壁垫底。梯形洞的两侧壁在𬌗面边缘嵴中间部分与洞形的𬌗面部相连接。梯形固位还可用于邻颊(唇)面洞、邻舌(腭)面洞和磨牙的颊𬌗面洞和舌𬌗面洞的轴面部分。

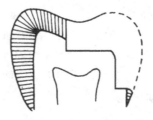

图 4-7 后牙邻

洞的梯形固位:固位形的设计与洞形涉及的牙面数有关。单面洞的充填修复体可能从一个方向脱出,即从与洞底呈垂直方向的脱出。复面洞的充填修复体则可能从洞底呈垂直向或水平向的两个方向脱出,包括邻面的三面洞充填修复体可从一个垂直方向脱出,如近中𬌗远中面洞充填修复体;也可能从垂直向或水平向两个方位脱出,如越过邻颊轴角的邻𬌗颊面洞充填修复体。在设计固位形时,应针对具体情况有所选择。

五、洞形设计与制备

洞的外形设计根据病变的范围来决定,基本原则是去除龋坏组织,保留更多的健康牙体组织,洞的外形可以根据龋损的大小、累及的牙面设计,有时因预防和临床操作需要,洞的外形需扩展到健康的牙齿表面。洞的外形制备时应尽量保留牙尖、牙嵴,包括边缘嵴、横嵴、斜嵴和三角嵴等牙的自洁部位。

洞的外形线呈圆钝的曲线,圆钝的转角要尽量减少应力的集中(图 4-8)。

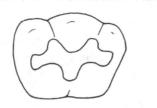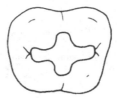

图 4-8 洞的外形曲线

(一)洞形制备的基本原则

在龋病治疗过程中,洞的制备(简称备洞)是非常重要的,直接关系到治疗的成败。洞形制备的基本原则如下。

1.局部与全身的关系

充分认识备洞是在生活的器官——牙上进行手术,与全身有密切的联系,即使无髓或死髓牙也是如此。如同外科性手术治疗,必须遵循一般的手术原则。切割或磨除牙体硬组织时,切割或磨除过程产生的机械、压力和热刺激,均可对牙体硬组织、牙髓,甚至身体造成不良影响。这些影响,有的使牙或机体产生立即的反应,有的则产生延缓的反应。因此,主张在备洞时采用间断操作,必要时应用麻醉术辅助进行。

2.尽量去除病变组织

备洞时将所有病变组织去除干净,对治疗效果非常重要。如果遗留一点病变组织,将会继续发生龋病病变,而且这种继续发展的病变位于充填修复体下面,不易被察觉,危害更大。病变组织指的是坏死崩溃的和感染的牙体组织,不包括脱矿而无感染的牙本质,后者可以适当保留。

3.保护牙髓和牙周组织

备洞时术者应充分了解牙体硬组织、牙周组织的结构、性质和形态;组织的厚度、硬度、髓腔的形态、髓角的位置和高低;不同年龄时期产生的牙体生理性变化,如磨损、牙髓、继发性牙本质形成、修复性牙本质的形成、髓腔形态的变化及牙髓组织的增龄性变化等特点。注意保护牙髓和牙周组织,不能对它们造成意外的损伤。

4.尽量保留健康牙体组织

在切割磨钻病变组织时,必须尽可能保留更多的健康组织,这对维持牙齿的坚硬度,恢复牙的功能有很重要的关系。牙体组织一经破坏不易恢复原来的性能。

洞形制作时,还应该注意患者的全身健康和精神神经状态,对患某些慢性病,如结核病、心血管疾病和神经衰弱等患者或女性患者、儿童及老年患者,手术时间不宜过长,动作更要敏捷轻柔。由于备洞是一种手术,所以现代口腔医学非常重视治疗环境的优化和手术器械的改进。

(二)洞形制备

1.打开洞口查清病变

这一点非常重要,只有查清病变情况才能拟定良好的治疗方案。龋洞洞口开放者,比较容易查清;龋洞洞口小或位于较隐蔽的牙面,则必须将洞口扩开,否则无法查清病变范围、洞的深浅等情况,位于𬌗面的点隙裂沟龋就属于这种情况。

临床上经常见邻面龋洞,如靠近龋洞的邻面边缘嵴和洞的颊、舌侧均完整,就必须将𬌗面邻近龋洞的边缘嵴钻掉一部分,才能使洞敞开,以便进一步查清病变范围和深度,以及有无髓腔穿通情况。从𬌗面去除一部分边缘嵴然后进入洞内比从颊面或舌面进入的效果好,这样可以保留更多的健康牙体组织。

后牙邻面牙颈部的洞,可以从颊面(下后牙)或腭侧(上后牙)进入洞内,不从咬合面进入。

前牙邻面洞从何方进入,可以根据洞靠近何方来定,靠近颊面者从颊方进入,靠近舌面者从舌方进入。

2.去除龋坏组织

只有将龋坏的组织去除干净才能查清病变范围和深度。原则上已经龋坏软化的牙本质应彻底去除,以免引起继发龋。侧壁的龋坏,应全部切削净,直至形成由健康釉质和牙本质组成的平直侧壁。髓壁和轴壁的龋坏组织,在中龋洞内,也应彻底去净,建立健康牙本质的洞底。

深龋洞内,在不穿通牙髓的前提下应将软龋去净,但若彻底去净有可能导致牙髓暴露时,应保留极近髓角或髓室区的少许软龋,并按余留龋先进行治疗(如抗生素、非腐蚀性消毒药等)几天后再继续治疗。通常用挖器剔挖病变组织最好,在剔挖病变组织时,应当注意将着力点从洞周围往中央剔挖,不能将着力点放在洞底中央。一般情况下,洞底中央是薄弱的部分,稍不注意就会将髓腔穿破;而且这里也容易将剔挖时所施的压力传递到髓腔,刺激牙髓组织,产生疼痛。

当不易判断龋坏组织是否去除干净时,可以用1%碱性品红染色洞底,若还留有感染的病变组织,被染成红色,再用挖器去除,不能去尽,可用大一点的球形钻针在慢速转动下将病变组织轻轻钻掉。

牙本质龋去净的临床判断,可以根据洞内牙本质的硬度和颜色变化来确定。龋坏牙本质一般呈深褐色、质软、探针易刺入,去除净后,洞内牙本质应接近正常色泽,质地坚硬。慢性龋进展慢、修复性牙本质形成作用较强,龋坏的前锋区可以因细菌代谢产物作用而脱矿变色,随着再矿化修复,牙体硬组织重新变硬,这种再矿化的牙本质通常较正常牙本质颜色深。因此,慢性龋可允许洞底牙本质颜色略深,只要硬度已近正常,牙钻磨削时,牙本质呈粉状,可不必除去。

3.制备洞的外形

查清龋洞内的病变情况和去净坏变组织,根据龋洞的形状设计制备洞的外形。将一切病变部分和可疑病变部分包括进去,一些邻近的可被探针插入的点隙沟虽未产生病变也应包括进去。保留牙体组织,特别是边缘嵴和牙尖,可保证牙的坚牢性,不致在修复后承受咀嚼压力时将牙体咬破。

外形的边缘必须建立在牙刷易清洁和唾液易于冲洗的表面。如邻面洞的颊侧和舌侧边缘必须设计在触点(面)以外的牙面上。在𬌗面,不能把洞的边缘作在点隙裂沟内。外形必须建立在有健康牙本质支撑的部位上,特别是承受咀嚼压力的部位。外形必须是圆缓的曲线,不能有狭窄的区域,否则不易充填或修复,即使充填或修复了,修复物也容易折裂。

4.制备抗力形和固位形

抗力形是指将洞形制备成可以承受咀嚼压力的形状,使充填修复材料或牙体硬组织不会在咀嚼食物时发生破裂、脱位或变形。固位形则是指这种形状可将充填修复体稳固地保留在洞内不致脱落。

制备抗力形时,应注意洞底壁直,各壁互相平行,洞口略向外张开。箱状洞形中,洞底周围的线角要清楚,略微圆钝。洞底线角尖锐的修复物的锋锐边缘在咀嚼压力下会像刀刃一样切割洞壁,使洞壁破裂。

去尽洞口的无基釉,以免洞口的釉质在承受咀嚼压力时破裂,产生缝隙,产生继发龋。邻𬌗洞或邻舌(颊)洞,应在邻面洞与舌面洞或𬌗面洞交界处的洞底作梯形结构,这样可以保护牙髓,也对承受咀嚼压力有帮助。制备梯形时要使梯两侧的髓壁和轴壁互相垂直,线角要圆钝。

邻𬌗洞邻面部分的龈壁,在后牙(前磨牙和磨牙)上应制备得垂直于牙的长轴,也就是与轴壁互相交成直角,切忌作成斜向龈方的斜面。

邻𬌗洞或邻舌洞的鸠尾峡应做在𬌗面洞或舌面洞的上方,不能做在邻面洞内,否则充填修复体容易崩裂。制备鸠尾固位形时鸠尾和邻面洞相连接的鸠尾峡应当比鸠尾窄一些,这样才能起到固位的作用。鸠尾峡不宜过宽也不宜过窄,对于准备用银汞合金充填的洞,应有鸠尾峡所在的颊、舌尖距离的1/3,对于用复合树脂充填的洞则只要1/4就行了。

保留尽可能多的健康牙体组织,注意对𬌗牙的牙尖高度和锋锐度。如𬌗补牙的𬌗牙尖高而锋锐,则在咀嚼食物时易将修复牙上的修复体咬碎咬破。因此,在备洞时应将对𬌗牙上过高过尖的牙尖磨短磨圆一些,但不要破坏正常咬合关系。

制备固位形时,应注意洞必须具有一定深度,浅洞的固位力很小,稍一承受咀嚼压力,充填修复体就会脱落出来,或者松动。但也不能认为洞越深越好,洞太深会破坏更多的牙体组织并刺激牙髓,同时也减弱洞的抗力形。过去主张洞的深度应在中央窝下方釉牙本质界下1 mm左右。临床上,洞的深度还要取决于原有病变的深度。

洞形备好后,用倒锥形钻针在近牙尖部的底端,向外轻轻钻一倒凹,将来填进去的修复物硬固后,就像倒钩一样把修复体固定在洞内,一个𬌗面洞一般只需做四个倒凹。

倒凹一般做在牙尖的下面,牙尖的硬组织较厚,应当注意越是靠髓角很近的部位,倒凹做在牙尖下釉牙本质界下面不要太深。较深的洞,可以不做倒凹,靠洞的深度来固位。采用黏接性强修复材料修复时,也可以不做倒凹固位形。此外,用暂时性修复材料封洞时,也不必制作倒凹固位形。

洞壁与充填修复材料的密合也是一种固位形。在洞形制备上必须将洞壁制备得平滑,不要有过于狭窄的部分。洞周围与牙长轴平行的壁(对Ⅰ、Ⅱ类洞而言),要互相平行,这对修复材料与洞壁的密合也有帮助,不能将洞制备成底小口大的形状。

特殊情况下,为解决预备洞形时的困难,需要将洞壁扩大,以利于工具的使用、医师技术操作上的方便,这种洞形的改变称为便利形。上下颌前磨牙及磨牙邻接面的窝洞,充填修复操作困难,为了便利操作,可将窝洞扩展至咬合面。洞形制作最初阶段首先将无基釉去除,以便于观察龋坏范围,确定洞缘最后位置等,也属于便利形范畴。

(三)清理洞形完成备洞

按照洞形设计原则,从生物学观点出发,对经过上述步骤制备的洞形,做全面复查,看洞形是否达到设计要求,有无制备的失误,以减少失败,提高成功率。

将洞清洗干净,用锐探针从洞缘到洞底作探查,检查龋坏组织是否去净;可疑深窝沟是否已扩展而消除;外形线是否位于自洁区;盒状洞形是否标准,固位形是否合理;髓壁是否完整,有无小的穿髓孔;无基釉和脆弱牙尖是否已修整。龋洞经洞形制备后成为可以修复治疗的窝洞。窝洞的基本特征是没有龋坏组织,有一定的抗力形和固位形结构,修复治疗后既恢复牙的外形又能承担一定的咬合力量。

根据患者对冷水喷洗时的敏感反应,探针检查洞壁洞底时的酸痛程度,结合制洞磨削过程的疼痛感,判断牙髓的状态,为已选定的治疗方法做最后的审定。经过洞的清洗、检查,一切合乎要求,制洞过程即告完成,进入进一步的治疗。

六、各类洞形的制备要点

(一)Ⅰ类洞

Ⅰ类洞多系单面洞,上磨牙腭沟和下磨牙颊沟内的龋洞,需备成包括𬌗面在内的双面洞。在制备后牙𬌗面的Ⅰ类洞时,如果𬌗面具有两个点隙或沟发生龋病,相距较远,中间有较厚的健康牙体硬组织,宜备成两个小洞形;如两个龋洞相距较近,可将两个洞合并制备。

颊面洞未累及𬌗面时,可以备成颊面单面洞。不承受咀嚼压力,对抗力形的要求不高,以固位形为主,应做倒凹。一般把倒凹做在𬌗壁和颈壁的中央。如果颊沟内的病变已累及咬合面,需制成双面洞𬌗补面洞做成鸠尾形,洞底髓壁和轴壁交界处,做成梯形。上颌磨牙远中舌沟内的龋洞一般多已累及𬌗面,也应将它做成双面洞,将𬌗面部分做成鸠尾形。

在制备下颌第一前磨牙𬌗面的Ⅰ类洞时,由于此牙面向舌侧倾斜。洞底不能制成水平,必须与𬌗面一致,向舌侧倾斜,否则容易钻穿髓腔。

制备上颌前牙腭面龋洞时,洞底不能做平,同时切壁和颈壁都应做成与腭面部呈垂直的形状,洞的外形呈圆形。

(二)Ⅱ类洞

Ⅱ类洞一般均备成双面洞。制备此类洞时,如靠近龋坏面上的边缘嵴尚好,则宜先用小石尖将边缘嵴磨到牙本质,用裂钻往病变区钻,向颊侧和舌侧扩大,使病变范围暴露清楚,再用挖器挖尽病变组织;再根据邻面破坏大小和范围设计𬌗面的鸠尾形使鸠尾部的大小与局部保持平衡。如果邻面病变已经累及𬌗面,则用裂钻将洞口稍加扩大,再用挖器去除病变组织。病变组织去除干净后,就着手设计洞形并制备洞。

邻面洞应当将颊侧壁和舌侧或腭侧壁做成向牙间隙开扩的形状,两壁的洞缘角应在邻面的敞开部位,但不能扩到颊面或舌面上。

𬌗面破坏的龋洞,按Ⅰ类洞制备法将𬌗面洞备好,向邻面扩展。注意不要伤害髓角,去尽病变组织,修整洞形。应特别注意邻面洞的颊、舌或腭侧壁和龈壁。

对病变位于触点龈方的邻面洞,触点未被破坏,可将鸠尾制作在颊面或腭面。鸠尾不能做得过大,以免影响固位。备洞时,若有足够的空间容纳器械进入,则可将洞做成单面洞。

当后牙的两个邻面均患龋病,牙体硬组织破坏较大,可制备邻𬌗邻洞。这一类洞也属于Ⅱ类洞。制备方法与上述双面Ⅱ类洞相似,只是要在𬌗面做一个共同的鸠尾。应特别注意保留更多的健康牙体硬组织。

Ⅱ类洞修复时多采用银汞合金,该材料抗压强度高,抗张强度低,牙体硬组织自身的抗压强度较好,抗剪切度较低。为了抗衡负荷,Ⅱ类洞设计制时必须以承受压力为主,尽量减少张力和剪切力。

(三)Ⅲ类洞

Ⅲ类洞制备时,前牙邻面洞备洞时一般都要把洞扩大到舌面,如果龋洞靠近唇面,洞舌侧的边缘嵴很厚实,则可将洞扩展到唇面,但不能太大。邻面龋未破坏接触点,不宜因备洞破坏邻面接触点的完整性。

Ⅲ类洞的修复以美观为主,洞形承受的负荷也不大,洞缘的无基釉可以适当保留。所保留的无基釉是全厚层釉质,无龋坏,未变色,无断纹隐裂,不直接承受压力,其下方的龋坏牙本质可以去除。

备洞时先将洞的舌或腭侧壁用球形钻或裂钻钻掉,然后用裂钻往切嵴和牙颈方向扩展一点,使洞充分暴露;用挖器将牙变组织去除干净,再根据龋洞大小,在舌或腭面设计与之相应的鸠尾固位形。可用倒锥钻自邻面洞的轴壁下牙釉本质界平齐往舌或腭面扩展,在舌或腭面备好鸠尾,仔细在舌或腭面与邻面之间做一梯,注意将梯的角做圆钝。可以先在舌或腭面制备鸠尾固位形,再向邻面扩展。舌或腭面鸠尾固位形备好后,用球形钻轻轻将邻面洞内的坏变组织去尽,用裂钻将唇、舌和龈壁修整好。

龋病损害在邻面完全敞开,器械容易进入,则将洞做成单面洞。

Ⅲ类洞的倒凹固位形一般做在靠近切嵴和龈壁与颊侧壁、舌或腭侧壁交界的点角底部。当洞同时涉及邻舌或腭面,应注意使鸠尾部的洞底与牙原来的舌或腭面平行。

(四)Ⅳ类洞

Ⅳ类洞系开放性的洞,不易制备固位形和抗力形,去尽坏变组织后,在近切嵴处和龈壁上制作针道,安放金属固位丝或固位钉,行高黏性复合树脂修复。

(五)Ⅴ类洞

Ⅴ类洞是牙冠颊或舌面近牙颈1/3区的洞形,多为单面洞。该类洞不直接承受咀嚼压力,对抗力形的要求不高,洞形制备以洞的外形和固位形为主。一般多将Ⅴ类洞做成肾形或半圆形,洞的龈壁凸向龈方,切壁平直,但均要做光滑,与洞底垂直,洞底略呈凸的弧面,要有一定深度,用小倒锥钻或球形钻在靠近洞底面的切壁(或𬌗壁)和龈壁上做倒凹固位形。

七、洞形隔湿、消毒、干燥

洞形制备完成,为了使修复材料与牙体组织紧密贴合,减少继发龋的发生,需对窝洞进行隔湿、消毒、干燥处理,力求达到更好的修复效果。

(一)手术区的隔离

在备洞后,准备修复前,应当隔离手术区并消毒洞。所谓隔离手术区就是将准备修复的牙隔离起来,不要让唾液或其他液体进入洞内,以免污染洞壁和患牙,影响修复效果或修复材料的性质。最好是备洞前就隔离手术区,但应具备四手操作条件。

1.简易隔离法

用消毒棉卷放在即将修复牙齿的颊侧和舌侧,上颌牙放在唇侧、颊侧。下颌牙可以用棉卷压器将棉卷压住,以免舌或颊部肌肉活动时将棉卷挤开。用小的消毒棉球或气枪干燥洞内。在使用综合治疗台治疗时,可将吸唾管置于口底,将积于口底的唾液或冲洗药液吸走。现代治疗用手术椅上装有吸唾管,每次使用时,均应更换经过消毒的吸唾管,以免交叉感染。

2.吸唾器

利用抽气或水流产生的负压,吸出口腔内唾液。吸唾器套上吸唾弯管后放入患者下颌舌侧口底部。弯管最好采用一次性使用的塑料制品。吸唾器常配合橡皮障或棉卷隔湿使用,还可配合颊面隔湿片使用。隔湿片为医用硬泡沫塑料制成,状如圆角的三角形,患者张口时放入颊面的上下前庭穹隆,配合使用,可收到简单实用的效果。

3.橡皮障隔离法

该方法的隔湿效果较好,能有效地将手术区与口腔环境隔离起来,达到干燥、视野清晰、防止唾液侵入的目的,并能防止器械的吸入。

(二)窝洞消毒

窝洞消毒目的是去除或杀灭残留在洞壁或牙本质小管内的细菌,减少继发龋的发生,由于洞底多位于牙本质中层或深层,对消毒药物的要求较高。具有一定的消毒杀菌能力,对牙髓的刺激性要小;能渗透到牙本质小管内,不引起牙体组织着色。

在备洞时就应当把感染的牙体组织去除干净,以后再经适当的冲洗,洞内的细菌就基本上被清除干净了。许多窝洞消毒药物,如酚类、硝酸银等均对牙髓有刺激性,故不主张使用药物消毒。准备修复前,对洞进行消毒还是必要的。但是应注意选用消毒力较强而刺激性较小,且不使牙变色的药物,特别是深龋洞的消毒。

常用的洞消毒药有氢氧化钙糊剂或液,50%苯酚甘油溶液,20%麝香草酚酒精溶液,樟脑酚(含樟脑 6.0 g、苯酚 3.0 g、95%酒精 1.0 mL),丁香酚(商品),还可用 75%酒精。

(三)干燥窝洞

窝洞在充填修复前的最后一个环节是干燥洞形,这是为了使充填修复材料或其他衬底材料能充分接触牙体,不被水分隔阻而出现空隙,也避免因洞内壁的水分而影响材料性能。窝洞的干燥对充填修复的质量十分重要。使用的工具为牙科综合治疗台上接有压缩空气的气吹或是接橡皮球的手用气吹。

八、窝洞垫底

垫底是采用绝缘的无刺激性材料,铺垫于洞底,保护牙髓,避免充填材料的物理或化学因素刺激。

　　垫底多用于超过常规深度、近髓的窝洞。去净牙本质软龋后,洞底不平者,应用材料垫平。洞虽不深,但选用的充填修复材料对牙髓有刺激性。要求作衬底以阻隔刺激。经过牙髓治疗的无髓牙,充填修复材料前,应以垫底方法做出基底,以使洞形更符合生物力学要求,同时也可节约修复材料。

　　垫底所用材料要求对牙髓无刺激性,最好具有安抚镇痛、促进修复性牙本质生成的作用。应有一定的机械强度以间接承受殆力,并具有良好的绝缘性,不传导温度和电流。

　　(一)单层垫底

　　单层垫底用于窝洞虽超过常规深度,但不太近髓时。后牙多选用磷酸锌黏固粉或聚丙烯酸锌黏固粉。前牙用复合树脂充填窝洞时,材料对牙髓有一定刺激性,多用氢氧化钙黏固粉垫底。

　　(二)双层垫底

　　双层垫底用于洞深近髓的情况,磷酸锌黏固粉本身对牙髓也有轻度刺激,在其下先铺垫薄层具护髓性的材料。氧化锌丁香油黏固粉或氢氧化钙黏固粉这类材料却又因密度偏低,不宜在后牙承力洞形单独使用。因此,采用双层垫底方式。丙烯酸锌黏固粉强度好,不刺激牙髓可用于深洞垫底而不必再做双层基,但不具促进修复性牙本质生成的性能,尚不能代替护髓剂氢氧化钙黏固粉。

　　垫底的部位,在殆面洞为髓壁,在轴面洞为轴壁,不应置于侧壁和龈壁的釉质壁部分,以免垫底材料溶于唾液后产生边缘缝隙,日久出现继发龋。

　　洞漆和洞衬剂涂布于切削后新鲜暴露的牙体组织表面,封闭牙本质小管,阻止充填修复材料中的有害物质如银汞合金中的金属离子、磷酸锌黏固粉的磷酸,向深层牙本质渗透,还可以增强充填体与洞壁间的密合性,防止两者界面因出现缝隙发生微渗漏。所有材料为溶于有机溶剂氯仿或乙醇的天然树脂如松香,或合成树脂如硝酸纤维素,呈清漆状。洞漆可涂于釉质壁和牙本质壁,厚度 $5\sim10\ \mu m$。洞衬剂加有具疗效的物质如氧化锌、氢氧化钙或单氟磷酸钠等,稠于洞漆,通常用于牙本质壁,厚度可达 $25\ \mu m$。

(刘欣宇)

第十一节　深龋治疗

　　深龋的病变已到达牙本质深层并接近牙髓,牙体组织破坏较大。由于接近牙髓、细菌毒素等刺激物可通过牙本质小管渗透进入牙髓,再加上其他物理、化学刺激的结果,牙髓往往已有一定的炎症反应,属于可逆性质。如果诊断和治疗不当,会引起牙髓的反应。因此,深龋治疗中准确判断牙髓的状况,选择恰当的治疗方案尤为重要。

一、深龋诊断的要点

　　深龋发生在牙本质深层,患者自诉过冷过热刺激或食物嵌入患牙洞内引起明显的疼痛;检查发现龋洞洞深接近牙髓,洞壁有探痛,温度检查时冷刺激可引起激发性疼痛,但无穿髓孔和自发性疼痛。为了诊断,有时需要辅助牙髓电测试和 X 线检查。临床上,有时看似深的龋洞,可能只是中龋,或是伴有慢性牙髓炎症或已穿髓的深龋。深龋的诊断很大程度上是依靠患者对刺激出现疼痛的主观感觉,疼痛的程度与患者的年龄、性别、个体耐受力等有密切的关系。

诊断深龋最重要的是必须判明深龋底部与牙髓的关系,明确是近髓或是穿髓。如果查见穿髓孔,需要判明牙髓的状况和疼痛的性质,是明显的探痛或是深入髓腔才出现疼痛或是无探痛。

对深龋时间较长,无主观感觉,探诊无疼痛的病例诊断要格外注意,必须辅助牙髓电测试及放射诊断。做牙髓电测试时,应与邻牙或对侧同名牙作对比,若为阳性,且较对照牙敏感,一般表示为有活力,且可能伴有牙髓的急性变化。如较对照牙迟钝,则可能是有修复性牙本质形成或者是假阳性,假阳性者比如部分坏死或新近坏死的牙髓,髓腔内充满炎性渗出物与脓液,是电的良导体,就会出现假阳性。阴性结果一般为无活力,但也应防止有假阴性结果。做放射诊断时,可显示龋坏与牙髓腔的接近程度,牙本质的有效厚度。但需要注意的是,X线片上所显示的龋坏深度通常均稍小于病变实际范围;当发现髓腔内或髓腔四周有钙化影像时,表示髓腔的缩小或牙髓恢复能力的减弱,髓腔越小,恢复能力越差。

诊断时需准确判断深龋是否伴有牙髓充血,牙髓充血是可复性牙髓炎症,主要特点是激发性疼痛,温度检查产生尖锐的疼痛,去除刺激疼痛立刻消失,不再延续,临床上大多数深龋都伴有可复性牙髓炎。应注意是否伴有慢性溃疡性牙髓炎,后者属于无症状不可复性牙髓炎,刺激诱发牙髓剧烈疼痛,去除后疼痛持续一段时间,患者无自发疼痛,检查发现牙髓已穿通,穿髓孔有明显的探痛。

二、深龋洞形的制备

深龋使牙体组织破坏严重,洞口较大,器械易进入。洞形制备时,需去除洞缘的龋坏组织和无基釉,充分暴露洞内壁,在清楚的视野下进行洞形的制备。

为了保护牙髓,有时在去除大部分洞侧壁和髓壁的龋坏组织后,在髓壁或轴壁的近牙髓部位可保留部分余留龋坏牙本质,其余洞内壁为正常牙体组织。应对余留龋坏牙本质是软化牙本质或修复性牙本质进行区别,以决定其去留。软化牙本质表现为染色较浅、质软而无光泽,用牙钻去除时互相粘连呈锯末状。修复性牙本质则多系棕褐色,质地较硬而有光泽,钻出物为白色粉末,且不粘连,必要时可以通过染色法协助鉴别。对承受咬合力的牙尖、牙嵴等牙体组织脆弱部位要做修整,适当降低高度。洞形的抗力形设计要求洞底随髓室顶呈弧形或圆弧形,洞壁直为箱状,固位形设计需按洞形制备原则进行。

三、深龋治疗

深龋治疗原则是在尽可能去除龋坏组织的同时,设法消除牙髓的早期炎症,保护牙髓组织的活力,恢复牙髓功能。要求在治疗的每一步需避免物理、机械、化学等刺激,如机械损伤、温度激惹、摩擦产热、药物刺激、充填刺激等。

(一)深龋治疗前必须判明的情况

1.牙本质-牙髓复合体的反应

龋病刺激牙本质-牙髓复合体,出现明显的病理改变,口腔微生物的种类、数量、毒力强弱、牙本质的结构、矿化程度、微量元素含量等因素都会影响修复性牙本质的形成。修复性牙本质的形成与牙本质-牙髓的有效厚度有关。牙本质-牙髓有效厚度在 2 mm 以上,牙髓可产生完全正常的修复性牙本质;有效厚度为 0.8～2 mm 时,牙髓产生不完全的修复性牙本质;有效厚度为 0.3～

0.8 mm 时,牙髓功能严重破坏,无或仅少量修复性牙本质形成。牙本质-牙髓复合体的反应还与患者的年龄、牙龄、髓腔及根管内牙髓组织细胞和微循环状况有关。

2.洞内龋坏组织能否去干净

循证医学研究结果提示,对于无牙髓症状的乳牙和恒牙,部分去除龋坏可降低牙髓暴露的风险,不会对患者的牙髓症状产生不利影响。在深龋治疗中,为了降低露髓的风险,最好选用部分去龋的方式,在洞底近髓处允许留少许余留龋。

3.洞底是否与牙髓腔穿通,牙髓是否暴露

穿髓孔很小时,需仔细判断,减少失误。若穿髓点较小如针尖大,周围是健康牙本质,无渗血,一般多为牙髓无炎症或仅有局限于暴露部位的轻度炎症,治疗后可恢复。若穿髓点四周有龋坏牙本质,或者探诊时有大量出血或炎性渗出物,表示牙髓已经出现一定程度的炎症或破坏,治疗已不能恢复牙髓活力。

(二)治疗方法

1.垫底充填法

当深龋不伴有上述激发病症状,牙髓活力正常时,选用双层垫底充填法,一次性完成治疗。保护牙髓可采用丁香油黏固粉均匀垫于洞底,固化后再用磷酸锌黏固粉做第二层垫底,垫平髓底,再做永久性充填修复。

2.安抚治疗

安抚治疗是一种临时性治疗方法。深龋出现明显的症状,或温度、化学刺激引起较重的激发痛,可选择安抚疗法,先用消炎镇痛药物,常用丁香油小药棉球放入洞底,丁香油黏固粉封闭窝洞,观察 1~2 周,临床症状消除,再做进一步治疗。

3.间接盖髓术

主要用于深龋洞为了保护牙髓,软龋不去净,髓壁留有少量的余留龋,牙本质-牙髓反应能力较好。为促进牙本质-牙髓复合体的修复反应,牙体组织的再矿化可选用此法。间接盖髓术分两次进行。洞形制备完成,第一次治疗是在髓底均匀垫置盖髓剂,常用有氢氧化钙盖髓剂,丁香油黏固粉和磷酸锌黏固粉作双层封洞。3~6 个月的观察,患者无症状,牙髓活力良好,X 线检查正常,第二次复诊,去除部分封洞材料,再行永久性充填修复治疗。

(刘欣宇)

第五章　牙髓病

第一节　病　因

　　牙髓位于牙齿内部，周围被矿化程度较高的牙本质所包围，外界刺激不能进入牙髓腔，引起牙髓病变，只有在刺激强度极大时，才可能使牙髓受到损害。牙髓组织通过一或数个窄小的根尖孔与根尖周组织密切联系，牙髓中的病变产物和细菌很容易通过极尖孔向根尖周组织扩散，使根尖周组织发生病变。

　　在大多数情况下，牙髓的病变是在牙釉质、牙骨质和牙本质被破坏后产生的。牙髓的感染多由细菌引起，这些细菌都来自口腔，多数是来自深龋洞中，深龋洞是一个相当缺氧的环境，这些地方有利于厌氧菌的生长繁殖，当龋洞接近牙髓或已经穿通牙髓时，细菌或其产生的毒素可进入髓腔引起牙髓炎。其他一些近牙髓的牙体硬组织非龋性疾病，如外伤所致的牙折，楔状缺损过深使牙髓暴露，畸形中央尖，磨损后露髓，畸形舌侧窝，隐裂，严重的磨损等也可引起牙髓炎。牙齿患牙周病时，深达根尖的牙周袋可以使感染通过根尖孔或侧支根管进入髓腔，引起逆行性牙髓炎。另外菌血症或脓血症时，细菌可随血液循环进入牙髓，引起牙髓炎。除感染外，一些不当的刺激也会引起牙髓炎，如温度骤然改变，骤冷骤热便会引起牙髓充血，甚至转化为牙髓炎；治疗龋病时，某些充填材料含刺激性物质，会引起牙髓病变；消毒窝洞的药物刺激性过强，牙髓失活剂使用不当，备洞时操作不当产热过多等。

（刘欣宇）

第二节　分类与临床表现

　　牙髓病是临床上常见的口腔疾病，可以表现为急性或慢性的过程，也可以互相转变，牙髓炎是牙髓病中发病率最高的一种疾病。牙髓病是指牙齿受到细菌感染、创伤、温度或电流等外来物理及化学刺激作用时，牙髓组织发生一系列病变的疾病。在组织病理学上一般将牙髓分为正常牙髓和各种不同类型的病变牙髓。由于它们常存在着移行阶段和重叠现象，所以采用组织病理学的方法，有时要将牙髓状况的各段准确地分类也很困难，对于临床医师来说，重要的是需要判断患牙的牙髓是否通过实施一些临床保护措施而得以保留其生活状态且不出现临床症状。因此,根据牙髓的临床表现和治疗预后可分为:可复性牙髓炎、不可复性牙髓炎、牙髓坏死、牙髓钙化和牙内吸收。其中不可复性牙髓炎又分为急性牙髓炎、慢性牙髓炎、残髓炎、逆行性牙髓炎。现将常见的牙髓病表现介绍如下。

可复性牙髓炎是一种病变较轻的牙髓炎,受到温度刺激时,产生快而锐的酸痛或疼痛,但不严重,刺激去除后,疼痛立即消失,每次痛的时间短暂,不拖延。检查可见无穿髓孔。如果致病时刺激因子被消除,牙髓可恢复正常,如果刺激继续存在,炎症继续发展,成为不可复性牙髓炎。

有症状不可复性牙髓炎是有间断或持续的自发痛,骤然的温度可诱发长时间疼痛。患者身体姿势发生改变时也引起疼痛,如弯腰或躺卧,这是由于体位改变使牙髓腔内压力增加所致。疼痛可以是锐痛,也可以是钝痛,但多数人不能指出患牙的确切位置,有时疼痛呈放散性,有时呈反射性。如果炎症渗出物得到引流,炎症可以消退,疼痛缓解。如得不到引流,刺激继续存在,则炎症加重而使牙髓坏死。

逆行性牙髓炎是牙周病患牙当牙周组织破坏后,使根尖孔或侧支根尖孔外露,感染由此进入牙髓,引起牙髓炎症。表现为锐痛,近颈部牙面的破坏和根分歧处外露的孔所引起的炎症,多为局限性,疼痛不很剧烈。牙周袋深达根尖或接近根尖,冷热刺激可引起疼痛。

残髓炎是指经过牙髓治疗后,仍有残存的少量根髓,并发生炎症时。如干髓治疗的牙齿,经常发生残髓炎。常表现为自发性钝痛,放散到头面部,每天发作一两次,疼痛持续时间较短,温度刺激痛明显,有咬合不适感或有轻微咬合痛,有牙髓治疗史。

牙髓坏死是指牙髓组织因缺氧而死亡的病变,经常是由于不可复性牙髓炎继续发展的结果,也可能由于化学药物的刺激产生的,也可能由于牙齿受到外伤或牙周炎破坏达根尖区,根尖周组织和根管内组织发生栓塞而使牙髓坏死,牙冠可变为黄色或暗灰色,冷热刺激时都无反应。如不及时治疗,则病变可向根尖周组织扩展,引起根尖周炎。

(刘欣宇)

第三节　应　急　处　理

牙髓病的应急处理目的在于缓解疼痛。

一、无痛技术

患者就诊的主要目的之一即是缓解症状,故治疗应在无痛或尽量减少疼痛的情况下进行,且不可在治疗过程中增加患者的痛苦。

(一)局部注射麻醉

用2%普鲁卡因局部浸润或阻滞麻醉,也可用2%利多卡因。新型局部麻醉药——碧兰麻,由4%的阿替卡因和1:100 000的肾上腺素组成,镇痛效果好而持久,且用量少,不需深部的阻滞注射,局部浸润即可获得完好的镇痛效果,但高血压患者在使用时应谨慎。

(二)针刺麻醉

针刺麻醉是利用中国传统的针刺疗法,对一定的穴位进行针刺而止痛。针刺穴位以平安穴

（口角到耳屏连线中点）为主,指压以合谷穴为主,根据具体牙位辅以其他穴位。

二、开髓引流

通过穿通髓腔或扩大穿髓孔、降低腔内高压,而达到止痛的目的。对逆行性牙髓炎,需去除牙髓活力方能止痛。对此类患牙,还需进行降低咬的处理,使患牙脱离咬接触。开髓的原则是必须根据髓腔的形态、位置,既充分暴露髓腔(有利于引流),又尽量保留健康的牙体组织。

三、药物镇痛

口服镇痛消炎药物作为应急处理的一部分有时是必要的。逆行性牙髓炎的病灶在根髓部分,一般急诊的治疗效果不佳,应考虑辅以口服药。对于部分无条件处理的情况,可于穿髓处放置有镇痛作用的药物以起一定的缓解作用。对于一些过于紧张的患者,给以一些适当的镇痛药,在药物本身的作用之外还可起到一定的镇静效果。

四、拔除患牙

对于无保留价值而又呈急性病变的患牙,急诊拔除加上有效的抗生素控制也可有效地解除患者的痛苦。

（刘欣宇）

第四节　活髓保存治疗

一、间接盖髓术

（一）原理
间接盖髓术的原理是用具有保护和治疗作用的药物、材料(盖髓剂),使因深龋或其他牙体疾病所致的牙髓充血(可复性牙髓炎)恢复正常。

（二）适应证
(1)深龋或其他牙体疾病伴有牙髓充血(可复性牙髓炎)的患牙。
(2)深龋和其他牙体缺损,在备洞时洞底近髓或大面积牙体预备后且患牙感觉极敏感者。
(3)牙冠折断在牙本质深层而未露髓的患牙。

（三）操作步骤
(1)按常规去净腐质,预备窝洞,温水冲洗。
(2)隔离唾液,棉球擦干窝洞。
(3)放置盖髓剂:深龋伴牙髓充血的窝洞,用氧化锌丁香油酚糊剂密封即可。如果窝洞或折断面近髓,在最近髓处放置少量氢氧化钙制剂,再以氧化锌丁香油糊剂封闭窝洞,或用聚羧酸锌水门汀涂覆断面。
(4)10～14天后复诊,如无症状,换永久充填。无牙髓症状的近髓龋洞也可在盖髓剂上方直接垫底,进行永久充填。

（四）注意事项

（1）窝洞近髓或有可疑穿髓点的部位，切勿探入和加压。

（2）2周内如出现自发痛则作进一步的牙髓治疗。2周后症状减轻，但仍有遇冷不适者可继续观察2周，如症状不改善或加重，则作进一步的牙髓治疗。

（3）深龋与慢性闭锁性牙髓炎鉴别诊断不明确时，也可用氧化锌丁香油糊剂暂封，根据症状改变的动向辅助诊断。

（五）术后组织变化和疗效判断

成功的间接盖髓术后，充血状态的牙髓恢复正常，洞底近髓处成牙本质细胞增生并开始形成修复性牙本质（在术后30天左右），100天后形成修复性牙本质的厚度可达0.12 mm。如果牙髓的充血状态不能恢复正常，则会发展为慢性牙髓炎或发生急性牙髓炎，均为失败的病例。

治疗后6个月和1年复查，患牙无自觉症状，功能良好。临床检查无异常所见，牙髓活力正常（与对照牙比较），X线片示根尖周组织正常，则为成功病例。

二、直接盖髓术

（一）原理

直接盖髓术的原理是在严密消毒条件下，用药物覆盖牙髓的意外露髓孔，以防止感染，保存牙髓活力；还可能诱导或促进牙本质桥形成，封闭露髓孔。

（二）适应证

（1）治疗牙体疾病预备窝洞时的意外穿髓，窝洞为𬌗面洞或龈壁有足够宽度的复面洞，穿髓孔直径在1 mm以内者。

（2）年轻恒牙外伤露髓者。

（三）操作步骤

（1）去净腐质，隔离唾液。

（2）用75%乙醇或2.5%氯亚明消毒窝洞，棉球擦干。

（3）穿髓孔处放置少量新配制的氢氧化钙糊剂，其上方以氧化锌丁香油糊剂密封。牙冠折断的露髓牙需先作带环，以利盖髓剂固位。

（4）2周后如无症状，牙髓活力正常，则保留紧贴洞底的暂封物，上方以磷酸锌水门汀垫底，然后作永久性充填（图5-1）。

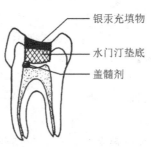

图5-1　直接盖髓术

银汞充填物
水门汀垫底
盖髓剂

（四）注意事项

（1）治疗中注意无菌操作，应用橡皮障隔离。尽量减少对髓腔的压力和温度刺激。

（2）术后可酌情使用全身消炎药物。

（3）术前、术后和定期复查时均应测试并记录牙髓活力，如发生牙髓炎或牙髓坏死则及时作进一步的牙髓治疗。

（4）重度磨损或老年人的患牙，意外穿髓时不宜作直接盖髓术。

（五）术后组织变化和疗效判断

意外露髓的牙髓组织，因治疗前无炎症，修复愈合较好。首先在露髓处有血块形成，以后血块机化，下方成牙本质细胞形成牙本质基质，矿化后形成牙本质桥将穿髓孔封闭。这种矿化组织一般在术后100天左右形成，其下方牙髓组织正常。如果盖髓剂为氢氧化钙制剂，则在其下方出现一层凝固坏死层，下方牙髓组织中成牙本质细胞新生。6个月后，可有牙本质桥封闭穿髓孔，其余部分牙髓组织正常。这些均为成功病例的修复情况。

但是，牙本质桥的出现并不代表牙髓组织完全正常。部分病例中经过直接盖髓治疗后的牙髓，无论术前是否有炎症，都可以发展为慢性牙髓炎；有的可能变为肉芽组织，并可引起牙内吸收；也有的引起牙髓退行性变、钙变，甚至发生渐进性坏死。这些都是治疗失败的病例。

术后一年复查，如果患牙无自觉症状，功能良好，临床检查无异常表现，牙髓活力正常（与对照牙比较），X线片见根尖周组织正常，穿髓孔处有或无，或有部分牙本质桥形成，均可列为治疗成功的病例。

三、活髓切断术

（一）原理

活髓切断术的原理是在严密消毒条件下，切除有局限病变的冠髓，断髓创面用盖髓剂覆盖以防止根髓感染；并诱导或促进牙本质桥形成，封闭根管口，以保存根髓的活力和功能，使患病的年轻恒牙根尖继续发育形成。

（二）适应证

（1）外伤露髓而不宜作盖髓治疗的年轻恒牙。

（2）年轻恒牙早期或局部性牙髓炎。

（3）不具备盖髓条件的意外穿髓患牙。

（三）操作步骤

（1）局部麻醉：要求效果确实，必要时可辅以髓室内麻醉。

（2）去净腐质：常规预备窝洞并清洗，用75%乙醇消毒窝洞。

（3）橡皮障或棉卷隔湿：用2.5%碘酊和75%乙醇消毒牙面。

（4）用消毒裂钻扩大穿髓孔，揭除髓室顶。

（5）用锐利挖匙由根管口或低于根管口处切除冠髓，前牙在相当于牙颈部水平切除冠髓。

（6）用温热生理盐水冲洗髓腔，棉球吸干。如出血不止，用0.1%去甲肾上腺素棉球止血。

（7）将新鲜调制的盖髓剂放置根髓断面，氧化锌丁香油糊剂密封。

（8）2～4周后复诊，无自觉症状，无叩痛，牙髓活力正常或略低于对照牙，则可去除大部分暂封剂，垫底后作永久充填；也可在断髓和盖髓后当时垫底和进行永久充填（图5-2）。

（9）年轻恒前牙：在术后6个月、1年和2年复查时，如根尖部已形成，则改作根管充填。

（四）注意事项

（1）结合年龄和全身情况，严格选择适应证；年轻恒患牙可适当放宽选择。

（2）严格无菌操作，最好用橡皮障隔湿。

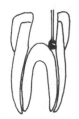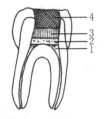

1.盖髓剂；2.氧化锌丁香油糊剂；3.垫底材料；4.永久充填材料

图 5-2　活髓切断术

（3）去髓室顶和切断冠髓时，切忌压碎和撕裂根髓。

（4）术中避免温度刺激，严防加压。

（5）术后 3 天仍有明显自发痛和叩痛，应改做根管治疗。

（五）术后组织变化和疗效判断

成功的活髓切断术后，牙髓创面可出现暂时的炎症，盖髓剂（氢氧化钙制剂）下方可有程度不同的凝固坏死层。两周后炎症逐渐消退，断面血块机化形成肉芽组织和瘢痕组织；成牙本质细胞向创面聚集，可形成牙本质桥封闭根管口，根髓组织正常。

如果术后牙髓内有持续的轻度感染存在，日后根髓内可发生营养不良性矿化，甚至发生根管闭塞。如果根髓内发生了急性炎症、化脓、坏死或者长期慢性炎症，根髓成为充血性肉芽组织，出现根管侧壁牙本质吸收，均为治疗失败病例。

治疗后 6 个月、1 年和 2 年复查，患牙无自觉症状，功能良好；临床检查无异常所见，牙髓活力正常或迟钝；X 线片可见根管口处有牙本质桥形成，根管正常或闭塞而根尖周组织正常，则为成功病例。

（刘欣宇）

第五节　牙髓塑化治疗与干髓术

一、牙髓塑化治疗

（一）原理

牙髓塑化治疗是将处于液态未聚合的塑化剂导入已基本去除牙髓的根管内，塑化剂渗入侧副根管和根管壁的牙本质小管内，在形成酚醛树脂聚合物的过程中将根管系统内剩留的感染物质及残髓组织包埋，凝聚后变为无害物质并严密封闭根管系统，达到消除病源，防止根尖周炎发生或治愈根尖周病损的目的。

（二）适应证

（1）成年人后牙不可复性牙髓炎、残髓炎、牙髓坏死。

（2）后牙急性根尖炎消除急性炎症后；有瘘或无瘘型慢性根尖周炎而根尖孔未吸收破坏的患牙。

（3）根管内器械断离,不能取出而又未出根尖孔的患牙。

（4）老年人已变色而根管又过分细窄的上述患病前牙。

（三）塑化剂的配制与理化生物学性质

目前采用的塑化剂为甲醛配制的酚醛树脂。酚醛树脂聚合(凝固)反应的时间受以下因素影响。①酚和醛的体积比例:醛占比例过大,凝固时间延长。②氢氧化钠(催化剂)体积比例大则凝固快。③温度(室温)高则凝固快,故在小而深的、不易散热的容器中凝固较快,浅碟状易散热的容器中则凝固较慢。④还与配制的总体积有关,体积大,凝固较快。

与牙髓塑化治疗原理有关的酚醛树脂的性质有以下几点。

1.对组织的塑化作用

酚醛树脂可以渗透到生活组织、坏死组织及组织液中,与组织一起聚合,成为酚醛树脂与组织的整体聚合物。镜下见组织和细胞保持原来的形态,但分不出酚醛与组织的界限。组织液与酚醛树脂混合时,也能聚合,但塑化剂的体积必须超过被塑化物质的体积方能塑化。

2.抑菌作用

酚醛树脂在凝聚前和凝聚后均有较强的抑菌作用,塑化后数月的牙髓也仍有抑菌作用。

3.渗透作用

酚醛树脂在未聚合时,渗透性较强,可以渗透到残髓组织中、侧支根管和牙本质小管中(达管壁1/3至全长)。

4.体积改变

酚醛树脂凝固后在密封的环境中不发生体积改变。但若暴露于空气中则可逐渐失水,从树脂中心部出现裂缝,向根管壁方向收缩。

5.刺激作用

酚醛树脂凝固前对组织有刺激作用,对软组织也有腐蚀性,因此在塑化治疗的操作过程中要防止塑化剂对黏膜的灼伤,避免将塑化剂压出根尖孔。

6.无免疫源性

临床条件下,酚醛树脂的应用不会引起系统性免疫反应。

7.无致癌性

遗传毒理学三种短期致突变筛检试验的结果显示基因突变、DNA损伤和SOS反应均为阴性,初步预测酚醛树脂为非致突变、非致癌物。

（四）操作步骤

（1）开髓、去髓室顶、尽量去除牙髓和根管内感染物。牙髓炎患牙可使用失活法,失活剂以金属砷封药两周为宜;也可在局麻下一次拔髓后完成下一步塑化操作,若拔髓后出血较多,应先予以止血或行髓腔封樟脑酚(CP)棉球,3～5天后再次就诊完成塑化。

根尖周炎患牙,如叩诊疼痛,根尖部牙龈扣痛、红肿,或根管内渗出物较多,应先行应急处理,待急性症状消除后经髓腔封甲醛甲酚(FC)棉球再进行下一步骤塑化;慢性根尖周炎患牙也可在髓腔封甲醛甲酚(FC)棉球无症状后再行塑化。

（2）隔湿,在消毒液伴随下通畅根管,但不要扩大根管,对根管的要求仅为能用15号或更小号根管器械通畅到达近根尖处。操作过程中尤忌扩通根尖孔。干燥髓腔,较粗大的根管应擦干根管。原龋洞位于远中邻面牙颈部,龈壁较低者,为了防止塑化剂流失灼伤软组织,需用较硬的氧化锌丁香油糊剂做出临时性的远中壁(假壁)。

(3)用镊子尖端夹取塑化剂送入髓腔,也可用光滑髓针或较细的根管扩大器蘸塑化剂直接送入根管内,伸入至根尖1/3～1/4处,沿管壁旋转和上下捣动,以利根管内的空气排出及塑化剂导入。然后用干棉球吸出髓腔内的塑化剂。重复上述导入过程,如此反复3～4次即可。最后一次不要再吸出塑化剂。

(4)以氧化锌丁香油糊剂封闭根管口,在糊剂上方擦去髓腔内剩余的塑化剂。擦干窝洞壁,用磷酸锌水门汀垫底,作永久充填。如需观察或窝洞充填有困难,可于塑化当日用氧化锌丁香油糊剂暂封,过1～2周就诊,无症状后,除去大部分暂封剂,作磷酸锌水门汀垫底及永久充填。

(五)术中和术后并发症及其处理

1.塑化剂烧伤

塑化剂流失到口腔软组织上或黏膜上,颜色改变、起皱,应即刻用干棉球擦去流失的塑化剂,并用甘油棉球涂敷患处。

2.根尖周炎

因塑化剂少量出根尖孔引起的化学性根尖周炎常于塑化后近期发生。患者叙述该牙持续性痛,不严重,轻度咀嚼痛。检查有轻度叩痛,但牙龈不红,无扪痛。同时还应检查充填物有无高点,适当地调𬌗观察而不做其他处理;如疼痛较重,可用小剂量超短波处理,同时口服消炎止痛药。

如因治疗时机选择不当,感染未除净或器械操作超出根尖孔所致的急性根尖周炎,则疼痛较重,牙龈红肿、扪痛或已有脓肿形成,应按急性根尖周炎处理。同时应重新打开髓腔,检查各根管的情况,是否有遗漏未做处理或塑化不完善的根管等。待急性炎症消退后,分别情况重作治疗。

3.残髓炎

塑化治疗后近期或远期均可出现,多为活髓拔髓不充分或遗漏有残余活髓的根管未做处理或塑化不完善。须打开髓腔,仔细找出有痛觉的根髓,拔髓后再做塑化治疗。

4.远期出现慢性根尖周炎

X线片出现根尖周X线透射区或原有病损区扩大,出现窦道或原有窦道未愈合。除因为遗漏根管未作处理或塑化不完善以外,还可能因原根尖周炎症造成根尖孔有吸收、破坏,致使塑化剂流失,根尖部封闭不严密,感染不能控制。依根尖孔粗细决定再治疗方法:根尖孔粗大的患牙,改作根管治疗,必要时作根尖手术治疗。

(六)术后组织反应与疗效判断

根管内残髓组织被塑化,以及塑化剂限制在根尖孔内时,与其邻近处的牙周膜内早期有轻度炎症细胞浸润,并有含酚醛树脂颗粒的吞噬细胞。3个月后,炎症细胞逐渐消失,原炎症组织被正常的结缔组织代替,根尖孔附近有牙骨质沉积,组织修复过程与成功的根管充填后相似。但若未被塑化的残髓较多,或塑化剂未达到根尖1/3部分,则可出现残髓炎或根尖周炎,导致治疗失败。

如果少量塑化剂超出根尖孔,根尖周部分组织被塑化,其外围组织出现局限性的化学性炎症反应。3～6个月后炎症逐渐消退,9～12个月后开始修复。延缓了根尖周组织的修复过程。

牙髓塑化治疗后 2 年复查,如果患牙无自觉症状,功能良好;临床检查正常,原有窦道消失;X 线片见根尖周组织正常,原根尖周病损消失,或仅有根尖周牙周膜间隙增宽,硬骨板清晰,根周牙槽骨正常,则为治疗成功病例。

如果要观察根尖周组织病损修复的动态过程,可在术后 3 个月、6 个月、1 年、2 年分别复查患牙。在术后 3~6 个月时,如果临床无明显症状,但 X 线片却发现根尖周病变较术前似有扩大,这不一定表明病变在发展,可能是根尖周组织对溢出根尖孔的塑化剂的反应。应该继续观察,部分病例的根尖周病损可能以后仍会逐渐缩小,直至消失。

二、干髓术

(一)原理

干髓术是用失活剂将牙髓失活后,或在局麻下除去冠髓,保留无菌坏死的根髓,用多聚甲醛制剂(干髓剂)使其木乃伊化成为无害物质,以制止牙髓炎症的蔓延和根尖周病的发生,从而保留患牙。

(二)适应证

(1)成年人后牙牙髓炎的早期阶段,即炎症主要在冠髓,未出现化脓或坏死。

(2)无对殆牙而过长或下垂的后牙,因修复需要而保留者。

(3)老龄患者意外露髓的后牙。

(三)操作步骤

1.麻醉下开髓,失活牙髓

去净洞内腐质,穿通髓腔,明显暴露穿髓孔,止血,隔湿,擦干窝洞,将失活剂做成小球形,准确地放到穿髓孔处,然后用暂封剂(如氧化锌丁香油糊剂)严密封闭洞口。对邻殆面窝洞封药时,如果龈乳头出血,先止住出血,并在龈壁及邻面先放小块暂封剂,留出穿髓孔部位放置失活剂棉球,再压贴暂封剂,最后用暂封剂密封窝洞(图 5-3)。

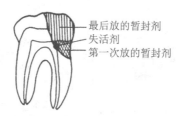

最后放的暂封剂
失活剂
第一次放的暂封剂

图 5-3 邻殆面窝洞砷剂封药法

2.取失活剂

使用三氧化二砷失活剂,需间隔 48 小时再次就诊;如使用金属砷失活剂,则间隔 10~14 天再次就诊。第二次就诊时,首先检查有无因失活剂渗漏而损坏牙龈的情况,并确实取出失活剂,勿使其遗留在窝洞或牙间隙内。

3.揭髓室顶和去冠髓

用 700 号裂钻从穿髓孔开始,沿髓顶外形揭去髓室顶,并用圆钻提拉检查修整;用锐利的相应大小的挖匙去除冠髓,同时修整窝洞外形。

上述步骤也可在局麻下去冠髓,一次完成。

4.初步固定根髓

隔离唾液,干燥髓腔,将甲醛甲酚棉球放置根管口处1分钟后取出。

5.放置干髓剂并充填窝洞

取适量干髓剂分别放于各根管口,贴住根髓断面,用磷酸锌水门汀垫底,银汞合金充填(图5-4)。

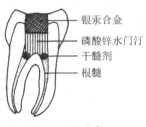

银汞合金
磷酸锌水门汀
干髓剂
根髓

图5-4　干髓术

(四)注意事项

(1)严格选择适应证。

(2)封失活剂时,穿髓孔的直径应大于1 mm,封药时用的氧化锌丁香油糊剂稠度要适中,压贴暂封物不应用过大的压力。

(3)注意去净髓室顶,避免磨及髓室底。

(4)干髓剂不应放到髓室底处。

(5)第一次就诊封失活剂后告知患者注意以下事项:①封药后可能出现疼痛症状,一般持续数小时,可服用止痛片或指压合谷穴位止痛。②进食时,避免将该患牙的暂封物咬碎或使其脱落。③按预约日期准时就诊。

(6)使用砷制剂或甲醛制剂时,应特别注意避免泄漏烧伤,如有疏漏可造成患牙牙周组织的不可复性的化学坏死。砷剂漏出,临床表现为患区持续地自发胀痛,龈缘或龈乳头呈暗紫色或灰黑色坏死。在去除暂封物后,应彻底刮除变色的和无感觉的龈组织。如果牙槽骨已外露,死骨呈灰白色,用高速涡轮圆钻磨去死骨,直至创面出鲜血和有触觉;大量盐水冲洗,创面填塞碘仿糊剂或纱条。于1天后复诊,若牙龈组织不再继续坏死,则每隔3~6天复诊换药,直至龈组织恢复正常颜色和感觉后再作进一步治疗。坏死广泛者应使用抗生素。干髓剂外漏可引起自发地持续性木胀痛,龈缘或龈乳头呈白色凝固性坏死,界限清楚。刮除变色的龈缘或龈乳头,如果创面较深,可填塞碘仿纱条。除去原充填体,检查干髓剂漏出的部位,重新垫底,银汞合金充填窝洞,近期复诊直至牙龈组织正常。

(五)术后组织变化与疗效判断

干髓术后,根髓组织被固定,成为无菌干性坏死状的无害物质保留在根管内,根尖周组织如果对干髓后的牙髓组织生物相容性良好,则根尖部牙周组织保持正常,根尖孔周围有牙骨质沉积使根尖孔缩小或封闭;如果牙髓组织已有部分坏死或化脓,则干髓剂不能起到固定、干化的作用,可出现急、慢性根尖周炎。如果干髓剂的作用不能固定全部根髓,若干年之后根尖部仍残留炎症牙髓,出现残髓炎或继而发生根尖周炎。这些都是干髓治疗的失败病例。

干髓术后2年复查病例,如果患牙无自觉症状,功能良好;临床检查正常,X线片见根尖周组织正常,则为治疗成功病例。

(刘欣宇)

第六节　根管治疗术

　　根管治疗术(rootcanaltherapy,RCT)是治疗牙髓坏死及根尖周病最有效的方法。彻底清除根管内炎症牙髓和坏死物质,扩大成形根管,并对根管进行适当消毒,最后严密充填根管,以去除根管内感染性内容物对根尖周组织的不良刺激,防止根尖周病的发生或促进根尖病变愈合。

　　根管治疗术源于19世纪中期,经过不断地改进和完善,目前已建立了较系统的理论体系。根管治疗术最初只是应用简单的器械去除根管的内容及用一些药物进行消毒、安抚。19世纪后期,根管治疗术进入其发展的成熟阶段,逐步形成根管预备、消毒和充填的一套较完整的方法。20世纪60年代以后,随着对内毒素、厌氧菌致病作用的认识,加上新技术、新药物的使用,显著提高了根管治疗术的效果。近年来,由于根管治疗术引入超声、激光和显微治疗等技术,使之更趋于规范、微观、精细和高效。根管治疗发展的总趋势仍然表现在以下三个方面:一是努力设计制造更好的根管扩大器械;二是研制合成强力有效的杀菌剂;三是研究生物相容性好的、能够严密堵塞根管并具有消毒作用的充填材料。

一、适应证

　　除可复性牙髓炎或新生恒牙可能保持活髓外,各型牙髓炎、牙髓坏死、坏疽及各型根尖周炎都适用。

二、根管预备

　　去除髓腔的刺激源,并将根管预备成特定的形状,便于根管充填。包括开髓拔髓、测量根管工作长度、根管清理及扩大成形。根管预备为根管充填创造良好条件,保证根管治疗的效果。

(一)术区隔离

　　橡皮障是口内术区隔离的重要装置,提高根管治疗的效率与预后,是开展非手术显微牙髓治疗的基本条件。

　　1.橡皮障隔离的目的

　　大量研究证实,微生物感染是导致根管治疗失败的最主要原因,橡皮障为治疗区域提供一个隔离唾液的封闭环境,减少术区感染的机会。此外,在根管治疗过程中,橡皮障的应用还具有以下优点。

　　(1)提供一个洁净、干燥、无污染的区域,提高术区可视性。

　　(2)防止患者误吞根管器械、冲洗药物、充填材料碎屑等。

　　(3)保护患者口腔软组织,避免受到器械、药物、冲洗剂等的损伤。

　　(4)减少患者在操作中频繁漱口的需要,提高治疗效率。

　　2.橡皮障隔离技术

　　橡皮障系统主要包括橡皮障布、用于支撑橡皮障布的橡皮障架、将橡皮障固定于患牙的橡皮障夹、夹持橡皮障夹的橡皮障钳以及打孔器。安装橡皮障的方法主要有以下两种。

　　(1)将橡皮障夹的弓形部分穿过橡皮障上的孔,并将橡皮障置于橡皮障夹的翼上。以橡皮障钳将橡皮障夹撑开,保持橡皮障夹在橡皮障上的位置,并用橡皮障架固定橡皮障布。橡皮障夹就位于牙后,将橡皮障伸展固定于橡皮障夹翼下。此方法可将橡皮障、橡皮障夹和橡皮障架以一体化的方式放置于牙,简便易行。

(2)先将橡皮障夹安置于牙,用手指轻压障夹的颊舌侧板,以检查其与牙贴合的稳固程度,再将橡皮障拉开套在橡皮障夹的下方。此方法便于操作者观察橡皮障夹的夹片与牙接触的部位,避免损伤牙龈。

(二)开髓拔髓

正确开髓的基本要求是使根管器械能尽可能地循直线方向进入根管。前牙在舌面,后牙在面开髓。洞口大小一般以去除髓室顶后,不妨碍器械进入根管为准。开髓后应将洞壁修整光滑,使之与根管壁连成一线。修整时应避免使髓室壁形成台阶,注意寻找根管口。

磨牙应先除去冠髓,再拔根髓。活髓牙应在麻醉下或采用牙髓失活法去髓,最好将牙髓完整拔出,如拔髓针进入不够深或牙根弯曲,牙髓易被拉断。一般拔髓针插入根管深约 2/3 处,轻轻旋转使根髓绕在拔髓针上,然后抽出。如果未能拔出完整根髓,则需要反复拔髓,务必拔净。

(三)测量根管工作长度

根管的工作长度,是从切缘或牙尖到根尖止点的长度。应该预备到根尖部的牙本质牙骨质界,该处距根尖 0.5~1.0 mm。因此,器械到达根尖的实际长度应比牙长度短 1 mm 左右。

测量根管工作长度有下列 5 种方法:根据牙平均长度和冠根比例来计算;根管器械探测法;X 线透视或照片法;根管长度电测法;根管工作长度测量板。

(四)根管清理及扩大成形

根管清理及扩大的目的是尽量去除髓腔及根管内的刺激物,如细菌及其代谢产物、炎症或坏死牙髓、食物碎屑和感染牙本质,同时将根管制备成特定形状,便于根管充填。在根管扩大前,用 3% 过氧化氢液或其他消毒液冲洗,并用光滑髓针或细的扩孔钻在根管内轻轻捣动,通过冲洗清理根管。扩大根管主要使用扩孔锉和扩孔钻,由细到粗,依号顺序进行。临床上常用手工操作器械进行根管预备,但费时且术者易于疲劳。自动化根管预备设备及其配套技术的应用,大大地改变了这种状况。现代观点认为,根管清理是手术成败的关键性环节。由于根管解剖结构的复杂性和扩大器械本身的局限性,特别是老年根管钙化,使得根管在弯曲、狭小、分歧部位及侧副根管很难彻底清理,可配合根管超声协同系统来清理扩大根管。超声波在溶液内产生空穴效应、热效应、切削及声流作用,极大地增强了抗菌冲洗液的功能,有效地溶解和松动根管内的坏死组织,彻底清除附着在根管壁上的污染层,从而获得高效的冲洗和清理效果。

三、根管消毒

根管预备结束后,根管内的细菌、坏死牙髓组织和根管内壁的感染物,大部分已被去除,但牙本质小管深层和根管侧支等器械和冲洗液达不到的细微结构内还有残余的细菌,再经过根管消毒这一步骤,可进一步控制微生物,缓解疼痛,减少尖周组织的炎性渗出,从而巩固和加强根管预备的效果,并为下一步的根管充填创造条件,提高 RCT 的成功率。

(一)根管内用药的理想性能

有广谱且强有力的杀菌作用;渗透力强,以便能达到牙本质小管和根管侧支内;作用时间较长,一般要求在 24 小时以上;药物不因接触脓、血等而明显减弱;对尖周组织无明显的刺激和损害;不会造成牙齿变色;贮存和使用方便;成本价格可为大众所接受。

（二）根管内用药的作用

破坏病原微生物；止痛；控制渗出；诱导根尖发育完成。

（三）根管内用药的种类

常用的根管消毒药有氢氧化钙制剂、酚制剂、碘制剂和抗生素等。临床上要根据具体情况，选择适当的药物。机体对药物的反应也不一致，因此，在采用某种药物无效时，可适当更换，也可轮换使用。

感染轻的根管：多选用较缓和的药物消毒根管，如氢氧化钙、樟脑酚、麝香草酚等。这些药物具有消毒力和镇痛作用，刺激性小，但抑制作用较弱。

感染较重的根管：如化脓腐败根管，可选用甲醛甲酚、木馏油等。甲醛甲酚释放出甲醛气体，消毒力强，有凝固蛋白的作用，具有高度穿透性，但对根尖周组织有一定的刺激性，因此，不可过量或多次连续使用，否则易引起化学性根尖周炎。木馏油有特殊焦臭味，有较强的消毒力和渗透性，刺激性较小，适用于一般根管和感染较重的根管。根管内渗出物较多或牙齿遇外伤长期叩痛不消失时，可选用碘仿糊剂。

四、根管充填

根管充填的目的是消灭术后遗留的无效腔，隔绝根尖周组织与根管的通连，借助根充材料缓慢而持续的消毒作用，杜绝再感染及炎症发生。要求充填严密，根管充填材料应严密封闭根管内根尖 1/3 区。

1.根管充填材料的性能要求

根管充填后有持续的消毒作用；与根管壁能密合；能促进根尖周病变的愈合；根管充填后不收缩；易于消毒、使用和去除；不使牙变色；对机体无害；X 线阻射，便于检查。

2.根管充填材料

（1）硬性类根管充填材料：牙胶尖、银尖、钴铬合金丝、塑料尖等，均配合根管糊剂使用。

（2）糊剂类根管充填材料：由粉和液调拌成糊状，充填后可硬化，有根管糊剂、氢氧化钙及其制剂、含三聚甲醛的新三锌糊剂、碘仿糊剂、氧化锌丁香油酚黏固剂、氯仿牙胶等。氢氧化钙糊剂能促进肉芽组织纤维化、类牙本质及类牙骨质组织形成，促进牙槽骨生长，促进根尖周组织的愈合，在临床上广泛应用。对老年患者，根管一般都较细小或弯曲，所以选的牙胶尖不必太粗，糊剂也不要太多。

3.根管充填方法

常用的根管充填方法有冷侧压法、垂直加压法、混合加压法和热牙胶充填法。

糊剂加牙胶冷侧压充填法：①充填前首先进行试尖，即按根管工作长度和所预备的根管大小选择合适的主牙胶尖。②用扩孔钻或螺旋形根管充填器将糊剂送入根管内。③已选好的主牙胶尖插入根管，直至应到达的长度。④如果根管内尚未填紧，可加用 1 根或数根副牙胶尖，在原来的牙胶尖旁侧插入并压紧。⑤用热器械将髓室内的牙胶尖末端切去，并擦净多余的糊剂。⑥充填窝洞。热牙胶尖侧方加压法：是对冷牙胶侧方加压法的改良，将扩开器加热后再放入根管。牙胶软化后容易加压，结果会充填得更紧密。热牙胶尖垂直加压法：是一个很好的方法，但操作困难、费时，而且需要充分的根管预备。热牙胶注入塑形法：为许多使用者所接受，因为使用方便。一种是高熔点的牙胶尖"Obtura"，另一种为低熔点的牙胶尖"Ultrafil"。用物理加热方法控制热牙胶的流动是个难题，而且热牙胶遇冷收缩的特点也可能影响根管充填的质量。混合法：牙胶的侧方加压和热加压法,先在根管的根尖部分对牙胶进行加压,然后用加压器在根管的冠方对牙胶尖进行侧方加压。根管的根尖 1/2 处压紧的牙胶可有效地防止尖周渗出液进入根管。侧方加压、注入成形、牙胶热成法,预先将牙胶软化,用侧方加压牙胶的方法充填根尖 1/2 的根管,然后用加热软化了的牙胶注入的方法充填冠方 1/2 的根管。此法对有根管内吸收的患牙尤为适用。

五、根管治疗术的成败

(1)临床上根据自觉症状、临床检查和 X 线片显示来确定根管治疗是否成功。

患者的自觉症状:有无自发痛或咬合痛;有无肿胀史、化脓史;每次疼痛持续的时间,疼痛的情况、范围和程度;疼痛的诱发因素及缓解因素;咀嚼功能是否良好;病史和治疗史。

临床检查。①牙体情况:牙冠修复是否合适、完整、有无叩痛。②牙周情况:软组织颜色及结构、肿胀、牙周袋、窦道、松动度、有无触痛。③全身情况:包括心理和生理两个方面。

X 线片:根管充填是否严密、合适;尖周牙周膜腔是否增宽,骨板是否连续;牙槽骨的密度、纹理是否正常;尖周稀疏区的大小、形态、密度和周边情况(术前后对比);根尖有无吸收现象;根管有无旁穿及器械折断。

(2)成功:无症状和体征,咬合功能正常,有完整的咬合关系,X 线片显示根管充填严密合适,尖周透射区消失,牙周膜间隙正常,硬板完整;或无症状和体征,咬合功能良好,X 线片显示根尖周透射区缩小,密度增加。

(3)失败:无症状和体征,咬合有轻度不适,X 线片显示根尖周透射区变化不大;或有较明显症状和体征,不能行使正常咀嚼功能,X 线片显示根尖周透射区变大或原来尖周无异常者出现了透射区。

(4)根管治疗的成功率:因各人观察的标准、时间、例数等不同而异。

(5)疗效观察的时间:1 年内只能作为初步疗效观察,难以定论;2～3 年或更长时间的观察资料则更有价值。

六、常见问题和偶发事件及其对策

RCT 的操作主要是用纤细的器械在狭小的空间中进行的。受器械的种类或患牙的条件的影响,有些问题是常见的,随着基本理论和基本技能水平的提高,问题会越来越少;还有些问题是很少遇到的,但却是有害的,甚至是危险的,术者的态度和技能以及患者的心理状态等多方面的影响,可能会出现这样或那样的问题。

(一)常见问题

1.牙科畏惧症

牙科畏惧症(dentalfear,DF)也称牙科焦虑症(dentalanxiety,DA),是指患者对牙科诊治过程或其中某些环节的害怕,表现为烦躁不安、心悸、出汗等交感神经功能亢进的症状。DF 的存在会导致诊治质量的降低和疾病负担的提高。防治措施有以下几点。

(1)心理方面:通过"术前教育",让患者对口镜、探针、牙科椅等器械设备以及诊室环境有个心理适应过程,候诊室可播放轻松幽默的相关科教片;治疗过程中,进行耐心地解释以转移患者的注意力;美化医师、护士的仪表和诊室环境;对儿童患者,治疗过程中,医患间的身体接触以及催眠术等也有一定效果。

(2)技术方面:RCT 是外科与牙体美容修复的综合性技能,要求医师有广博的医学、美学知识,扎实的外科操作功底,对各种口腔器械、材料娴熟操作的技能及多年的临床经验,这些素质无疑是高效、高质量实施 RCT 的保障,也是获得患者信任的前提。

(3)药物:必要时可用局部浸润或阻滞麻醉药物,还有口服镇痛、镇静类药物,目的是通过镇痛或镇静的途径减轻或消除 DF。

2.进路准备中的问题

一个视野良好,能使器械顺利到达根管根尖 1/3 处的进路是非常重要的。对磨牙进行 RCT 时,有效的判断方法是看患者张口时其上下颌切牙间能否放下操作者并排的至少两个手指。不良的进路会导致不完善的 RCT,进一步的牙冠修复也就劳而无功了。

3.细小根管的寻找和处理

细小根管的寻找是 RCT 的难题之一。有些牙齿的髓腔钙化或有大的髓石存在,尤其是老年人牙齿的根管极细,很难寻找 X 线片包含许多信息;根管的粗细、弯曲程度与牙髓腔的位置关系。但 X 线片的分辨率有限,因此仅凭 X 线片判断根管的消失与否不可靠。

一旦找到根管口后,细小根管的处理就成为主要矛盾。选用细小的器械,按根管形态将器械尖端做预先弯曲,这样可在极小的阻力下进入根管深处。器械逐渐地深入根管,伴 1/4～1/2 的逆时针旋转,切记不要施加根向压力。锉的反复提拉动作和大量的冲洗交替进行,可逐渐消除根管冠部的阻力,达到工作长度。

4.根管台阶和阻塞

不正确的操作会造成牙本质碎屑阻塞根管,还可能造成根管壁台阶。如果已造成根管壁台阶者,用次氯酸钠液冲洗根管,将器械缓缓伸入根管,避开台阶,伴轻微的反时针旋转,逐渐深入。器械越过台阶,做反复提拉可消除或基本消除台阶。根管一旦被牙本质碎屑阻塞,很难处理,可通过大量的冲洗、EDTA 润滑剂和细小的器械缓缓操作。

5.去除原有的根管充填物

由于各种原因,有时必须重做 RCT。重做 RCT 的前提是去除原有根管充填物,但去除有时并不容易,根管充填物的种类决定了取出它的方法。

(二)偶发事件

1.急性炎症反应

RCT 治疗期间或术后,少数患者会出现局部肿胀、咬合痛、自发痛等症状。原因是术者操作不当或个体差异。轻微者暂不处理,可适当给予止痛药,观察 1～2 天,如果有高点,一定要消除,没有高点也可考虑适当降,使患牙休息。如果 2 天以后患牙仍持续剧痛,可考虑去除封药和根管充填物,引流、消炎后重做 RCT。如果出现前庭沟处肿胀、蜂窝组织炎甚至全身症状时,要进行局部切开引流并给予抗生素。

预防:要有高度的责任心和受伤观点;要具备根管解剖形态学和生理学、病理学、免疫学、药理学等基本知识;严格按照操作要领进行;有菌观念和无菌操作要贯穿诊治过程的始终;尽可能多地掌握患者的病史,注意患者术中的反应,对过敏体质者要采取相应措施。

2.皮下气肿

(1)症状:患者颜面部或颈部出现突发性肿胀,有捻发音但无明显的发红和疼痛,如果先前用过氧化氢液大量冲洗过根管,就容易诊断。

(2)原因:根管冲洗液为过氧化氢液,且冲洗液的量较大,冲洗针头插入根管过深、过紧,使冲洗液不能回流,致使大量冲洗液溢出根尖孔到达尖周组织,与尖周组织过氧化物酶接触后产生新生态氧,进入软组织便可形成皮下气肿。

(3)处理:操作中一旦发现有形成皮下气肿的趋势,要立即停止使用过氧化氢液冲洗根管而改用其他冲洗液,最为安全的是生理盐水,同时进行根管开放,使注入的气体得以释放。

(4)预防:冲洗针头要松松地插入根管。冲洗时的压力不要太大。最后一次冲洗必须用生理盐水或蒸馏水,以免残留过氧化氢液。避免用压缩空气长时间持续吹干根管。

七、根尖外科手术

(一)适应证

较大的根尖周囊肿经根管治疗后,需用手术刮除囊壁,病变才能修复。受外伤后根尖折断,经根管治疗后,需取出折断的根尖者;根管治疗时,器械折断超出根尖孔者;根管充填物超填过多,引起根周刺激症状者;慢性根尖周炎的患牙经治疗后病变扩大或长期不愈合者。上颌前磨牙根尖近上颌窦者,下颌前磨牙根尖近颏孔者,都不宜做根尖刮治术。急性炎症期应先消除炎症,否则易将感染扩散,延迟愈合;全身健康不良,如风湿病、活动性结核病、肝炎等,都影响创口的愈合。

(二)手术步骤

(1)术前仔细观察 X 线片,了解牙根的形态、病变的部位和邻近的解剖关系等,确定手术范围。

(2)常规消毒,术区根据具体情况,采用局部麻醉或传导阻滞麻醉。

(3)术前或术中行根管充填,都可收到良好效果。术前先行充填,可能更有利于手术的无菌操作;若为较大的囊肿,根管内不断有囊液渗出者,最好在术中刮除囊肿后再充填根管。

(4)一般可用弧形切口,即在患牙唇侧根尖部黏膜上距离龈缘 6～7 mm 处,做半月形切口,长度约为 2 cm,即可包括左右各一个邻牙,以使根尖区充分暴露。注意切口的凸面应向龈缘,深度应达骨面,同时避免切断唇系带。

(5)用骨膜剥离器将黏膜骨膜片分离,翻瓣暴露破坏的根尖区牙槽骨板。剥离的骨膜要完整,手术操作过程中,要注意保护骨膜,不要过度牵拉和压迫。

(6)翻开龈片后,暴露根尖区。如果骨质已有破坏,可顺着破坏区扩大;如果唇面骨板完整,同时可用骨凿除去骨板,先凿一小孔,然后逐渐扩大,直至露出根尖为止,然后用裂钻或骨凿除去一部分根尖,注意不要损伤过多骨组织,同时也要少切根尖,至少要保留牙龈的 2/3,否则影响牙齿的稳固。

(7)根尖切除后,用挖匙仔细搔刮根周病变组织。若为囊肿,应将囊壁完整刮除,不要残留上皮组织。如病变范围较小,根面牙骨质没有破坏时,可只刮除根周的炎症肉芽组织而不需切除根尖,但要注意将舌侧面的炎症组织彻底刮净。刮治后,用生理盐水冲洗骨腔,不要遗留碎骨片或异物于伤口内,以免妨碍伤口的愈合。

(8)搔刮骨面,待血液充满骨腔时,将龈片复位、缝合。

(9)术后可在面部加压包扎或冷敷,防止术后水肿。保持口腔清洁,暂不刷牙,多漱口,为预防感染,可适当给予消炎药。5～7 天后拆线,伤口一般在 2 周内完成愈合。为了缩短疗程,可考虑根管治疗和根尖手术一次完成,但要注意控制急性炎症,避免术后肿胀疼痛,延缓愈合。

八、显微根管治疗术

显微根管治疗术是在牙科显微镜下,采用显微器械、超声工作尖等进行的根管治疗术。牙科显微镜能提供非常充足的光源进入根管,并可以将根管系统放大,使术者能看清根管内部的结构,直视下进行根管预备、根管消毒和根管充填。与传统的根管治疗术比较,显微根管治疗术具有明显优势,微创、精确、疗效高,可以完成传统方法很难甚至无法处理的病例。

（一）认清根管系统、避免根管遗漏

根管系统变异较大,同名牙的根管形态也不尽一致。由于增龄性变化及龋病等外源性疾病的影响,根管系统会有较大变化。显微镜下可以清晰显示髓室底、根管口及根管壁的情况。

（二）疏通钙化根管

显微镜下可见修复性和继发性牙本质的颜色较暗,呈黑色或褐色,高倍放大时,可见修复性牙本质中央处的根管。显微镜下引导机用器械、超声工作尖等精确切削修复性或继发性牙本质,避免根管偏移和根管壁穿孔的发生。

（三）预备和充填 C 形根管

在显微镜的直视下,使用小号锉及 5.25％ 的次氯酸钠结合超声冲洗彻底清理 C 形根管峡区,并通过垂直加压充填技术完成 C 形根管系统的充填。

（四）取出根管内分离器械

分离器械定位后,首先在显微镜下采用超声工作尖或 GG 钻等建立直线通路,暴露折断器械断端,采用超声工作尖建立旁路,震松后随水流取出。

（五）修补髓室底穿通和根管旁穿

使用显微镜精确定位穿孔及穿孔周围组织,将具有生物相容性的不可吸收性材料(如 MTA 等)修复穿孔。

（六）根管再治疗

在根管显微镜的辅助下,可以有效清除根管充填物和/或阻塞物,发现弯曲根管的台阶并修整,完成根管预备。

（七）制备根尖屏障

根尖狭窄破坏时不能建立根尖止点,常规方法难以完成根管充填。需要采用 MTA 等材料在显微镜下完成根尖段屏障制备,以有效封闭根尖孔。

（刘欣宇）

第七节 根管治疗后的牙体修复

一、根管治疗后前牙的修复

前牙根管治疗后的修复可因患牙的不同而有所不同。对于保存有大部分牙冠组织的前牙,可以利用复合树脂进行直接修复;对于外伤后仍保留有断裂牙冠的患牙,可以采用断冠再接术进行修复;对于牙体组织已经变色的前牙,可以采用贴面技术进行修复;而对于牙体组织严重缺损的患牙,可以利用纤维桩核技术进行修复。

（一）复合树脂直接修复

当前牙牙冠组织缺损在 1/2 以内时,可以采用复合树脂直接修复的方法。对于缺损超过

1/2 的前牙牙冠,由于进行了根管治疗,宽大的髓室及大量暴露的牙本质小管,使得树脂修复时可以获得比活髓牙更大的黏结面积和更好的固位形,此时也可以考虑直接复合树脂修复。

在复合树脂直接修复过程中,要考虑到美观和生物力学的要求,要尽量保留健康的牙体组织特别是唇面,对于薄弱的无基釉仍应尽量去除,以便增加修复体和牙体组织的抗析性。牙体缺损要制备短斜面,宽度可以在 1~2 mm,以保证树脂和牙体组织之间有足够的黏结面积,同时还可以形成良好的过渡,获得优秀的美学效果。牙体外形必须与同名牙对称,与邻牙协调,要有良好的邻接关系。牙体形态的修复,还要考虑到牙体的局部解剖结构,如近远中边缘、切角、唇面颈 1/3 凸度、发育沟等。

在修复过程中要准确选色。色彩三属性包括色相、明度、彩度。色相是色彩本身固有的颜色,如红、黄、蓝等颜色的名称。彩度是指色彩饱和的最高浓度或是纯净程度。明度指色彩的明亮程度。目前临床常用的比色法是视觉比色法,常用国际通用的 Vita 比色板作为比色参照系统,来确定牙的颜色。牙和树脂的颜色按照色相可以分为 A、B、C、D 系列,其中 A 代表红棕色,B 代表红黄色,C 代表灰色,D 代表红灰色。在每个系列中,又按其亮度与彩度的大小分为 1~4 等颜色标号。

选色应在治疗前进行,选色时速度要快,一般不超过 5 秒,以免视力疲劳,并注意第一视觉效应。选色时应与同名牙、邻牙尽可能一致。比色可根据比色板进行,也可利用复合树脂原材料进行比色。由于牙釉质与牙本质的透射率不同,天然牙的颜色来自牙内部而不是表面,如果一颗牙为 A3 色,实际上亮度高的釉质色只是 A1、A2 色,而相对较暗的牙本质则为 A3.5 或 A4 色。因此,选色时最好能够将釉质与牙本质分别选色,用不透明的"牙本质复合树脂"替代牙本质,用透明或半透明的"釉质复合树脂"替代牙釉质,切缘部分采用透明的复合树脂可以获得特殊效果,即"前牙分层修复"概念。

(二)贴面修复

1.复合树脂贴面

复合树脂贴面可分为直接贴面和间接贴面。直接贴面是利用复合树脂在口内直接进行患牙修复,将树脂完全覆盖患牙的唇侧,形成贴面。直接贴面不需要或者仅需要进行适当的牙体预备,并且修复体在使用一段时间后能重新修补及磨光,它还特别适用于青少年牙根发育未成熟的患牙。间接法贴面是利用成品化的树脂贴面进行适当磨改后,黏附于前牙牙面上;或者对患牙进行精细印模,在体外模型上利用复合树脂制备个性化的贴面并完全固化后,黏附于前牙牙面上。

2.瓷贴面

瓷贴面具有磨除牙体组织少、美观、耐磨耗、色泽稳定、边缘密合、对牙龈组织无刺激等优点,是前牙牙体美容修复中较受欢迎的一种方法。瓷贴面技术于 1983 年首次提出,根据制作方法不同分为烤瓷贴面、铸瓷贴面、铝瓷贴面、CAD/CAM 瓷贴面等,其中以烤瓷贴面和铸造陶瓷贴面最为多见。瓷贴面与牙体组织的黏结是瓷贴面成功的关键因素,氢氟酸、偶粘剂的出现和树脂黏结剂的发展大大提高了瓷贴面的黏结效果。Peumans 等的报道表明,瓷贴面 5 年成功率为 92%,10 年成功率为 64%。

(三)断冠再接

1964 年 Chosack 等首次提出断冠再接技术,随后有大量关于断冠再接术成功的临床报道。1995 年 Andreasen 等报道了 76 例学龄期儿童恒牙冠折的断冠再接修复,表明这一修复技术对外伤冠折有良好的修复效果。对于外伤冠折并保留可用折断端者可首选断冠再接术修复。

1. 断冠脱水对修复效果的影响

断片的脱水状况对断冠的成功黏结有重要的影响。断冠脱水时间越长再接后的黏结强度越弱。对断冠进行再水化可以增强断冠黏结的强度。Farik 等分析了断片脱水时间从 5 秒到 24 小时行断冠再接后的强度,发现断片脱水时间超过 1 小时后其黏结强度明显降低。对脱水 24 小时的断片置于生理盐水中再水化 1 天以后可以保证其原有的黏结强度(图5-5)。

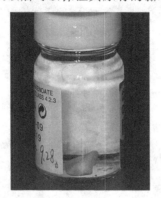

图 5-5　断冠的保存

2.黏结技术

自从断冠再接术应用于临床以来,出现了很多不同的黏结技术,常见的主要有以下几种。

(1)釉质斜面技术:在断片和牙冠上预备釉质斜面,通过改变釉柱方向使酸蚀更加有效以提高黏结效果,并可提高短期美学效果。釉质斜面的制备有两种方式:一种是环绕整个冠折区360°制备;另一种是只在舌侧面断缘进行预备。

(2)V 形釉质内沟技术:在断缘的釉质层内制备 V 形的沟槽,以容纳黏结树脂材料。该技术同样也可以用于牙本质层内。由于前牙釉质层厚度有限使该技术的操作难度增加。

(3)外部肩台技术:上述几种技术在黏结之前对患牙和断片进行了釉质和/或牙本质的预备可能会导致患牙和断片间精确对位的丧失,使得断片很难确定其正确的位置。有学者提出在断片和患牙对位黏结后再在冠折线部位用金刚砂钻针制备外部肩台,特别是冠折线在黏结一周后仍清晰可见的情况下,一方面可以增大黏结的强度,另一方面也可改善美学效果。

(4)Overcontour 技术:黏结后在唇面用金刚砂针在冠折线切方和根方各 2.5 mm 范围内磨除约 0.3 mm,然后用薄树脂层恢复牙外形。对于黏结后冠折线仍然明显的患牙有很好的效果,并避免了磨除过多的牙体组织。但因树脂变色可能会影响长期的美学效果。

(5)直接黏结技术:近年来随着疏水黏结剂的发展,有学者试图在不进行任何牙体预备的情况下而直接对断片进行黏结。

3.预后

断冠再接的强度和稳定性目前还缺乏长期的临床病例研究。Andreasen 等对 334 例断冠再接病例的长期研究发现,2.5 年和 7 年的成功率分别为 50% 和 25%。有学者比较了直接修复和断冠再接两种修复技术,5 年后断冠再接在美观和强度等方面都明显优于直接修复技术。

(四)纤维桩、树脂核、冠修复

当牙冠缺损超过 2/3 后,复合树脂修复不能获得足够的固位力,临床上常需要用根管桩增加修复体的固位,利用桩核冠系统进行修复。纤维桩与传统的金属桩相比,具有如下优势:①强度和弹性模量更接近牙本质,并且可以通过树脂类黏结剂,与牙本质之间达到很强的黏结效果,降低了根折的危险性,有利于保护剩余牙体组织;②纤维桩颜色透光性好,能够反射牙体组织的自然色泽,减少了透射阴影;③抗腐蚀,不影响磁共振等影像检查;④使用时就诊次数少,操作简单方便,提高了医师的效率;⑤相对易于去除。因此纤维桩在前牙修复中得到越来越广泛的应用。

1.纤维桩的组成和分类

纤维桩是在环氧树脂聚合基质中加入各种无机或有机纤维,纤维沿着桩的长轴呈单一方向紧密排列,直径为 $6\sim8~\mu m$,约占桩体积的 60%,环氧树脂聚合基质约占桩体积的 40%。环氧树脂聚合基质具有高度的转化性和高度交联结构,通过其赋予纤维相同的张力,使纤维桩具有物理性能上的高强度。

根据加入的纤维不同,可将纤维桩分为碳纤维桩、玻璃纤维桩、石英纤维桩及聚乙烯纤维直接增强的树脂桩等。前牙修复通常采用透光性能好的玻璃纤维桩和石英纤维桩(图5-6)。

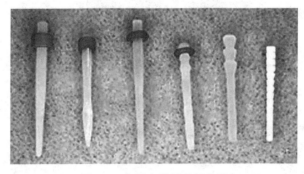

图 5-6　市面上常见的纤维桩

2.纤维桩的物理性能

(1)纤维桩的机械强度:虽然有学者认为,相同直径的碳纤维桩的强度要低于同等直径的不锈钢桩,但大部分研究还是证实纤维桩的强度与金属桩相似甚至更好。Sidor 等实验证明纤维桩的抗弯曲强度和抗拉伸强度比同直径的金属桩大,因此有比金属桩更好的抗疲劳能力。Nishimura 等对不同桩核系统修复上颌中切牙的断裂负荷值和断裂模式进行了实验研究。结果表明:纤维桩树脂核在静止加载的情况下,其断裂负荷值与预成金属桩和铸造金属桩核在同一水平,但是纤维桩树脂核的断裂模式往往具有可修复性,有利于保护剩余牙体组织;金属桩核更容易引起根部折断,说明纤维树脂桩核不但具有较高的强度,而且其断裂模式也正是人们所期待的可修复性,根折发生率低。

纤维桩的失败模式是桩断裂,而金属桩的失败模式往往是根部折断(图5-7)。提示纤维桩具有更好的抗弯曲强度,是更为理想的根管桩材料。

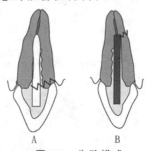

图 5-7　失败模式

A.纤维桩为桩的颈部断裂;B.金属桩应力集中位于根尖部,导致根折

（2）弹性模量。桩材料的弹性模量大于牙本质的弹性模量是引起根折的重要原因之一。桩材料的弹性模量在接近或稍大于天然牙本质的弹性模量时，才能使应力沿着根管牙本质均匀分布，防止牙根的破坏。天然牙本质的弹性模量大约为 18 GPa，金属桩的弹性模量为 150～210 GPa而碳纤维桩的弹性模量为 21 GPa，玻璃纤维桩的弹性模量比碳纤维桩略低，因此与金属桩相比，纤维桩的弹性模量更接近天然牙本质。

Akkayan 等对使用桩核修复的患牙进行力学分析证实，当承受负荷时，牙根的冠 1/3 部位应力最为集中，特别是桩与牙体组织界面处，因两者弹性模量不同，应力更容易集中。当受到较大作用力时，弯曲应力超过一定的数值，金属桩将不再随着牙的弹性变形，杠杆作用会使桩和根管壁之间由原来充分的面接触变成点接触，应力直接传导至桩与牙本质的接触点，从而在根管内造成局部应力峰值的出现，这些应力峰值可能会导致根折等最终引起修复失败。在使用纤维桩时，应力能沿着根管壁均匀传导，减少应力集中，而且碳纤维桩可以随着外部力量的变化而改变它们在桩内部的方向，从而降低应力，有效地降低了根折的发生。

3.纤维桩的应用要点

（1）纤维桩的长度选择：纤维桩长度的选择类似于普通桩的选择原则（图 5-8）如下。①对于长根牙，桩的长度应该为根长的 3/4；②对于一般长度牙根，桩应该延伸至根尖部保留 4～5 mm 牙胶；③桩核根方长度大于冠方长度；④桩在骨内的长度大于根在骨内长度的 1/2。

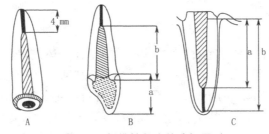

图 5-8 纤维桩长度的选择原则

A.根尖部保留 4～5 mm 牙胶；B.桩核根方长度大于冠方长度（b＞a）；

C.桩在骨内的长度大于根在骨内长度的 1/2（a＞1/2b）

（2）纤维桩的直径选择：Krupp 等认为桩的长度是影响固位的重要因素，而桩的直径是次要因素。Mattsion 发现随着桩直径增加，牙的应力也增加。Trabert 等实验发现桩直径增加后降低了患牙的抗折力。一般认为桩的直径不超过根牙直径的 1/3。桩道预备时，应根据牙根直径的大小选择合适的预备器械，防止过度预备导致根管侧穿。

（3）桩冠修复的时机：临床试验研究显示根管治疗后立即预备桩道，根管充填材料无明显渗漏。Bourgeois 等认为当根管内保留 4 mm 的牙胶时，即刻预备和 1 周后预备无显著差异。由于树脂黏结可以提供更好的根尖封闭，因此根管治疗后可以即刻去除牙胶进行桩道预备。

（4）纤维桩的黏结材料：纤维桩的黏结包括两个界面，即纤维桩－黏结剂界面和黏结剂－牙本质界面。目前常用的黏结材料包括磷酸锌、聚羧酸锌、玻璃离子、树脂加强型玻璃离子和复合树脂等。由于纤维桩属于被动式黏结固位，其固位力主要依赖于黏结剂，其次就是桩就位后与根管壁尽可能密合。因此黏结剂自身黏结力的大小对纤维桩的固定效果至关重要。Ohlmann 等指出，采用树脂黏结剂黏结纤维桩可以提高黏结力，对桩进行一定的化学处理和采用自固化黏结系统可以提高黏结的拉伸强度。Sahmali 等用不同种类的黏结剂黏结碳纤维桩，测其拉伸黏结强度，结果树脂类黏结组显著高于玻璃离子组。其原理是纤维桩的环氧树脂基质，可与黏结剂形成化学黏结,同时树脂黏结剂向脱矿的牙本质中渗透,致树脂突和黏结性侧支形成,使黏结剂－牙本质之间形成微机械嵌合。

(5)纤维桩核材料的选择:纤维桩的上部核结构材料包括复合树脂、树脂加强型玻璃离子及玻璃离子等。实验表明复合树脂作为核材料比玻璃离子或银汞材料具有更强的固位力和抗折力。复合树脂可以通过黏结材料与牙体组织黏结,其颜色与牙相近。当使用玻璃纤维桩或石英纤维桩及全瓷冠进行美学修复时,采用复合树脂核,能达到非常好的美观效果和半透明特性。

(6)牙本质肩领:当牙冠、桩核等修复体包绕在牙本质肩领周围时,牙根可产生抗力效应,降低牙根内的综合应力,减轻牙颈部应力集中,即箍效应。研究证实具有此结构的桩核修复体比传统修复体抗折性能有明显提高。不同肩领高度的抗折性能:2 mm>0.5 mm>无肩领组。

(7)纤维桩、树脂核、冠修复过程。该过程主要包括:①根管预备;②试桩;③根管壁处理;④涂粘结剂;⑤光照固化;⑥完成树脂核;⑦全冠修复。

二、根管治疗后后牙的修复

目前认为,牙体组织缺损是影响后牙根管治疗后患牙修复效果的最关键因素。因此,临床医师在对患牙进行治疗之前,应该做一个综合评价。后牙经根管治疗后,如果仅有小范围的牙体缺损,可以采用复合树脂直接修复。但是如果牙体缺损较多,剩余牙体组织薄弱,就需要根据具体情况选用嵌体、冠或桩冠等修复。

(一)复合树脂直接修复

在过去10多年里,由于现代牙色材料的发展,黏结性能的改进,强度的提升,牙体修复的概念发生了根本性转变,特别是在保留更多牙体组织结构的基础上使黏结技术得到了广泛的应用,牙体修复学进入了"黏结牙科学"的新时代。牙色修复材料即复合树脂的黏结性修复可以最大限度地保留原有的牙体组织,使其生物力学、组织结构、色彩学和光学视觉等接近原有的天然牙,这种修复方法正是基于保守和生物学性能这两个原则之上。当然,较大牙体缺损行复合树脂直接充填后,会出现固化收缩、边缘微渗漏、磨损或抗折性能不足等问题。

复合树脂修复应选用分层充填技术,它包含分层充填和分色充填。分层充填对于减少收缩应力,改善边缘密合度具有重要意义。在分层充填时,树脂的填压需紧密,否则在各层之间易存留气泡形成微小间隙,第一层厚度<1 mm,以后每层厚度<2 mm。分色充填有相应的牙本质色和牙釉质色树脂。直接复合树脂黏结修复的成功与否取决于患者的选择,窝洞的位置和大小,树脂材料的选择,精确的操作等。

(二)嵌体修复

嵌体是指用直接或间接的方法将修复材料制备成与窝洞相适应的固体团块,在体外经固化处理后黏固于窝洞中的一种牙体修复技术。目前随着高黏结强度、低渗漏黏结材料的普遍应用,以及专用的后牙树脂和嵌体树脂的应用,能够为嵌体修复方式提供足够的固位力和抗力。现代牙体修复学的发展,逐渐出现了牙体缺损修复的嵌体化趋势。

有学者对上颌第一前磨牙根管治疗后瓷嵌体、高嵌体、全冠及复合树脂充填4种修复方式的应力进行了比较,发现全瓷MOD高嵌体在预防牙折方面优于其他修复方式,更适合修复根管治疗后的上颌前磨牙。Lin等研究了上颌第二前磨牙大面积缺损的标准MOD嵌体修复,认为辅助固位槽沟设计能够增加修复体与牙体之间的固位力,可应用于经常受到侧向咬合力的前磨牙。通过对不同材料进行研究发现,用后牙树脂、通用树脂、陶瓷和Co-Cr合金制作的嵌体修复根管治疗后的后牙缺损,在垂直加载时,牙体应力分布趋势相似,应力集中在加载处(即中央窝),并向颊舌侧递减,45°加载时树脂材料嵌体的应力明显低于陶瓷和合金的修复体。

复合树脂嵌体的特点包括:①树脂固化聚合均匀完全;②树脂固化收缩被转移到体外,消除了收缩应力对修复体与牙界面的影响,提高了修复体的边缘密封性,减少微渗漏;③体外处理提高了单体转化率,物理机械性能得以提高;④可使患牙缺损区得到最佳的解剖外形和邻接点修复,可以更好地恢复咬合接触关系;⑤树脂嵌体和瓷嵌体具有更好的美学性能。由于采用了二期处理,复合树脂嵌体的极限强度即抗应变能力得到了大幅提高,其中包括径向抗张强度、抗弯强度、抗冲击强度、抗压强度、抗折裂强度等参数。Irie证实二期处理提高了复合树脂的抗压性和抗弯曲强度。Anhart等对复合树脂嵌体和瓷嵌体的临床效果进行了观察,发现前者2年成功率为90%,后者2年成功率为100%。

Naeselius等对91名患者130颗后牙全瓷高嵌体的使用寿命进行了调查,经过4年时间有59名患者的81颗全瓷高嵌体仍可追踪:75颗(93%)全瓷高嵌体仍在正常发挥功能;6颗全瓷高嵌体(7.3%)修复失败,其中1颗由于产生继发龋造成修复体脱落,5颗由于修复体折裂而失败,并且全部失败病例均发生于磨牙。Felden对287颗全瓷嵌体和全瓷MOD高嵌体修复体进行了7年的跟踪调查,总的保存率为94%,年均失败率为0.8%。

研究显示树脂嵌体、瓷嵌体修复术可以降低由于牙尖水平位移产生的应力,一定程度上防止牙尖的折裂。对于经过根管治疗的后牙,在临床修复时可以考虑利用嵌体或者高嵌体对患牙进行保护,减少牙体组织的破坏,恢复患牙的美观和功能。

(三)桩核修复

目前临床上使用率最高的根管治疗后患牙的修复方法是全冠修复。对于大多数经过根管治疗后的患牙,由于龋坏、牙体预备等磨除大量的牙体组织,需要利用桩核冠系统来提供固位和支持,完成牙体恢复,获得良好的疗效。

长期以来,临床上主要用成品金属螺纹桩核、银汞合金桩核、金属铸造桩核来恢复牙体高度和基本外形,为后期冠修复提供固位。成品金属螺纹桩核由于密合性差,容易脱落,临床已较少使用。金属铸造桩核由于具有较好的物理性能和机械性能,并且可以获得与根管壁较高的适合性,目前仍在临床上应用,但是其弹性模量远远高于牙体组织,容易导致局部应力集中,引发根折。近年来纤维桩由于其美观性好,耐腐蚀、生物相容性好,弹性模量与牙体组织接近,受到载荷时应力分布均匀,同时易于二次修复,是目前较常用的桩核材料。Jung等比较了铸造金属桩、预成金属桩、纤维桩和铸瓷桩4种桩核材料修复根管治疗后患牙的抗折性能,结果显示纤维桩和铸瓷桩的折裂模式比较理想,有利于再治疗。Salameh分析了根管治疗后下颌磨牙使用或不使用纤维桩,随后全冠修复时患牙抗折性和折裂模式的变化,发现在没有使用纤维桩的情况下,全冠修复体可以承受一定的垂直负荷,其破坏时会出现烤瓷冠和树脂核的结构破坏,部分患牙还出现牙体组织折裂;而加有纤维桩核的烤瓷冠修复,在加载一定的垂直负荷时,主要出现崩瓷或者烤瓷冠破裂,牙体组织并不出现破坏。因此,对于根管治疗后的后牙在冠修复之前,需要进行纤维桩核的准备。有研究表明使用纤维桩恢复的患牙,32个月的成功率可以达到98%,4年成功率可以达到95%。

桩核系统的密封性对于根管治疗和牙体修复的最终成功至关重要。Jung等比较了动态负载下铸造金属桩、预成金属桩、纤维桩和铸瓷桩的微渗漏情况,发现铸造金属桩微渗漏最严重,而纤维桩和铸瓷桩的微渗漏较小。研究表明,用同种黏结材料黏结的铸造桩和纤维桩之间,微渗漏未见明显差别;而用不同黏结剂黏结的桩钉,微渗漏量有显著差别,如用树脂黏结剂黏结的桩钉,其微渗漏值显著低于用玻璃离子和磷酸锌黏结者。

纤维桩能够获得良好的密闭性与选择合适的黏结剂和其自身的黏结性能有关。纤维桩一般采用树脂类黏结剂,黏结时包括两个界面,即纤维桩—黏结剂界面和黏结剂—牙本质界面。纤维桩被树脂包绕,可与黏结剂形成化学结合;黏结剂和牙本质之间是微机械嵌合作用,树脂向脱矿的牙本质中渗透,形成树脂突和黏结性侧支。研究表明由于全酸蚀系统可以形成更多的树脂突和树脂牙本质交互渗透区,因此三步法黏结系统的黏结强度高于一步法系统。Bell 等将玻璃纤维桩、碳纤维桩和成品钛桩分别利用树脂黏结剂黏结入 1 mm、2 mm、4 mm 的牙本质小洞内,直径均为 1.5 mm,加力后观察黏结情况的变化发现:玻璃纤维桩具有最好的黏结效果。Sahmali 等利用不同种类的黏结剂黏结碳纤维桩,并测试其微拉伸强度,证实树脂类黏结剂的微拉伸强度显著高于玻璃离子。

对于一些根管治疗难度大、经济条件有限、有良好的髓室固位等患牙,银汞合金桩核修复技术也是一种可以选择的方法。银汞合金桩核可以充分利用根管和髓室倒凹产生良好的固位,抵抗各种方向的咬合力,同时银汞合金可以与剩余的牙体组织产生良好的封闭效果,从而取得较理想的临床效果。近年有学者提出黏结银汞合金桩核,即利用银汞合金黏结剂加强其固位和防止微渗漏。Nayyar 报道了 400 例患者的随访情况,其中大部分在银汞合金桩核外制备了全冠,4 年后随访 100% 成功。国内学者报道了 62 例患者的随访情况,在 1 年内修复体保存率及临床可接受率为 100%;全冠及桩核无松动,边缘密合,可发挥正常的咀嚼功能,根尖 X 线片未显示根折及桩折,银汞合金桩与根管壁、根端牙胶紧密接触。关于银汞合金桩在根管内的长度以多长为宜,Nayyar 认为可在 2~4 mm,以 4 mm 较好;多数学者也主张 4 mm,而 Plasmans 认为应该是 3 mm。

总之,后牙进行根管治疗后利用桩核系统、全冠修复,或利用高嵌体进行修复,均能获得良好的美学效果和生物力学性能,可以减少拔牙,提高根管治疗后的患牙特别是残根残冠的保存。

(刘欣宇)

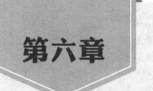

第六章　其他牙体牙髓疾病

第一节　磨　牙　症

睡眠时有习惯性磨牙或清醒时有无意识的磨牙习惯称为磨牙症。

一、病因

磨牙症的病因虽然至今尚未明确，但与下列因素有关。

(一)精神因素

口腔具有表示紧张情绪的功能。患者的惧怕、愤怒、敌对、抵触等情绪，若因某种原因难以表现出来，这些精神因素，特别是焦虑、压抑、情绪不稳等可能是磨牙症病因的重要因素之一。

(二)𬌗因素

神经紧张的个体中，任何𬌗干扰均可能是磨牙症的触发因素。磨牙症患者的𬌗因素多为正中𬌗早接触，即牙尖交错位𬌗干扰，以及侧方𬌗运动时非工作侧的早接触。临床上，用调𬌗的方法也能成功地治愈部分磨牙症。𬌗因素是口腔健康的重要因素，但是否为引起磨牙症的媒介尚有争议。

(三)中枢神经机制

目前，有趋势认为磨牙与梦游、遗尿、噩梦一样，是睡眠中大脑部分唤醒的症状，是一种与白天情绪有关的中枢源性的睡眠紊乱，由内部或外部的、心理或生理的睡眠干扰刺激所触发。

(四)全身其他因素

与寄生虫有关的胃肠功能紊乱、儿童营养缺乏、血糖血钙浓度、内分泌紊乱、变态反应等都可能成为磨牙症的发病因素。有些病例表现有遗传因素。

(五)职业因素

汽车驾驶员、运动员，要求精确性较高的工作，如钟表工，均有发生磨牙症的倾向。

二、临床表现

患者在睡眠时或清醒时下意识地做典型的磨牙动作，可伴有嘎嘎响声。磨牙症可引起牙齿𬌗面和邻面的严重磨损，可出现牙磨损并发的各种病症。顽固性磨牙症会导致牙周组织破坏、牙齿松动或移位、牙龈退缩、牙槽骨丧失。磨牙症还能引起颞下颌关节功能紊乱症、颌骨或咀嚼肌的疲劳或疼痛、面痛、头痛并向耳部、颈部放散。疼痛为压迫性和钝性,早晨起床时尤为显著。

三、治疗原则

(一)除去致病因素

心理治疗,调𬌗,治疗与磨牙症发病有关的全身疾病等。

(二)对症治疗

治疗因磨损引起的并发症。

(三)其他治疗

对顽固性病例应制作𬌗垫,定期复查。

(李中孝)

第二节 酸 蚀 症

酸蚀症是牙齿受酸侵蚀,硬组织发生进行性丧失的一种疾病。20世纪,酸蚀症主要指长期与酸雾或酸酐接触的工作人员的一种职业病。随着社会进步和劳动条件的改善,这种职业病明显减少。近十几年来,饮食习惯导致的酸蚀症上升,由饮食酸引起的青少年患病率增高已引起了人们的重视。反酸的胃病患者,牙齿亦可发生类似损害。

一、病因

酸蚀症的致病因素主要是酸性物质对牙组织的脱矿作用,而宿主的因素可以影响酸性物质导致酸蚀症的作用。有发病情况的调查研究发现无论饮食结构如何,酸蚀症仅发生于易感人群。

(一)酸性物质

1.饮食酸

酸性饮料(如果汁和碳酸饮料)的频繁食用,尤其是青少年饮用软饮料日趋增加。饮食酸包括果酸、柠檬酸、碳酸、乳酸、醋酸、抗坏血酸和磷酸等弱酸。酸性饮料pH常低于5.5,由于饮用频繁,牙面与酸性物质直接接触时间增加导致酸蚀症。

2.职业相关酸性物质

工业性酸蚀症曾经发生在某些工厂,如化工、电池、电镀、化肥等工厂空气中的酸雾或酸酐浓度超过规定标准,致使酸与工人牙面直接接触导致职业性酸蚀症。盐酸、硫酸和硝酸是对牙齿危害最大的三类酸。其他酸,如磷酸、醋酸、柠檬酸等,酸蚀作用较弱,主要集聚在唇侧龈缘下釉牙骨质交界处或牙骨质上。接触的时间越长,牙齿破坏越严重。与职业相关的酸蚀症,如游泳运动员在氯气处理的游泳池中游泳,因为Cl_2遇水产生HClO和HCl,可发生牙酸蚀症;还如职业品酒员因频繁接触葡萄酒(pH 3～3.5)发生酸蚀症等。

3.酸性药物

口服药物,如补铁药、口嚼维生素C、口嚼型阿司匹林及患胃酸缺乏症的患者用的替代性盐酸等的长期服用均可造成酸蚀症。某种防牙石的漱口液(含EDTA)也可能使牙釉质表面发生酸蚀。

4.胃酸

消化期胃液含 0.4％盐酸。胃病长期反酸、呕吐及慢性酒精中毒者的胃炎和反胃均可形成后牙舌面和腭面的酸蚀症,有时呈小点状凹陷。

(二)宿主因素

1.唾液因素

口腔环境中,正常分泌的唾液和流量对牙表面的酸性物质有缓冲和冲刷作用。如果这种作用能够阻止牙表面 pH 下降到 5.5 以下,可以阻止牙酸蚀症发生。如果唾液流率和缓冲能力降低,如头颈部放疗、唾液腺功能异常或长期服用镇静药、抗组胺药等,则牙面接触酸性物质发生酸蚀症的可能性就更大。

2.生活方式的改变

酸性饮食增多的生活习惯,尤其是在儿童时期就建立的习惯,或临睡前喝酸性饮料的习惯是酸蚀症发生的主要危险因素。剧烈的体育运动导致脱水和唾液流率下降,加上饮用酸性饮料可对牙造成双重损害。

3.刷牙因素

刷牙的机械摩擦作用加速了牙面因酸脱矿的牙硬组织缺损,是酸蚀症形成的因素之一。对口腔卫生的过分关注,如频繁刷牙,尤其是饭后立即刷牙,可能加速酸蚀症的进展。

4.其他因素

咬硬物习惯或夜磨牙等与酸性物质同时作用,可加重酸蚀症。

二、临床表现

前牙唇面釉质的病变缺损(以酸性饮料引起的酸蚀症为例)可分为 5 度(图 6-1)。

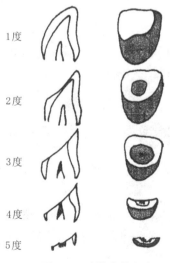

1度

2度

3度

4度

5度

图 6-1　酸蚀症的程度

1度:仅牙釉质受累。唇、腭面釉质表面横纹消失,牙面异样平滑、呈熔融状、吹干后色泽晦暗;切端釉质外表熔融状,咬合面牙尖圆钝、外表熔融状、无明显实质缺失。

2度:仅牙釉质丧失。唇、腭面牙釉质丧失、牙表面凹陷、凹陷宽度明显大于深度;切端沟槽样病损;咬合面牙尖或沟窝的杯口状病损。

107

3度:牙釉质和牙本质丧失,牙本质丧失面积小于牙表面积的1/2。唇、腭面牙釉质牙本质丧失、切端沟槽样病损明显、唇面观切端透明;咬合面牙尖或沟窝的杯口状病损明显或呈弹坑状病损。

4度:牙釉质和牙本质丧失,牙本质丧失面积大于牙表面积的1/2。各牙面的表现同3度所描述,范围扩大加深,但尚未暴露继发牙本质和牙髓。

5度:①釉质大部丧失,牙本质丧失至继发牙本质暴露或牙髓暴露,牙髓受累。②酸蚀患牙对冷、热和酸刺激敏感。③酸蚀3～4度已近髓腔或牙髓暴露,可继发牙髓炎和根尖周病。④与职业有关的严重患者,牙感觉发木、发酸,并可伴有其他口腔症状,如牙龈出血、牙齿咀嚼无力、味觉减退,以及出现全身症状,如结膜充血、流泪、畏光、皮炎、呼吸道炎症、嗅觉减退、食欲缺乏、消化障碍。

三、防治原则

(一)对因治疗
改变不良的生活习惯、改善劳动条件、治疗有关的全身疾病。

(二)个人防护
与职业有关的患者使用防酸口罩,定期用3%的小苏打溶液漱口,用防酸牙膏刷牙。

(三)对症治疗
对牙齿敏感症、牙髓炎和根尖周病的治疗。

(四)牙体缺损
可用复合树脂修复或桩冠修复。

(李中孝)

第三节 牙 隐 裂

未经治疗的牙齿硬组织由于物理因素的长期作用而出现的临床不易发现的细微裂纹,称为牙微裂,习惯上称牙隐裂。牙隐裂是导致成年人牙齿劈裂,继而牙齿丧失的一种主要疾病。

一、病因

(一)牙齿结构的薄弱环节
正常人牙齿结构中的窝沟和釉板均为牙齿发育遗留的缺陷区,不仅本身的抗裂强度最低,而且是牙齿承受正常𬌗力时应力集中的部位,因此是牙隐裂发生的内在条件。

(二)牙尖斜面牙齿
在正常情况下,即使受到应力值最小的0°轴向力时,由于牙尖斜面的存在,在窝沟底部同时受到两个方向相反的水平分力作用,即劈裂力的作用。牙尖斜度越大,所产生的水平分力越大。因此,承受力部位的牙尖斜面是隐裂发生的易感因素。

(三)创伤性𬌗力
随着年龄的增长,可由于牙齿磨损不均出现高陡牙尖,正常的咀嚼力则变为创伤性𬌗力。原来就存在的窝沟底部劈裂力量明显增大,致使窝沟底部的釉板可向牙本质方向加深加宽,这是微裂纹的开始。在殆力的继续作用下,裂纹逐渐向牙髓方向加深。创伤性殆力是牙隐裂发生的重要致裂因素。

(四)温度作用

釉质和牙本质的膨胀系数不同,在长期的冷热温度循环下,可使釉质出现裂纹。这点可解释与咬合力关系较小的牙面上微裂的发生。

二、病理

隐裂起自窝沟底或其下方的釉板,随殆力作用逐渐加深。牙本质中微裂壁呈底朝殆面的三角形,其上牙本质小管呈多向性折断,有外来色素与荧光物质沉积。该陈旧断面在微裂牙完全劈裂后的裂面上,可与周围的新鲜断面明显区分。断面及其周边常可见牙本质暴露和并发龋损。

三、临床表现

(1)牙隐裂好发于中老年患者的磨牙殆面,以上颌第1磨牙最多见。

(2)最常见的主诉为较长时间的咀嚼不适或咬合痛,病史长达数月甚至数年。有时咬在某一特殊部位可引起剧烈疼痛。

(3)隐裂的位置磨牙和前磨牙殆面细微微裂与窝沟重叠,如磨牙和前磨牙的中央窝沟,上颌磨牙的舌沟,向一侧或两侧延伸,越过边缘嵴。微裂方向多为殆面的近远中走行,或沿一主要承受颌力的牙尖,如上颌磨牙近中舌尖附近的窝沟走行。

(4)检查所见患牙多有明显磨损和高陡牙尖,与对颌牙咬合紧密,叩诊不适,侧向叩诊反应明显。不松动但功能动度大。

(5)并发疾病微裂纹达牙本质并逐渐加深的过程,可延续数年,并出现牙本质过敏症、根周膜炎、牙髓炎和根尖周病。微裂达根分歧部或牙根尖部时,还可引起牙髓-牙周联合病变,最终可导致牙齿完全劈裂。

(6)患者全口殆力分布不均,患牙长期殆力负担过重,即其他部位有缺失牙、未治疗的患牙或不良修复体等。

(7)X线检查可见到某部位的牙周膜间隙增宽,相应的硬骨板增宽或牙槽骨出现X线透射区,也可以无任何异常表现。

四、诊断

(一)病史和早期症状
表现为较长期的咬合不适和咬在某一特殊部位时的剧烈疼痛。
(二)叩诊
分别对各个牙尖和各个方向的叩诊可以帮助患牙定位,叩痛显著处则为微裂所在位置。
(三)温度测试
当患牙对冷敏感时,以微裂纹处最显著。
(四)裂纹的染色检查
2%～5%碘酊溶液或其他染料类药物可使已有的裂纹清晰可见。

(五)咬楔法

将韧性物,如棉签或小橡皮轮,放在可疑微裂处作咀嚼运动时,可以引起疼痛。

五、防治原则

(一)对因治疗

调整创伤性𬌗力,调磨过陡的牙尖。注意全口的𬌗力分布,要尽早治疗和处理其他部位的问题,如修复缺失牙等。

(二)早期微裂的处理

微裂仅限于釉质或继发龋齿时,如牙髓尚未波及,应作间接盖髓后复合树脂充填,调𬌗并定期观察。

(三)对症治疗

出现牙髓病、根尖周病时应做相应处理。

(四)防止劈裂

在做牙髓治疗的同时,应该大量调磨牙尖斜面,永久充填体选用复合树脂为宜。如果微裂为近远中贯通型,应同时作钢丝结扎或戴环冠,防止牙髓治疗过程中牙冠劈裂。多数微裂牙单用调𬌗不能消除劈裂性的力量,所以在对症治疗之后,必须及时做全冠保护。

（李中孝）

第四节　牙本质过敏症

牙本质过敏症是指牙齿上暴露的牙本质部分受到机械、化学或温度刺激时,产生一种特殊的酸、软、疼痛的症状。

一、病因与机制

(一)牙本质的迅速暴露

因磨损、酸蚀、楔状缺损、牙周刮治及外伤等原因导致牙本质迅速暴露,而修复性牙本质尚未形成。此时,由于牙髓神经末梢穿过前期牙本质层分布在牙本质中,直达釉牙本质界;牙本质内的造牙本质的细胞突亦从牙髓直达釉牙本质界,并可延伸到釉质内部,形成釉梭;当牙本质暴露后,外界刺激经由神经传导或牙本质小管内的流体动力传导,可立即引起疼痛症状,故牙齿出现对机械、化学、温度刺激后的特殊敏感症状。牙本质过敏症状可自行缓解。

(二)全身应激性增高

当患者身体处于特殊状况时,如神经官能症患者、妇女的月经期和妊娠后期或抵抗力降低时,神经末梢的敏感性增高,使原来一些不足以引起疼痛的刺激亦引起牙齿过敏症;当身体情况恢复正常之后,敏感症状消失。

二、临床表现

主要表现为激发痛,刺激除去后,疼痛立即消失,其中以机械刺激最为显著。诊断时可用探针尖在牙面上寻找 1 个或数个敏感点或敏感区,引起患者特殊的酸、软、痛症状。敏感点可发现在 1 个牙或多个牙上。在殆面牙本质界或牙颈部釉牙骨质界处最多见。

牙本质敏感指数,根据机械探测和冷刺激敏感部位的疼痛程度分为 4 度:0 度,无痛;1 度,轻微痛;2 度,可忍受的痛;3 度,难以忍受的痛。

三、治疗原则

(1)治疗相应的牙体疾病,覆盖暴露的牙本质。

(2)调磨过高的牙尖。

(3)敏感部位的脱敏治疗:①殆面个别敏感点用麝香草酚熨热脱敏;②殆面多个敏感点或区,用碘化银、氨硝酸银或酚醛树脂脱敏;③牙颈部敏感区用含氟糊剂,如 75% 氟化钠甘油糊剂涂擦脱敏;④全口多个牙殆面或牙颈部敏感,可用氟离子和钙离子导入法脱敏。也可嘱患者自行咀嚼茶叶、生核桃仁或大蒜,前两者中含大量鞣酸,可使牙本质小管中的蛋白质凝固,从而起脱敏作用。或用含氟牙膏涂擦,均可收到一定脱敏效果。近年来,激光脱敏也已取得一定疗效。

(4)全身应激性增高引起的牙灰质过敏症,除局部处理外,可用耳穴刺激疗法。选用喉、牙、肾、神门、交感、心、皮质下等穴位。

(刘欣宇)

第五节　根　尖　周　病

根尖周病是指发生于根尖周围组织的炎症性疾病,又称根尖周炎,多为牙髓病的继发病,主要由根管内的感染通过根尖孔作用于根尖周组织引发的。

一、急性根尖周炎

急性根尖周炎(AAP)临床上以患牙及其周围组织肿痛为主要表现。可分为急性浆液性根尖周炎和急性化脓性根尖周炎。根据脓液相对集聚区域的不同,临床上急性化脓性根尖周炎可分为 3 个阶段:根尖周脓肿、骨膜下脓肿及黏膜下脓肿。

(一)诊断

急性根尖周炎各发展阶段的诊断要点见表 6-1。

表 6-1　急性根尖周炎各发展阶段的诊断要点

症状和体征	浆液期	根尖周脓肿期	骨膜下脓肿期	黏膜下脓肿期
疼痛	咬合痛	持续跳痛	极剧烈胀跳痛	咬合痛缓解
叩痛	(+)～(++)	(++)～(+++)	最剧烈(+++)	(++)～(+)
松动度	Ⅰ度	Ⅱ度～Ⅲ度	Ⅲ度	Ⅰ度
根尖区牙龈	无变化/潮红	小范围红肿	红肿明显,广泛	肿胀明显,局限
扪诊	不适	疼痛	剧烈疼痛+深波动感	轻痛+浅波动感
全身症状	无	无/轻	可有发热、乏力	消退

(二)鉴别诊断

急性根尖周脓肿与急性牙周脓肿的鉴别要点见表 6-2。

表 6-2　急性根尖周脓肿与急性牙周脓肿的鉴别要点

鉴别点	急性根尖周脓肿	急性牙周脓肿
感染来源	感染根管	牙周袋
病史	较长期牙体缺损史、牙痛史、牙髓治疗史	长期牙周炎病史
牙体情况	深龋洞、近期的非龋性疾病、修复体	一般无深及牙髓的牙体疾病
牙髓活力	多无	多有
牙周袋	无	深,迂回曲折
脓肿部位	靠近根尖部,中心位于龈颊沟附近	较近唇(颊)侧或舌(腭)侧牙龈缘
脓肿范围	较弥散	局限于牙周袋壁
疼痛程度	重	相对较轻
牙松动度	相对轻,病愈后牙恢复稳固	明显,消肿后仍很松动
叩痛	很重	相对较轻
X 线片表现	无明显异常表现,若患牙为慢性根尖周炎急性发作,根尖周牙槽骨显现透射影像	牙槽骨嵴破坏,可有骨下袋
病程	相对较长,脓液自根尖周向外排出的时间需 5~6 天	相对较短,一般 3~4 天可自溃

(三)治疗

急性根尖周炎的诊疗程序见图 6-2。

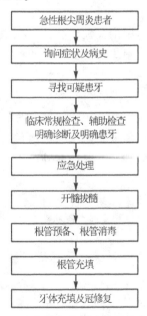

图 6-2　急性根尖周炎的诊疗程序

二、慢性根尖周炎

慢性根尖周炎(CAP)表现为炎症性肉芽组织的形成和牙槽骨的破坏。慢性根尖周炎一般没有明显的疼痛症状,病变类型可有根尖周肉芽肿、慢性根尖周脓肿、根尖周囊肿和根尖周致密性骨炎。

(一)诊断

1.症状

一般无明显的自觉症状,有的患牙可在咀嚼时有不适感,也有因牙龈出现脓包而就诊者。在临床上多可追问出患牙有牙髓病史、反复肿痛史或牙髓治疗史。

2.检查

(1)患牙可查到深龋洞、充填体或其他牙体硬组织疾病(图 6-3)。

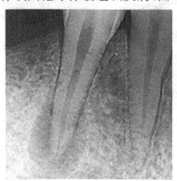

图 6-3 畸形中央尖导致慢性根尖周炎

X线检查显示右下第二前磨牙根尖周透射影

(2)牙冠变色,失去光泽。洞内探诊无反应,牙髓活力测验无反应。

(3)叩痛(一)或叩痛(±)。患牙一般无明显松动。

(4)有窦型慢性根尖周炎的窦道口多数位于患牙根尖部的唇、颊侧牙龈表面,也有开口于患牙舌、腭侧牙龈者,偶尔还可见开口位于远离患根处。此时应仔细检查找出正确的患牙,必要时可自窦道口插入诊断丝拍摄 X线示踪片以确定窦道的来源,避免将窦道口附近的健康牙误诊为患牙(图 6-4)。

(5)X线检查显示患牙根尖区骨质变化的影像(图 6-5)。不同的 X线影像有时可提示慢性根尖周炎的类型:①根尖部圆形透射影,直径<1 cm,边界清晰,周围骨质正常或稍显致密,多考虑为根尖周肉芽肿。②根尖区透射影边界不清楚,形状也不规则,周围骨质较疏松呈云雾状,多为慢性根尖周脓肿。③较小的根尖周囊肿在根尖片上与根尖周肉芽肿难以区别,大的根尖周囊肿可见有较大的圆形透影区,边界清楚,并有一圈由致密骨组成的阻射白线围绕(图 6-6)。④根尖周致密性骨炎表现为根尖部骨质呈局限性的致密阻射影像,无透射区,多见于下颌后牙。

(二)鉴别诊断

依据 X线检查结果对慢性根尖周炎进行诊断时,必须结合临床表现与非牙髓源性的根尖区病损相鉴别。例如,非牙源性的颌骨内囊肿和其他肿物在 X线片上的表现与各型慢性根尖周炎的影像,尤其是较大的根尖周囊肿的影像极为相似。这些疾病与慢性根尖周炎的主要区别是病变所涉及患牙的牙髓活力多为正常,仔细观察 X线片可分辨出根尖部牙周膜间隙与根尖周其他部位的牙周膜间隙是连续、规则的透射影像,患牙牙根可因压迫移位。必要时还可辅以口腔科锥体束CT进行诊断。

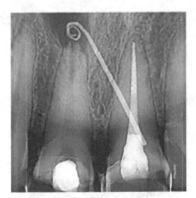

图 6-4　慢性根尖周炎

X 线示踪片显示指向右上中切牙根尖区透射影

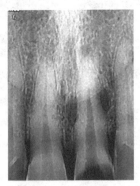

图 6-5　左上中切牙慢性根尖周炎合并牙根外吸收

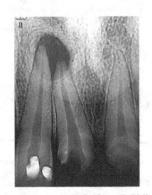

图 6-6　根尖周囊肿 X 线影像

(三)治疗

慢性根尖周炎的诊疗程序见图 6-7。

三、根管治疗

根管治疗术(RCT)是目前最有效、最常用的手段,它采用专用的器械和方法对根管进行清理、成形(根管预备),有效的药物对根管进行消毒灭菌(根管消毒),最后严密填塞根管并行冠方修复(根管充填),从而达到控制感染、修复缺损,促进根尖周病变的愈合或防止根尖周病变发生的目的。

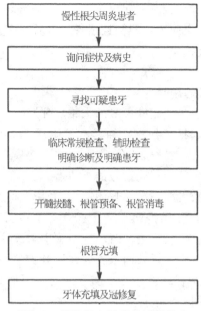

图 6-7 慢性根尖周炎的诊疗程序

四、治疗新进展

(一)镍钛器械根管预备技术

1.镍钛器械根管预备步骤

(1)手用 ProTaper 预备基本操作步骤。①根管入口疏通:根据 X 线检查粗估工作长度,用 10 号、15 号 K 锉疏通根管至距粗估长度3~4 mm 处。②根管入口预备:用 S_1、S_X 敞开根管中上段,距粗估工作长度3~4 mm 处,S_X 进入的深度不得超过 S_1。③确定工作长度:用 10 号、15 号 K 锉疏通根管至根尖狭窄处,确定精确工作长度。④根尖初步预备:用 S_1、S_2 依次达到工作长度,进行根尖初步预备。⑤预备完成:依次用 F_1、F_2、F_3 到达工作长度,完成根管预备;对于细小弯曲根管,可仅预备到 F_1 或 F_2。

(2)机用 ProTaper 器械预备法:实际上运用了手用器械预备法的原理,使用机用马达和专用手机预备。

2.注意要点

(1)正确选择适应证:钙化根管、有台阶形成的再治疗患者不要选用镍钛器械;对形态复杂的根管慎用镍钛器械。

(2)确定根管通畅:使用镍钛器械进行根管预备之前,先用手用不锈钢 K 锉疏通根管至 15 号。有学者建议最好疏通至 20 号锉。

(3)制备直线通路:在根管预备前,可用 G 钻或其他根管口成形器械敞开根管口,保证镍钛器械可循直线方向进入根管和根尖区。

(4)在临床运用中过度用力,是引起镍钛器械折断的主要原因之一。

(5)临床上每换一支器械常采用次氯酸钠和 EDTA 交替冲洗根管,用 15 号锉疏通根管,并保持根管的润滑,可降低器械折断的风险。

(6)每次使用前后均应清洁和仔细检查器械,一旦发现变形即应丢弃。

(7)记录并控制器械的使用次数：一般建议预备 4～5 颗磨牙或 30～40 个前牙、前磨牙根管后即应丢弃。如根管重度弯曲,应使用新器械且预备一次后即应丢弃。

(二)热牙胶垂直加压充填技术

1.操作步骤

(1)彻底干燥根管：隔离术区,用吸潮纸尖干燥根管。

(2)选择主牙胶尖：选择与主尖锉相同型号的大锥度牙胶尖。

(3)选择垂直加压器：至少选择 3 种直径的垂直加压器。一种能够达到距根尖部 3～4 mm 处,另外两种分别与根中 1/3 和根上段相适合。

(4)选择携热器：选择与主牙胶尖相同型号的携热器。

(5)放置主牙胶尖：将主牙胶尖蘸一薄层封闭剂,缓慢插入根管内至工作长度。

(6)充填根尖 1/3 和侧支根管：用携热器向下挤压牙胶并开启温度加热,直至距工作长度 4～5 mm 处停止加热,迅速取出携热器,退出时取出根管中上段的牙胶,垂直加压器加压。

(7)充填根管中上段：用注射式热牙胶向根管内注入牙胶后用垂直加压器压紧,每次注入根管内的长度为 3～5 mm。用乙醇棉球将残留在髓室内的封闭剂和牙胶清除,暂封,拍术后 X 线检查根充情况,最后永久充填(图 6-8)。

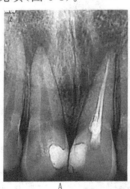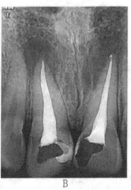

图 6-8　热牙胶垂直加压充填 X 线影像

A.上中切牙术前 X 线影像;B.上中切牙术后 X 线影像

2.注意要点

(1)根尖孔粗大的患者不建议选用热牙胶垂直加压充填。

(2)要求垂直加压器既能在根管内无妨碍地自由上、下运动,又不会接触根管壁,防止牙折。

(3)携热器每次在根管内加热过程持续不超过 3 秒。

(三)显微根管治疗技术

可在根管治疗的整个程序中使用手术显微镜,特别是在根管口的定位、钙化根管的疏通、变异根管的预备和充填、根管治疗失败后的再治疗、根管治疗并发症的预防和处理等方面,显微根管治疗较常规治疗技术更具优势(图 6-9、图 6-10)。

(四)显微根尖外科手术

1.适应证

(1)根管治疗或再治疗失败：①根管治疗失败且不适合根管再治疗,如患牙有良好的桩冠修复体、无法取出的折断器械或根管超填物、非手术治疗无法修补的根管侧穿等。②根管再治疗失败：根管再治疗后患牙症状持续或根尖透射影持续或扩大。

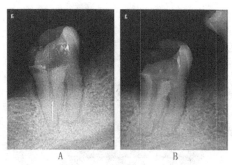

图 6-9 显微镜下取出根管内折断器械

A.X 线片示 37 根管内断针;B.X 线片显示断针取出

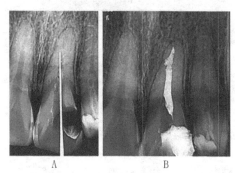

图 6-10 根管壁穿孔的修补

A.X 线检查示根管壁穿孔;B.X 线检查示穿孔修补后

(2)严重的根管解剖变异:牙根重度弯曲、根管重度钙化和根管分叉等解剖因素使根管治疗器械和充填材料无法到达根尖区。

(3)需要通过探查手术明确诊断。

(4)医源性因素治疗中出现过度超充、折断器械超出根尖孔等情况。

(5)囊肿。

2.禁忌证

(1)患者有严重的全身性疾病,如严重高血压、白血病、血友病、重度贫血、心内膜炎、风湿性心脏病、肾炎、有出血倾向疾病等。

(2)根尖周炎的急性期。

(3)严重的牙周病变,如牙周支持组织过少,牙周袋深或牙齿松动明显。

(4)患牙附近有重要的解剖结构,如上颌窦、下牙槽神经等,有损伤危险或可能带来严重后果者。

3.操作步骤

根尖外科手术的操作步骤见图 6-11。

(五)MTA 直接盖髓术

直接盖髓术是用药物覆盖牙髓暴露处,以保护牙髓、保存牙髓活力的方法。多用于外伤性和机械性露髓患牙的保髓治疗。

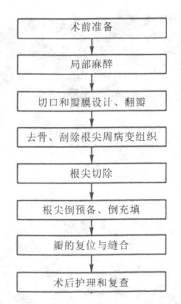

图 6-11　根尖外科手术的操作步骤

1.适应证

(1)根尖孔尚未发育完全,因机械性或外伤性露髓的年轻恒牙。

(2)根尖已发育完全,机械性或外伤性露髓,穿髓孔直径不超过 0.5 mm 的恒牙。

2.禁忌证

(1)龋源性露髓的乳牙。

(2)临床检查有不可复性牙髓炎或根尖周炎表现的患牙。

3.常用的盖髓剂

(1)氢氧化钙:传统盖髓剂。

(2)MTA:临床上作为盖髓剂用于直接盖髓术和活髓切断术。此外,MTA 还广泛用于髓室底穿孔修补、根管侧穿修补、根尖诱导成形、根尖屏障术和根尖倒充填等,具有良好的临床疗效。使用时将粉状 MTA 和蒸馏水以一定比例混合。

4.操作步骤

(1)制备洞形:可在局部麻醉下制备洞形。操作过程中,要求动作准确到位,避开穿髓孔,及时清除洞内牙体组织碎屑,以防止牙髓再感染。

(2)放置盖髓剂:用生理盐水缓慢地冲洗窝洞,严密隔湿下用消毒棉球拭干窝洞。将 MTA 覆盖于暴露的牙髓上,用氧化锌丁香油黏固剂封闭窝洞。

5.疗效观察

(1)患牙盖髓治疗 1~2 周后无任何症状且牙髓活力正常,可去除大部分暂封剂,保留厚约 1 mm 的氧化锌丁香油黏固剂垫底,再选用聚羧酸锌黏固剂做第二层垫底,复合树脂永久充填。

(2)患牙盖髓治疗 1~2 周后,若对温度刺激仍敏感,可继续观察 1~2 周,也可去除暂封物及盖髓剂,更换盖髓剂后暂封观察 1~2 周,症状消失行永久充填。更换药物时,应注意无菌操作,避免再次感染。

(3)患牙盖髓治疗后出现自发痛、夜间痛等症状,表明病情已向不可复性牙髓炎发展,应去除充填物,改行根管治疗。

（刘欣宇）

第七章　牙周疾病

第一节　牙龈病

一、菌斑性龈炎

菌斑性龈炎是仅与牙菌斑有关的牙龈炎,但无其他牙周组织的破坏,是牙龈病中最常见者,发病率高,几乎所有人在其一生中均可发生不同程度和不同范围的菌斑性龈炎。

(一)致病因素

龈缘处的牙菌斑是始动因子,而牙石、食物嵌塞、不良修复体等是促进菌斑滞留的因素,加重牙龈的炎症。

(二)临床表现与诊断

菌斑所致的牙龈炎一般无明显自觉症状,仅为刷牙或咬硬物时牙龈有出血,极少数有自发性出血。有些患者偶尔有牙龈局部痒、胀等不适。病损主要表现为牙龈颜色、形态、质地的改变,以及医师探查时牙龈出血等。

(1)正常牙龈色泽为粉红色,牙龈炎时牙龈呈红色或暗红,甚至可呈鲜红色或肉芽状增生。这是由于牙龈结缔组织内血管充血、增生所致。

(2)正常牙龈的外形为龈缘菲薄且紧贴牙面,附着龈表面有点彩。牙龈炎时龈缘变厚,不再紧贴牙面,龈乳头圆钝肥大,表面的点彩因组织水肿而消失。

(3)正常牙龈质地致密而坚韧,牙龈炎时牙龈变得松软脆弱,缺乏弹性。这是由于组织水肿和胶原的破坏所致。

(4)存在探诊出血(BOP)。健康的牙龈组织在刷牙和牙周探查时均不会引起牙龈出血。患龈炎时牙周探针轻触即出血,即探诊出血,这是诊断牙龈有无炎症的重要客观指标。

(5)与血液病(如白血病、血小板减少性紫癜、再生障碍性贫血等)及其他疾病(坏死性龈炎、艾滋病相关龈炎等)引起的牙龈出血不同的是,龈炎引起的牙龈出血很少为自动出血,一般也能自行止住,局部治疗效果佳。可由此进行鉴别诊断。

(三)治疗原则

(1)对患者进行口腔健康教育,包括介绍菌斑控制与龈炎的关系,龈炎的早诊断、早治疗和定期维护的重要性,并针对个人情况进行口腔卫生指导,如正确的刷牙方法、如何使用牙线控制邻面的牙菌斑。

(2)牙面的清洁,如龈上洁治清除龈上菌斑和牙石及龈下刮治和根面平整清除龈下的菌斑和牙石。

(3)龈上和龈下清除菌斑效果不佳时,可使用抗微生物和抗菌斑的制剂(如1‰～3‰的过氧化氢液冲洗龈沟,碘制剂龈沟内上药,氯己定含漱等),以增强口腔卫生措施的效果。

(4)改正菌斑滞留的因素,如修改不良的修复体(充填体悬突、修复体边缘不密合、邻牙无接触关系)和不良的固定或可摘局部义齿,治疗龋坏牙和矫正错位的牙齿。

(5)疗效的维护:除了坚持不懈地进行菌斑控制外,还应定期(6～12个月)进行复查和洁治,这样才能保持疗效,防止复发。

二、青春期龈炎

青春期龈炎是指发生于青春期少年的慢性非特异性牙龈炎,也是菌斑性牙龈病,但是受全身因素影响,与青春期内分泌变化有关。

(一)致病因素

1.口腔局部因素

菌斑和牙石仍是最主要的致病因素。青春期的少年正处于替牙期,因此替牙部位和牙齿排列不齐部位,以及口呼吸习惯和戴用各种正畸矫治器等均为菌斑的滞留提供了条件。同时,该年龄段的孩子不易坚持良好的口腔卫生习惯,也是青春期龈炎发生的重要因素。

2.全身的内分泌因素

青春期内分泌(性激素)的变化明显,牙龈是性激素的靶器官,因此随着内分泌的变化,牙龈组织对局部刺激因素产生更加明显的炎症反应。

(二)临床表现和诊断

(1)多见于青春期少年,一般无明显症状,或有刷牙、咬硬物时牙龈出血及口气加重。

(2)前牙唇侧的牙龈缘及牙龈乳头呈球状突起和肿胀,牙龈颜色暗红、光亮、质地软、探诊易出血等龈炎表现。

(3)根据患者处于青春期,局部有致病因素,且相对于致病因素而言牙龈炎症较重,从而进行诊断。

(三)治疗原则

(1)进行口腔卫生指导的同时,施行龈上洁治术,彻底清除菌斑和牙石,并可配合应用龈袋冲洗、袋内上药和含漱剂漱口,一般就可痊愈。病程长和过度肥大增生者需手术切除。

(2)若局部和全身因素依然存在,青春期龈炎虽经治疗仍可复发。因此,教会患者掌握正确的刷牙方法、养成控制菌斑的良好习惯及定期复查,是防止复发的关键。青春期过后,去除局部因素,炎症程度可消退或缓解。

(3)特殊患者应有相应的预防措施。如正畸患者,首先正畸前应治愈龈炎,矫正器的设计应不影响牙龈且易于患者控制菌斑,同时在整个矫正过程中应定期做牙周检查和治疗。

三、妊娠期龈炎

妊娠期龈炎是指妇女妊娠期间,由于女性激素水平升高,而使原有牙龈的炎症加重或形成炎性的妊娠期龈瘤,故称为"妊娠期龈炎",而非"妊娠性龈炎"。发生率报告不一,在38%～100%,

口腔卫生良好者发生率低。

（一）致病因素

1.口腔局部因素

菌斑、牙石的堆积,多在妊娠前已发生,即妊娠前已有菌斑所致的龈炎。但妊娠时龈沟内细菌的成分也有变化,如牙菌斑中的中间普氏菌明显增多,成为优势菌。另外,妊娠后由于女性激素的变化使牙龈对局部刺激物更加敏感,加重了原有的病变。

2.全身的内分泌因素

如果没有局部菌斑、牙石的存在,妊娠本身并不会引起牙龈的炎症。但妊娠时由于血液中女性激素(特别是孕酮)水平的增高,牙龈作为女性激素的靶器官,牙龈的毛细血管扩张充血,血管的通透性增加,而使牙龈内炎症细胞和液体渗出量增加,从而加重了牙龈的局部炎症反应。

（二）临床表现和诊断

(1)孕妇在妊娠前患有龈炎,妊娠2～3个月后开始出现明显的牙龈炎症状,至8个月时达高峰。分娩后2个月左右,牙龈炎症可缓解,消退到妊娠前水平。

(2)妊娠期龈炎多发生于前牙区或全口牙龈,龈乳头呈鲜红或紫红色、质地松软、光亮、易出血。患者一般无明显不适,多因为牙龈出血而就诊。

(3)妊娠期龈瘤发生于牙间乳头,色鲜红光亮或呈暗紫色,瘤体常呈扁圆形,质地松软,有蒂或无蒂,有的瘤体呈小的分叶状。发生率1.8％～5％,一般发生于妊娠第4～6个月。患者无疼痛等不适,常因牙龈出血或妨碍进食而就诊。妊娠瘤随着妊娠月份的递增而增大,分娩后能自行逐渐缩小,但多不能完全消失。仍需去除局部刺激物或进行牙周手术。

(4)诊断:育龄期妇女有牙龈鲜红、水肿、肥大且极易出血者,应注意询问月经史,以便诊断。文献报告长期服用口服避孕药的妇女也可有类似的牙龈。另有研究表明,牙周炎的女性患者(特别是重度牙周炎)发生早产和低出生体重儿的危险性增高。

（三）治疗原则

(1)去除局部刺激因素,加强口腔卫生宣教,如教会患者控制菌斑。进行龈上洁治时,应操作轻柔、仔细,尽量减少出血,可分次分区进行。

(2)对妨碍进食的妊娠瘤在妊娠4～6个月可行妊娠瘤切除术。

(3)理想的预防措施是在妊娠前治疗牙龈炎和牙周炎,并接受口腔卫生指导。

(4)对怀孕的牙周炎患者,进行牙周感染可能对妊娠结果不利的健康教育,同时根据妊娠月份,酌情进行牙周治疗和健康促进。

四、牙龈肥大

牙龈肥大是某些不同病因病理变化所致牙龈疾病的常见体征,而非独立疾病。

（一）病因

(1)炎症性肥大:主要因口腔卫生不佳、菌斑、牙石堆积等不良刺激引起。亦可见于口呼吸、牙齿错位拥挤、不良修复体、长期食物嵌塞等。

(2)药物性牙龈增生:多由于长期服用苯妥英钠或环孢霉素、硝苯地平。

(3)全身因素:妊娠期、青春期、白血病患者、维生素C缺乏等。

（二）诊断要点

(1)龈缘及龈乳头肥厚、增大,甚则龈乳头呈球形,相邻之间出现假性龈裂。

(2)肥大的牙龈可覆盖牙冠,造成假性牙周袋。

(3)炎性肥大牙龈深红或暗红,松软光亮,易出血;妊娠性牙龈增生以牙间乳头最明显,色鲜红,极易出血。

(4)药物性牙龈增生牙龈表面呈桑葚状,质地坚实,呈淡粉红色,无出血倾向。

(三)治疗

(1)病因治疗:包括清除牙石、纠正口呼吸等不良习惯,改正不良修复体及设计不合理的矫正器。

(2)牙龈切除术:适应于牙龈纤维性增生。

(四)护理与预防

(1)保持口腔卫生。

(2)按摩牙龈。

(3)纠正局部不良因素刺激,积极治疗全身疾病。

五、坏死性龈炎

坏死性龈炎又名急性坏死溃疡性牙龈炎或奋森氏龈炎。

(一)病因

由于口腔局部或全身抵抗力下降,口腔内原有的致病菌梭状杆菌和螺旋体混合感染所致。

(二)诊断要点

(1)有特异的腐败性恶臭。龈缘被覆灰褐色假膜,易渗血,龈乳头呈刀切状。

(2)血性流涎明显,相应淋巴结肿大,有压痛,伴不同程度发热。

(3)直接涂片可见到大量梭形杆菌与奋森螺旋体。

(三)治疗

1.全身治疗

(1)抗菌消炎:口服甲硝唑 200 mg,每天 3 次或肌内注射青霉素。

(2)补充维生素 C、B 族维生素等。

2.局部治疗

(1)0.1%高锰酸钾液或 3%过氧化氢含漱或洗涤。

(2)口含 0.25%金霉素液,每天数次。

(四)护理与预防

(1)患者生活用具严格消毒。

(2)宜食用高蛋白、易消化食物。

(3)忌烟、酒及辛辣刺激食物。

(4)注意口腔卫生。

六、牙间乳头炎

本病指局限于牙间乳头的非特异性炎症。

(一)病因

因牙间乳头受到机械或化学性刺激所致。

（二）诊断要点

（1）龈乳头红肿、探触及吮吸时易出血，并有疼痛，可有自发胀痛。

（2）检查可见龈乳头鲜红肿胀，轻叩痛。

（三）治疗

（1）除去牙间隙异物，用 1％～3％过氧化氢溶液冲洗，涂以复方碘液。

（2）疼痛剧烈者，可用 0.5％～2％普鲁卡因液 1～2 mL 在患牙龈颊沟处局部封闭。

（3）酌情予以抗生素或磺胺药。

（4）急性炎症控制后，应予病因治疗，以消除不良刺激。

七、白血病龈病损

白血病的龈病损是白血病在口腔牙龈的表征。某些白血病患者以牙龈肿胀和牙龈出血为首发症状，因此，根据口腔病损的早期诊断应引起高度重视。

（一）致病因素

白血病的确切病因至今不明，牙龈病损为病变白细胞大量浸润所致，结缔组织水肿变性，胶原纤维被幼稚白细胞所取代。毛细血管扩张，血管腔内可见白细胞形成栓塞，并可见组织坏死，并非牙龈结缔组织本身的增生。

（二）临床表现

（1）起病较急，乏力，不同程度发热，有贫血及皮下和黏膜自发性出血现象。

（2）牙龈肿大，外形不规则呈结节状，颜色暗红或苍白。

（3）牙龈可坏死、溃疡，伴自发痛、口臭、牙齿松动。

（4）牙龈和黏膜自发性出血（与牙龈炎症不同），且不易止住。

（5）菌斑大量堆积，多伴牙龈炎症。

（6）局部和全身的淋巴结可肿大。

（7）细胞分析及血涂片可见白细胞数目和形态的异常，骨髓检查可明确诊断。

（三）治疗原则

（1）内科（血液）确诊，口腔治疗是配合血液科医师治疗。

（2）切忌牙龈手术和活体组织检查。

（3）牙龈出血以保守治疗为主，压迫止血（如牙周塞治剂），局部可用止血药（如云南白药）。

（4）如全身情况允许可进行简单的口腔局部洁治。

（5）口腔卫生指导，加强口腔护理。

（刘欣宇）

第二节 牙 周 炎

一、慢性牙周炎

慢性牙周炎是最常见的一种牙周炎，各年龄均可发病，但常见于成年人，35 岁以后患病率增加,病情加重,多由龈炎发展而来,引起牙周深层组织的破坏而发展成为慢性牙周炎。

(一)致病因素

菌斑微生物是慢性牙周炎的始动因素,牙石、食物嵌塞、不良修复体、牙齿排列不齐和解剖形态异常等加重菌斑的滞留是局部促进因素。同时,宿主的防御机制也在发病机制中起着重要的作用。吸烟、糖尿病、遗传和精神紧张等是重要的全身易感因素。伴有咬合创伤时可加重牙周组织的破坏,为协同破坏。

(二)临床表现和诊断

(1)病变可累及全口牙齿或一组牙齿,病程较长,呈活动期和静止期交替出现。

(2)临床表现为牙龈充血、肿胀,探诊出血,牙周袋形成,附着丧失,牙槽骨吸收,牙齿松动。晚期牙齿可松动和移位甚至脱落。当牙龈退缩,牙根暴露时,牙齿对冷热刺激敏感。

(3)晚期可引起逆行性牙髓炎,临床表现为冷热痛、自发痛和夜间痛等急性牙髓炎症状。

(4)机体抵抗力降低时可发生牙周脓肿。

(5)根据疾病的范围和严重程度,可将慢性牙周炎分为局限型和弥漫型。受累部位 30% 及以下者为局限型,若大于 30% 的部位受累则为弥漫型。

(6)附着丧失可以用来描述整个牙列、个别牙齿或位点慢性牙周炎的严重程度。轻度:附着丧失1~2 mm;中度:附着丧失 3~4 mm;重度:附着丧失≥5 mm。

(三)治疗原则

牙周炎治疗的目标是去除或改变导致牙周炎的菌斑微生物和局部促进因素及全身易感因素,从而停止疾病的发展,恢复牙周组织的形态和功能,并预防复发。另外,有条件者可促使牙周组织再生。

(1)拔除不能保留的患牙,建议戒烟、控制糖尿病等。

(2)指导患者控制菌斑,评价菌斑控制的状况。

(3)龈上洁治、龈下刮治和根面平整等基础治疗。

(4)个别重度患者可辅助全身或局部的药物治疗。

(5)去除或控制慢性牙周炎的局部致病因素(去除悬突、修改不合适义齿,治疗𬌗创伤等)。

(6)非手术治疗后,未能消除病情,应考虑牙周手术,以控制病情进展和/或纠正解剖学上的缺陷。

(7)修复缺失牙和正畸治疗。

(8)牙周炎患者需每 3~6 个月进行复查和复治,否则影响疗效。

二、青少年牙周炎

本病是青少年特有的破坏性牙周病。该病有两种类型:一种是局限性青少年牙周炎,即本节所指类型。另一种是弥漫性青少年牙周炎,又称快速进展性牙周炎。

(一)病因

(1)主要由革兰阴性厌氧杆菌感染,特别是伴放线杆菌感染。

(2)遗传因素:有认为是隐性基因传递的遗传性疾病。

(3)细胞免疫功能缺陷。

（二）诊断要点

1.局限性牙周炎

（1）病变仅累及第一磨牙和切牙。

（2）初起无明显症状，逐渐出现牙齿松动、移位，牙周袋深而窄，但口腔内菌斑、牙石量少，牙龈外观基本正常。病程进展时可有牙龈红肿疼痛等炎症表现。

（3）X线特征：第1磨牙的近中、远中面有垂直性牙槽骨吸收。在切牙区一般为水平型骨吸收。

2.弥漫性牙周炎

（1）病变累及大部分牙齿。

（2）活动破坏期，病程进展迅速，有牙龈红肿、探诊出血等炎症表现，引起牙槽骨的严重破坏，甚至发展为脓肿形成或牙齿松动、脱落。在静止期，可存在很深的牙周袋，但外观接近正常。

（3）本病常伴有全身症状，如疲劳、体重下降、精神抑郁和食欲缺乏等。

（三）鉴别诊断

本病应与掌跖角化综合征相区别。掌跖角化综合征其特点是牙周组织严重破坏，早期炎症引起骨丧失及牙齿的脱落，同时有掌、脚底、膝及肘等部位皮肤过度角化和发生鳞癣。最早可见于4岁以前的儿童。

（四）治疗

1.局部治疗

（1）牙周袋内用过氧化氢、氯己定等溶液冲洗。

（2）有菌斑、牙石者，应予清除。

2.全身治疗

（1）抗生素：四环素0.25 g，每天4次，连服2周；或螺旋霉素0.2 g，每天4次。

（2）维生素：维生素C、维生素A、维生素D和复合维生素口服。

（3）手术治疗：包括根面平整、袋内壁刮治、牙龈翻瓣术等。

（五）护理与预防

（1）注意饮食营养，增加蛋白质。

（2）按摩牙龈，加强牙齿咀嚼活动。

三、侵袭性牙周炎

侵袭性牙周炎不仅临床和实验室检查明显不同于慢性牙周炎，而且相对少见。侵袭性牙周炎分局限型和广泛型两型。

（一）致病因素

侵袭性牙周炎病因尚未完全明了，目前认为是某些特定的微生物（如牙龈卟啉菌、中间普氏菌和放线杆菌）的感染，以及机体防御能力的缺陷（多数侵袭性牙周炎患者有中性多形核白细胞的趋化功能低下等全身因素）和/或过度的炎症反应所致。吸烟、遗传等调节因素也起一定作用。

（二）临床表现和诊断

（1）局限型和广泛型侵袭性牙周炎的常见表现是：快速附着丧失和骨破坏，家族聚集倾向。

（2）通常的次要表现是：菌斑堆积量与牙周组织破坏的严重程度不相符；放线杆菌比例升高，有些人牙龈卟啉单胞菌比例升高；吞噬细胞异常，巨噬细胞呈过度反应型；附着丧失和牙槽骨吸收可能有自限性。

(3)发病迅速,发病率低,女性多于男性。

(4)局限型侵袭性牙周炎,青春期前后发病;对病原菌有高水平血清抗体反应;局限于切牙和第一磨牙,至少2颗恒牙有邻面附着丧失,其中1颗是第一磨牙,非第一磨牙和切牙的其他牙不超过2颗。

(5)广泛型侵袭性牙周炎,通常发生于30岁以下患者,但也可见于年龄更大者;对病原菌的血清抗体反应较弱;附着丧失和牙槽骨破坏呈明显的间歇性;广泛的邻面附着丧失,累及至少3颗非第一磨牙和切牙的恒牙。

(三)治疗原则

通常侵袭性牙周炎的治疗目标、方法与慢性牙周炎的治疗相似。

(1)强调早期诊断和彻底的龈上洁治,龈下刮治,根面平整,控制菌斑。

(2)必要时调整咬合。

(3)必要时牙周手术。

(4)配合全身药物治疗,如四环素、阿莫西林和甲硝唑。服用六味地黄丸、固齿丸等以提高机体防御功能。

(5)定期复查,复查的间隔期缩短(3个月)。

(6)炎症控制,牙周袋变浅后,亦能考虑正畸,改善外观。

(7)治疗效果不佳时,要排除全身疾病和调整吸烟等危险因素。

(8)远期疗效取决于患者的依从性,以及是否定期复查和复治。

(9)因发病机制复杂,对于未能完全控制的病例治疗目标是减缓疾病的进展。

(刘欣宇)

第三节　牙周炎伴发病变

一、根分叉病变

根分叉病变是指任何类型的牙周炎的病变波及多根牙的根分叉区。以下颌第一磨牙的患病率最高。

(一)病因

(1)根分叉区是一个桥拱样结构,距釉牙骨质界近,一旦有牙周袋形成,病变易扩展到根分叉区;牙颈部有些发育时留下的釉珠,伸入根分叉区。

(2)菌斑仍是始动因素。根分叉处的菌斑和牙石非常难以彻底清除,这是病变持续损害、加重发展的重要环节。

(二)临床表现

根分叉病变必须依赖探诊及X线检查来确定病变的范围和严重程度,可分为4度。①Ⅰ度:探查发现牙周袋深度已到达根分叉区,但根分叉的骨吸收不明显,X线片上看不到骨质吸收。②Ⅱ度:根分叉区的骨吸收仅限于颊侧或舌侧或两侧均有,根分叉区的骨间隔仍存。X线片示根分叉区牙周膜增宽或骨质密度略降低。③Ⅲ度:病变波及全部根分叉区,骨间隔已完全吸收,探针可贯通颊、舌侧,但牙龈仍覆盖根分叉区。X线片示根分叉区牙槽骨间隔消失呈透射区。④Ⅳ度:牙龈退缩显露根分叉区,根间骨隔完全破坏。

(三)治疗原则

根分叉区的桥拱样根面与牙槽骨的凹坑状吸收均易于堆积菌斑、牙石,妨碍牙周刮除器械的工作,这给治疗带来相当的难度,对疗效有一定影响。通过一系列的治疗,能消除或改善因病变所造成的缺陷,形成一个有利于患者控制菌斑和长期保持疗效的局部形态,促进牙周组织新附着。

二、牙周-牙髓联合病变

牙周组织与牙髓组织即为近邻,在解剖结构上有许多交通,因此感染一经互相影响和扩散,导致牙周-牙髓联合病变。

(一)解剖特点

(1)侧支根管和副根管:除主根管外,有相当一部分牙齿在发育的过程中仍残存有许多侧支根管,以根尖 1/3 部为多见;在髓底附近,1/4～1/3 残余有副根管。因此,当牙周炎症进犯到根分叉或根尖 1/3 处时,牙髓受影响概率大大增加。

(2)根尖孔:是联系牙周组织与牙髓的主要通道,是炎症感染互相传播的窗口。

(3)牙本质小管:有 10% 的牙齿牙本质表面既无牙釉质又无牙骨质覆盖,牙本质小管贯穿整个牙本质区,对染料、细菌毒素、药物亦有双向渗透作用。

(二)临床类型

(1)牙髓病及治疗失误引起牙周病变:牙髓出现炎症或坏死以及根管壁侧穿,髓室或根管封入砷剂、甲酚、甲醛,根尖的牙周组织亦表现为局部渗出增多,牙周膜增宽,甚至出现急性或慢性的根尖周组织脓肿,牙槽骨吸收,牙齿松动。X线片上根尖区出现骨质吸收区即 X 线透射区。典型的呈"烧瓶形"。

(2)牙周病变引起牙髓病变:长期存在的牙周炎症,袋内细菌毒素持续地对牙髓造成的刺激和损害是不可忽视的。据报道,有半数以上的牙周病患牙的牙髓有炎症、钙化、变性或坏死。有的诱发慢性牙髓炎急性发作,表现为典型的急性牙髓炎症状。

(3)牙周病变与牙髓病变并存:指同一牙齿先前为各自独立的牙周病变与牙髓病变,严重时才互相融合。这种情况较少见。

(三)治疗原则

(1)由牙髓病变引起牙周病变,只需彻底治疗牙髓疾病,牙周疾病就能完全愈合。

(2)由牙周病变引起牙髓病变,在控制牙周菌斑感染,进行彻底的牙周综合治疗之前,应对患牙的牙髓去除并进行根管治疗。

三、牙周脓肿

牙周脓肿是牙周炎症发展到晚期经常出现的一个症状。

(一)病因

(1)牙周袋深,涉及多个根面;或袋口窄,袋内渗出物引流不畅。

(2)牙周洁治、刮治后未将刮除物冲洗去净,或操作不当,根管治疗意外穿髓底或根管侧穿。

（3）伴有机体抵抗力下降或有严重全身疾病,如糖尿病等。

（二）临床表现

急性牙周脓肿起病突然,患牙唇颊侧或舌侧牙龈形成椭圆形或半球状肿胀突起。牙龈发红、水肿,表面光亮,牙齿有"伸长感",叩痛明显。脓肿早期,搏动性跳痛明显;随着炎症的扩散,黏膜表面可扪及波动感,疼痛有所减轻。脓液流出后,肿胀减轻。期间,可伴有局部淋巴结肿大。慢性牙周脓肿一般无明显症状,患牙咀嚼有不适感,可有瘘管或长满肉芽组织的开口,挤压时有少许脓液流出。

慢性牙周脓肿与急性牙周脓肿是相互转化的。急性脓肿可由慢性牙周脓肿急性发作,而急性脓肿经自行破溃排脓或未及时治疗,可发展成为慢性牙周脓肿。

（三）治疗原则

（1）止痛、脓肿切开排脓引流。

（2）清除菌斑,刮净牙石,冲洗牙周袋,消炎抗感染。

（3）全身给予抗生素,必要时采用支持疗法。

（4）控制感染后施行牙周手术。

牙周脓肿与牙槽根尖胀肿的鉴别见表7-1。

表 7-1　牙周脓肿与牙槽根尖胀肿的鉴别

鉴别项	牙周脓肿	牙槽根尖肿胀
脓肿部位	接近龈缘、局限于牙周壁	范围较弥散、中心位于颊沟附近,波及面部
疼痛及叩痛	相对较轻	相对较重
松动程度	松动明显、消肿后仍松	轻度松动
牙体损害	无/有	有
牙髓活力	有	降低/无
牙周袋	有	无
X线检查	牙槽嵴有破坏	根尖周可有骨质破坏

四、牙周萎缩

全口或局部牙龈缘与牙槽骨同时退缩,牙根暴露,但无明显炎症和创伤者称为牙周萎缩。牙周萎缩与年龄一致者,称为生理性萎缩、老年性萎缩。而远远早于年龄者,称早年性萎缩。因牙周组织的功能性刺激减少或缺乏造成萎缩者,称为失用性萎缩。过度的机械性刺激造成萎缩称机械性萎缩。亦可由牙周炎症治疗后以及牙周手术牙周组织炎症消退也会有牙龈退缩,牙根暴露。

（一）分类

1.老年性萎缩

老年性萎缩是一种随着年龄增长,牙周组织随全身组织器官功能退化而发生的萎缩,属正常生理现象,并非病理状态。

2.早年性萎缩

早年性萎缩发生于较年轻者,少见,局部无明显刺激因素,全口牙周均匀退缩,其原因不明。

3.失用性萎缩

通常因错位牙、对颌牙缺失未及时修复,严重牙体牙髓病或偏侧咀嚼等因素,患牙牙周组织的功能性刺激显著降低或缺乏。其特征为牙周膜变窄,牙周纤维数目减少,排列紊乱,牙槽骨骨质疏松,骨髓腔增大,骨小梁吸收。

4.机械性萎缩

机械性创伤:①牙刷的刷毛过粗过硬,顶端未经磨毛处理及错误的横刷牙方式。②牙膏中摩擦剂颗粒过粗等。长期受其创伤,牙弓弯曲区,即尖牙,双尖牙部位因其牙体较突出,唇侧骨板薄,常受到机械摩擦而发生牙龈和牙槽骨的退缩。机械性压迫如不良修复体的卡环或基托边缘压迫牙龈,食物嵌塞,不良习惯等,可发生于个别牙或一侧牙齿。

(二)治疗原则

(1)注意口腔卫生,掌握正确的口腔清洁措施,正确使用牙刷、牙膏、牙线、牙签等。去除牙面菌斑、牙石,保持口腔清洁。

(2)纠正造成牙周萎缩的口腔局部原因,调磨牙齿,消除过大𬌗创伤力,解除食物嵌塞的原因,治疗牙体牙髓病,纠正偏侧咀嚼习惯。

(3)加强牙周组织生理刺激,坚持每天 2～3 次含漱,叩齿及牙龈按摩。

对于严重的牙龈退缩,牙根暴露而影响美观者,可制作义龈修复,以改善外观;对于个别牙的牙周病损,可采用牙周手术治疗。

(刘欣宇)

第八章　口腔黏膜疾病

第一节　口腔黏膜大疱类疾病

一、天疱疮

天疱疮是一种危及生命的黏膜皮肤病,较为少见。临床可分寻常型、增殖型、落叶型和红斑型四种。其中寻常型最为多见。

(一)病因

病因不十分清楚,多认为是一种自身免疫性疾病。

(二)诊断要点

(1)寻常型:几乎都有口腔损害。除了唇部有时可见完整的水疱外,口内黏膜仅见破裂的灰白色疱壁。皮肤水疱多向周围扩大而松弛,疱壁塌陷、破裂、剥脱。损害受到摩擦时可发生疼痛。有时可并发多窍性黏膜损害。

(2)增殖型:口腔损害与寻常型相似,但在大疱破裂后剥脱面出现乳头状或疣状增生,形成高低不平的肉芽创面,有疼痛。

(3)落叶型:口腔损害少见,为浅表而小的糜烂。皮肤损害为红斑基础上的水疱,容易剥离成为落叶状的皮炎,好发于颜面及腹部。

(4)红斑型:是落叶型天疱疮的局限型。主要发生在颜面两颧与跨越鼻梁的"蝶形"落叶状损害。

(5)取新鲜完整大疱活检,可见大量松解的棘细胞。

(三)治疗

1.全身治疗

(1)首选皮质激素:用泼尼松每天剂量为 60～80 mg 或更多,至少服 6 周。症状控制后,逐渐减量至每天 10 mg 左右。疗程长短,视病情而定。

(2)免疫抑制剂:口服环磷酰胺 50 mg,或硫唑嘌呤 50 mg,每天 2 次。

(3)支持疗法:维生素 C、B 族维生素。进食困难者可输液。

(4)抗生素:继发感染者应用抗生素。

131

2.局部治疗

(1)含漱:用氯己定、雷弗奴尔、苏打液之类或金霉素液含漱。

(2)止痛:1%～2%普鲁卡因液饭前 10 分钟含漱。

(四)预防措施

(1)保持口腔清洁。

(2)流质、高蛋白饮食。

(3)坚持治疗,以防病情反复。

二、家族性慢性良性天疱疮

家族性慢性良性天疱疮又称 Hailey-Halley 病(HHD),是一种少见的常染色体显性遗传性大疱性皮肤病。该病由 Halley 兄弟于 1939 年首次报道,男女发病率大致相等,70%的患者有家族史。

(一)病因

已有研究表明,家族性良性慢性天疱疮遗传基因定位于 3q21-24,是编码高尔基体钙离子泵的 ATP2C1 基因发生突变所致。ATP2C1 基因 mRNA 在全身各组织都有表达,角质形成细胞表达量最高。

(二)临床表现

本病多于青春期以后发病,病程缓慢,病情较轻,夏季易加重。主要发病部位为颈、腋窝、腹股沟等易摩擦和创伤的部位。初起病损为红斑基础上的局限性小疱,疱壁松弛,易破溃形成糜烂及结痂。非典型表现有水疱、丘疹、脓疱、过度角化和疣状增生等。出汗、摩擦、皮肤感染等外界因素可诱发该病或加重病情。口腔较少出现损害,程度较轻,水疱尼氏征可阳性。

(三)组织病理

组织病理显示表皮内棘层松解,基底层上方裂隙及水疱形成,疱内可见棘刺松解细胞,基底层上呈倒塌砖墙样外观。

(四)治疗

本病治疗目前尚无特效方法,保持局部干燥,避免搔抓、摩擦,注意卫生,勤洗澡有助于减轻病情。大部分局部应用激素和抗生素治疗有一定疗效,严重的患者可考虑口服泼尼松 20～40 mg/d,能有效控制病损的扩展。其他药物如氨苯砜与泼尼松、雷公藤和抗生素联合应用能有效地控制病情。

(五)预后

预后较好。有学者分析了 27 例病史超过 20 年的患者,其中病情逐渐改善、无变化、逐渐加重的例数分别为 17 例、7 例和 3 例。

三、大疱性类天疱疮

大疱性类天疱疮(BP)是一种好发于老年人的大疱性皮肤黏膜病,临床以躯干、四肢出现张力性大疱为特点。常见于 60 岁以上老年人,女性略多于男性。预后一般较好。

(一)病因

目前多认为是一种自身免疫病,取患者大疱周围的皮肤作直接免疫荧光检查,在表皮基膜可见连续细带状免疫荧光沉积,有 IgG,部分为 IgM,少量为 IgA、IgD、IgE。约 1/4 的患者有 C_3 补体沉积。引起基膜带损伤主要是 IgG,它能激活补体。血清间接免疫荧光检查,显示患者血清中有抗基膜自身抗体存在,约 70% 为 IgG 阳性。近年来对 BP 抗原研究显示 BP 存在两个分子量不同的抗原即 $BPAg_1$ 和 $BPAg_2$。$BPAg_1$ 的分子量为 230 kD,它位于基底细胞内,是构成半桥粒致密斑桥斑蛋白的主要成分。$BPAg_1$ 基因位于染色体 6Pterql5,基因组序列约 20 kb。$BPAg_2$ 分子量为 180 kD,是一个跨膜蛋白,具有典型胶原纤维结构。$BPAg_2$ 基因位于染色体 10q14.3,基因组序列约 21 kb。

(二)临床表现

好发于老年人,发病缓慢,病程较长,口腔损害较少。据报道 13%～33% 有口腔黏膜损害。损害较类天疱疮轻,疱小且数量少,呈粟粒样,较坚实不易破裂。尼氏征阴性。无周缘扩展现象,糜烂面易愈合。除水疱和糜烂外,常有剥脱性龈炎损害,边缘龈、附着龈呈深红色红斑,表面有薄的白膜剥脱,严重时可并发出血。病程迁延反复发作。皮肤损害开始可有瘙痒,继之红斑发疱,疱大小不等,大疱达 1～2 cm,疱丰满含透明液体,不易破裂,病损可局限或泛发,可发生于身体各部位,胸、腹、四肢较多见。尼氏征阴性。一般无明显全身症状。严重者伴发热、乏力、食欲缺乏等症状。病损愈合后,可遗有色素沉着。

(三)病理表现

口腔损害特点为上皮下疱,无棘层松解。结缔组织中有淋巴细胞、浆细胞、组织细胞和散在多形核白细胞浸润。直接免疫荧光检查,在基膜处有免疫荧光抗体沉积。

(四)诊断与鉴别诊断

1.诊断

本病病程缓慢,口腔黏膜损害较少见,且不严重。黏膜水疱较小而不易破裂,疱壁不易揭去,无周缘扩展现象,尼氏征阴性,破溃后较易愈合。皮肤水疱较大而丰满,伴有瘙痒。多发于老年人,但幼儿也可见。病程迁延反复,预后较好。

2.鉴别诊断

(1)天疱疮:见良性黏膜类天疱疮鉴别诊断。

(2)良性黏膜类天疱疮:口腔黏膜发生水疱、充血、糜烂等损害,以牙龈部位最多见,波及边缘龈和附着龈,类似剥脱性龈炎。口腔损害较天疱疮为轻。软腭、悬雍垂、咽腭弓等处黏膜破溃可形成粘连。眼结膜损害较为多见,可形成睑球粘连、睑缘粘连。约 1/3 的患者可有皮肤损害。组织病理为上皮下疱,无棘层松懈现象。

(3)大疱性表皮松解症:为先天性遗传性疾病,水疱多发生于皮肤、黏膜等易受摩擦的部位。口腔黏膜、颊、腭、舌等部位,可发生水疱和糜烂,因摩擦创伤而发生。

(4)多形性红斑:口腔和皮肤损害常见水疱或大疱发生,唇部病损较为多见,颊、舌、口底也可见到,但很少累及牙龈。病理检查上皮表层多有变性改变,棘细胞层可见液化、坏死,但无棘层松解。并多呈急性发作,以中青年多见。

(五)治疗

本病对类固醇皮质激素治疗反应较好。开始时多用较大剂量泼尼松以控制病情,30～60 mg/d,多数患者病情能够缓解。亦可采用短时间氢化可的松静脉滴注,剂量100～300 mg/d。

有报告用免疫抑制剂、细胞毒药物治疗本病有一定效果。一般多在泼尼松治疗后,待病情缓解,开始合用硫唑嘌呤或单独用硫唑嘌呤,150 mg/d,逐步减至 50 mg/d,直至最后停药。亦有泼尼松与环磷酰胺合用的报道。

四、副肿瘤天疱疮

副肿瘤天疱疮(PNP)1990年由Anhalt首先报道,是一种特殊类型的天疱疮。它与肿瘤伴发,认为是一种独立性疾病。无论在临床上、病理上都有其特殊表现。

(一)病因

目前认为PNP属自身免疫性大疱病。在肿瘤发生时,机体的免疫功能出现异常,从而诱发机体的自身免疫反应。目前已证实PNP有多种抗原物质,其中之一为桥斑蛋白。

(二)临床表现

1.口腔病损

约90%的PNP患者有口腔病损,并可为本病的唯一表现。首发的疱性病损较少见,45%的患者仅表现为口腔广泛糜烂、溃疡,炎性充血,大量渗出物。累及颊、舌、腭、龈等多个部位。疼痛明显,影响进食。此外,PNP患者口腔可具有多种不同的临床表现,如扁平苔藓样病损、多形红斑样、移植物抗宿主样反应等。顽固性口腔炎为其最常见到的临床特征。

2.皮肤损害呈多样性

在四肢的屈侧面和躯干部可出现泛发的紫红色斑丘疹,掌趾大片状紫红斑。此外,在四肢远端可见多形红斑样皮损,在红斑基础上出现水疱或大疱。尼氏征可阳性。伴有不同程度的瘙痒。

3.其他黏膜

眼结膜糜烂、眼周皮肤红斑、外阴部糜烂。此外,患者食管、气管也可糜烂。

4.合并有良性或恶性肿瘤

与PNP有关的肿瘤依次为非霍奇金淋巴瘤、慢性淋巴细胞白血病、Castlcman病、胸腺瘤、分化不良的肉瘤、Waldenstrom巨球蛋白血症、炎性纤维肉瘤、支气管鳞状细胞癌等。如为良性肿瘤,将肿瘤切除后6~18个月,黏膜皮肤病损可完全消退;若为恶性肿瘤,皮肤黏膜病损呈进行性加重,预后不良。

(三)病理

组织病理上同时具有天疱疮及扁平苔藓的特点。可见松解棘细胞,表皮内可见坏死性角质形成细胞为本病的组织病理特点之一。真皮浅层(或固有层)有致密的淋巴细胞及组织细胞浸润。

(四)免疫病理

(1)直接免疫荧光示棘细胞间有IgG沉积。

(2)间接免疫荧光显示患者血清中存有IgG自身抗体。

(3)PNP患者血清抗体与膀胱上皮结合最强,此外还可与呼吸道、小肠及大肠、甲状腺上皮和肾脏、膀胱及肌肉(平滑肌和横纹肌)等多种上皮结合。以大鼠膀胱为底物行间接免疫荧光检查呈强阳性。

(五)诊断

(1)疼痛性黏膜糜烂和多形性皮损。

(2)组织病理示表皮内棘层松解、角质形成细胞坏死等。

(3)直接免疫荧光检查示IgG或补体表皮细胞间沉积或补体沉积于基膜带。

（4）间接免疫荧光检查示皮肤或黏膜上皮细胞间阳性染色，尚可结合于移行上皮。

（5）免疫印迹患者血清能结合 250 kD、230 kD、210 kD 和 190 kD 的表皮抗原。

（6）发现相伴的良性或恶性肿瘤。

免疫病理学检查对于副肿瘤性天疱疮的诊断具有重要意义。PNP 患者血清抗体与膀胱上皮结合最强，此外还可与呼吸道、小肠及大肠、甲状腺上皮和肾脏、膀胱及肌肉（平滑肌和横纹肌）等多种上皮结合。以大鼠膀胱为底物行间接免疫荧光检查可作为 PNP 的过筛试验，且可通过滴度的改变监测病情的变化。对怀疑为 PNP 的患者应进行全身体检，如胸部 X 线检查、B 超或全身 CT 检查以寻找相伴的肿瘤。

（六）治疗

首先应积极治疗原发的肿瘤，或手术切除，或放疗、化疗。皮肤黏膜损害视病情轻重，可给予类固醇皮质激素，一般起始量为 40～60 mg/d。

五、瘢痕类天疱疮

瘢痕性类天疱疮又称良性黏膜类天疱疮，是类天疱疮中较常见的一型。以水疱为主要临床表现，口腔与眼结膜等体窍黏膜损害多见。口腔可先于其他部位发生，牙龈为好发部位。严重的眼部损害可影响视力，甚至造成失明。中年或中年以上发病率较高，女性多于男性。

（一）病因

一般认为本病为自身免疫性疾病，用直接免疫荧光法检查患者的组织，在基膜区有带状的 IgG 和/或 C_3 沉积所致的荧光、ISG 常见的亚型：IgG_4。间接免疫荧光法检测患者血清发现有低滴度的自身抗体存在。近年来，对瘢痕性类天疱疮抗原的研究显示，其位于基底细胞外半桥粒的下方，致密斑与透明斑的交界处，为一个由二硫键连接的多肽，分子量 165～200 kD。

（二）临床表现

主要侵犯口腔黏膜及眼结膜。发病缓慢，病情迁延。口腔黏膜多首先受累，并可长期局限于口腔。2/3 患者有眼损害，受侵严重者，可导致瘢痕粘连，甚至致盲。皮肤损害较少见。口腔黏膜主要表现为类似剥脱性龈炎样损害，牙龈为好发部位。局部充血发红水肿，形成 2～6 mm 的大疱或小疱，与寻常天疱疮不同，疱壁较厚，色灰白透明清亮，触之有韧性感，不易破裂。其次是疱破溃后无周缘扩展现象，疱壁不易揭起，尼氏征阴性。疱多在红斑基础上发生，疱破裂后形成与疱大小相同的红色糜烂面。如继发感染则形成溃疡基底有黄色假膜的化脓性炎症。疼痛较轻，多不影响进食。疱破溃后糜烂面愈合需两周左右，愈合后常发生瘢痕粘连。严重的病例可在软腭、扁桃体、悬雍垂、舌腭弓、咽腭弓等处造成黏膜粘连，瘢痕畸形。眼部病变可和口腔黏膜损害一起出现。病变开始时较为隐匿，早期可为单侧或双侧的反复性结膜炎，患者自觉有灼热感、异物感。伴有水疱发生，而无破溃。后结膜发生水肿，在眼球结膜之间出现纤维粘连。也可在眼睑边缘相互粘连，可导致睑裂狭窄或睑裂消失，甚至睑内翻，倒睫以至角膜受损、角膜斑翳而影响视力。眼部水疱病损可发生糜烂或溃疡，但较少见。随着病情发展，角膜血管受阻，并被不透明肉芽组织和增殖结缔组织遮盖而使视力丧失。泪管阻塞，泪腺分泌减少。其他孔窍如鼻咽部黏膜、食管黏膜及肛门、尿道、阴道等处黏膜也可发生糜烂炎症。皮肤病损较少见，少数患者皮肤可出现红斑水疱，疱壁厚而不易破裂。破后呈溃疡面，以后结痂愈合，但愈合时间较长，可遗留瘢痕和色素沉着。

(三)病理

1.组织病理

组织病理为上皮下疱,基底细胞变性,致使上皮全层剥离。结缔组织胶原纤维水肿,有大量淋巴细胞、浆细胞及中性粒细胞浸润。

2.细胞病理

用直接免疫荧光法在基膜区荧光抗体阳性,呈翠绿色的基膜荧光带。

(四)诊断与鉴别诊断

1.诊断依据

口腔黏膜反复发生充血、水疱及上皮剥脱糜烂,牙龈为好发部位。疱壁较厚而不易揭去,尼氏征阴性。损害愈合后,常发生瘢痕粘连。眼可发生睑球粘连,皮肤病损较少见。组织病理检查无棘细胞层松解,有上皮下疱。直接免疫荧光检查,在基膜处可见免疫球蛋白抗体。

2.鉴别诊断

(1)天疱疮:早期常在口腔黏膜出现疱性损害,病损发生广泛。疱破后有红色创面而难愈合,疱壁易揭起,有周缘扩展现象,尼氏征阳性。组织病理检查有棘层细胞松解,有上皮内疱。细胞学涂片检查可见棘层松解细胞,即天疱疮细胞。免疫荧光检查可见抗细胞间抗体阳性,呈鱼网状翠绿色的荧光带。

(2)扁平苔藓:有疱性损害或糜烂性扁平苔藓,尤其是发生于牙龈部位的扁平苔藓,与良性黏膜类天疱疮相似。应仔细观察有无扁平苔藓病损的灰白色角化斑纹。必要时应借助组织病理检查。扁平苔藓上皮基底层液化变性,胞核液化,细胞水肿,基膜结构改变。而良性黏膜类天疱疮,为上皮下疱,上皮本身完好,基底层通常完整,变性较少。在扁平苔藓有时在固有层可见嗜酸染色小体(胶样小体)。

(3)大疱性类天疱疮:是少见的慢性皮肤黏膜疱性疾病,病程较长。口腔黏膜损害约占1/3病例,疱小而少,不易破溃,症状轻,多不影响进食。尼氏征阴性。本病多发生于老人,皮肤出现大小水疱,不易破裂,预后留有色素沉着。常伴有瘙痒症状。预后较好,可自行缓解(表8-1)。

表8-1 三种大疱类疾病症状对比表

项目	寻常性天疱疮	大疱性类天疱疮	良性黏膜类天疱疮
性别	男性较多见	女性略多于男性	女性较多见好发
年龄	中老年多发,40岁以上多见	老年多见,60岁以上为多	以老年为多
水疱	较小,疱壁松弛而薄,易破裂	疱较大丰满,疱壁紧张不易破裂	小疱或大疱,疱壁较厚不易破裂,疱液清亮
好发部位	黏膜多发可见于任何部位,口腔受损可达100%且严重、常先发于皮肤损害以头、躯干为多	口腔损害较少见约占1/3,且较轻。皮肤损害较多见,躯干好发	口腔牙龈好发,似剥脱性龈炎,眼结膜易被累及,黏膜损害易发生瘢痕粘连,约1/3有皮肤损害发于胸、腋下、四肢屈侧
尼氏征 (Nikolsky sign)	阳性,有周缘扩展,不易愈合	阴性,多无周缘扩展,易愈合	阴性,无周缘扩展,愈合较慢
组织病理	上皮内疱,有棘层松解	上皮内疱,无棘层松解	上皮内疱,无棘层松解

项目	寻常性天疱疮	大疱性类天疱疮	良性黏膜类天疱疮
免疫荧光	抗细胞间抗体阳性,呈鱼网状翠绿色荧光带	基膜有免疫荧光带状抗体	基膜抗体阳性呈翠绿色荧光带
全身状况	可伴有发热、感染,逐渐衰弱	一般较好,可有或无全身不适	良好
预后	不良	较好	好

(五)治疗

本病无特效疗法,主要采取支持疗法,保持口腔、眼等部位清洁,防止继发感染和并发症。对于病情严重患者,全身应用皮质类固醇治疗有时能收到效果。但病损只限于口腔黏膜时,则应避免全身使用皮质激素,因长期大量应用会对全身造成不良影响,并且效果也常不理想。因此常以局部应用为主,如泼尼松龙、曲安奈得、倍他米松、地塞米松等局部注射或外用。局部也可涂养阴生肌散、溃疡散等。同时应用 0.12% 氯己定溶液、0.1% 依沙吖啶溶液含漱,以保持口腔卫生和减少炎症。

(刘欣宇)

第二节　口腔黏膜溃疡类疾病

一、复发性口腔溃疡

复发性口腔溃疡是口腔黏膜病中常见疾病。

(一)病因

本病病因复杂,目前尚不十分清楚。可能与病毒感染、细菌感染、胃肠道功能紊乱、内分泌失调、精神神经因素、遗传因素以及免疫功能失调有关。

(二)诊断要点

1.发病特点

口腔溃疡具有明显的复发规律性,间歇期不定,每次发作可在 1～2 周内自行愈合;但腺周口疮愈合缓慢,可长达数月之久。

2.临床类型

(1)轻型口疮:1 个或几个小溃疡,直径为 0.1～0.5 cm。散在分布于角化较差的被覆黏膜上。

(2)口炎型口疮:损害形态同轻型口疮,但数量多,十几个甚至几十个不等,且多伴有发热、困倦、颌下淋巴结肿大等症状。

(3)腺周口疮:深在性大溃疡,直径约 1 cm,边缘不规则隆起,中央凹陷,基底可呈结节状,愈后可留下瘢痕组织。

(三)鉴别诊断

应与白塞综合征鉴别。后者是一种病因不明,全身多个系统受损的疾病。除有反复发作的口腔溃疡外,多同时伴有眼部病变(如眼色素层炎、虹膜睫状体炎和前房积脓、视神经萎缩等)、皮肤病变(如结节性红斑、毛囊炎、疖肿等)、关节肿痛、胃肠道症状、呼吸道症状和发热、肝大、脾大、血管病变及颅脑神经损害等病变。

(四)治疗

1.局部治疗

(1)含漱:用 0.1% 依沙吖啶或 0.05%~2% 氯己定含漱;口炎型口疮可用 2%~5% 金霉素水溶液含漱。亦可用银花、野菊花、甘草各适量煎水含漱。

(2)局部吹药:用锡类散、冰硼散、白及粉之类吹患处,日数次。

(3)激素局部注射:用于腺周口疮。地塞米松 2 mg 加入 2% 普鲁卡因溶液 0.5~1 mL 于病变下方注射,每周 1~2 次,一般 5 次左右。

(4)超声雾化:用清热解毒、活血化瘀中药制成雾化水剂,每次 15 分钟,每天 1~2 次。

2.全身治疗

(1)维生素:口服维生素 C、复合维生素 B。

(2)调整免疫功能药物:①溃疡频繁发作,数目多者,可用泼尼松 15~30 mg/d,分 3 次口服,约 5 天后逐渐减量,7~10 天内停药。②左旋咪唑 50 mg,3 次/d,每周连服 3 天,3 个月 1 个疗程。如用药一个月效果不明显即停药,用药 1 周后观察白细胞数是少于 4×10^9/L 时应停药。③转移因子,每次 1 mL,于腋下或腹股沟处作皮下注射,每周 1~2 次,10 次 1 个疗程。④胎盘球蛋白或丙种球蛋白,每次 3 mL,肌内注射,在溃疡急性期注射 1 次,必要时 1 周后重复注射 1 次。⑤厌氧棒菌菌苗,皮下注射,用于严重的腺周口疮患者。开始每次 0.5~1 mg,每周 1 次,如超过 1 mg 时可行多点注射,连续 1~3 个月。

(五)预防措施

(1)注意生活起居规律、保持心情舒畅。

(2)饮食清淡,避免辛辣等刺激。

(3)避免口腔黏膜创伤。

(4)保持大便通畅,有习惯性便秘者,宜常服蜂蜜。

二、白塞病

白塞病又称口、眼、生殖器三联征。以口腔黏膜,外生殖器黏膜和眼的损害为主要特点。

(一)病因

可能与自身免疫或微循环障碍有关。

(二)诊断要点

1.发病特点

具有周期性反复发作的规律。

2.损害特点

(1)口腔:与轻型或口炎型复发性口腔溃疡相似。

(2)眼：结膜炎、虹膜睫状体炎、角膜炎、视网膜出血,晚期可伴前房积脓。

(3)生殖器：外阴或肛周溃疡。

(4)皮肤：结节红斑、毛囊炎、痤疮样皮炎等。有针刺丘疹或脓疱等非特异性皮肤反应。

(5)其他：膝、踝、腕等关节酸痛；脉管炎；发热,肝脾肿大及消化道溃疡、颅脑神经损害等。

如出现以上损害特点(1)～(4)中 3 个或仅 2 条,而(5)中亦有 2 种症状者,即可诊为本病。

(三)治疗

局部与全身治疗参照复发性口腔溃疡的治疗。

(四)预防措施

(1)保持局部清洁。

(2)起居有规律,饮食宜清淡。

(3)保持心情舒畅,避免精神刺激。

三、创伤性溃疡

本病是指由长期的慢性机械创伤所引起的口腔黏膜溃疡性损害。

(一)病因

(1)口腔内持久的机械性刺激,如不良修复体的卡环、牙托、残冠、残根等。

(2)婴儿舌系带过短,在吸吮、伸舌等动作时与下切缘长期摩擦所致。

(二)诊断要点

(1)口腔溃疡无周期性复发史。

(2)溃疡形态与邻近机械性创伤因子相互契合,病损相应部位有明显的刺激因素存在。

(3)溃疡边缘隆起,中央凹陷。

(4)去除刺激后溃疡即愈合。

(三)鉴别诊断

注意与腺周口疮、癌性溃疡及结核性溃疡相鉴别。

(四)治疗

(1)去除刺激因素,如拔除残冠、残根、修改义齿、调合等。

(2)舌系带损害,应磨改锐利切峰。舌系带过短者,考虑行舌系带修整术。

(3)局部用 0.1％雷弗奴尔、0.05％氯己定或口泰含漱液含漱,再用 1％龙胆紫、冰硼散等涂布。

(4)如有继发感染,应用抗生素。

(五)预防措施

(1)保持口腔卫生,预防继发感染。

(2)及时拔除残冠、残根,修改、去除不良充填、修复体等。

（刘欣宇）

第三节 口腔黏膜感染性疾病

一、伪膜性口炎

由几种球菌引起的口腔黏膜急性炎症。在口腔的病损都是以形成假膜为特点,故称伪膜性口炎。

(一)病因

为金黄色葡萄球菌、溶血性链球菌、肺炎双球菌、草绿色链球菌等。

(二)诊断要点

(1)口腔黏膜糜烂或溃疡,病损表面形成灰白色假膜,范围大小不等,略高出黏膜表面。

(2)局部疼痛明显,无特异口臭。可伴发热、颌下淋巴结肿大等。

(3)假膜涂片或细菌培养。

(三)治疗

1.全身治疗

(1)抗菌消炎:选用广谱抗菌药物,如四环素,磺胺等;或根据药敏培养结果选用合适的抗菌药物。

(2)B族维生素及维生素C,口服。

2.局部治疗

可选用0.25%金霉素液含漱,0.05%氯己定液,银花甘草煎水漱口。局部涂抹珠黄散、冰硼散等药物。疼痛明显者可用1%普鲁卡因溶液饭前含漱。

(四)预防措施

(1)宜半流质饮食。

(2)保持口腔卫生。

(3)注意休息。

二、单纯疱疹

本病是由单纯疱疹病毒引起的一种全身性疾病而见口腔病损者。病变发生在口腔黏膜时称疱疹性口炎;发生在唇周皮肤或颊部皮肤者,称唇或颊疱疹。6岁以下儿童好发。

(一)病因

主要为Ⅰ型单纯疱疹病毒,也有少数为Ⅱ型。通过飞沫和接触传染,全身抵抗力降低时发病。

(二)诊断要点

(1)多见于3岁以下的婴幼儿,有骤然发热史,体温逐渐下降后,口腔病情逐渐加重,拒食流涎,区域淋巴结肿大。

(2)唇周皮肤或口腔黏膜可见散在或成簇的透亮小疱疹。

(3)口腔内侧黏膜均可累及,黏膜呈片状充血、疼痛,其上有成簇的小溃疡,有的互相融合成较大的溃疡,边缘不齐,疡面覆有黄白色假膜,愈合不留瘢痕。

(4)成年患者全身反应较轻,并可复发。

(三)鉴别诊断

应与疱疹性咽峡炎、多形性红斑、手足口病等区别。疱疹性咽峡炎是柯萨奇病毒 A 引起的急性疱疹性炎症,但发作较轻,全身症状多不明显,病损分布限于口腔局部,软腭、悬雍垂、扁桃体等处,丛集成簇小水疱,疱破成溃疡,无牙龈损害,病程 7 天左右。

(四)治疗

1.全身治疗

(1)支持疗法:口服大量多种维生素。病情较重。影响进食者,予以输液。

(2)抗病毒治疗:可选用吗啉胍、盐酸吗啉呱、板蓝根冲剂之类。

(3)对反复发作者可选用丙种球蛋白 3~6 mL,肌内注射,每周 2 次。

2.局部治疗

(1)含漱:可选用 0.1％雷夫奴尔液或 3％过氧化氢漱口。继发感染者可用 0.25％金霉素溶液含漱。

(2)外涂:唇疱疹可用 0.1％碘苷或炉甘石洗剂。

(五)预防措施

(1)半流质饮食。

(2)适当休息。

(3)对患儿应予隔离,避免与其他儿童接触。

三、带状疱疹

本病为病毒感染性疾病。特点是剧烈疼痛,沿神经走向发生水疱、溃疡,呈单侧分布。疱疹单独或成簇地排列并呈带状。中年以上多见,无明显性别差异。

(一)病因

致病病毒为带状疱疹病毒,通过唾液飞沫或皮肤接触而进入人体,侵犯神经末梢,潜伏于脊髓神经的后结节或脑神经髓外节、三叉神经节,当机体抵抗力下降时发病。

(二)诊断要点

(1)发病迅速,病前可有发热、全身不适等前驱症状。

(2)患侧皮肤有烧灼感,神经性疼痛,继而出现小水疱,且疼痛与疱疹沿着三叉神经区域分布,损害多为单侧不超过中线。

(3)口内疱疹较易破裂而成糜烂面;皮肤疱疹破裂较缓,逐渐形成黄色结痂脱落,病程 2~5 周,愈合不留瘢痕。

(4)可发生历时较久的类似神经痛的后遗症,本病愈后很少复发。

(三)鉴别诊断

应与单纯疱疹、手足口病、疱疹性咽峡炎等区别。

(四)治疗

1.全身治疗

(1)抗病毒:可肌内注射板蓝根注射液,口服吗啉胍等。

(2)止痛:苯妥英钠 300 mg,或卡马西平 600~800 mg,每天分 3 次服用。

（3）注射：肌内注射维生素 B_1 或维生素 B_2 隔天 1 次。

2.局部治疗

病损局部可涂 1％甲紫，炉甘石溶液可帮助水疱吸收、干燥、脱痂。

（五）预防措施

（1）保持局部清洁，避免摩擦病损部位。

（2）忌食烟、酒、辛辣厚味与发物。

（3）加强锻炼，提高机体免疫功能。

四、口腔念珠菌病

本病是指口腔黏膜广泛地感染呈小点或大片凸起，如凝乳状的假膜。多见于婴幼儿。

（一）病因

（1）婴幼儿患本病主要来自母体的白色念珠菌感染或哺乳器消毒不严所致。

（2）成人患本病多由于体质虚弱或长期大量应用抗生素或免疫抑制剂后使某些微生物与白色念珠菌之间的拮抗失调引起。

（二）诊断要点

（1）多见于婴幼儿，患儿常烦躁不安、低热、拒食，在成年人，自觉症状不明显。

（2）口腔任何部位均可受累，病损为片状白色斑块，周围有散在的白色小点，有如残留的奶块，不易擦去，强行剥离，可见溢血糜烂面。周围黏膜正常或轻度充血。

（3）涂片可查见菌丝或芽孢，培养可查见白色念珠菌。

（三）治疗

1.局部治疗

用 2％～4％碳酸氢钠溶液或 2％硼砂、0.05％氯己定液清洗口腔。病损区涂布 1％～2％甲紫，每天3～4 次。

2.全身治疗

重症者可口服制霉菌素：小儿 5 万～10 万单位；成人 50 万～100 万单位，每天 3 次。

（四）预防措施

（1）注意口腔清洁卫生。

（2）食具定期消毒。

（3）避免长期大量使用广谱抗生素或免疫抑制剂。

五、口腔结核

（一）病因

由结核杆菌通过黏膜或口周皮肤的创伤而感染。

（二）诊断要点

（1）多有全身结核病史或结核病接触史。

（2）口腔黏膜某部位见有结核性溃疡。溃疡面积较大，损害边缘不整齐，似鼠啮状。疡面密布粟粒状的紫红色或桑葚样肉芽肿，上覆少量脓性分泌物。

（3）病损位于鼻唇部皮肤见有寻常狼疮。一般无明显的自觉症状，损害为散在分布的数量不等的绿豆至黄豆大小的结节，且不断扩大融合，也可静止或萎缩，破溃后形成溃疡。

（4）进行胸透、血沉、结核菌素试验有助诊断。

（三）治疗

1.抗结核治疗

用异烟肼 0.1 g，口服，每天 3 次；利福平 0.45 g，顿服，疗程 6 个月以上。

2.局部治疗

0.5％达可罗宁涂布，或链霉素 0.5 g 于局部封闭。

（四）预防措施

（1）保持口腔清洁卫生，以防继发感染。

（2）及时去除有关的创伤因子。

六、坏疽性口炎

（一）概述

1.病因

螺旋体和梭形杆菌感染，合并产气荚膜杆菌与化脓性细菌的感染。

2.临床表现

单侧颊黏膜上出现紫红色硬结，迅速变黑脱落遗留边缘微突起的溃疡面，向深扩展，并有大量坏死组织脱离，腐烂脱落导致"穿腮露齿"，有特异性腐败恶臭，称为坏疽性口炎或走马疳。

（二）治疗

局部用 1.5％～3％过氧化氢冲洗去除坏死组织；全身抗感染要给予足量广谱抗生素，如青霉素、红霉素等，也可使用甲硝唑、替硝唑等；全身应给予高维生素、高蛋白饮食，加强营养，必要时可补液、输血。

七、手足口病

（一）概述

手足口病是一种儿童传染病，以手、足和口腔黏膜疱疹或破溃成溃疡为主要临床特征。

1.病因

柯萨奇 A-16 型病毒与肠道病毒 71 型感染。

2.临床表现

潜伏期为 3～4 天，多无前驱期症状，常有 1～3 天的持续低热，口腔和咽喉疼痛。发疹多在第 2 天，呈离心分布，多见于手指、足趾背面及甲周。开始为玫瑰红色斑丘疹，1 天后形成小水疱。发生于口内时极易破溃形成溃疡面，上覆灰黄色假膜。

3.诊断与鉴别诊断

根据临床表现可做出诊断（季节、临床表现、年龄），应与单纯性疱疹性口炎、疱疹性咽峡炎相鉴别。

（二）预防和治疗

1.预防

（1）隔离、消毒及时发现疫情，隔离患者（1 周）。注意日常用品、玩具的消毒。

（2）增强机体免疫力有接触史的婴幼儿及时注射 1.5～3 mL 的国产丙种球蛋白。

2.治疗(注意药物适应证与禁忌证)

(1)对症治疗:注意休息和护理。口服维生素 B_1 和维生素 C。

(2)抗病毒治疗:利巴韦林,每次 200 mg,每天 4~6 次,口服;或 5~10 mg/(kg·d),每天 2 次,肌内注射,5 天为 1 个疗程。

(3)中医中药治疗:板蓝根冲剂,每次 1 包,每天 2 次,冲服。

(4)局部用药:主要用于口腔溃疡,如各种糊剂和含片。

(刘欣宇)

第四节　口腔黏膜变态反应性疾病

一、多形性红斑

本病为黏膜与皮肤急性渗出性炎症病变。病损以多形性红斑、丘疹、水疱、糜烂、结痂等多种形式出现。多见于青少年。病因复杂,以变态反应为多见,有一定自限性。

(一)病因

一般认为与变态反应因素有关。发病前常有服药史,或食用异性蛋白、接触化妆品等。与季节气候因素、寒冷、灰尘、日光或微生物感染、精神情绪应激反应等亦有关。

(二)诊断要点

(1)口腔黏膜表现为红斑、水疱,破溃后常融合成片状表浅糜烂,形状不规则,疼痛明显。可伴唇部水疱渗出、结痂或脓痂。

(2)皮肤可有散在丘疹、红斑、水疱,对称性分布于颜面、耳郭、四肢与躯干等部位。典型红斑呈虹膜样(在红斑中心发生水疱而状似虹膜)或环状(在红斑边缘部分发生水疱而似环状)。

(3)发病急骤,病程短,可以复发。

(三)鉴别诊断

应注意与药物过敏性口炎、白塞综合征、天疱疮、疱疹性龈口炎等鉴别。

(四)治疗

1.全身治疗

(1)抗组织胺类药物,用苯海拉明、氯苯那敏、阿司咪唑之类,可配合 10% 葡萄糖酸钙加维生素 C 静脉注射。

(2)皮质激素:病重者,用泼尼松 30 mg,口服,每天 1 次,3~5 天后减量至 5 mg,每天 1 次。或静脉滴注氢化可的松。

(3)支持治疗:给予多种维生素。必要时给予输液。

2.局部治疗

(1)消炎止痛:用雷弗奴尔、氯己定或多贝氏液及 1%~2% 普鲁卡因含漱。

(2)皮肤病损可用 5% 硫黄炉甘石洗剂。

(五)预防措施

(1)保持口腔卫生。

(2)避免和停止可能引起变态反应的药物及食物。

二、药物性口炎

本病属Ⅳ型变态反应性疾病,病损可单独或同时见于口腔与皮肤。若有口腔病损者,根据病因不同又称接触性口炎或药物性口炎。

(一)病因

由于口腔黏膜反复接触某种物质,如托牙材料、食物、银汞合金、牙膏、唇膏等所致;或使用某些药物,如磺胺类、巴比妥类、抗生素类、镇静剂等发生变态反应所致。

(二)诊断要点

(1)有明显的病因接触史。

(2)接触性口炎潜伏期从≤2天。口腔黏膜充血水肿,出现水疱,糜烂渗出,上覆假膜,局部灼热疼痛。

(3)药物性口炎潜伏期初次发作稍长,随着反复发作可缩短至数小时或数分钟。口腔黏膜灼热发胀或发痒,充血水肿,渗出糜烂甚至坏死。也可合并全身皮肤损害或限局固定性色素斑即固定性药疹。

(三)治疗

1.局部治疗

(1)消炎含漱剂:氯己定、口泰、雷弗奴尔等溶液含漱。

(2)止痛:0.5%~1%普鲁卡因液,于饭前10分钟含漱。

2.全身治疗

(1)抗组织胺类药物:口服苯海拉明、氯苯那敏、阿司咪唑之类。

(2)10%葡萄糖酸溶液钙20 mL加维生素C 1 g,静脉注射,每天1次。

(3)病情严重者可酌情使用泼尼松、地塞米松等皮质激素。

(4)给予大量维生素C。

(四)预防措施

(1)保持口腔卫生,防止继发感染。

(2)及时去除和避免变应原因。

三、血管神经性水肿

(一)病因

血管神经性水肿属Ⅰ型变态反应。引起变态反应的物质如食物、药物、寒冷、情绪、感染、外伤等。

(二)诊断要点

(1)好发于口唇周围的疏松组织,上唇多于下唇。

(2)肿胀发展迅速,一般在10分钟内已明显,水肿区光亮潮红或接近正常色泽。

(3)局部有灼热,瘙痒感。触诊微硬而有弹性,无压痛。

(三)治疗

(1)寻找变应原,并停止接触。

(2)抗组织胺类药物,如苯海拉明、氯苯那敏、阿司咪唑等。必要时使用糖皮质激素。

（3）局部涂用炉甘石洗剂止痒。

四、接触性口炎

（一）概述

过敏性接触性口炎是过敏体质者于局部接触药物后，发生变态反应引起的一种炎症性疾病。

1.病因

迟发型变态反应。

2.临床表现

接触部位轻者黏膜肿胀发红或形成红斑；重者糜烂和溃疡，甚至坏死。在接触区外，也可向邻近组织扩张。

3.诊断

根据病史及发现局部变应原，除去病因后症状很快消失。

（二）治疗

除去变应原，药物治疗见过敏性口炎。

（刘欣宇）

第九章　口腔颌面部感染

第一节　智齿周围炎

智齿冠周炎是发生在阻生智齿牙冠周围软组织的化脓性炎症。多发生在 18～25 岁,智齿萌出期的年轻人。下颌比上颌的多见。

一、病因

智齿是全口牙中萌出最晚的牙,常因空间不足,多被阻生或位置不正,尤其是下颌智齿更多阻生。此时,智齿牙冠被一层软组织龈瓣所覆盖,龈瓣和牙冠之间形成一个间隙盲袋。这盲袋是窝藏食物残渣、渗出物及细菌的天然场所。在人体抵抗力强、智齿冠周软组织健康的情况下,常驻盲袋内的细菌与人体相安共处。然而,当人体抵抗力下降,或局部龈瓣受创伤,或细菌毒力增强时,就会发生冠周炎。致病菌多为葡萄球菌、链球菌及其他口腔细菌,特别是厌氧菌。发病的诱因可以是感冒、上呼吸道感染、过度油腻食物、便秘、过度劳累、月经期及上颌智齿下垂咬伤对口牙龈等因素,都可降低机体抵抗力而导致冠周炎的发生。

二、临床表现

智齿冠周炎可有急性期和慢性期。

(一)急性期

根据其炎症的范围和严重程度又可分为轻、重两型,更便于认识和处理。

1.轻型

全身症状较轻或不明显。龈瓣有局限性红肿和疼痛。盲袋可有少量渗出。有轻度咀嚼触痛及吞咽痛但无明显的开口困难。

2.重型

症状严重,炎症范围较广。全身有发冷发热、倦怠、尿黄、便秘、脉快、白细胞计数增多及肿大。局部冠周软组织红肿和压痛的范围广泛,可达全磨牙后区、颊侧前庭沟和舌侧沟。伴有面颊部的充血和水肿、吞咽疼痛及开口受限。一般认为炎症刺激磨牙后区的咽上缩肌和颞肌附着是引起吞咽疼痛及开口困难的最早原因。本型常有严重的并发症。

(二)慢性期

可以是原发的,也可以是急性期后迁延所致。这时,全身症状及局部红肿基本消退,但局部软组织较硬、盲袋有渗出物,颊部黏膜或皮肤可有瘘管,可有轻度开口受限。下颌下淋巴结有时肿大。如果不除去智齿和盲袋,炎症常会急性发作。反复发作,易导致感染的扩散。

三、并发症

智齿冠周炎的扩散可引起严重的颌周间隙感染、颌骨骨髓炎及全身败血症。感染的局部扩散途径如下:向颊侧前方的颊肌内侧黏膜下扩散,形成下颌前庭沟脓肿或瘘管,因多位于下第1、2磨牙处,故要与其牙槽脓肿鉴别。后者应有牙髓及根尖的病变,而冠周炎的扩散则没有。智齿冠周脓肿若穿出颊肌,可形成颊部皮下脓肿及颊皮肤瘘,位于咬肌前下角处。脓液若向后外方扩散,可形成咬肌间隙感染。向后内方扩散,可发生翼下颌间隙、颞下间隙、咽旁间隙等感染。脓液向内侧扩散,会出现咽峡前、舌下间隙感染。再向下方扩散时,则发生下颌下间隙及口底蜂窝织炎。感染还可侵犯颌骨,引起颌骨骨髓炎。

四、诊断

发现有阻生智齿及其周围软组织的红肿疼痛,不难诊断为智齿冠周炎。冠周炎的面颊部水肿充血,要和咬肌间隙、颊部感染等鉴别。智齿冠周炎的颊面部肿胀为反应性水肿,软而触痛不显,而后两处的间隙感染为炎症浸润、硬、触痛明显,有可凹性水肿。磨牙后区的恶性肿物也有肿块、疼痛与开口困难。依照病史、X线检查及病理切片检查可作鉴别。

五、治疗

(一)急性期

1.全身疗法

轻型者可口服磺胺类药加增效剂、土霉素、螺旋霉素等;也可服用中草药,如风寒感冒引起者服银翘解毒丸,胃火便秘者服牛黄解毒丸。重型者可应用青霉素肌内注射。同时注意休息、流食及补充维生素C等支持疗法。

2.局部疗法

常用1:5 000高锰酸钾液或1%过氧化氢液,以钝细针头伸入盲袋冲洗脓液、细菌及食物残渣,然后将浓碘甘油或冰硼散或樟脑酚细棉捻置入盲袋,每天1次,有消炎止痛的作用。同时,用0.05%氯己定液含漱,一天3次,有促进血循环和清洁杀菌的作用。针灸、理疗有消炎、止痛及缓解开口困难的作用。

3.手术疗法

(1)脓肿切开引流。脓肿形成和切开的指征:局部有红肿、压痛、变软及波动感;全身有发热、白细胞计数增多,为期已3~5天。智齿冠周脓肿的切开部位有3处:①垂直阻生齿的殆面处脓肿,应作近远中向的龈瓣切开,达殆面,再用镊子作颊、舌向盲袋分离,放出脓栓、冲洗、放橡皮条引流。②智齿颊侧骨膜下脓肿,应作近远中向切开达骨面,冲洗,放引流条。③智齿舌侧脓肿,只应近远中向切开黏膜,即改用止血钳钝性分离到脓腔,以免损伤舌神经。有开口困难者,可先选用高位局部麻醉,松弛咀嚼肌,再行冠周脓肿切开。

(2)拔除上颌智齿:如果上颌智齿下垂并咬在对颌冠周软组织上,使炎症长期不消退者,应及早先拔除上颌智齿。

(3)关于急性炎症期是否拔除智齿的争论:由于阻生智齿拔除术较复杂,创伤大,位置又较后,炎症期开口困难和有感染扩散的危险,所以一般主张待急性炎症消退后,及早拔除病源牙。但也有不少人报道,对于那些炎症早期、轻型、垂直位阻生和全身情况较好的阻生齿,在抗生素的治疗下,早期拔除阻生智齿,有利引流和消炎,缩短疗程。对于开口困难者,还可在高位封闭麻醉下强行开口,进行拔牙。尽管这种有条件的手术能发挥一定的作用,但还是应慎重对待,以防引起严重的并发症。

(二)慢性期

1.龈瓣切除术

切除龈瓣的目的是消灭窝藏细菌的盲袋。方法是梭形切除包在牙冠周围的龈瓣,以完全暴露牙冠为止,然后缝合或填塞碘仿纱布条。但是此法术后龈瓣复生者很多,所以要严格掌握手术的适应证。只有在正位智齿,有对殆牙,在第2磨牙到下颌升支前缘之间。

2.阻生智齿的拔除

阻生智齿的拔除是根治智齿冠周炎的主要手段。应及早拔除那些曾有症状的阻生智齿,预防冠周炎的复发。

(李秋平)

第二节　颌面部间隙感染

颌面部间隙感染是指发生在颌骨、肌肉、筋膜、皮肤之间的疏松结缔组织的急性化脓性炎症。炎症弥散性者称为蜂窝织炎,局限性者称为脓肿。

一、临床表现及诊断

颌面部间隙感染的临床表现及诊断有以下一些特点。

(一)发病之初

常有原发病的病史,应仔细查问。如牙根尖炎、牙周炎、智齿冠周炎、颌骨骨髓炎、淋巴结炎、唾液腺导管结石、唾液腺炎、扁桃体炎、上呼吸道感染、鼻窦炎、皮肤疖痈、眼耳鼻等感染,颌面部外伤、注射和手术等,都可以带进细菌,引起颌面部间隙感染。

(二)全身症状

症状明显,有发冷发热、白细胞计数增高、血沉加快、全身不适、局部淋巴结肿大等。

(三)局部症状

炎症区红肿高突、发硬,皮肤紧,捏不起皱褶、有压痛和凹陷性水肿。这些症状是炎症细胞浸润、渗出和淋巴回流障碍的结果。在炎症区的四周则是反应性水肿区,较软、皮肤可捏起皱褶、无压痛。

(四)脓肿的诊断与切开引流的指征

脓肿时中心液化变软。表浅的脓肿,可在皮肤或黏膜侧见到红肿,扪之压痛、变软和波动感。但深部脓肿,常因被肌肉、筋膜所隔,扪之发硬而无波动感。这时脓肿的诊断要依据:发病已4～5天,体温和白细胞计数仍高,有跳痛,局部红肿、压痛和可凹性水肿明显,表示其深部有脓液聚积,应做穿刺抽脓诊断。穿刺有脓时应常规做细菌培养及药物敏感试验,并做脓肿切开引流。

（五）并发症的判断

颌面部间隙感染常有严重的全身和局部并发症,应及时诊断和处理,否则危及生命。

（六）原发病灶的诊断

除了仔细询问病史,还要做深入的检查,包括一些特殊检查,如 X 线检查等。发现和去除病源才能根治间隙感染。

颌面部有许多肌肉,可分成许多个肌肉筋膜间隙。脓液可以局限在某一个间隙内,但也可以互相扩散,形成多间隙的感染。

二、上唇基底脓肿

（一）局部解剖

位于鼻孔下方,上唇基底部、双侧鼻唇沟之间。内含口轮匝肌。

（二）感染来源

由上前牙根尖炎及上唇痈扩散来。

（三）临床特点

上唇基底部的皮肤及前庭沟有明显的红肿、压痛和波动感。邻近的眶下区可有反应性水肿。病源牙可有叩痛。感染会向眶下间隙扩散。

（四）脓肿切开

多采取口内前庭沟处切开引流。消炎后处理病源牙。

三、眶下间隙感染

（一）局部解剖

眶下间隙上界眶下缘,下界上牙槽嵴,内界鼻外侧,外界颧骨,表面是皮肤,底面是上颌骨前壁。内容有疏松结缔组织、脂肪、提上唇肌、颧肌、提口角肌、面静脉、面动脉、眶下血管、神经及淋巴结等。

（二）感染来源

感染多来自上颌尖牙、前磨牙的感染和上唇基底脓肿的扩散。偶见上颌窦炎穿破前壁引起本间隙感染。婴幼儿上颌骨骨髓炎常伴有眶下间隙蜂窝织炎。

（三）临床特点

轻者上颌尖牙凹处皮肤及前庭沟处红肿、压痛、有波动感。重者全眶下区皮肤及口腔前庭沟处红肿、压痛及波动感。邻近眶下区的下眼睑、鼻侧、上唇及颊部出现反应性水肿,眼睛不能睁开,唇颊活动受限。

（四）感染的扩散

可向上唇、眶内、颊部等处扩散。严重者会沿内眦静脉扩散引起化脓性海绵窦血栓性静脉炎。

（五）脓肿切开

多采用口内切口,在上颌单尖牙、前磨牙的前庭沟处做平行于牙列的横切口,切开黏膜。插入大弯止血钳,达到脓腔处,张大钳喙,扩腔放出脓液,冲洗脓腔,并置入橡皮引流条。隔天换药。

四、颊部感染

(一)局部解剖及感染来源

颊部的境界其皮肤侧是上界颧骨、下界下颌骨下缘、前界鼻唇沟、后界咬肌前缘;其黏膜侧是前到口角,后达翼下颌皱襞,上、下界为口腔前庭沟;颊部的外侧壁是颊皮肤,内侧面是颊黏膜。

颊部以颊肌和咬肌为界,又可分成两个区域。

1.颊肌外侧后部间隙

此间隙位于颊肌和咬肌之间,后界翼下颌韧带、翼内肌前缘和下颌支前缘,前界咬肌前缘并前通颊肌外侧的前部皮下组织。Thoma 等称此处为颊间隙。此间隙充满颊脂体与疏松组织并向上伸入颞下间隙。此间隙感染多来自下颌智齿冠周炎、或上颌磨牙的感染、或咬肌间隙和颞下间隙感染的扩散。

2.颊肌外侧前部皮下组织

此区域的范围就是颊部皮肤的范围,是咬肌前方的颊肌外侧皮下组织。内含颊脂体、疏松结缔组织及一些重要的神经、血管、导管和淋巴结。即自上而下横行排列:面神经颧支、上颊支,腮腺导管,面神经下颊支、下颌缘支及颊长神经;还有面静脉和面动脉斜行通过上述神经的深方;以及颊、颌上两组淋巴结。此区的蜂窝织炎多来自颊部的淋巴结炎的扩散,也可以是上、下颌磨牙,皮肤疖肿及邻近间隙感染的扩散。

(二)临床特点

由于脓肿所在区域和感染来源的不同,临床表现也有些差异。

当脓肿位于颊部黏膜下层时,口腔黏膜侧的红肿、压痛、波动感明显,这时颊部皮肤侧只有相应的水肿反应;但是,脓肿位于颊部皮下区时,颊部皮肤的红肿、压痛,甚至波动感就很明显了。另外,颊前部的感染虽可有一些开口困难,而颊后部的感染就会引起较重的开口困难。还有,不同感染源引起的颊部脓肿部位也各有特点,如下颌智齿冠周炎最易引起下颌第1、第2磨牙的颊侧前庭沟脓肿和颊肌咬肌之间的脓肿,并出现咬肌前下角处皮下脓肿或皮瘘。因上颌牙感染的扩散所致的脓肿先发生在颊部上半部分。颊淋巴结炎的扩散通常开始在颊中、下部的皮下区。

(三)感染的扩散

可向周围的咬肌间隙、颞间隙和颞下、翼下颌、下颌下等间隙扩散。

(四)脓肿切开

按美观要求,颊间隙脓肿尽可能从口内颊黏膜切开引流。应在颊黏膜的下方,做平行于牙列的横切口,长 2~3 cm。因为低位切口有利于脓液的引流和不损伤腮腺导管。切开黏膜后,用弯止血钳插入黏膜下的脓腔引流。当颊部皮下脓肿时,止血钳还须分开颊肌后才能进入脓腔。

颊部皮下脓肿较广泛或较表浅时,可选用皮肤下颌下切口,于下颌下缘下 1.5 cm 处,平行于下颌下缘做 2~3 cm 长的皮肤切口,用大弯止血钳从皮下由下而上越过下颌下缘,进入颊间隙,扩腔排脓,冲洗,置入凡士林纱布条。隔天换药。

五、咬肌间隙感染

(一)局部解剖

咬肌间隙为咬肌与下颌支之间的潜在间隙,上界颧弓,下界下颌角及下颌下缘,前为咬肌前缘,后为腮腺。内含疏松结缔组织、咬肌血管和神经。

（二）感染来源

多来自下颌智齿冠周炎或下颌磨牙感染的扩散。此外，下颌骨骨髓炎常并发此处感染，邻近间隙的感染也可扩散到此。

（三）临床特点

咬肌区有明显的红肿和压痛，并伴有严重的开口困难。红肿常以下颌角为中心，也有的因咬肌在下颌支的附近较高，而肿胀的中心也高些。此间隙脓肿因被强大的咬肌和筋膜所覆盖，所以扪不到波动，而有明显的凹陷性水肿，应做穿刺抽脓来确定诊断。有时，日久不能排脓，会并发下颌骨骨髓炎。

（四）感染扩散

咬肌间隙感染可向颞间隙、颊间隙、腮腺区及翼下颌、颞下间隙扩散，还会侵犯下颌支。

（五）脓肿切开

多采用下颌角下的皮肤切口。在下颌角下 1.5 cm 处，做 4～5 cm 长的平行于下颌角的皮肤切口。切开皮肤、皮下及颈阔肌，用大弯止血钳，贴着下颌支外侧面，穿过咬肌，插入脓腔，扩腔引流。为了使脓液引流通畅，也常切开咬肌的下颌支附着。同时，应探查下颌支是否有骨皮质的粗糙或破坏。最后冲洗脓腔并置入凡士林纱布条。隔天换药。

口内切口是沿下颌支前缘，切开黏膜及颊肌，止血钳插进咬肌间隙，引流脓液。但因此处并非咬肌间隙的最低处，引流不够理想，故本法不常用。

六、翼下颌间隙感染

（一）局部解剖

本间隙位于翼内肌和下颌支之间，上界为翼外肌下缘并直接上通颞下间隙，下界下颌角及下颌下缘，前界翼下颌韧带，后界腮腺。内容除疏松结缔组织外，有下牙槽神经和血管、舌神经、下颌舌骨肌神经和血管。

（二）感染来源

本间隙感染常来自下颌智齿冠周炎及下颌磨牙感染的扩散。下颌传导麻醉、下颌智齿摘除术及其断根被冲入翼下颌间隙，都会带入细菌。还有邻近间隙感染会扩散到此。

（三）临床特点

此间隙感染位于下颌支的深面，炎症早期面部的红肿不明显，故难以诊断。但是，患者会有面侧深区的疼痛，并放散到耳颞部，还有渐进性开口困难和全身发冷发热、白细胞计数增高等表现。检查时可发现此间隙的前界翼下颌皱襞处黏膜红肿和压痛，在下颌角内侧及后方的皮肤有肿胀及深处压痛。穿刺抽脓可协助诊断。

（四）感染扩散

翼下颌间隙感染会扩散到颞下和颞间隙、咽旁间隙、腮腺区、舌下及下颌下间隙。有时可侵犯下颌支内侧骨质。

（五）脓肿切开

此间隙脓肿可从口内切开。沿翼下颌皱襞外侧，垂直切开黏膜及颊肌，用长弯止血钳向下颌支内侧插入翼下颌间隙，扩腔引流脓液。对于严重的翼下颌间隙感染，应做口外皮肤切口。切口的部位与咬肌间隙的下颌下皮肤切口相同，只是到达下颌角后，却沿下颌支内侧，用止血钳分开翼内肌，插进翼下颌间隙，扩腔引流。

七、颞下间隙感染

(一)局部解剖

颞下间隙位于面侧深区,面部各间隙的中央部位,上界为颞骨的颞下嵴并上通颞深间隙,下界为翼外肌的下缘并向下直通翼下颌间隙,前界为上颌骨后壁,后界为茎突及其诸肌,外界为颧骨颧弓及喙突和髁突,内界为翼外板。间隙内含翼静脉丛、上颌动脉和静脉及其分支、三叉神经下颌支及其各分支、上牙槽后神经等。

(二)感染来源

常见的感染源是上颌磨牙的感染,也有上颌结节麻醉或翼外肌封闭时带进的感染,还有邻近间隙感染扩散而来。

(三)临床特点

感染深在,早期炎症时面部红肿可不明显,但出现面侧深部的疼痛和开口受限、全身发热、白细胞计数增高的症状。检查时,可见上颌结节处的前庭沟红肿和压痛。随后,此间隙四周的面部可出现肿胀,如乙状切迹、颧弓上方及眶下区的肿胀。常伴有其下方的翼下颌间隙的感染。

(四)感染扩散

感染向上扩散到颞深间隙,可通过卵圆孔和棘孔进入颅内。感染向前进入眼眶、颊间隙,向下直达翼下颌间隙,向内扩散到翼腭窝和咽旁间隙,向后扩散到腮腺,向外到咬肌间隙或侵犯髁突。通过翼静脉丛引起颅内感染。

(五)脓肿切开

本间隙脓肿常做口内切口,在上颌结节的前庭沟处,红肿和压痛最明显的部位,做平行于牙槽嵴的黏膜切口,弯钳插入颞下间隙,扩腔引流脓液。如果合并翼下颌间隙感染时,最佳引流切口还是下颌角下方的皮肤切口。

八、颞间隙感染

(一)局部解剖

颞间隙是颞肌所在的部位,颞肌又将颞间隙分为两部分:颞肌与浅面的筋膜之间为颞浅间隙,与咬肌间隙相通;颞肌与深面的颞骨鳞部之间是颞深间隙,与颞下间隙相通。

(二)感染来源

本间隙感染多由邻近间隙的感染扩散而来,如咬肌间隙和颞下间隙的感染。

(三)临床特点

本间隙感染时,颞区皮肤红肿、压痛并有凹陷性水肿,周围的反应性水肿可达眼眶、额、顶、枕及颧部,还有明显的开口困难。

(四)感染扩散

颞间隙感染可向四周扩散,如额、顶、枕、颧部。颞深间隙脓肿可侵犯颞骨鳞部,导致颞骨骨髓炎及脑膜炎。

(五)脓肿切开

对于局限性的脓肿及颞浅间隙的感染,可做平行于颞肌纤维的直线切口,切开皮肤、皮下及颞浅膜,用止血钳钝剥离到脓腔,放出脓液。对于广泛的脓肿或深间隙脓肿,应在颞肌附着的边缘处做弧形切口或颞肌后缘做切口,切开颞肌根部,作脓腔引流。

九、咽旁间隙感染

(一)局部解剖

咽旁间隙位于咽上缩肌与翼内肌、腮腺之间,上达颅底,下到舌骨水平,后界椎前筋膜,前界翼下颌韧带、颊肌和下颌下腺。茎突及其附着的诸肌又将咽旁间隙分成前、后两部分:咽旁前间隙无重要器官;咽旁后间隙有颈内动脉、静脉及 4 对脑神经(第Ⅸ~Ⅻ对)。

(二)感染来源

多由牙源性炎症引起,特别是智齿冠周炎。亦可为腺源性,来自扁桃体。

(三)临床特点

患有明显的咽部疼痛、吞咽困难,也可发生呼吸困难。检查时可见开口受限,咽侧壁、咽峡和软腭等处红肿,并且腭垂被推向健侧。局部还有压痛及凹陷性水肿。

(四)感染扩散

向后扩散到咽后间隙,向下引起舌下、下颌下及口底蜂窝织炎,向内可到翼下颌及颞下间隙。

(五)脓肿切开

局限性咽旁脓肿常做口内切口引流,在翼下颌皱襞内侧,红肿压痛最明显处做垂直的黏膜切口,用长弯止血钳插入脓腔,扩腔引流脓液。广泛性脓肿,应在下颌角下方 1.5 cm 处做皮肤切口,进入咽旁。

十、咽峡前感染

(一)局部解剖

咽峡前是指下颌智齿的舌侧后方这一小区域。其后界为舌腭肌、咽上缩肌,前界为下颌舌骨肌后缘,外侧为磨牙后区及智齿舌侧骨板,内侧是舌体,上界达软腭弓的高度,下界达下颌舌骨肌后缘水平并下通下颌下间隙。舌神经在此间隙通过。Edwards 称此区为"下颌舌骨肌后间隙"。

(二)感染来源

主要是下颌智齿拔除后的出血或舌侧骨板折裂的继发感染或智齿冠周炎的扩散。扁桃体周围脓肿也常出现在此处。

(三)临床特点

有饮食困难、吞咽疼痛、全身不适和发热。检查时因开口困难,观察咽峡部很困难。可用口镜通过窄小的上、下牙间隙,拉开舌体,在良好的照明下,看到红肿的咽峡前。严重者的红肿可波及软腭、舌腭弓、翼下颌皱襞及智齿处,较轻者的脓肿局限在智齿舌侧黏膜下。此外,下颌角内侧皮肤有红肿和压痛。

(四)感染扩散

感染可扩散到下颌下、舌下、咽旁、翼下颌等间隙。

(五)脓肿切开

经穿刺有脓应及时切开引流。一般在咽峡前红肿及压痛最明显处做纵形切口,切开黏膜后,即插入弯止血钳引流脓液,以免损伤舌神经。

十一、舌下间隙感染

(一)局部解剖

舌下间隙位于下颌体与舌体之间,表面是口底黏膜,底为下颌舌骨肌和舌骨舌肌,后界为舌根并通下颌下间隙。由舌系带及颏舌肌将舌下区分为左、右两部分。此间隙内含舌下腺及其大导管、下颌下腺导管、舌神经、舌下静脉、舌下动脉及舌下神经等。

(二)感染来源

多来自下颌牙的感染,其次是下颌下腺导管结石或口腔溃疡的感染扩散。

(三)临床特点

舌下区红肿、压痛,有脓肿时可扪到波动。出现舌运动受限、语言障碍和吞咽不便。严重者有口底肿胀、舌体高抬,呈"二重舌"状态,嘴不能闭,流口涎。如果舌根处肿胀,会出现呼吸困难。

(四)感染扩散

多向下颌下间隙扩散,进而发生口底蜂窝织炎。

(五)脓肿切开

脓肿由口内切开,做平行并靠近下颌体内侧的口底黏膜切口,换用大弯止血钳插入舌下区脓腔放脓。注意勿伤及下颌下腺导管、舌神经及血管。当合并下颌下、颏下等多间隙感染时,应做下颌下皮肤切口,分开皮下、颈阔肌、颌舌骨肌后,引流舌下区脓肿。

十二、舌基底部感染

(一)局部解剖

舌基底部是介于颏舌肌与颏舌骨肌之间的潜在间隙。

(二)感染来源

多由下颌前牙的感染及下颌骨骨髓炎引起。

(三)临床特点

舌轻度水肿,颏下部位有硬性浸润和疼痛。弥漫性者口底显著水肿,伴有吞咽疼痛、舌运动受限和疼痛、语言困难及一定程度的呼吸困难。无明显的下颌运动受限。

(四)感染扩散

可向舌下、下颌下及全口底扩散。

(五)脓肿切开

可选舌下区正中垂直切口,切开黏膜后钝分离到肌间隙中;也可做颏下皮肤横切口,向上钝分离到颏舌骨肌和颏舌肌之间的脓腔。

十三、下颌下间隙感染

(一)局部解剖

下颌下间隙位于下颌体内侧与二腹肌前、后腹所构成的三角区内,其表面是皮肤、皮下和颈阔肌,其深面是下颌舌骨肌,经该肌的后缘与舌下间隙相交通。内含下颌下腺、淋巴结、面动脉、面静脉、面神经下颌缘支、舌神经及舌下神经等重要结构。

(二)感染来源

感染可来自下颌智齿冠周炎、下后磨牙的感染、急性淋巴结炎、急性下颌下腺炎、下颌骨骨髓炎、颌骨囊肿感染,以及邻近间隙感染的扩散。

(三)临床特点

下颌下区出现红肿和压痛。早期炎症浸润发硬,后期皮肤变软可扪到波动。可有轻度开口受限及吞咽疼痛。牙源性感染者发病急骤,而淋巴结炎来源者发病较慢,多发生在儿童年龄。

(四)感染扩散

感染可扩散到舌下、咽旁及颏下间隙,严重者引起口底蜂窝织炎。

(五)脓肿切开

在下颌骨体下 2 cm、红肿和压痛最明显处,做平行于下颌下缘的 3～5 cm 长的皮肤切口,切开皮肤、皮下和颈阔肌,钝分离进入脓腔,扩腔引流。

十四、颏下间隙感染

(一)局部解剖

本间隙位于左、右二腹肌前腹与舌骨所构成的三角区内,表层为皮肤,深面为颌舌骨肌。内含颏下淋巴结。

(二)感染来源

感染来自下颌前牙的感染、颏下急性淋巴结炎及邻近间隙感染的扩散。

(三)临床特点

颏下区皮肤红肿、压痛及炎症浸润发硬。如脓肿浅在可扪到波动感。

(四)感染扩散

向双侧下颌下区及口底扩散。

(五)脓肿切开

在颏下 1.5 cm 处做横切口,切开皮肤、皮下组织,钝分离做脓腔引流。

十五、口底蜂窝织炎

口底蜂窝织炎是指包括舌下、双颌下、颏下等多间隙的广泛性急性蜂窝织炎,常波及颈部的筋膜间隙。本感染可以是一般化脓性的,也可以是腐败坏死性的(曾被称为 Ludwig 咽峡炎),有的呈凝固坏死性。这是口腔颌面部最严重的感染之一。

(一)感染来源

感染多来自牙、口腔及颌骨的感染,也可来自淋巴结炎、唾液腺炎、咽峡炎、扁桃体炎及上呼吸道感染。

(二)临床特点

化脓性口底蜂窝织炎的早期常在某一舌下区或下颌下区开始红肿和疼痛,继而很快扩散到整个口底、舌根、咽喉和上颈部软组织。局部表现为皮肤广泛性红肿、压痛、浸润发硬及凹陷性水肿。口腔半开,舌下区肿胀,舌体被抬起,流涎,并伴有舌运动不便和语言、吞咽困难,以及呼吸困难等症状。全身中毒症状十分明显。

(三)治疗

治疗原则应是首先防止窒息及中毒性休克,同时给予全身支持疗法,大量广谱抗生素应用,无论有无脓液,应紧急作颌下、颏下的联合切开,切开的目的是减压引流,同时改变局部的厌氧环境。可行弧形切口切开,也可行"⊥"形切口,广泛切开,用 1% 过氧化氢溶液反复冲洗。切开后常见有少量脓液及广泛软组织呈灰黑色,其间夹杂着少量气体,均为腐败坏死性口底蜂窝织炎所特有。切开后应每天换药,并反复用1%过氧化氢溶液冲洗,在病情稳定后,高压氧治疗有较好的辅助作用,同时注意改善全身状况,注意了解有无糖尿病等基础疾病存在及特殊服药史,如服用糖皮质激素、免疫抑制剂等,加强营养调理。

(李秋平)

第三节　颌骨骨髓炎

颌骨骨髓炎是指包括骨髓、骨松质、骨皮质及骨膜等全颌骨性的炎症。

各书对颌骨骨髓炎有不同的分类和命名方法,这里按致病因素和病理性质来进行分类,再结合其感染途径、病变部位和炎症的急、慢性期等命名,具体如下。

一、化脓性颌骨骨髓炎

本病是以化脓性炎症过程为主的颌骨骨髓炎。主要讨论发生在成人及儿童的牙源性化脓性颌骨感染,而婴幼儿非牙源性的感染,将在下面"婴幼儿颌骨骨髓炎"中讨论。

(一)病因

化脓性颌骨骨髓炎的感染细菌多为金黄色葡萄球菌和链球菌,也有变形杆菌。并且随细菌培养技术的提高,厌氧菌也被发现是其感染细菌。

在成人及儿童的颌骨骨髓炎中,多为牙源性感染扩散所致,如根尖周炎、牙周炎和智齿冠周炎的扩散。其次,外伤开放性骨折可造成细菌侵入。还有某些颌骨疾病,如颌骨囊肿、肿瘤、石骨病、骨纤维异常增殖症等,可继发细菌感染及血源性感染(如全身败血症、白血病等)。

一般认为颌骨具有较强的抗菌力和对细菌的自然屏障作用。然而,在机体抵抗力不佳、机体对细菌致敏或颌骨的屏障被破坏的状态下,可能发生感染。如常遇到一些患者,在过度劳累、营养极差和全身性疾病(如糖尿病等)的情况下,原有的牙齿感染会迅速扩散,引起颌骨骨髓炎。

另一个颌骨骨髓炎发病的重要因素是与颌骨的组织结构、血液供应等特点有关。下颌骨的骨髓炎发病率是上颌骨的2倍,就是解剖因素决定的。因为上颌骨的骨皮质较薄且疏松多孔,牙根尖周围的脓液易穿破骨皮质,引流出体外而不在颌骨内扩散,况且上颌骨的血运丰富,分支多,不易发生血循环营养障碍和骨坏死。相反,下颌骨的骨皮质厚而致密,根尖周脓肿不易穿破骨壁外流而向骨髓腔方向扩散,发生骨髓炎。即使脓液穿出骨皮质,也被下颌骨周围的强大的咀嚼肌所围困而不易排出,长期积聚的脓液若侵蚀邻近骨皮质,造成更大的破坏。另外,下颌骨的血液供应主要是一支下牙槽动脉,一旦血管栓塞,就会发生大面积的骨缺血、坏死,比上颌骨骨髓炎要严重得多。

(二)病理

1.急性期

感染初期,骨髓腔内充血、渗出,继而化脓。但是,牙槽脓肿的扩散,一开始就有脓液,随着压力的增高,脓液沿血管、淋巴管和骨髓腔隙向四周扩散,可达对侧下颌骨。由于细菌的毒素、酶及脓液的压力,骨小梁被溶解和破坏。若骨皮质被穿破,脓液外流,急性炎症可转为慢性期。

2.慢性期

脓液的扩散一方面使骨质溶解破坏,形成坏死灶;另一方面造成血管栓塞和骨膜被掀起,都导致骨的血循环和营养障碍,发生骨坏死。一旦骨坏死,钙质沉积使死骨密度增高。周围的破骨细胞吞噬死骨边缘,健康肉芽组织增生,最终死骨分离。死骨呈污秽状或白土色,边缘不规则、虫咬状,表面有脓液和细菌。小的死骨及坏死灶,可被吸收或通过瘘管向体外排出。但大块死骨不能自动排出,只能靠手术摘除。在死骨周围,正常骨质可有反应性增生致密,是一种炎症修复现象。广泛的颌骨破坏,会发生病理性骨折。

(三)临床表现

1.中央型化脓性颌骨骨髓炎

中央型骨髓炎是指感染起于骨髓质,再向四周扩散。

(1)急性期:发病急骤。牙源性骨髓炎者初起有牙痛史及颌骨剧痛,放散至耳颞部,但面部肿胀不明显。有发热和全身不适。随着脓液在骨髓腔的扩散,可出现多个牙松动,龈沟溢脓和口臭。在下颌骨可出现下牙槽神经受压的下唇麻木症状,还有骨膜炎的面部肿胀。继而,脓液穿破骨皮质,形成颌周蜂窝织炎,出现面部间隙感染的红肿疼痛、凹陷性水肿、开口困难等症状。间隙感染又可侵犯邻近的骨皮质,引起边缘性颌骨骨髓炎。全身中毒症状明显,高热、脱水、白细胞计数明显增高,可有核左移现象。当拔牙或切开使脓液引流后,全身及局部的急性炎症可以缓解而进入炎症慢性期。急性期10～14天。

(2)慢性期:病程可能相当长,有数周到数年之久的。急性红肿、发热症状消退。因骨质的破坏,有多个牙松动和龈沟溢脓。在死骨及破坏灶相应的口腔黏膜或面部可有不同程度的肿胀或瘘管,时而有脓及小死骨片排出,探针进入瘘管可探到骨破坏灶或粗糙活动的死骨块。只要死骨存在,炎症就不会消除,常伴有面部瘢痕、开口受限、骨质缺损畸形,也可能有病理性骨折。全身可有慢性胃炎、贫血等现象。如果瘘管阻塞、排脓不畅或全身机体衰弱,慢性炎症会急性发作。炎症的反复发作,可蔓延到整个颌骨,患者异常痛苦。

2.边缘型化脓性颌骨骨髓炎

边缘型骨髓炎是指感染由骨皮质到骨髓质的炎症破坏过程。可以原发于颌周间隙感染,如咬肌间隙、翼下颌间隙、颞下间隙的感染;也可继发于中央性骨髓炎的感染扩散。脓液多侵蚀下颌骨升支、下颌角、喙突及髁突等处的骨皮质,一般破坏较浅,骨面有粗糙或破坏吸收,也有的出现小的骨髓质破坏,但严重者可形成下颌升支的大面积死骨。

边缘性骨髓炎的急性期症状常被颌周蜂窝织炎时的面部红肿、疼痛和全身发热等症状所掩盖而不被注意。当颌周间隙脓肿切开并探查骨面时,才发现骨面粗糙或有破坏。对于那些间隙脓肿切开后,长期流脓不止的,应怀疑骨髓炎的存在。

慢性期患区局部(如腮腺咬肌区)肿胀、硬、压疼、轻度充血,可有开口受限,在皮肤或黏膜表面可见瘘管。全身可无明显不适。炎症可急性发作。

(四)诊断与鉴别诊断

牙源性颌骨骨髓炎的早期应与牙槽脓肿鉴别。前者炎症广泛,不仅牙痛,还有颌骨剧痛,多个牙松动,全身中毒症状严重。而牙槽脓肿主要局限在单个牙的肿痛。

X线检查对两周以内的急性颌骨骨髓炎无诊断价值。一般认为骨矿物质吸收达30％～60％时X线检查才能显示。因此,骨髓炎的早期要依靠病史和临床表现作出诊断。但X线检查对以后骨髓炎的破坏和死骨形成的部位、程度及范围有重要的诊断意义,能指导手术的时机、范围和追踪观察治疗的效果。X 线检查还能帮助找出病源牙。

依病情的发展,颌骨骨髓炎的 X 线检查表现可分为 4 个阶段。

1.弥散破坏期

出现骨小梁的模糊脱钙或斑点状破坏,骨膜有炎性增厚反应。

2.病变开始局限期

破坏灶周围的界限已清楚,有的破坏灶可见分离的死骨。本期还可反映病理性骨折。

3.新骨显著生成期

死骨已分离移位,周围骨小梁增多、变粗。皮质骨外有新骨增生。

4.痊愈期

病灶部位骨质已致密。

(五)治疗

颌骨骨髓炎须要采用药物与手术、全身与局部综合性治疗才能取得好的效果。急性炎症早期以大量抗生素控制感染和全身支持疗法等,并应及早拔除病牙引流及脓肿切开引流。慢性炎症期,应选择适当时机手术摘除死骨、病灶刮治,消除病源,并注意促进愈合、防止骨缺损畸形和病理性骨折。

1.抗菌药物的应用

在急性骨髓炎早期还未能取得细菌培养时,可先根据骨髓炎以革兰染色阳性球菌最多见的经验,选用青霉素与耐青霉素酶青霉素合用(苯唑西林、氯唑西林)。重症患者须静脉滴注青霉素 480 万单位,一天 2 次,持续 3～5 天。症状控制后可改用口服给药,如青霉素 V 钾片 0.5 g,一天 3～4 次,维持 2～4 周,或头孢拉定 0.5 g,一天 4 次。必须及早取得脓液或分泌物作细菌培养和药物敏感试验,以指导和改进抗生素的种类和剂量。特别是在最初治疗效果不佳时更应注意这一点。如果患者对青霉素过敏,可选用其他敏感药物,依次为克林霉素、头孢唑啉、红霉素等(有青霉素过敏性休克史者不宜选用头孢霉素)。

2.全身支持疗法

静脉滴注输液,可减轻中毒症状,注意水、电解质平衡,必要时输血。还要注意营养。有全身疾病,如贫血、营养不良、糖尿病、白血病者等须同时治疗。

3.消除病源

及早拔除病源牙,从拔牙创口引流脓液,减轻颌骨内的压力,可以减轻疼痛,避免脓液在骨髓腔内再扩散。如有其他病原,如颌骨肿瘤等,应在急性炎症控制后,手术切除,以免感染复发。

4.软组织的脓肿切开引流

可以缓解症状、减少全身并发症,避免脓液再返回侵犯骨皮质。

5.骨髓炎的死骨摘除和病灶刮治术

(1)适应证。急性炎症已消退,骨髓炎已到局限期,死骨已形成,可进行手术。大约是在发病后 2 个月左右。过早手术,病变不局限,不易刮净,会扩散或复发。可根据以下指征,判断病变的部位以指导手术:①在反复肿胀过、有硬结或瘘管的部位,还可通过瘘管探到死骨或破坏灶;②能查到多个松动牙,溢脓,有时还能见到浮动的死骨块;③X 线检查能显示破坏灶及死骨的部位和范围。

(2)手术方法。①口内进路:适合于上、下牙槽骨及近口腔部位的颌骨病变手术。先拔除病牙,做梯形骨黏膜瓣切开,翻瓣,不宜过大,以暴露病变为度。摘除死骨,刮除病变,修整创面,使口大底小,填塞碘仿纱布条,1～2周更换一次,促进肉芽生长,防止伤口关闭过早。②口外进路:适合于升支或大面积颌骨体的病变。在下颌角下 1.5 cm 处做切口,切开皮肤、皮下、颈阔肌,达下颌角处,切开咬肌并翻起肌瓣暴露病区,摘除死骨,刮净病区。修整骨腔,使成口大底小的碟形创面,过氧化氢液冲洗,将咬肌填盖创面,不留死腔。对于可能尚残留感染的创面,应填碘仿纱条,1～2周更换一次,注意使其保持口大底小,让肉芽组织由下向上地生长,以防死腔发生。若手术时病变已十分局限,且无感染渗出,可立即缝合创口。

6.预防病理性骨折

必要时作颌间结扎,以防颌骨骨折。

二、婴幼儿颌骨骨髓炎

本病是发生在婴幼儿的一种非牙源性的化脓性颌骨骨髓炎。上颌多发于下颌。

(一)病因

本病多为金黄色葡萄球菌所致。感染途径可以是局部感染的扩散,如分娩及哺乳期婴儿口腔黏膜或皮肤的擦伤、母体乳腺炎的传染及眼耳鼻感染的扩散等;也可以是血源性感染,如脐带感染、皮肤疖肿等通过血液循环感染。

(二)临床表现

全身症状明显,小儿哭闹不安、发热,白细胞计数 $20×10^9/L$ 以上。婴幼儿抵抗力弱,易形成败血症,危及生命。

局部多发生在上颌。眶下区红肿,呈蜂窝织炎状态,眼睑红肿,结膜充血,眼睑裂变窄。在口内可见腭及前庭沟处红肿。至化脓期,脓液可从眼内眦、腭部、牙槽突、鼻腔等破溃处流出,形成瘘管,并有小死骨片,甚至坏死牙胚自瘘管排出。有时发生在下颌角处,出现咬肌腮腺区红肿,压痛和开口受限。

(三)诊断

根据婴幼儿眶下及腭部的红肿和全身发热不难考虑到本病,但易误认为单纯眶下区蜂窝织炎。X线检查在早期变化不明显,2～3周后可见骨质疏松,骨纹理模糊及死骨形成。本病死骨较小,有的可溶解排出。牙胚周界如不清或断裂,表示可能已坏死。

(四)防治

(1)炎症早期应尽早开始抗感染的经验治疗,选用对金黄色葡萄球菌敏感的抗生素并注意全身支持疗法,尽可能使感染消散,防止败血症的发生。

(2)脓肿期及早切开引流,可缓解症状,使骨髓炎局限,可能排出小死骨。口内脓肿切开时要防止脓液误吸入肺。

(3)慢性期病灶局限或死骨形成可行刮治术,但手术应较保守,只去除死骨,不伤及牙胚。

(4)针对本病的病因,加强对孕妇乳母的卫生宣教,注意婴幼儿的口腔清洁卫生,防止创伤,处理好新生儿的脐带、防止感染的发生。

三、颌骨放射性骨坏死

随着头颈部恶性肿瘤放射治疗的增多,颌骨放射性骨坏死及其继发感染性骨髓炎也日益增加,引起了人们的普遍关注。

（一）病因、病理

一般认为放射、创伤和细菌感染是放射性骨坏死及骨髓炎的三大致病因素。放射导致骨组织活力的逐渐丧失，处于坏死状态，在此基础上，任何局部创伤（拔牙、手术、黏膜创伤等）和细菌感染（根尖周炎、牙周炎等）都能诱发骨髓炎。

放射是主要的致病因素。它的致病强度与放射线的种类、剂量，局部组织特点及保护措施等有关。放射线对口腔组织的损害：①骨母细胞（成骨及破骨细胞）的变性和坏死；②骨血管结构的破坏、内膜炎、栓塞；③口腔黏膜下血管床破坏，黏膜营养不良易溃疡；④牙齿有机成分变性，无机成分崩解；⑤牙周膜增厚，纤维排列紊乱，血管和细胞成分减少；⑥唾液腺唾液分泌减少。

（二）临床表现

放射后骨活力低下或处于坏死状态可以长期无症状。有的是在拔牙或局部损伤后才发现创口不愈或发现骨坏死。

继发化脓性感染时，患者有深部持续性剧烈疼痛，常伴有颌周红肿、瘘管、溢脓、口臭、发热等症状。

放射性骨坏死的最大特点是死骨与正常骨之间长期不能分离和脱落，暴露在口腔，界线不清，反复感染，炎症急性发作。

面部软组织常有放射性瘢痕，伴有开口困难。有的还有面颊组织坏死和洞穿性缺损。

放射后唾液分泌受到抑制，口干，发生猖獗龋，牙齿病损至残根、残冠。全身有消瘦及贫血症状。

X线检查的表现主要是骨矿物质减少呈现的密度减低，骨小梁粗糙，其周围有斑块状密度减低。病变区与正常骨界限不清。牙槽突处易见到破坏，严重的有颌骨显著脱钙及骨吸收。

（三）诊断

根据放射治疗的病史、临床表现和X线检查所见，可以诊断。对炎症控制后仍有肿块或溃疡者，应取活检，以除外肿瘤复发。

（四）预防

一旦发生放射性骨髓炎，患者极为痛苦，且预后不佳，故预防其发生极为重要。根据本病发病因素，在放疗前、中、后，应注意以下事项。

（1）放射治疗前要消除口腔内外的一切感染病灶：如全口洁治，消除龈炎。拆除口内金属材质的固定桥及冠套。用非金属材料充填Ⅰ、Ⅱ度龋。对Ⅲ～Ⅴ度龋不宜做牙髓治疗而应拔除。牙周病的患牙及阻生牙也应摘除，待拔牙后10～14天伤口愈合后才能开始放疗。为了不耽误时间，有条件者可住院，在抗生素控制感染下，行一次手术拔除应拔除的牙齿，并修整骨尖、缝合伤口促进早日愈合。但要避免术中大翻瓣及大创伤。

（2）根据肿瘤的性质选择合适的放射种类、适当的剂量及准确的部位。

（3）放射中要用铅板保护放射野以外的组织，特别是牙及颌骨。应加强营养，增强体质。Shannon（1977年）认为用含矿物质和氟化物的人工唾液含漱口腔，有使牙齿再硬化及湿润口腔的作用，放疗后还可长期应用。

（4）放疗后应注意保持口腔清洁，口干者可应用人工唾液。定期检查口腔。防止颌骨受到任何损伤，一年内不要戴义齿。一般认为，任何时期拔牙都难免诱发颌骨放射性骨髓炎，尤其是在照射后3年内更易诱发，应视拔牙为禁忌，而对牙病尽量采取保守疗法。但是，近年来，临床医师发现牙源性感染会诱发颌骨骨髓炎，如果牙的感染不能控制，也应拔除。要在大量抗生素的控制下拔除,并尽量减少拔除术中的创伤。

(五)治疗

1.控制急性炎症,加强全身支持疗法

建立良好的引流、冲洗及抗生素治疗,一般能够缓解急性炎症的症状,但不能有效地分离死骨。病原菌为革兰阳性球菌的感染或需氧菌与厌氧菌的混合感染,

2.手术疗法

当 X 线检查显示死骨形成,可行死骨摘除术。但是放射性死骨的形成与分离需要等待很长时间。目前,多数人主张早期在健康骨组织内切除死骨,终止颌骨炎症的扩展。但是病灶与正常组织之间的界限不清,如何掌握切除范围是手术难点之一。另外,放疗后面部软组织的瘢痕或缺损,使手术修复有一定困难。因此,术前应做好诊断与设计。抗生素的应用是必要的。

3.高压氧治疗

高压氧可以增加血管内的氧压。氧的增加使细菌对低浓度抗生素敏感,从而有抑菌作用,也能增强白细胞及成纤维细胞的活力,从而促进肉芽组织由健康组织向死骨生长,使死骨早日形成与分离,对手术有利。

具体方法:患者进入气压为两个大气压的纯氧舱内,每次 1.5～2 小时,每周 5～6 次,共 60 次。同时每天口服抗生素,如青霉素、红霉素或四环素。每天服维生素 E 0.1 g,以减少氧中毒。每天冲洗伤口并适时地作死骨切除术。6 个月后再增加 10 次这种治疗。禁忌证为:有恶性肿瘤、毒血症及精神病患者。

(李秋平)

第四节 牙源性上颌窦炎

一、病因

上颌磨牙和前磨牙离上颌窦底很近,这些牙的根尖周围炎可以直接扩散到上颌窦,或拔牙时将根推入上颌窦,引起上颌窦炎。另外,上颌骨骨髓炎、根尖囊肿感染也可并发上颌窦炎。牙源性上颌窦炎的病原菌多为厌氧菌,需氧菌以链球菌最多见。

二、临床表现

急性期有发热、全身不适、单侧上颌胀痛、头痛、鼻塞等症状。检查可见患侧眶下区水肿、压痛。鼻腔内鼻甲充血,中鼻道有脓。患侧可见上颌病源牙或其他病灶,前庭沟处有压疼。鼻颏位(华氏位)X 线检查可见患侧上颌窦密度增高,产生均匀模糊的影像。窦内有脓时,坐位投照可见其内有水平面表现。

慢性上颌窦炎表现为患侧上颌压迫沉重感,周期性疼痛,常有一侧鼻炎或排脓。能找到患侧上颌病源牙。X 线检查可见患侧上颌窦黏膜增厚,环绕窦壁有密度增高的带状影像,窦中央有透光区或普遍上颌窦密度增高、均匀模糊、骨壁硬化。炎症严重者,上颌窦壁可以模糊不清。牙根被推进上颌窦者,可见到断根在窦腔内。病源牙的根尖片显示根尖病变通向上颌窦。

三、诊断

牙源性上颌窦炎为单侧性,具有典型的上颌窦炎的临床及 X 线检查的表现。上颌窦的透光试验或穿刺抽脓检查,可协助诊断。要与上颌窦癌鉴别,后者可有深部持续性痛、鼻腔血性分泌物、眶下区神经麻木等早期症状。

四、防治

(一)急性期

嘱患者休息,局部热敷,鼻腔滴 1% 麻黄碱收缩黏膜肿胀以利引流。根据病原菌(厌氧菌,需氧菌多见链球菌)全身应用抗生素。若脓液引流不畅而症状不减轻时,可用穿刺灌洗法。对于不能保留的牙齿,也可拔牙引流。

(二)慢性期

宜用保守疗法,鼻腔施用血管收缩剂,使窦腔引流通畅,或用上颌窦灌洗法。拔除或治疗病源牙,去除病灶。必要时由耳鼻喉科行上颌窦自然孔扩大引流术。炎症控制后,再进行口腔上颌窦瘘的修补术。

(李中孝)

第五节 颜面疖痈

疖是皮肤毛囊、皮脂腺、汗腺的化脓性感染。多个疖肿在浅筋膜层融合成为痈。颜面部皮肤,尤其是唇部和鼻部是疖痈的好发区。鼻唇部又称面部危险三角区,因为此处血运丰富且面部静脉缺少瓣膜,感染可以逆流而上,通过内眦静脉,进入颅内,引起化脓性海绵窦血栓及脓毒血症,危及生命。俗话说"面无善疮",应予以高度重视。

一、病因

多为金黄色葡萄球菌感染。在面部卫生不佳、擦伤及全身抵抗力差的情况下,如有糖尿病、感冒、劳累、食用油腻食品等情况,感染极易发生。

二、临床表现

疖肿早期为毛囊或皮肤皮脂腺处粟粒大的红丘,感疼痛。化脓时,在此红丘的中央有一白脓头,跳痛,全身有轻度不适。脓头破溃,排出脓栓及腐肉,症状缓解,病痊愈。如果处理不当,如刺、挑、挤等不良刺激,感染会扩散成痈。

以上唇痈为例,发病急骤,早期上唇一片红肿,发硬,周围水肿扩散到眶下区或颊部,全身发热,白细胞计数增高。化脓期,以多个小脓头向皮肤及黏膜表面冒出为其特点,较少形成大脓腔。全身中毒症状明显。脓栓连同腐肉脱落或取出,伤口渐好。

三、并发症

面静脉炎:沿面静脉走行方向呈条状红肿,压痛、四周水肿。眶下间隙蜂窝织炎、败血症、海绵窦炎等。

四、防治

(1)注意面部清洁卫生及全身健康。

(2)疖肿:以碘酊一天3次点涂可消肿。禁忌挑、捏、切及热敷,以免感染扩散。脓头明显局限时,可用镊子夹出并涂以碘酊。

(3)痈:应及早作脓的细菌培养及药敏试验以指导用药。抗生素使用应该比较积极,首选青霉素与耐青霉素酶青霉素合用。重症患者须静脉滴注青霉素480万单位,一天2次,或者苯唑西林、氯唑西林,症状控制后可改用口服阿莫西林、克拉维酸、青霉素V钾片,或口服头孢拉定0.5 g,一天4次,直至痊愈。青霉素过敏者选用红霉素、克林霉素。也可应用中草药,如五味消毒饮等。

(4)密切观察病情的变化,如有并发症时要及时抢救。疑有败血症者须取血作细菌培养及药敏试验。

(5)局部治疗:以药物湿敷为主。以高渗药物或抗菌药物局部湿敷可以杀菌和拔脓。如10%大蒜液、50%硫酸镁溶液、10%盐水、1%杆菌肽溶液等沾湿小块纱布,湿敷唇痈处,2小时换一次,待脓头出现,用镊子轻轻夹出脓栓及腐肉。周围的硬结可在1～2周后逐渐恢复正常。禁忌对唇痈切开、挤压,以免引起严重并发症。只有当皮下脓肿很明显时才能轻挑开脓肿。

(李中孝)

第十章 口腔颌面部神经疾病

第一节 面肌痉挛

面肌痉挛的病因不明确,表现为一侧面神经支配的部分或全部表情肌不自主抽动。

一、诊断

(1)面肌痉挛多见于中、老年,女性多于男性。

(2)抽搐多先从下睑开始,渐扩展至半侧面部表情肌,甚至颈阔肌。但额肌较少受累。

(3)为单侧、阵发性,不能自主,情绪紧张、激动可诱发并加重。睡眠时少有发作。

(4)抽搐发作时间由数秒至数十分钟不等。

(5)患者可伴耳鸣,严重者可同时出现面肌轻度瘫痪、面肌萎缩及舌前 2/3 味觉减低。

二、治疗要点

目前面肌痉挛缺少十分理想的治疗方法。

(一)药物治疗

抗癫痫药物(卡马西平、苯妥英钠等),镇静药物(地西泮等)。

(二)封闭疗法

维生素 B_1、维生素 B_{12} 或山莨菪碱等注射于茎乳孔处面神经干。

(三)注射疗法

肉毒毒素 A 注射于抽搐面肌。

(四)射频温控热凝面神经干

有止抽搐或缓解作用,术后面瘫,复发率较高。

(五)手术治疗

颅内显微血管减压术,适用于抽搐严重、保守治疗无效者。

(李中孝)

第二节　面神经麻痹

一、概念

面神经麻痹是以颜面表情肌群的运动功能障碍为主要特征的一种常见病,也称为面瘫。根据引起面神经麻痹的损害部位不同,分为中枢性面神经麻痹和周围性面神经麻痹。病损位于面神经核以上至大脑皮质中枢之间,即一侧皮质脑干束受损,称为中枢性或核上性面神经麻痹。贝尔麻痹系指临床上不能肯定病因的不伴有其他体征或症状的单纯性周围面神经麻痹。一般认为是经过面神经管的面神经部分发生急性非化脓性炎症所致。

二、临床表现

贝尔面瘫起病急剧,且少有自觉症状,不少患者主诉临睡时毫无异常,但晨起盥洗时,忽觉不能喝水与含漱或者自己并无感觉而为他人首先察觉。这种不伴其他症状或体征的突发性单侧面瘫,常是贝尔面瘫的特殊表现。

面瘫的典型症状有患侧口角下垂,健侧向上㖞斜,上下唇因口轮匝肌瘫痪而不能紧闭,故发生饮水漏水、不能鼓腮、吹气等功能障碍。上下眼睑不能闭合的原因是由于眼轮匝肌瘫痪后,失去了受动眼神经支配的上睑提肌保持平衡协调的随意动作,致睑裂扩大、闭合不全、露出结膜,用力紧闭时,则眼球转向外上方,此称贝尔征。由于不能闭眼,故易患结膜炎。在下结膜囊内,常有泪液积滞或溢出,这种泪液运行障碍,一般是由于泪囊肌瘫痪与结膜炎等原因所引起。前额皱纹消失与不能蹙眉是贝尔面瘫或周围性面瘫的重要临床表现,也是与中枢性面瘫鉴别的主要依据。

表情肌的瘫痪症状,特别在功能状态时更为突出,因此,评价治疗效果恢复程度的标准,也必须在功能状态下进行。

面瘫的症状还取决于损害的部位。如发生在茎乳孔外,一般都不发生味觉、泪液、唾液、听觉等方面的变化。但如同时出现感觉功能与副交感功能障碍时,则所出现的症状对损害的发生部位具有定位意义。因此,临床上在必要时,尚应进行下列各种检查。

(一)味觉检查

伸舌用纱布固定,擦干唾液后,以棉签蘸糖水或盐水涂于患侧舌前 2/3,嘱患者对有无味觉以手示意,但不要用语言回答,以免糖(盐)水沾至健侧而影响检查结果。由于舌背边缘区域的几个部位对不同的味觉具有相对的敏感性,因此,如用甜味检查可涂于舌尖,稍偏后对咸味敏感,依次向后为酸味与苦味。味觉的敏感性虽有个体差异,但左右两侧一般相同。

(二)听觉检查

主要是检查镫骨肌的功能状态。以听音叉(256 Hz)、马表音等方法,分别对患侧与健侧进行由远至近的比较,以了解患侧听觉有无改变。听觉的改变是由于镫骨肌神经麻痹后,失去了与鼓膜张肌神经(由三叉神经支配)的协调平衡,镫骨对前庭窗的振幅减小,造成低音性过敏或听觉增强。

(三)泪液检查

亦称 Schirmer 试验。目的在于观察膝状神经节是否受损。用滤纸两条(每条为 0.5 cm×5 cm),一端在 2 mm 处弯折。将两纸条分别安置在两侧下睑结膜囊内做泪量测定。正常时,在5 分钟末的滤纸沾泪长度(湿长度)约为 2 cm。由于个体差异,湿长度可以变动,但左右两眼基本相等。如膝状神经节以上岩浅大神经受损害,则患侧泪量显著减少。但是,由于患侧溢泪运动障碍,故积累于结膜囊内的泪液增加,为防止出现可能的湿长度增加的偏差,在放置滤纸条的同时,须迅速将两眼所积滞的泪液吸干。

贝尔面瘫多数在 1～4 个月间恢复。有的可彻底治愈,有的为不全恢复,个别的可完全不能恢复。恢复不全者,常可产生瘫痪肌的挛缩,面肌挛缩或联带运动,称为面神经麻痹的后遗症。瘫痪肌的挛缩表现为患侧鼻唇沟加深,睑裂缩小,口角反向患侧牵引,使健侧面肌出现假性瘫痪现象,此时切不可将健侧误认为患侧。

三、诊断

本病具有突然发作的病史与典型的周围性面瘫症状,诊断并不困难。根据味觉、听觉及泪液检查结果,还可以明确面神经损害部位,从而做出相应的损害定位诊断。

四、治疗

本病的治疗可分急性期、恢复期、后遗症期 3 个阶段来考虑。

(一)急性期

起病 1～2 周内可视为急性期。此阶段主要是控制炎症水肿,改善局部血液循环,减少神经受压。可给阿司匹林 0.5～1.0 g,每天 3 次。如无禁忌,大多数人主张进行 1 个疗程的激素治疗,可采用地塞米松 5～10 mg 静脉滴注,每天 1 次。或口服泼尼松 30～60 mg/d。口服激素应在起病后立即给予,连续服用 2～3 天,较大剂量后即逐渐减量,一般连续使用激素不超过 10 天。此外,给予维生素 B_1 注射液 100 mg 肌内注射,每天 1 次,维生素 B_{12} 注射液 100 μg 肌内注射,每天2 次。可做理疗,但不宜给予强的刺激疗法,可给短波透热或红外线照射。此时期亦不宜应用强烈针刺、电针等治疗,以免导致继发性面肌痉挛。可给予局部热敷、肌按摩。第 1 周后,可以用B 族维生素行穴位注射。穴位可选颊车、四白、听会、耳门、下关等。应嘱患者注意保护眼睛,以防引起暴露性结膜炎,特别要防止角膜损害。入睡后应以眼罩掩盖患侧眼睛,不宜吹风,减少户外活动。

(二)恢复期

第 2 周末至 2 年为恢复期。此期的治疗主要是尽快使神经传导功能恢复和加强肌收缩。除可继续给予维生素 B_1 注射液、维生素 B_{12} 注射液肌内注射外,可给予口服维生素 B_1、烟酸、地巴唑等。亦可加用加兰他敏 2.5 mg 肌内注射,每天 1 次。还可给予面部肌电刺激、电按摩等。针刺可取较多穴位,如加取地仓、翳风、太阳、风池、合谷、足三里等穴,强刺激、留针时间延长,并可加用电针。此时期患者应继续注意保护眼睛,并对着镜子练习各种瘫痪肌的随意运动。大多数病例在起病后 1～3 个月内可完全恢复。药物治疗在 6 个月后已很少有效,但 1～2 年内仍有自行恢复的可能。2 年后有 10%～15% 的患者仍留有程度不等的各种后遗症。也有人主张对病损部位在面神经管内者,如在面瘫发生后 1 个月仍无恢复迹象时,可请鼻喉科医师考虑行面神经管减压术。

（三）后遗症期

2 年后面瘫仍不能恢复者，可按永久性面神经麻痹处理。

（李中孝）

第三节　三叉神经痛

一、概念

三叉神经痛是指在三叉神经分布区域内出现阵发性电击样剧烈疼痛，历时数秒或数分钟，间歇期无症状。疼痛可由于口腔或颜面的任何刺激引起。以中老年人多见，多数为单侧性。

二、临床表现

本病的主要表现是在三叉神经某分支区域内，骤然发生闪电式的剧烈疼痛。疼痛可自发，也可由轻微的刺激"扳机点"所引起。所谓"扳机点"是指在三叉神经分支区域内某个固定的局限的小块皮肤或黏膜特别敏感，对此点稍加触碰，立即引起疼痛发作。"扳机点"可能是一个，但也可能为两个以上，一般取决于罹患分支的数目。为避免刺激，患者常不敢洗脸、刷牙、剃须、微笑等，致面部表情呆滞、木僵，颜面及口腔卫生不良，常患湿疹、口炎，伴有牙石堆积、舌苔增厚、少进饮食和身体消瘦。

疼痛如电击、针刺、刀割或撕裂样剧痛，发作时患者为了减轻疼痛而做出各种特殊动作，有时还可出现痛区潮红、结膜充血，或流泪、出汗、流涎以及患侧鼻腔黏液增多等症状。发作多在白天，每次发作时间一般持续数秒、数十秒或 1~2 分钟后又骤然停止。两次发作之间的间隙称为间歇期，无任何疼痛症状。只有少数病例在间歇期中在面部相应部位有轻微钝痛。疾病早期发作次数较少，持续时间较短，间歇期较长，但随着疾病的发展，发作越来越频繁，间歇期亦缩短。

病程可呈周期性发作，每次发作期可持续数周或数月，然后有一段自动的暂时缓解期。缓解期可为数天或几年。三叉神经痛很少有自愈者。部分病例的发作期与气候有关，一般在春季及冬季容易发作。

有的患者由于疼痛发作时用力揉搓面部皮肤，可发生皮肤粗糙、增厚、色素沉着、脱发、脱眉，有时甚至引起局部擦伤并继发感染。

在有些患者中疼痛牵涉到牙时，常疑为牙痛而坚持要拔牙，故不少三叉神经痛患者都有拔牙史。

原发性三叉神经痛患者无论病程长短，神经系统检查无阳性体征发现，仍保持罹患分支区域内的痛觉、触觉和温度的感觉功能和运动支的咀嚼肌功能。只有在个别病例中有某个部位皮肤的敏感性增加。

继发性三叉神经痛可因引起部位的不同，伴有面部皮肤感觉减退、角膜反射减退、听力降低等阳性体征。

三、检查

目的是明确罹患的分支，即查明发生疼痛症状的分支。为了进一步明确是原发性还是继发性三叉神经痛，必须同时检查伴随的其他症状和体征，如感觉、运动和反射的改变。

定分支首先要寻找"扳机点"。各分支的常见"扳机点"部位如下。①眼支：眶上孔、上眼睑、眉、前额及颞部等部位。②上颌支：眶下孔、下眼睑、鼻翼、上唇、鼻孔下方或口角区、上颌结节或腭大孔等部位。③下颌支：颏孔、下唇、口角区、耳屏部、颊黏膜、颊脂垫尖、舌颌沟等处，并须观察在开闭口及舌运动时有无疼痛发作。

对上述各分支的常见"扳机点"按顺序进行检查。由于各"扳机点"痛阈高低不同，检查时的刺激强度也应由轻至重作适当改变。①拂诊：以棉签或示指轻拂可疑之"扳机点"。②触诊：用示指触摸"扳机点"。③压诊：用较大的压力进行触诊。④揉诊：对可能的"扳机点"用手指进行连续回旋或重揉动作，每一回旋需稍做刹那停顿。这种检查方法往往能使高痛阈的"扳机点"出现阳性体征，多用作眶下孔和颏孔区的检查。

四、诊断

依据病史、疼痛的部位、性质、发作表现和神经系统极少有阳性体征，一般诊断原发性三叉神经痛并不困难，但要排除继发性三叉神经痛。为了准确无误地判断疼痛的分支及疼痛涉及的范围，查找"扳机点"是具有重要意义的方法。在初步确定疼痛的分支后，用 $1\% \sim 2\%$ 的普鲁卡因溶液在神经孔处行阻滞麻醉，以阻断相应的神经干，这属于诊断性质的封闭。

第一支疼痛时，应封闭眶上孔及其周围。第二支疼痛时，可根据疼痛部位将麻药选择性地注入眶下孔、切牙孔、腭大孔、上颌结节部或圆孔。第三支疼痛时则应麻醉颏孔、下牙槽神经孔或卵圆孔。当"扳机点"位于颏神经或舌神经分布区域时，还应做此两种神经的封闭。麻醉时应先由末梢支开始，无效时再向近中枢端注射。例如，第三支疼痛时，可先做颏孔麻醉；不能制止发作时，再做下牙槽神经麻醉；仍无效时，最后做卵圆孔封闭。

在封闭上述各神经干后，如果疼痛停止，1小时内不发作（可通过刺激"扳机点"试之），则可确定是相应分支的疼痛。最好是在 $1 \sim 2$ 天后再重复进行一次诊断性封闭，则更能准确地确定患支。

继发性三叉神经痛其疼痛可不典型，常呈持续性，一般发病年龄较小。检查时，在三叉神经分布区域内出现病理症状，如角膜反射的减低或丧失。角膜反射的变化是有意义的体征，常提示为症状性或器质性三叉神经痛。此外，也常伴有三叉神经分布区的痛觉、温度觉与触觉障碍，还可出现咀嚼肌力减弱与萎缩。

怀疑为继发性三叉神经痛时，应进一步做详细的临床检查，按需要行颅骨 X 线检查（特别是颅底和岩骨），并做腰椎穿刺及脑超声检查等。有时甚至要做特殊造影、CT、MRI 检查等才能明确诊断。

五、治疗

三叉神经痛如属继发性者，应针对病因治疗，如为肿瘤应作肿瘤切除。对原发性三叉神经痛可采取以下几种方法治疗。

(一)药物治疗

(1)卡马西平是目前治疗三叉神经痛的首选药物,此药作用于网状结构——丘脑系统,可抑制三叉神经脊束核——丘脑的病理性多神经元反射。

(2)苯妥英钠也是一种常用的药物,对多数病例有一定疗效。

(3)维生素 B_{12} 有一定疗效。

(二)封闭疗法

用 1%～2% 普鲁卡因溶液行疼痛神经支的阻滞麻醉,也可加入维生素 B_{12} 做神经干或穴位封闭,每天 1 次,10 次为 1 个疗程。

(三)理疗

可用维生素 B_1（或维生素 B_{12}）和普鲁卡因溶液以离子导入法或采用穴位导入法,将药物导入疼痛部位,可获一定疗效。

(四)组织疗法

1.肠线埋藏

取长约 1 cm 的缝合肠线,埋入罹患分支的神经孔附近或做穴位埋藏,如采用膈俞穴位埋藏。

2.组织浆注射

取冷藏的组织浆 2～3 mL,注射于腹部皮下组织或肌肉,每周 1 次。

(五)注射疗法

常用 95% 乙醇准确地注射于罹患部位的周围神经干或三叉神经半月节。目的在于产生局部神经纤维变性,从而阻断神经的传导,以达到止痛效果。在行眶下孔、眶上孔及颏孔等封闭时,一般剂量为0.5 mL,同时应注意要注入孔内,进孔深度以 2～3 mm 为好,不宜过深或过浅。如行半月节注射,可使三支同时变性,但会造成角膜反射消失,导致角膜炎等并发症。

(六)半月神经节射频控温热凝术

用射频电流经皮肤选择性控温热凝半月神经节治疗三叉神经痛,取得了良好的治疗效果。本方法的优点是止痛效果好,复发率较低(在 20% 左右),且可重复应用。在解除疼痛的同时能保持大部分触觉。对已做过乙醇封闭或手术后复发的患者也有效。

本法也可能发生一定的并发症。如操作不当,部位不准确,会损伤附近的颅神经或血管而产生并发症,偶尔发生颞肌萎缩、角膜薄翳、视物模糊等。操作时应注意严密消毒,否则会导致颅内感染。

(七)手术疗法

目前手术治疗方法主要有以下两种。

1.病变性骨腔清除术

根据病史、症状和所累及的三叉神经分支,在"扳机点"部位相应区域及已往拔牙部位的口内行 X 线检查,如在 X 线片上显示有病变骨腔,表现为界限清楚的散在透光区或界限不清的骨质疏松脱钙区时,按口腔外科手术常规,从口内途径行颌骨内病变骨腔清除术。

2.三叉神经周围支切断撕脱术

主要适用于下牙槽神经和眶下神经。

(李文鑫)

第四节　非典型面痛

非典型面痛是一种功能性、位置不清楚、偶然发生的面部疼痛症状。1924 年 Fraizer 等首先提出了非典型面痛的名称。

一、发病机制

本病的病因学是复杂的。有些学者认为它是一种功能性疾病,另一些学者认为是血管因素造成的。其功能性原因有忧郁、焦虑状态、强迫状态,但有的学者认为不管疼痛的起因如何,其原因是颈外动脉一个分支或几个分支引起的。也可能是因血管膨胀使骨骼肌收缩而引起疼痛。有人认为是脑膜中动脉的颅外部分、颈内动脉或颈总动脉的分支扩张所引起的。

近年来,国内外的学者发现非典型性面痛综合征及三叉神经痛与病理性骨腔存在有一定关系。他们的见解:①在上颌或下颌可以找到一个或两个以上的骨腔。②大部分病例行骨腔刮治术后疼痛有明显缓解。③在所有病例中骨腔的发生部位与疼痛发作前拔牙的部位是一致的。④骨腔的内容物可为空腔至异常性骨组织不等。⑤骨腔壁可为松质骨至皮质骨不等。

二、临床特点

患者多为女性,占 70%～90%。其发病年龄有两个高峰:一个在 20 岁左右,另一个在停经期前后。似乎与内分泌改变有一定关系。疼痛不发生在脑神经分布区域,面部疼痛多为单侧,也可双侧发作,多发于上颌部。也可发生于鼻部、眼、颧、耳、头及肩颈部。

疼痛性质为严重的钝性痛,位置深在,也可能为钻刺样痛,偶有蚁走感、烧灼感或麻木感。多数患者疼痛有间歇期。洗脸、刷牙、进食可以激发疼痛,但疼痛不如三叉神经痛严重,介于偏头痛与三叉神经痛之间。

三、诊断要点

应仔细询问病史,参考标准:①疼痛为持续性痛、烧灼痛、搏动性痛,令人痛苦和讨厌的疼痛。②疼痛持续数小时或数天。③疼痛发作缓慢,在发作后疼痛不一定能完全缓解。④疼痛范围较弥散,常涉及几条神经的分布区,偶尔可涉及包括颈部和肩部在内的半侧头部。⑤没有"扳机点"或整个患侧都是"扳机点"。⑥疼痛不是其他已知疾病,如偏头痛、牙痛、颞下颌关节紊乱所引起的。

四、治疗

本病治疗十分困难。应首先针对病因与精神病科专家共同制订治疗方案。①进行心理治疗,消除恐癌症,树立战胜疾病信心。②对焦虑患者选用镇静抗焦虑药。③可试用酒石酸麦角胺。④对怀疑有病理性骨腔存在的病例,刮除相应部位的骨腔可能治愈。

(李文鑫)

第五节　灼口综合征

灼口综合征是指发生在口腔黏膜上以烧灼样疼痛为主,有时包括口干和味觉障碍的综合征。但客观检查不到临床病损,也无组织病理改变。因多发生在舌部,故亦称舌痛症。女性多见。

一、病因

病因尚未明了。关于本病的精神因素学说近年备受关注。经过大量社会调查发现,本病患者常有一定的社会背景。即在身体内部或外部受到任何不良刺激,可以扰乱抗体原有的稳定平衡状态,加上个体处于有忧虑、抑郁等情绪障碍时,则抗体不能对此不良刺激做出正确或合适反应时,则可能患病。这种社会调查只能说明现象,但要揭示该病的发病机制,仍有待于进一步研究。因为临床上本病常见于更年期妇女,所以考虑与内分泌改变有关。口腔内存在的牙齿尖锐边缘和不合适的义齿基板边缘等的局部刺激,或口内两种不同金属修复体,所产生的微电流刺激,均可引起疼痛。

味觉障碍可能与曾有口腔烫伤使味蕾受损、唾液分泌不足或味孔闭锁,导致有味物质不能达味蕾感受器有关。此外锌、铁缺乏,维生素 A 不足和贫血等均可引起味觉细胞器质性改变。

二、临床表现

患者常诉说口腔黏膜有火辣样痛,少数患者还有针刺样痛或钝痛、烧灼感、麻木感、接触痛等。部位多发生在舌部,尤以舌尖多见,其次为舌背、舌缘、舌体。其他如腭部、口唇、颊部、咽喉等亦可发生。此外患者还可有口干、味觉障碍等。患者虽有上述症状,但并不影响说话和进食功能。临床检查亦找不到与症状相一致的阳性体征。这些症状可随着患者注意力的转移而减轻或消失。

三、诊断

除了要仔细询问病史外,还要做口腔全面检查,以排除其他疾病所引起的疼痛。

四、治疗

进行心理辅导,耐心解释,以解除患者的忧虑心理是非常必要的。一般可用谷维素 10 mg,每天 3 次,及维生素 B_6 10 mg,每天 3 次。对情绪抑郁、焦虑患者可考虑用多塞平 25 mg,每天 3 次,或利眠灵 5 mg,每天 3 次。

疼痛范围局限者可用维生素 B_{12} 100 μg 加 1% 普鲁卡因 1 mL 做局部注射。

（李文鑫）

第六节　原发性舌咽神经痛

原发性舌咽神经痛是一种出现于舌咽神经分布区的阵发性剧烈疼痛,疼痛的性质与三叉神经痛相似,多位于咽壁、扁桃体窝、软腭及舌后 1/3,可放射到耳部。其发病率在(0.5～2)/10 万人。男女发病率无差异,多于 40 岁以上发病。舌咽神经的脱髓鞘变性、血管压迫、蛛网膜粘连以及慢性炎症刺激与原发性舌咽神经痛的发病有关。

一、临床表现

(一)疼痛的部位

最常见疼痛始于咽壁、扁桃体窝、软腭及舌后 1/3,然后向耳部放射;也可疼痛始于外耳、耳道深部及腮腺区,或介于下颌角与乳突之间,很少放射到咽侧;偶尔疼痛仅局限在外耳道深部。双侧舌咽神经痛者极为罕见。

(二)诱发因素

吞咽、讲话、咳嗽、打呵欠、打喷嚏、压迫耳屏、转动头部或舌运动等可诱发疼痛发作。

(三)疼痛的性质

呈阵发性电击、刀割、针刺、烧灼、撕裂样的剧烈疼痛,难以忍受。

(四)疼痛的发作形式

疼痛多骤然发生,发作短暂,一般持续数秒至数分钟,每天发作从几次到几十次不等,尤其是在急躁、紧张时,发作频繁。随病程进展,疼痛发作越来越频,持续时间越来越长,常有历时不等的间歇期,间歇期间,患者可如同常人。

(五)扳机点

在外耳、舌根、咽后及扁桃体窝等处可有"扳机点",以至于患者不敢吞咽、咀嚼、说话和做头颈部转动等。

(六)伴发症状

在疼痛发作时,有时伴大量唾液分泌或连续的咳嗽,另外,发作时尚可伴有面红、出汗、耳鸣、耳聋、流泪、血压升高、喉部痉挛、眩晕等,偶有心动过速、心动过缓,甚或短暂停搏,以及低血压性昏厥、癫痫发作等症状。因饮食受到影响,患者可有脱水、消瘦等表现。

(七)神经系统查体

常无阳性体征发现。

二、诊断

根据疼痛的部位、性质、发作形式、持续时间、诱发因素和扳机点等,基本可以做出初步诊断。为进一步明确诊断,可刺激扁桃体窝等处的"扳机点",看是否能诱发疼痛,或用 1% 丁卡因溶液喷雾咽后壁、扁桃体窝等处,是否能遏止发作,则可以证实诊断。呈持续性疼痛或有阳性神经体征的患者,应当考虑为继发性舌咽神经痛,应进一步辅助检查明确病因。

三、鉴别诊断

(一)三叉神经痛

两者的疼痛性质与发作形式十分相似。两者的鉴别要点：①三叉神经痛位于三叉神经分布区，疼痛较浅表，"扳机点"在睑、唇或鼻翼，说话、洗脸、刮胡须可诱发疼痛发作。②舌咽神经痛位于舌咽神经分布区，疼痛较深在，"扳机点"多在咽后、扁桃体窝、舌根，咀嚼、吞咽常诱发疼痛发作。

(二)继发性舌咽神经痛

多呈持续性疼痛，伴有其他颅神经障碍或神经系统体征。颅底 X 线检查、颅脑 CT 扫描及 MRI 检查等可发现颅底、鼻咽部及桥小脑角肿物或炎症等病变，即可确诊。

(三)喉上神经痛

疼痛的位置在喉深部、舌根及喉上区，可放射到耳区和牙龈，说话和吞咽可以诱发，在舌骨大角间有压痛点。用 1% 丁卡因溶液涂抹梨状窝区及舌骨大角处，或用 2% 普鲁卡因神经封闭，均能完全制止疼痛，以此可以鉴别。

(四)蝶腭神经节痛

表现为鼻根、眶周、牙齿、颜面下部及颞部阵发性剧烈疼痛，其性质似刀割、烧灼及针刺样，并向颌、枕及耳部等放射。发作次数为每天数次至数十次，每次持续数分钟至数小时不等。疼痛发作时多伴有流泪、流涕、畏光、眩晕和鼻塞等，有时舌前 1/3 味觉减退，上肢运动无力。一般无诱因和"扳机点"。用 1% 丁卡因表面麻醉中鼻甲后上蝶腭神经节处，5～10 分钟后疼痛即可消失。

(五)膝状神经节痛

表现为耳和乳突区深部的持续性疼痛，常伴有同侧面瘫、耳鸣、耳聋和眩晕。发作后耳屏前、乳突区等处可出现疱疹。一般无诱因和"扳机点"，但在叩击面神经时可诱发疼痛发作。

(六)颈肌部炎性疼痛

发病前有感冒发热史，表现为单个或多块颈肌发炎，伴颈部或咽部疼痛，同时肌肉运动受限，局部压痛。用地卡因溶液喷雾咽部黏膜不能止痛，一般解热止痛药有效。

四、治疗

(一)药物治疗

原发性舌咽神经痛的药物治疗与原发性三叉神经痛的药物治疗一样，即凡是能用于治疗三叉神经痛的药物均可用于治疗舌咽神经痛，剂量与方法基本一样。

(二)射频热凝术

即穿刺颈静脉孔射频热凝舌咽神经治疗舌咽神经痛。一般在 X 线监视下进行，手术中行生命体征监护。穿刺过程中，一般出现血压下降和心率下降，表明迷走神经受累，应调整穿刺或暂停。穿刺的进针点在口角外侧 35 mm，下方 0.5 mm。在电视下纠正穿刺方向，使电极尖到达颈静脉孔神经部。先用 0.1～0.3 V 低电压刺激，若出现一侧咽、扁桃体和外耳道感觉异常，且无副神经反应和血压与心电图改变，表明穿刺部位正确。缓慢持续增温，若无迷走神经反应出现，升温至 65～70 ℃，电凝 60 秒即可造成孤立的舌咽毁损灶。若在升温过程中出现迷走神经反应，应立即停止电凝，并给阿托品 0.5～1 mL，数分钟内可恢复。若复发，可以重复电凝。

（三）手术治疗

1.延髓束切断术

延髓束切断术治疗舌咽神经痛现在已很少采用。

2.舌咽神经痛神经根切断术

舌咽神经痛神经根切断术是：经乙状窦后入路开颅，寻找到舌咽神经后，用钩刀或微型剪刀将神经切断。如疼痛部位涉及外耳深部，为迷走神经耳支影响所致，应同时切断迷走神经前方根丝1～2根。切断舌咽神经时少数可有血压上升，切断迷走神经时有时可发生心律失常、血压下降、心搏停止等不良反应，手术时应密切观察。

手术后，可出现同侧舌后1/8味觉丧失，软腭、扁桃体区及舌根部麻木，咽部干燥不适，轻度软腭下垂及短暂性吞咽困难等。目前，只有在术中未发现有血管压迫时，才采用该手术方式。

3.微血管减压术

微血管减压术是目前治疗舌咽神经痛首选手术方式。操作与三叉神经微血管减压术类似，只是切口要比三叉神经微血管减压术低。在显微镜下仔细分离压迫舌咽神经的血管，并在神经与血管间填入适当大小的减压材料，例如涤纶片或特氟隆（Teflon）。有蛛网膜粘连、增厚时，也应同时予以松解、切除。

五、预后

舌咽神经痛一般不会自然好转。如不治疗，随着疼痛发作的加重，将严重影响患者的饮食、生活及工作，有些患者可因严重脱水、消瘦而危及生命。

（李文鑫）

第十一章　口腔颌面部损伤

第一节　口腔颌面部软组织损伤

一、擦伤

常见于颜面部较突出的部位,如颏部、唇部、颧部、鼻尖、额部等处与粗糙面的物体呈切线方向摩擦,造成表皮层破损或脱落,甚至可深达真皮浅层。

(一)临床特点

创面表浅,常呈点状渗血或散在的小片渗血,有时可见淡黄色血浆渗出;创面常有泥沙或其他不洁物附着;创面如果仅累及表皮层,仅有轻度疼痛。真皮层暴露者,则有明显的灼痛。

(二)治疗原则

主要是尽早彻底清创。去尽创面内的泥沙等污染物,创面暴露,保持干燥,数天内可自行愈合。真皮层暴露者,渗血和血浆渗出较多,可在创面覆盖一层凡士林油纱,然后敷料包扎可减少创面感染机会。油纱的凡士林不宜过多,应使网孔有良好的通透性,使创面的渗出物容易渗到外层敷料中,利于创面干燥,避免感染。如果创面已感染,则需用高渗盐水湿敷,湿敷时局部辅以抗生素,有利于控制局部感染。

对擦伤创面污染物的清除,一般使用生理盐水冲洗和擦拭,对泥土、砂粒等容易清除。但煤渣等有色异物被清除后创面有可能被染色,污染时间越久,染色越深,如不在清创中予以清除,则愈合后常遗留皮肤色素,严重影响容貌。对已染色的浅层组织,采用打磨皮肤的金刚砂打磨器磨去染色组织,可减少伤口愈合的色素沉着。如果擦伤创面是非水溶性的油泥等,则需用乙醚、二甲苯、丙酮等有机溶剂,方可去除油腻污染物。

二、挫伤

颌面挫伤多由钝物直接打击或因跌倒撞击于硬物所致的闭合性损伤。表面皮肤完整,但深部皮下组织内小血管、淋巴管破裂,引起深部组织内渗血,形成皮下瘀斑或血肿。严重的挫伤可累及深部的肌肉、骨膜和关节,可伴发骨折。

(一)临床特点

较浅的淤血和血肿可引起皮肤变色、局部肿胀和疼痛。皮下瘀斑早期呈暗红色或青紫色,随着淤血的分解和吸收,皮肤颜色逐渐变为浅黄色,一般在伤后2~3周可恢复正常的肤色。

局部的肿胀和疼痛与挫伤部位的组织质地有关。眼眶周围和面颊、颧部组织疏松,组织肿胀明显,但疼痛较轻;而额部挫伤时,肿胀虽不明显,但胀痛较甚。

口底血肿常使舌根部后移,而出现上呼吸道梗阻,具有高度的危险性。多见于口底软组织挫伤。当口底软组织损伤伤后出现呼吸困难,应高度警惕口底血肿的可能,应尽快作出诊断和处理。

颞颌关节常在下颌骨遭受暴力后出现组织挫伤,引起关节囊内或囊外渗血,可出现关节区压痛、自发痛、张口疼痛、张口受限甚至错殆。囊内血肿时,关节区肿胀不明显,但疼痛明显。

(二)血肿的转归

当深部组织内较大血管破裂时,大量血液聚积在局部形成血肿。血肿可以向多个方向转化:①较小的血肿,被组织内吞噬细胞等吞噬、分解,最终被完全吸收,血肿消失。②较大的血肿不容易被完全吸收,周围血管、成纤维细胞长入,血肿机化,最终形成瘢痕结缔组织。③血肿如果长期存留,容易继发感染,形成脓肿。④少数血肿中心液化,发生囊性变。⑤如果是颈部大血管破裂形成的血肿,破裂口不易闭合,可形成假性动脉瘤或动静脉瘘。

(三)治疗原则

早期止血,止痛,预防感染,消除血肿的压迫症状。后期促进血肿吸收和功能恢复。

挫伤后早期应冷敷,使组织内小血管收缩,减少渗血和组织水肿。如有血肿形成,应加压包扎,可压迫止血和使组织内渗血局限化。较大的血肿,多不能自行吸收,应使血肿尽量缩小:可在无菌条件下用粗针穿刺,将血肿内未凝固的血液(多混有淋巴液、组织液)抽出,使血肿变小,利于血肿的分解、吸收。较小的血肿即使不能全部吸收,机化后形成的瘢痕也较小,对功能的影响也较小。抽吸时,负压不宜太大,否则会使栓塞的小血管栓子脱落,再次出血。如果血肿大,为了避免机化后形成大块瘢痕,影响面部表情肌活动或张口,可手术切开、清除血凝块,消除血肿,关闭深部无效腔;口底血肿或颈部大血肿,容易造成呼吸道受压引起窒息,应手术清除血肿;血肿感染,形成脓肿,也应切开引流。

挫伤后期,渗血停止,则宜改用局部热敷、理疗,可促进血液循环,利于血肿的分解、吸收。中医采用活血化瘀、消肿原则,内服外敷,对挫伤有较好的疗效。

颞颌关节的挫伤,如关节囊内积血,一定要抽除积血,防止血肿机化,继发关节强直。如果仅为关节软组织肿胀、疼痛,无明显积血,可戴人磨牙殆垫,或在磨牙区垫2~3 mm厚橡皮垫,辅以颅颌弹性绷带,可使髁突下移,达到关节减压、疼痛减轻的目的。张口训练对防止关节囊内血肿继发关节强直,有重要作用。应在伤后10~15天,即开始进行张口训练,并配合关节区热敷、理疗,促进关节囊内积血的吸收。

三、挫裂伤

多见于较大力量的钝器打击,引起皮肤和皮下深层组织开裂。

(一)临床特点

创口不整齐,创缘常呈锯齿状。深部创面可有紫绀色的缺血坏死组织。

(二)治疗原则

充分清洗伤口,彻底止血,修剪创缘。剪去已经坏死的组织,分层缝合时,应避免在深部留下无效腔,皮肤创缘准确对位缝合。如伴发骨折,应同时处理。

四、切割伤

由刀或玻璃等锋锐器械造成的开放性创伤。

(一)临床特点

创缘整齐,一般无组织缺损,创面污染较小。可能伤及深部的大血管,引起大量出血,如果面神经切断,则造成面瘫。

(二)治疗原则

清创后,对位缝合。对切断的大血管,应予以结扎止血,切断的神经也力争一期吻合。

五、刺伤

(一)临床特点

软组织被尖锐、细长的物品刺入,形成入口小,伤道窄而深的创口。常常是盲管伤,部分为贯通伤。伤道常与口腔、上颌窦、鼻腔、眼眶相通,甚至可深达颅底。与窦腔相通者,容易继发感染。玻璃、木片等易碎物品,在伤道深部容易折断并残留在组织内。

(二)治疗原则

彻底清除伤道内的污染物,特别留意探查伤道深处有无异物。如有应尽量取出,必要时可扩大创口,取出异物。同时,要避免对邻近重要血管、神经的损伤。

由于伤道深部无效腔不易缝合而消除,应常规放置引流条,防止深部积液,积血,继发感染。

创口缝合后容易造成深部的厌氧环境,利于破伤风杆菌的滋生、繁殖,应常规预防性给予1 500 IU的破伤风抗毒素或破伤风免疫球蛋白。

小儿常将筷子、匙子或其他棒状物含于口内,跌倒后造成腭部穿通伤,多见于硬腭后缘的软腭穿通,一般无组织缺损。可在基础麻醉下用粗针、粗线,行软腭全层贯穿缝合,2~4针即可。

六、螫伤

颌面部处于暴露部位,容易被蜂类、蝎子等昆虫的毒刺刺伤,毒剂携带的毒素使局部红肿明显,疼痛剧烈。

处理方法是取出毒刺,中和毒素,消肿止痛。中和毒素常用5%~10%氨水涂抹患处。用5%~10%普鲁卡因做螫伤周围环封,有良好的消肿止痛效果。

七、咬伤

见于野生动物(如熊、狼)和家庭宠物(如狗)咬伤,偶也可见于人咬伤。

常造成颌面部大块组织的撕脱和组织缺损,特别是突起部位,如鼻、耳、唇部的缺损。此类伤的创面污染重,容易感染。

处理时,应彻底清创。组织缺损不严重者,应尽量拉拢缝合,缝合时针距宜宽,利于创口分泌物引流,必要时可置放橡皮引流条;组织缺损较大,创面暴露,污染较轻者,可立即游离植皮,覆盖创面;暴露的骨创面或污染重的软组织创面,先用抗生素生理盐水湿敷,控制感染,待新鲜肉芽组织生长后,再植皮。

鼻、唇、外耳等缺损,若无法即刻修复,一般行二期整复。狗咬伤时应预防性注射狂犬疫苗。

八、撕脱伤

多见于工伤中长发瓣卷入机器,或车祸中车轮旋转或拖拉,使大块头皮撕脱,严重者连同额部、眉毛、耳朵及部分面颊部组织一并撕脱或撕裂。

撕脱伤伤情重、出血多、创面广,常伴骨面裸露甚至骨折。容易发生创伤性休克和继发感染。

撕脱伤应尽早清创,防治休克。如果撕脱组织有蒂时,应立即复位、缝合;如果有可供吻合的大血管,完全撕脱的组织也可复位缝合;如果撕脱组织中主要血管挫伤严重,不能吻合,或估计吻合后容易出现栓塞者,在伤后 6 小时内,将撕脱皮肤保留,修剪成全厚或中厚皮片后再植。如伤口超过 6 小时,撕脱皮肤不能再植,应在控制感染的基础上,尽早植皮,覆盖创面。

九、热灼伤

颌面部处于暴露状态,容易遭受火焰等烧伤,面部也容易被沸水、高热油等烫伤,偶可见放射线、电流引起的灼伤。

(一)烧伤深度的估计——三度四分法

是临床上普遍采用的方法,主要依据组织学层次进行深度划分。

1. Ⅰ度烧伤

只伤及表皮中、浅层,主要累及颗粒层及其浅层,有时可伤及棘层,但生发层完好,上皮再生能力强。

Ⅰ度烧伤,又称红斑性烧伤,烧伤处皮肤发红、肿胀,但无水疱。局部干燥,有明显的烧灼痛。通常3～7 天后,皮肤的红肿逐渐消退,转为淡褐色。表皮皱缩、脱落,露出红润光滑的上皮面,有时可有浅淡的色素沉着,但在短期内可恢复正常肤色。皮肤去屑后不会留下任何瘢痕。

2. Ⅱ度烧伤

(1)浅Ⅱ度烧伤仅伤及真皮乳头层。由于生发层大部受累,上皮的再生有赖于残存的生发层及皮肤附件,如毛囊、汗腺管上皮。上皮再生稍慢,但多能在 1～2 周痊愈,不留瘢痕。

浅Ⅱ度烧伤后,很快在患处形成大小不等的水疱,水疱饱满、突起,内含淡黄色清亮液。创面水肿,疼痛剧烈。若无感染,1～2 周自愈,不留瘢痕,但常有较深的色素沉着,以后逐渐消退。

(2)深Ⅱ度烧伤伤及真皮深层的乳头层全层,仅残留部分真皮和皮肤附件。真皮深层的网状层内残存的毛囊、汗腺、皮脂腺上皮增殖或形成上皮小岛,可再生上皮,不需植皮,创面可自行愈合。但在愈合过程中有部分肉芽组织形成,痊愈后多留有不同程度的瘢痕,但基本保存了皮肤功能。

深Ⅱ度烧伤时,患处肿胀最为明显。因坏死的表层组织较厚,不易形成水疱。形成的水疱也较小,较扁平,表皮较白或棕黄。将坏死表皮去除后,创面微湿红,或白中透红、红白相间。表皮渗液较少,干燥后可见蜘蛛网状血管栓塞。若无感染,3～4 周后可自愈。如继发感染,将导致残存的皮肤附件和上皮破坏,创面不能自愈,必须植皮,覆盖创面。

3. Ⅲ度烧伤

伤及皮肤全层,真皮和皮肤附件全部毁损,而且可能伤及皮下脂肪、肌肉甚至骨面。皮肤全层及伤及的深部组织坏死、脱水形成焦痂,逐渐与正常组织分离后脱落。裸露的创面已无再生的上皮来源,仅在创面边缘有上皮。如果创面大,仅靠边缘的上皮生长、爬行,覆盖创面,十分缓慢,必须植皮方能愈合。如果创面不消除,大量肉芽组织生长,皮肤由瘢痕取代,将造成面部畸形和功能障碍。

Ⅲ度烧伤,又称焦痂性烧伤。患处皮肤坏死呈灰白色、棕黄色,并逐渐脱水炭化。伤处感觉迟钝,疼痛消失。

(二)口腔颌面部热灼伤的特点

(1)口腔颌面部组织疏松,血运丰富,创面肿胀明显,渗出液多。一般在24小时内水肿逐渐加重,48小时达高峰。深度烧伤时,肿胀向深部扩张,可压迫呼吸道引起上呼吸道梗阻;小儿深度烧伤后早期即可引起脑水肿。一些严重烧伤病员,在伤后2～3天内为水肿高峰期,此时应高度警惕脑水肿造成的脑疝,病员常因中枢性呼吸、循环功能衰竭而死亡。

(2)颜面部烧伤时,常伴热空气吸入,造成呼吸道热灼伤。呼吸道黏膜水肿,呼吸道变窄,黏膜上皮大量分泌液体,纤毛运动障碍,咳嗽反射减弱或消失,造成分泌物堵塞下呼吸道。如有呼吸困难,应紧急行气管切开术。

(3)颜面部神经丰富,伤后疼痛剧烈,应给予镇痛、镇静药物。

(4)颜面部高低不一,热力作用的强度不一,烧伤的深度常不相同。一般来说,面部较突出的部位受伤较重,如鼻、唇、颧部、外耳等。具体的深度判断应根据临床表现予以鉴别。

(5)颜面部血运丰富,抗感染力强,修复能力强。创面痂壳剥脱分离早,愈合快,即使是深Ⅱ度烧伤,也可获得痂下愈合。

(6)另一方面,由于毛发及五官分泌物的存在,容易污染,感染机会较大,应加强护理,及时清除分泌物,进食时避免食物污染创口,保持创面清洁,减少污染。

(7)深度的颜面部烧伤后,患处遗留的瘢痕挛缩会造成明显的面部畸形及功能障碍。如小口畸形、唇外翻、睑外翻、张口受限、假性关节强直、颏颈粘连等。因此,面部烧伤不仅要求创面修复,还要最大限度地防止容貌毁损及功能障碍。

(三)烧伤创面的处理

常用的方法主要有早期清创术、暴露疗法、包扎疗法、切痂疗法和植皮术。对治疗方法的选择,应遵循以下几条原则:①能够保护创面,对创面无损伤;②形成一个促进创面愈合的局部环境;③减轻疼痛;④减少细菌污染,防止创面感染;⑤尽早去除创面已失活的组织。

1.清创术

主要清除创面的污染物、异物和失活组织。

现多主张简单清创,因为彻底清创不可能使创面无菌,反而有可能加重局部创伤,甚至促进休克的发生发展。

清创前应先剪去创面周围毛发。用肥皂水或有机溶剂清洗创面周围健康皮肤,再用1‰新洁尔灭或0.5‰洗必泰反复冲洗创面,冲不掉的污染物可用棉球轻轻擦拭,最后再用生理盐水冲洗创面。

创面的小水疱无需处理,大水疱可用消毒针刺破,行低位引流,保留疱皮。如果水疱已感染化脓,则应去除疱皮。

深度烧伤坏死的皮肤,在早期与深部相连,应在2周左右时再行切痂术。

2.暴露疗法

将创面直接暴露在空气中,让创面干燥,造成一个不利于细菌生长繁殖的环境。该法可以预防和控制感染,抑制焦痂液化和糜烂。

将伤员置于清洁、空气流通、室温30℃左右的环境内。创面完全暴露,保证创面的清洁、干燥和无感染。应及时清理创面渗液和分泌物。为促进创面干燥可用烤灯照射。创面可涂擦磺胺嘧啶银或吡咯酮碘等不易被创面吸收、抗菌效果好、毒性小的药物。中医学中的虎杖液、紫草油、猪油等具有良好的镇痛、消肿、收敛、干燥创面的作用,可一天涂布数次。

行暴露疗法时,应做好创面与周围环境的消毒、隔离工作。及时更换无菌铺单,避免交叉感染。

暴露疗法适用于颜面部不易包扎固定部位的各类烧伤,但不适用于不合作的婴幼儿及昏迷患者。

3.包扎疗法

包扎疗法是用敷料对创面进行包扎、封闭、固定的一种方法。它可以保护创面,减少外界对创面的刺激,减少外界细菌对创面的污染和侵袭。包扎和封闭、固定给创面提供了细胞生长的良好环境,有利于创面愈合。

常用于:①烧伤患者的转送;②婴幼儿及不合作的烧伤患者;③较严重的深度烧伤。

但包扎疗法不适于严重污染的创面,因为封闭的内环境有利于细菌滋生繁殖。

包扎方法:内层敷料可用少油的、网眼适当的凡士林纱布,也可以用抗生素盐水纱布或干纱布。外层敷料要有足够的厚度,应>1 cm,以保证敷料不被渗出液浸透。宽度要超过外缘至少5 cm。包扎压力要适中,应露出嘴、眼、鼻。

如果外层敷料干燥,创面无感染征象时,可2～5天交换敷料1次。如敷料已浸透后,则应及时更换,如果患者自诉创面跳痛,敷料有臭味,体温升高,白细胞计数升高,提示有创面感染,应及时更换敷料或换用其他疗法。

4.焦痂切除术

焦痂切除术就是采用手术的方法切除焦痂。它与植皮术联合应用可缩短疗程,减轻感染,加快创面愈合。Ⅲ度烧伤后,皮肤坏死、脱水形成焦痂,小片的焦痂可自行剥脱,但大片的焦痂剥脱很慢,痂下积聚的分泌物不易清除,容易继发感染,出现痂下积脓,常需手术切除焦痂。切痂术是大面积深度烧伤救治成功的关键。Ⅲ度烧伤的创面,多数不主张早期切痂,因早期深度不易分辨,切痂平面不够清楚,容易造成切除过多,增加组合缺损。加之面部血液循环丰富,出血较多,宜在伤后2周左右行切除术。近年也有人主张早期切痂后植皮,认为这样可减少瘢痕形成和功能障碍。一旦焦痂开始分离,应迅速切痂或剥痂,然后植皮,消灭创面。

5.植皮术

深度烧伤创面,无上皮细胞覆盖时,靠纤维结缔组织增生修复创面,伤后的瘢痕挛缩将导致严重的面部畸形和功能障碍。游离植皮,可从远处提供上皮细胞,加速创面的上皮覆盖,促进创面愈合。而且,暴露的创面植皮后,渗出减少,感染也减少,游离植皮术在烧伤治疗中广泛应用于创面的关闭治疗。

颜面部Ⅲ度烧伤创面的植皮,多采用中厚皮片游离移植,可获得较高的存活率,皮肤又能有较好的质地、颜色和功能。

颜面部烧伤伤员,应尽快脱离致伤现场,迅速扑灭身上的火焰;迅速把烧伤部位浸入20 ℃左右的水中可减轻热灼伤的损害,并做简单包扎后送医院。

在医院内行简单的清创术后,根据伤情确定进一步治疗方案。创面多采用暴露疗法,并配合镇静、止痛、抗休克、抗感染治疗。

对烧伤患者感染的预防和控制非常重要。如果继发感染即使是浅Ⅱ度烧伤甚至Ⅰ度烧伤,都可能留下瘢痕或明显的色素沉着,影响面部的外形和功能。

颜面部遗留的烧伤瘢痕,一般应在伤后 6～12 个月时,待瘢痕软化,改建停止后,再进行整复手术。但如果是眼睑外翻者,因角膜长时间暴露易引起暴露性角膜炎,角膜会逐渐浑浊,甚至失明。应及早松解瘢痕,保证眼睑闭合。严重的小口畸形影响进食或张口者,也可早期行口裂开大术。

十、化学性灼伤

颜面部处于突出暴露部位,日常纠纷中的毁容事件,屡屡发生,常用酸、碱等高度腐蚀性化学物质,造成颜容毁损和严重口腔、咽部、食物的灼伤。化学工厂的工伤事故也容易造成头颈颜面等暴露部位损伤,高浓度的化学气体经呼吸道吸入会造成口腔黏膜和呼吸道黏膜的灼伤。战争中的化学武器,如疥子气、磷弹等也引起化学性灼伤。

(一)化学性灼伤的致伤机制

按化学物质对组织作用的性质可分为两类:组织凝固性物质和组织溶解性物质。

(1)组织凝固性物质主要有酸类,如硫酸、盐酸、硝酸、碳酸、草酸等和重金属盐,如硝酸银、氯化锌等。上述物质使组织蛋白凝固,组织脱水,创面迅速形成一层界限清楚的痂壳。凝固的蛋白限制了致伤物质向深部的侵蚀,因此酸灼伤的深度较碱灼伤浅。

(2)组织溶解性物质主要有苛性碱氢氧化钠和氢氧化钾等。碱类与组织蛋白结合,形成可溶性碱性蛋白化合物,与脂肪组织发生皂化反应,使细胞脱水坏死,形成不断向深部侵蚀的持续性损害,并在溶解组织的过程中产热,加重损伤。

化学毒性物质除了引起接触部位局部的损害,还可经损伤部位吸收,引起全身中毒反应和内脏器官(特别是具解毒、排毒功能的肝脏、肾脏)的损害。化学灼伤患者的病死率明显高于一般烧伤患者,化学物质的全身毒性反应和内脏器官受损,是其中最重要的原因。尽早使用解毒剂和利尿剂,可减少中毒性肝炎、急性肝坏死、急性肾功能衰竭的发生。大剂量给予葡萄糖、维生素 C,可减轻中毒反应。伤后尽早切除焦痂,利于化学物质的清除、减轻中毒反应。

(二)化学性灼伤的临床表现

不同的化学物质、引起的临床表现和全身中毒症状不尽相同,其表现及程度与化学物质的种类、浓度、剂量、接触时间、损伤部位等因素有关。

硫酸灼伤创面为黑色或棕黑色;浓盐酸灼伤创面为棕黄色,口腔黏膜则多呈浅绿色;硝酸灼伤创面多呈棕黄色或褐色。灼伤深度越深,痂色越深。

强碱灼伤创面多呈黏滑或肥皂样焦痂,基底潮红,较深,一般均在深Ⅱ度以上,疼痛剧烈。焦痂脱落后,创面深陷,边缘潜行,创面经久不愈。

(三)化学灼伤的急救

急救原则是尽快脱离致伤物质,立即大量流动水冲洗。迅速查明致伤物质的性质,采取相应的措施,积极预防和治疗全身中毒等并发症。

不管是哪类化学物质引起的灼伤,均需在受伤现场使伤员脱离致伤物质,如果头发内和衣服上浸泡了液体,应迅速剪去头发,脱掉衣服,并立即用流动冷水冲洗患处,至少 30 分钟,碱性烧伤冲洗时间应更长,有人建议 24 小时冲洗,口腔黏膜冲洗后可用 1%普鲁卡因含漱。伤后的早期冲洗对减轻组织损伤非常关键,故应予以充分冲洗。

颜面部化学灼伤后,应常规检查有无眼部灼伤,并应优先冲洗,并在表面麻醉下仔细检查角膜和结膜表,彻底清除残留物质。

治疗时应查明致伤物质,可根据皮肤或衣服上的残留物予以分辨。仔细询问家属,核对盛装致伤物的容器,对致伤物性质的判明十分有益。另外,可结合创面局部的表现加以诊断。

确定致伤种类后,可选用相应的中和剂。

酸性灼伤时,用 1%~2% 重碳酸钠冲洗,或用肥皂水冲洗,中和创面的酸后,再用水冲洗;吞食强酸者,用 0.5%~1% 的重碳酸钠冲洗口腔,但切忌吞入,忌用重碳酸钠洗胃或用催吐剂,以免造成胃穿孔,可口服蛋清、牛奶、豆浆、氢氧化铝、凝胶等,保护食管和胃肠黏膜。

碳酸烧伤时,其腐蚀、穿透力较强,对组织有浸润性破坏。吸收后主要对肾脏产生损害。故抢救时先用大量流动冷水冲洗 1 小时以上,再用 70% 酒精冲洗,或伤后用水或直接用酒精冲洗。伤后早期切痂,可减少局部吸收,减轻全身中毒和肾脏损害。

草酸灼伤后常形成粉白色顽固性溃疡。草酸吸收后与钙结合成草酸钙,使血钙含量下降。局部大量冷水冲洗后,应局部和全身使用钙剂。

碱性灼伤时,可用食醋或 2%~5% 醋酸,柠檬酸冲洗,中和碱液。吞服强碱者,口腔黏膜灼伤可用较低浓度(0.5%~1%)的弱酸(醋酸、柠檬酸等)冲洗,禁忌洗胃和催吐,以防胃、食管穿孔。

生石灰烧伤时,用水冲洗前,应将石灰粉基本擦净,以免生石灰遇水后产热加重损伤。

磷灼伤,常见于化工厂或战争中磷弹灼伤。一方面是由于附着颜面部的磷遇空气或受震动即可自燃;另一方面,磷燃烧生成的五氧化二磷可使组织脱水,而且后者遇水后生成磷酸,并产热使创伤加深。磷和磷化物还可经局部创面,迅速吸收,灼伤数分钟后即可进入血液和肝、肾等内脏器官,引起急性肝、肾衰竭。磷也容易蒸发,经吸入引起呼吸道灼伤。磷灼伤是热烧伤和化学灼伤的复合损伤,并伴广泛的全身器官的损害。

磷烧伤者,除立即用水冲洗外,应迅速清除磷颗粒。残存的磷颗粒遇空气易复燃,应避免与空气接触。未来得及清除的创面部分,不要暴露在空气中,可用数层湿布覆盖,并用湿布遮掩口、鼻腔,减少磷蒸气吸入造成的呼吸道灼伤。

清创时,用 1% 硫酸铜清洗,可产生磷化铜,呈黑色,便于清除干净。清除完毕后,再用清水冲洗,然后用 2%~5% 的重碳酸钠湿敷,中和磷酸。4~6 小时后,包扎创面。严禁用油脂类敷料包扎。因为磷在油脂内溶解后可加速其吸收。一般不采用暴露疗法,以防残存磷遇空气自燃。

全身中毒的预防在于局部的尽早尽快和彻底的清创,早期切痂,减少化学毒物的吸收。

无机磷中毒的抢救,目前尚无较有效的办法,主要是对症治疗:应用大量葡萄糖和各种维生素,以及高热量、高蛋白饮食保护肝脏,及早利尿、碱化尿液,禁用损害肾脏的药物。

十一、冻伤

机体组织的冰点一般为 -2.5~-2.2℃,依组织的种类和部位有所差异,皮肤开始冻结的温度约为 -5℃。一般来说,当局部组织的温度降到冰点以下时,即可发生冻伤。冻伤常发生于身体暴露部位,特别是肢端或循环较差的部位,手指、脚趾最多见,颜面部、鼻尖、外耳次之。

(一)冻伤的病理过程大致分为三个阶段

1.生理调节阶段

局部低温,使血管收缩,血流减少,散热减少。短期收缩后,继发血管扩张,血流增加,以保障局部组织的血供。血管收缩与扩张,交替发生,每一周期为 5~10 分钟。如果持续局部低温,则局部血管持续收缩、痉挛,组织缺血,温度明显降低,引起冻结性损伤。

2.组织冷冻阶段

首先是细胞外液的水分结成冰晶体,并以此为晶核,逐渐增大,导致细胞外液电解质浓缩,细胞外高渗压使组织细胞脱水,细胞代谢紊乱,细胞膜破裂,细胞变性、坏死。血管内皮细胞和血管壁的破坏,血栓形成。微循环障碍,从而加剧了局部缺血和组织坏死。

3.复温融化阶段

即使在局部温度回升后,继发的微血管栓塞还会加重局部的微循环障碍,反而加速和加重了冻伤。有人认为,在一定条件下,冻伤组织的40%是组织冻结造成的原慢性损伤,60%是微循环障碍造成的继发性损伤。

(二)冻伤的分级

冻伤深度的划分基本同热灼伤。一般分四类。

Ⅰ度冻伤仅伤及表皮。皮肤发红、肿胀,皮温升高。局部有麻木感,复温后搔痒、灼痛、无水疱。一般不做特殊处理,5～7天后自愈。

Ⅱ度冻伤伤及真皮层。皮肤红或暗红,压之变白,继之血管迅速充盈,局部肿胀,疼痛明显。复温后12～24小时出现大小不等的浆液性水疱。5～7天后水疱逐渐吸收、结痂,2～3周后痊愈,可遗留浅瘢痕。

Ⅲ度冻伤伤及皮下组织。皮肤青紫,明显肿胀,疼痛剧烈,数天后局部组织发黑坏死,缓慢脱落后,遗留明显瘢痕。

Ⅳ度冻伤伤及肌肉甚至骨骼。同Ⅲ度,但程度更重多伴严重的全身症状。

耳、鼻冻伤时,其软骨对冷的抵抗力弱。在外部皮肤只有很小的损害时,就可能引起内部的软骨坏死,发生慢性软骨膜炎,软骨变形、收缩,导致耳、鼻畸形。

(三)冷冻的治疗应按以下原则进行

(1)迅速脱离寒冷环境,实施保温措施,防止继续受冻。

(2)尽早快速复温,用40℃温水打湿毛巾,局部热敷,持续20～30分钟。水温不宜超过43℃,严禁火烤、雪搓、冷水浸泡或捶打受冻部位。

(3)改善局部微循环,静脉滴注右旋糖酐-40 500～1 000 mL,持续7～10天。还可配合血管扩张剂,如罂粟碱30 ng,肌内注射,每6小时1次。

(4)局部保暖、涂布冻伤膏,Ⅰ～Ⅱ度冻伤,只做局部清洁和保暖。局部涂布冻伤膏,厚度至少1 mm,可起保暖作用。Ⅲ度冻伤时,应在坏死组织分界明显时剥痂,然后尽量在肉芽创面上植皮,缩短愈合时间。

Ⅱ度以上的冻伤,应常规预防性肌内注射破伤风抗毒素。

十二、火器伤

火器伤主要包括枪弹伤和爆炸伤。其伤情视致伤武器、投射距离和速度、弹道部位等不同有所差别。

(一)特点

(1)多为二次性损伤枪弹射入颌面部时,除少数全程穿过软组织外,大部分弹头均易受颌骨和其他面骨及牙齿的阻挡,随即发生爆炸。炸裂的骨片、牙碎片向四周散射,引起邻近大片组织损伤。

(2)常累及颌面部多个器官,呈多区域的广泛性损伤单纯的软组织损伤少见,常伴牙、骨组织损伤。

(3)多为贯通伤,可从颈部穿入口腔,或从一侧穿至对侧面部,从口腔穿通颅脑等。由于二次损伤,伤道常常是入口小,出口大。

(4)组织内的弹道不一定是直线弹头,遇到质地不一的骨质或窦腔,常改变弹道方向。在异物定位和探查时,应注意这种情况。

(5)伤道及周围组织内异物多,弹片及爆炸造成的碎骨片、牙片常嵌入邻近组织中。

(6)火器伤创面污染严重,炸药、泥土的污染,牙碎片的污染,弹片穿过窦腔带入的污染等,均易加重创面污染。

(7)创口不规则、不整齐,常伴组织缺损,弹头爆炸和雷管等爆炸,使创口呈放射状撕裂伤,对位缝合较困难。

(二)治疗

(1)火器伤的伤情均较严重,首先应维持全身情况的稳定,保持呼吸道通畅,止血,抗休克。如果是口底、颈部的广泛损伤,容易出现上呼吸道梗阻,必要时行气管切开术。

(2)细致、彻底清创是关键。彻底冲洗创面,减少局部污染;仔细探查,尽量除尽异物;创缘修整比一般创口要彻底;力争关闭与口腔的通道;暴露的骨面须用周围组织覆盖或碘仿纱布覆盖;软组织缝合不宜过紧过密,应常规放置引流条。

(3)加大抗感染力度。大剂量全身用抗生素。常规注射破伤风抗毒素。

(李中孝)

第二节　上颌骨骨折

上颌骨骨折可单独发生,但多数为与相邻组织同时遭受损伤。

一、概述

(一)应用解剖

上颌骨附着于颅底,严重的上颌骨创伤常伴有颅脑损伤或颅底骨折。上颌骨为面中部的主要骨骼,并参与鼻、眶、腭等部的构成。上颌骨与颅底所构成的拱形结构对垂直方向的创伤力量有较强的抗力,但对通常引起上颌骨骨折的水平方向力量,抗力较弱。

儿童的上颌窦小,尚未完全形成。生长发育过程中,上颌骨向其各方生长,上颌窦位置逐渐下降。故儿童期间,上颌骨中空的结构尚未形成,与成人比较,更接近于实体结构,对侧方的打击力量有较强的抗力,这是儿童上颌骨骨折较少发生的原因之一。

上颌骨上附着的肌肉虽多,但弱小无力,且多止于皮肤,对骨折片移位的作用不大。仅翼内、外肌较强,能牵引上颌骨向后向外,但上颌骨这种类型的移位,可能是最初的打击力量加于骨上所致,而不是由肌肉牵引的作用引起。曾有报道认为,腭帆张肌能牵引两侧咽鼓管彼此靠近,引起浆液性中耳炎。

上颌骨的血液主要来自上颌动脉,血运丰富,故创伤后的骨坏死少见,但出血较多。

由于泪沟之一部分为上颌骨,故可伴发鼻泪管系统的损伤。上颌骨骨折累及筛板、额窦、筛窦、蝶窦时,可发生脑脊液漏。

面中 1/3 骨折常为面部遭受钝性打击力量而致。骨折片移位的程度及方向主要受打击力量的程度、方向和受力点的影响。组织的抗力和受力区横断面的情况也起一定作用。上颌骨前壁是较薄弱的部位,如打击力量为前后方向,则上颌骨骨折的移位为向后向下,形成上颌后退及开𬌗。肌肉牵引在这种移位中的作用很小。力量作用点的高低直接影响骨折发生部位的高低。锐物的打击多引起单独的局部骨折。如力量由上方而来,主要承受处为鼻梁部位,由于上颌骨与颅底间的结合,为由上向下及后方,约呈 45°,上颌骨将向下及后方移位,形成与颅底分离的骨折。由下方而来的力量,如经由下颌传导,可引起上颌骨的锥形骨折(LeFort Ⅱ 型骨折)及腭部骨折,同时有下颌骨正中部及髁突骨折。侧方的打击能引起很多种类型的骨折,可发生侧方移位及反𬌗畸形,而颧骨亦常受累。

(二)上颌骨骨折的类型

最常使用的上颌骨骨折分类是 LeFort 分类。Rene LeFort 在尸体标本上进行实验,研究上颌骨骨折。从不同方向以重物击于头部。在部分颅骨的后方置一板支持头部,头部其他部位则悬空,无任何支持。LeFort 发现,受打击的区域与骨折的性质有密切关系。由于这些骨折可以在实验中重复制出,LeFort 发表了上颌骨折的骨折线,即现在常用的 LeFort 上颌骨骨折的分类(图 11-1、图 11-2)。

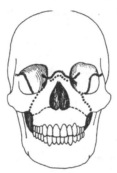

图 11-1 上颌骨 LeFort 骨折线正面观

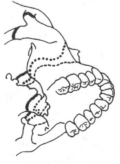

图 11-2 上颌骨 LeFort 骨折线侧面观

LeFort Ⅰ 型骨折的骨折线经过鼻底、上颌骨的下 1/3、腭及翼板,为低位水平骨折。

LeFort Ⅱ 型骨折即锥形骨折,骨折线通过额突的较薄处,向侧方延伸,经过泪骨、眶底、颧上颌缝、眶下孔、上颌骨侧壁、翼板,进入翼上颌凹。此型骨折最常见。

187

LeFortⅢ型骨折即颅面分离,或称高位水平骨折,骨折线通过鼻额缝,横越眶底,经颧额缝及颧弓,使面中 1/3 部与颅底完全分离。

上颌骨正中或正中旁垂直骨折的发生率大约占上颌骨骨折的 15%。它多与 LeFortⅡ或Ⅲ型骨折同时发生,并向后通过腭骨。

(三)检查及诊断

经过急救处理后,应着手颌面部的检查。注意有无鼻出血、瘀斑、肿胀、明显的移位或面骨的偏斜,使患者的正常形象改变。上颌骨的向后移位产生面中部扁平外形或面中部后缩,称为"盘状面"。如有向下移位(常见),则面中部变长,磨牙有早接触而前牙开𬌗。Ⅱ及Ⅲ型骨折时,眶周有肿胀及瘀斑。也可有明显的结膜下出血。由于打击力常为钝性,故广泛的面部撕裂伤较少发生。

必须触诊面部,以检查有无活动性、骨擦音、阶梯状骨畸形及软组织感觉异常。助手固定头部,以拇指及其他手指紧握牙弓以摇动上颌骨,可试出上颌骨是否活动。但如打击力量为向后向上,上颌可向上后"嵌入",此时,上颌骨无活动性。

由于上颌骨骨折常累及鼻骨及其支持组织,故应由外部及内部仔细检查鼻的损伤情况。在Ⅱ型骨折中,鼻骨常有活动性并易被移位。鼻黏膜有无损伤亦应查明。注意有无鼻中隔的偏移或撕裂伤。

检查口内有无黏膜撕裂、黏膜下瘀斑、牙齿情况和上牙槽骨及腭的完整性。腭骨如断裂并分离,则牙槽部亦有撕裂及分离。有无磨牙的早接触及前牙开𬌗。如上颌骨有侧方移位,则有反𬌗或腭部骨折。

注意有无脑脊液鼻漏或耳漏。

检查初步结束并建立初步诊断后,应拍摄 X 线片进一步加以证实。

二、低位上颌骨骨折

上颌骨骨折因致伤力量的大小、方向和承受部位的不同,加上面中部的结构复杂,故骨折的类型也多种多样,典型的 LeFort 骨折线少见。以下将分别以上颌骨下部骨折及中、上部骨折为题叙述。

上颌骨下部骨折可以是横行的、垂直的或为某一段的,可以是单发的,也可与其他部位的面骨骨折同时发生。此部骨折的类型大致如下:①水平骨折;②LeFortⅠ型;③LeFortⅠ型的变异型;④垂直骨折;⑤腭部骨折;⑥段性骨折;⑦牙槽骨骨折;⑧综合性骨折;⑨与 LeFort 其他类型相伴;⑩复杂的、全面骨的或粉碎性的骨折。

(一)LeFortⅠ型骨折

在 LeFort 的研究中,以此型的骨折线最为恒定,只有翼板处的折断水平有时变异。双侧的Ⅰ型骨折多为从正前方而来的致伤力加于上唇部相当前鼻棘或其稍下处引起。骨折线开始于梨状孔的下缘,在致密的鼻棘骨的上方,向后水平进行,经尖牙凹,在第一磨牙处为此骨折线的最低部位,在颧突之下,然后再稍向上越过上颌结节,到达翼板上 2/3 与下 1/3 交界处,即翼上颌裂的基底处(图 11-3)。上颌窦的内侧壁亦在相应水平折断,再向后通过翼内板(图 11-4)。多数情况下,鼻中隔软骨脱位,犁骨或与软骨分离,或沿鼻底折断。有时,由于致伤力、骨重力及翼肌的牵引,骨折片有一定程度的向后向下移位。

详细询问病史,细心检查,结合 X 线片观察,本型骨折的诊断不难。

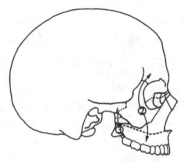

图 11-3 上颌骨骨折侧面观

虚线示 LeFortⅠ型骨折；实线示 LeFortⅡ型骨折；点线示
LeFortⅢ型骨折；②及③示上颌骨侧方拱托处(即加固处)

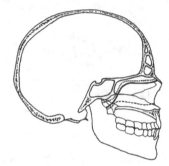

图 11-4 上颌骨骨折线通过鼻中隔及翼内板的部位

虚线示 LeFortⅠ型骨折；实线示 LeFortⅡ型骨折；点线示 LeFortⅢ型骨折

致伤力的大小及性质、速度、作用时间、方向及角度、受力部位等,可为诊断提供重要线索。

可能出现的症状有:从鼻或口腔的出血、牙齿咬合异常、咀嚼时疼痛、吞咽时上颌有活动、牙关紧闭、鼻塞、吞咽困难、上呼吸道阻塞症状。

可查出的体征有:上唇撕裂伤、上前牙松动或折断、上颌下部不对称、错𬌗、上颌下部活动、龈颊沟瘀斑及压痛、可触知的骨折线、鼻中隔撕脱或脱位、面部轻度变长、口咽部水肿及血肿等。

如患者情况许可,治疗最好在伤后数小时内进行,否则,做暂时颌间固定。4~5 天后,待水肿消退,再治疗。

颌间固定(复位及建立伤前咬合关系)是常用方法。如骨折片嵌入,可以颌间弹力牵引复位后再固定。颌间固定后,应再加头颏辅助固定。如上颌骨向侧方偏斜,颌间牵引复位有困难,应尽早采用开放复位和坚强内固定。

(二)腭正中或正中旁骨折

骨折线通常位于正中旁,距中线 1 cm 的范围之内。因犁骨使正中部位加强,外侧则有牙槽骨加强,故正中骨折少见,骨折大多在正中旁。由于伤时腭部裂开及致伤力的打击,上唇可陷入并被夹于腭部裂开处。表面黏膜有线形瘀斑,骨折线可触知。腭部两半可单独活动,用手指触诊腭部,可感知腭部裂缝或骨台阶。如裂隙较宽,可造成腭黏膜和鼻底黏膜裂开,形成"创伤性腭裂"。

治疗时常采用手法复位后颌间固定。此类骨折如果是从颅底延续下来,常常出现重叠嵌顿,单纯用颌间牵引有时很难复位,可以借助正畸矫治器复位,或直接开放复位。

（三）节段性上颌骨骨折

指上颌骨某一部分的骨折或牙槽骨骨折。查出此类局部的损伤并将其固定有利于恢复功能。视诊及触诊检查常可正确诊断本类骨折。治疗时应先将折断移位的牙槽骨复位并固定。

此类骨折可单独发生。在 LeFort 型骨折中，约有 1/5 病例伴有此型骨折。

（四）儿童期的上颌下部骨折

典型的儿童期上颌下部骨折少见，其原因前已述及。较多见者为局部骨折及青枝骨折。诊断较困难，因迅速发生肿胀，不易检查。未萌出的牙齿也使 X 线检查上的骨折线不易查出。仔细询问病史及检查有助于诊断。

发生于幼儿的无移位骨折，以绷带或头颏（头帽及颏托）固定即可。

混合牙列期的骨折，如有移位，应在复位后以弓杠或铝丝弓栓结于牙弓或用正畸方法，如儿童能合作并耐受，做颌间固定。否则，可在梨状孔两侧钻孔，以钢丝通过上颌弓形夹板悬吊固定。

三、上颌骨中部及高位骨折

LeFort 虽将骨折分为 3 型，但典型的骨折线在临床甚为罕见，而较常见者为各型的结合，例如，一侧为 Ⅱ 型，另一侧为 Ⅰ 型等等。

结合病史、临床及 X 线检查多能确定诊断。患者常有前牙开𬌗，后牙向下移位。严重者因咽部水肿及血肿，以及腭部向后下移位，可发生呼吸道阻塞。

临床检查可发现明显错𬌗、上颌后退、前牙开𬌗，患者有特征性的面部变长。唇颊沟触诊可探出骨折的锐利边缘。表面黏膜有瘀斑、水肿，甚至有撕裂。受累软组织有肿胀或有气肿，表明有腔窦处骨折。

Ⅲ 型骨折时，颧骨有移位。Ⅱ 型骨折时，眶下缘处可触知骨折部呈阶梯样，并可有眶下神经分布区感觉异常。

应投照 X 线片，包括拍摄各面骨、头颅、颈椎。由于中高位上颌骨骨折常常波及颧骨和眼眶，且结构重叠，采用通常 X 线片很难明确骨折移位方向、移位程度，以及眶底和眶尖的破损情况，所以最好做 CT 检查和 CT 三维重建以便准确指导治疗。

大多上颌骨中高位骨折很难通过闭合方法得到有效复位，而且固定也不稳定。以往的做法是在颌间固定的基础上，增加骨间结扎或钢丝悬吊。实际上，中高位上颌骨骨折或多或少都伴有颅脑损伤，开放固定也要求在全身麻醉下进行，无论伤后或术后都不允许颌间固定。目前做法是更多地采用解剖复位和坚强内固定。复位的同时，应同时复位鼻骨、鼻中隔，并积极探查眶底，及时纠正复视和眼球内陷问题。

对于上颌骨同时伴发下颌骨和颧骨骨折并有移位时，我们主张从两头向中间复位，即先下，复位下颌骨，拼对𬌗关系，通过颌间固定复位上颌骨，使上下颌骨形成一个整体；再上，通过颅骨连接颧额缝，复位颧骨；最后是中，将颧骨和上颌骨自然合拢，在颧牙槽脊、梨状孔处用小型接骨板连接固定。

四、并发症及后遗畸形

面中部骨折愈合不良将带来功能及美观问题，需再次矫正。再矫正畸形及恢复功能是相当困难的，而这些问题，绝大部分是处理失误所致，故在处理过程中应力求正确，并时时检查纠正。由于血运丰富，上颌骨骨折不愈合仅偶尔发生。发生的问题多是复位不准确、固定不稳，因而产生错位愈合。治疗迟延也是原因之一,由于外伤严重,需等待患者情况稳定而使治疗迟延是主要原因。当然,诊断不准确而未及时治疗也是一原因。

治疗中,建立上下颌的咬合关系至关重要,忽视此点将产生咬合紊乱,矫正甚不易。在治疗原则上,应先恢复伤前的咬合关系,再将其悬吊固定(恢复垂直距离关系后)。此原则必须遵循并在治疗过程中定期检查,以纠正发生的问题。

后遗畸形主要来自错位愈合,常见者有错𬌗、鼻部扁平或偏斜、颧部塌陷等,可单独发生,也可混合存在。最严重的是"盘状面"畸形,由于面中部后退引起,由侧面看,面中部凹陷,垂直距离加长,并有Ⅲ类错𬌗畸形。

面中 1/3 骨的后移多由致伤力量引起。面骨与颅底构成角度约为 45°,致伤力使面中 1/3 骨沿颅底平面向后向下,致使面部变长,上颌等后退而面中 1/3 扁平,咬合紊乱。治疗时,必须将此种关系恢复正常。

错𬌗畸形可能为牙源性,即因牙有脱位而未复位,或牙缺失而邻牙移位等引起,矫正较易;或为骨源性,由骨错位愈合而产生。

(1)面中 1/3 骨骼与颅底及咬合面约构成 45°,由前方而来的致伤力可使面中 1/3 诸骨沿此斜面向后下移位

(2)如发生粉碎性骨折,悬吊法有使面中 1/3 缩短之倾向。

骨源性错𬌗畸形的诊断应依靠上下颌解剖关系的检查、咬合模型研究、牙及面部 X 线检查检查、头影测量分析等。

应做面形分析,以决定面中部有无因骨错位愈合而产生的畸形。上唇后退、鼻棘突后陷及鼻小柱退缩,提示上颌下部后缩(当然有错𬌗畸形)。Ⅱ型及Ⅲ型骨折后遗畸形为面中部扁平等,已见前述。

错位愈合的矫正必须依靠准确诊断。矫正的主要目的是恢复伤前咬合关系,常需采用正颌外科方法做骨切开术,使上颌骨前移,同时也矫正了面中部的凹陷扁平畸形。

(李中孝)

第三节　下颌骨骨折

下颌骨面积较大,位置突出,易受创伤。下颌骨骨折的发生率高于面中 1/3 骨折。

一、应用解剖

下颌骨呈 U 形,力量打击于一侧,除受力部位发生直接骨折外,对侧之薄弱处可发生间接骨折。如致伤力加于右侧颏孔区,除可发生该处骨折外,左侧下颌角或髁突颈部,还可发生间接骨折;又如,致伤力加于正中部,除正中骨折外,还可发生双侧(或单侧)髁突颈骨折。

下颌骨有数处薄弱区,为骨折的易发部位。如切牙凹,使正中旁区成为一薄弱部位;颏孔,使下颌体的该部易发生折断;下颌角及下颌髁突颈部,亦为易发生骨折的部位。

未萌出的牙及埋伏(或阻生)牙,亦使下颌骨产生弱点,特别是下颌阻生第三磨牙,使下颌角易折断。

下颌骨骨折的发生,除上述解剖上的薄弱环节之外,致伤力的方向及速度也有影响。如低速的致伤力加于体部,可发生该部的直接骨折,骨折片移位不大或无移位,此外,可引起对侧髁突颈部骨折;如致伤力为高速,则该部可发生粉碎性骨折并有骨折片移位,但多不产生对侧的骨折。

下颌骨骨折后,骨折片的移位情况,在很大程度上取决于肌肉的牵引和骨折线的方向,肌肉的牵引方向(图 11-5)。

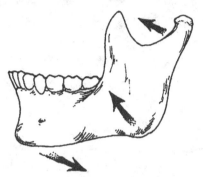

图 11-5　各组肌肉牵引下颌骨的方向

上为翼外肌,中为咬肌及翼内肌,下为二腹肌等

前组肌肉由二腹肌、颏舌肌、颏舌骨肌及下颌舌骨肌组成,牵引下颌向下(开口),可使前部骨折片向后下移位;此外,下颌舌骨肌可牵拉下颌体骨折片向内、向下及向后。

后组肌肉有咬肌、颞肌、翼内肌及翼外肌。咬肌及翼内肌强而有力,牵下颌向上向前;后者亦拉升支向内。颞肌的前组纤维拉下颌向上,后组肌纤维则拉下颌后退。翼外肌牵引下颌向前;如髁突骨折,则拉髁突向内向前。

骨折线可分为有利型及不利型 2 种。

二、下颌骨骨折的分类

根据骨折发生的部位,下颌骨骨折可分类如下:①正中(及正中旁)骨折;②体部骨折;③角部骨折;④升支骨折;⑤髁突骨折;⑥喙突骨折;⑦牙槽突骨折。

按骨折线的情况及其对骨折片移位的影响,下颌骨骨折可分为无或有水平向移位的骨折、无或有垂直向移位的骨折(图 11-6)。

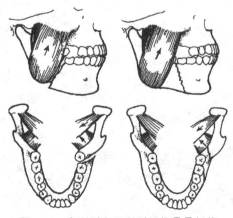

图 11-6　有利型和不利型下颌骨骨折线

也有人根据骨折片上有无可利用的牙齿将下颌骨骨折分为：①骨折线两侧的骨折片上均有牙存在。②仅一侧有牙存在。③两骨折片均无牙存在。

此种分类对设计治疗有用，故对牙齿的情况必须详加检查及记录，评价其在夹板固定时或复位时的利用价值。

当然，颌骨骨折也可按一般骨折分类，分为单纯性骨折、开放性骨折、粉碎性骨折等。

三、检查及诊断

详细了解受伤时的各种情况对判断骨折类型和移位程度很有帮助。

观察患者的面部及颈部有无挫伤及不对称畸形，可大致了解致伤力的性质及引起的骨折。有水肿及瘀血的部位多为骨折发生的部位。面部的不对称畸形可能为一侧髁突骨折，下颌向该侧移位。后牙有接触而前牙开𬌗可能为双侧髁突骨折；有流涎增加并有臭味，臭味的形成是由于下颌运动障碍、血块堆积，加上细菌作用所产生。如下牙槽神经有损伤，则下唇有感觉异常，骨折部位有压痛。如有髁突骨折，则耳前部有压痛，如骨折后移位，则在外耳道及耳前部扪诊时髁突活动消失或减弱。

口内检查常能准确诊断骨折部位及移位情况。软组织创伤，包括瘀血、黏膜破裂、口底血肿等，能指示骨折部位。软组织创伤的严重程度常与其下方骨组织损伤的程度相应。

下颌骨骨折的存在及性质的最准确指示，是咬合的情况。即使移位很小，也有骨折片的下沉或上升。大多数患者都能感觉出咬合有无改变。

用双手相对挤压下颌骨弓，骨折部位出现疼痛。用手错动骨折线两侧骨段，可以发现骨折处的异常活动。使两骨折段活动，骨折线处有骨轧音或破碎音存在。但这种试验使患者极为痛苦，故不应进行。

临床诊断应以 X 线检查再证实，骨折片的移位应从三维方向判断。冠状 CT 检查对确诊髁突矢状骨折及其移位很有帮助。

四、治疗原则

现代治疗观点主张解剖复位、稳定固定、微创外科和早期功能。一般情况下，下颌骨骨折皆需固定，固定时必须恢复骨折前𬌗关系。骨折前即有错𬌗者，勿在骨折复位同期纠正骨折前错𬌗。

复位方法有闭合法，即以手法或弹力牵引（如颌间牵引）复位；有开放法，即以手术暴露骨折后直接复位；对骨折错位愈合者，可通过截骨进行复位。

颌间固定是最常使用的固定方法，它的突出优点是能有效地恢复骨折前𬌗关系。固定期的长短应根据骨折类型、受伤程度、患者年龄等因素决定，一般为 4～6 周。坚强内固定的好处是可以建立功能性稳定固定，允许早期无痛性功能运动，并避免颌间固定。

下颌正中骨折和下颌角骨折很容易造成骨折片移位，一般需做解剖复位和坚强内固定。下颌多处骨折、粉碎性骨折及有移位的不利型骨折也需要做坚强内固定。在有多数牙缺失者，或牙齿松动不能利用时，亦可用开放复位固定法。

骨折后，如患者情况良好，则治疗时间越早，效果越好。如需待患者情况稳定，能耐受治疗时，则应做暂时性固定。

整个治疗过程中，均应注意保持口腔卫生。

(一)髁突骨折

下颌骨髁突的治疗历来为一有争议的问题。髁突骨折的恢复重在功能性改建。多数骨折通过非手术疗法,即颌间固定,即可得到满意的临床效果。

开放整复主要用于髁突骨折后移位并成为功能活动的障碍时,或牙齿不能利用做颌间固定时,或髁突骨折移位进入颅中窝时,或骨折保守治疗后持续关节疼痛、张口受限时。对于髁颈和髁颈下骨折发生脱位性移位(即骨折块移出关节窝)及双侧髁颈或髁颈下骨折移位造成升支垂直距离变短,出现前牙开𬌗,也积极主张开放整复和内固定。固定方法主要采用 2.0 mm 小型接骨板或拉力螺钉固定。

关节囊内髁突骨折,即高位髁突骨折,颌间固定应在 10～14 天内拆除,白天进行功能练习,夜间可再加以弹力牵引。拆除颌间固定 2～3 个月后,切牙间的开口度应达 40 mm,下颌的侧方运动应大于 7 mm。

髁突矢状骨折,即骨折线斜行贯穿于关节囊内和关节囊外,髁头内 1/3 通常劈裂,被翼外肌拉向内侧,关节盘也随之移位。这种骨折容易引起张口困难,少数可能继发关节强直。骨折早期宜采用保守治疗,如持续数月不能张口,应考虑手术摘除移位的骨折片,并行关节盘复位。

儿童髁突改建能力很强,骨折早期几乎不存在手术指征。保守治疗也采用颌间固定,固定时间宜在 5～8 天。如加强功能练习,愈合快。可能影响生长发育及功能。

(二)升支及喙突骨折

下颌骨升支部的骨折少见。由于两侧有强有力的肌肉附着,骨折后通常也没有移位。由侧方而来的强力直接打击,偶尔可引起粉碎性骨折,但也多不发生移位。故此类骨折通常皆以颌间固定使下颌制动而待骨折愈合,不需采用手术治疗。偶亦发生低位的髁突颈下方的骨折,此时,后骨折片的移位使升支的垂直高度无法保持,需采用开放复位固定。做下颌角下切口常可满意地暴露骨折,复位后用接骨板和螺钉做坚强内固定。

(三)下颌角骨折

下颌角骨折常见,并多与阻生第三磨牙有关。此部骨折多需做开放整复及内固定。

根据下颌角部位的应力分布,固定一般沿外斜线进行,做张力带固定。手术由口内入路,取拔除水平阻生齿时切口,并适当向两头延长。暴露骨折线,做解剖复位。如果骨折线上的牙齿影响复位,可以在复位同期拔除阻生牙。骨折固定通常选用小型接骨板沿外斜线固定,骨折线两侧至少各固定两颗螺钉。

有学者对一组下颌角骨折张力带固定和另一组下颌下缘固定作了临床对照观察,发现单纯沿外斜线作张力带固定时,在骨折线的下颌下缘区常常有明显的骨痂形成,而且愈合较下颌下缘固定组慢,说明张力带固定稳定性不足,下缘区存在微动。另外,张力带固定组较下缘固定组感染率高,可能与口内入路和复位同期拔牙有关。

小型接骨板张力带固定主要适用于单发于下颌角轻度移位和有利型骨折,对于多发的,严重移位的和不利型骨折必须在下颌下缘补偿固定。术后应要求患者用健侧咀嚼,以增加张力带动力稳定效果。

(四)下颌体部骨折

下颌体部骨常因有牙存在而使骨折与口腔相通,成为开放性骨折。下颌体部骨折可以采用闭合复位后颌间固定法治疗。如骨折线使骨折片利于移位,则可在骨折线两侧分别做带挂钩的分段夹板,以弹力牵引移位的骨折片复位,然后固定。

下颌体骨折也可直接采用坚强内固定,这样可以避免颌间固定,有利于早期功能和骨折恢复。

(五)下颌正中部骨折

单纯的正中部骨折多用闭合复位颌间固定法治疗。但施加于下颌正中部的肌肉力量颇大,带挂钩的弓杠有时对抗力量不足,特别在同时有髁突骨折时,要求早期活动,所以最好是采用接骨板坚强内固定。具体方法可以选用动力加压固定,也可以选用小型接骨板平衡固定,对此应视骨折线和骨折断面形状而定。但后者有时显得稳定性不够,常常要求辅助固定。

(六)复杂的下颌骨折

如为多发性骨折,则处理较复杂。一般需行开放复位,做内固定,使骨段有足够的稳定性。

应特别注意,复杂骨折是下颌正中骨折伴双侧髁突骨折。最好做正中部开放复位和坚强内固定。处理此类骨折时,应注意有无呼吸道阻塞问题,因下颌的前部及后部支持皆失去,软组织可后陷而阻塞下咽部。正中骨折复位固定可解决此问题。

对无牙颌双侧下颌体骨折亦应注意,因亦可引致呼吸道阻塞。多需做双侧开放整复并做内固定。

(七)儿童下颌骨骨折

儿童期下颌骨骨折的处理原则与成人者基本相同。由于无厚的皮质骨,儿童的下颌骨骨折多为不完全骨折或青枝骨折,处理时最好用闭合法。由于处于乳牙和恒牙交替时期,处理时要获得一稳定的𬌗关系是困难的,但在多数病例中,可以使用牙弓夹板。9～12岁期间,缺失牙或松动牙较多,可能需采用下颌骨环绕结扎固定法。牙弓夹板及颌间固定能解决多数病例的处理问题。固定时间宜短,一般不超过2周。儿童的髁突骨折产生关节强直者较多,故应早期拆除固定,早期进行功能训练。

(八)术后护理

下颌骨骨折的术后注意事项:对呼吸道阻塞的预防、对分泌物的处理、良好的营养、各种支持性方法的应用。初期,对进行了颌间固定的患者,必须注意呼吸道问题。外伤后的6小时以内,应认为患者的胃中是充满食物的,故最好置一经鼻的胃管。在术前置入,一直维持至术后,以预防呕吐时发生误吸。如因麻醉需要而有气管内插管,应在患者完全清醒后拔除。床旁应准备保持呼吸道通畅的器械,如吸引器、鼻咽通气管、环甲膜切开术需用的器械等。紧急时,做环甲膜切开比做紧急气管切开更好。前者简单易行,所需器械不多,并发症亦较后者少。

床旁吸引器非常重要。因外伤时或手术时,不可避免出血及将血液咽下,故有引起恶心和呕吐的可能,吸去吐出之胃内容物可减少误吸入肺的危险。当然,床旁亦需置剪,以备必要时剪断颌间的牵引或固定。

由于颌间固定,进食困难,故如何维持营养,以利于骨折愈合,也很重要,不可忽视。但应注意保持口腔卫生,注意刷牙和常漱口。

应尽早开始抗生素的应用,最好在急诊阶段即开始,维持至术后4～5天,必要时再继续。常用的有效药物以广谱抗生素为主。

(九)并发症

1.感染

感染是下颌骨折中最常见的并发症。引起的原因很多,包括伤口污染、骨或软组织的坏死、由死髓牙(骨折线上的)而来的感染等。创伤处理迟延也是原因之一。及时而正确地处理创伤及尽早开始应用抗生素可有效地预防感染。如因患者情况不允许而必须推迟处理创伤时,应冲洗局部创口,做必要的清创,暂时的骨折固定及保持口腔卫生。手术时,去除明显的坏死组织。如在创伤治疗后发生了感染,应按感染常规处理,即做脓液的细菌培养及敏感试验,按其结果给予抗生素,有脓肿时切开引流,去除坏死的软组织及骨组织等。

2.骨折不愈合

除了有相当大量骨缺损的枪击伤或严重车祸外,下颌骨折不愈合的发生,多由治疗不当所致。其发生率在国内无报告,国外的报道占下颌骨骨折的 2%～4%,在无牙颌骨折中,发生率高达 50%。

引起的原因:①固定不充分;②复位不准确;③感染;④抗生素使用过晚或不当,或未使用;⑤治疗技术不适当。除此之外,局部因素如慢性感染的存在、血液供应不良等,全身因素如贫血、维生素 C 及维生素 D 缺乏、因使用激素引起的代谢改变、糖尿病、梅毒、结核等,还有先天性或后天性疾病如骨形成不良、石骨症、肿瘤等,也起一定作用。

在诊断上,必须与愈合迟延鉴别。愈合延迟时,在骨断端之间有不同程度的铰链运动,而在不愈合时,骨断端可毫无困难地向各个方向活动。当然还应考虑治疗时间及解除固定后的时间长短。X 线检查,在愈合延迟病例,可见骨断端有不规则的吸收,骨断端之间为内有钙化斑点的透射区,在不愈合病例,骨断端呈圆形并可见薄层皮质骨影像,断端之间为 X 线透射区。

治疗原则:如有感染,应做细菌培养及药物敏感试验。厌氧菌感染时,甲硝唑有相当好的疗效。牙根在骨折线上的牙齿应拔除。在去除硬化骨质后牙根可能暴露的牙也应拔除,伤口应缝合。异物、结扎丝或金属夹板常需取出。最少在 1 个月后,从口外切口进入,去除骨断端间的一切纤维化组织,去除骨断端的硬化骨质,直至有出血处为止。如骨缺损不多,且在下颌角处,可使两断端直接接触。更理想的是将骨纵行劈开,连同附着肌肉滑动,与前骨断端相接,正中部的骨不愈合更适用此法,或可用自体骨松质移植。在缺损较大者,应以骨松质移植,或植骨。

近年来,有不少报道用电流刺激促进骨愈合,效果良好。但应强调,严格操作,避免失误,预防产生骨不愈合,是更为重要的。

3.骨折错位愈合

下颌骨骨折后如发生错位愈合,其严重后果为咬合错乱及因咬合错乱而引起的一系列问题。

下颌骨骨折后错位愈合均为处理失误所引起,引起的原因如下。

(1)不完全的复位固定:骨折必须准确复位,准确复位的标准是恢复骨折前的咬合情况。应注意,是恢复骨折前的咬合,如骨折前已有错𬌗,不可试图在治疗骨折时矫正。复位后,骨折处的固定必须充分,以避免因剪力(最常出现的情况)而引起骨折段的移位,发生错位而愈合。

(2)不充分的下颌制动:骨折处复位后,下颌骨必须有充分的制动,而且要维持一定时期。如采用带挂钩的金属牙弓夹板及颌间固定治疗,此夹板应牢固地固定于牙弓上,颌间固定亦应有足够力量。在无牙颌,骨折片的垂直向移位,在有牙颌,骨折片的向舌侧旋转移位,是造成错位愈合的最常见原因,应在治疗过程中细心观察并矫正。在有条件的情况下,最好采用重建接骨板固定。

(3)直接有害因素:最重要的是感染。在整个治疗过程中皆应重视并预防,如早期应用抗生素,保持口腔卫生等。

以上 3 种因素,可单独作用,也可综合作用而产生不利结果。

预防错位愈合极为重要。在整个治疗过程中都应避免处理上的失误。例如,开始检查时,即应注意骨折片的移位情况,如骨折片的动度、骨折线对移位是有利的或不利的、有无足够数目的坚固牙齿用于固定、口腔卫生状况等,以正确地选择复位固定方法。如骨折片移位用弹力牵引复位,在复位后应加强力量以固定,或换用钢丝结扎固定。如仍用橡皮圈固定时,需注意观察因弹力关系是否引起牙齿松动或使牙弓上的夹板移位。需要时,应取印模,研究骨折前的咬合情况。在整个疗程中,对复位、固定、下颌制动、咬合情况等必须仔细观察,及时矫正出现的问题。

小的咬合错乱,用调殆或小型修复体可以矫正。严重的咬合错乱,可用正畸方法调整,或用外科方法治疗,包括正颌外科方法、矫正骨折不愈合的方法等。

(李中孝)

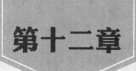

第十二章　儿童口腔疾病

第一节　儿童口腔疾病的常用技术

一、乳牙复合树脂充填修复术

(一)适应证

(1)多用于Ⅲ类、Ⅳ类、Ⅴ类洞形的修复。

(2)缺损面较多、涉及切端的乳前牙可结合透明树脂冠套进行树脂修复外形。

(3)随着复合树脂材料的发展,亦可做乳磨牙Ⅰ类、Ⅱ类洞的充填修复。

(二)禁忌证

(1)乳磨牙多个牙面的广泛性龋坏。

(2)乳磨牙𬌗面的广泛龋且牙冠高度明显降低。

(三)操作程序及方法

窝洞充填修复法如下。

(1)中龋和深龋去腐、备洞时均需要进行局部麻醉。

(2)采用橡皮障等隔湿措施。

(3)去除龋蚀组织,尽可能保留正常牙体组织。

(4)洞缘釉质可制备成斜面,增大树脂的粘接面和减少洞缘的微渗漏和变色。

(5)近髓处选用氢氧化钙制剂护髓,酌情选用玻璃离子水门汀垫底。

(6)酸蚀剂酸蚀拟与树脂粘接的釉质,冲洗、吹干后涂布粘接剂。

(7)需要时可用成形片协助充填材料成形。乳磨牙多用金属成形片,乳前牙可用透明聚酯薄膜成形片。

(8)窝洞内充入复合树脂,有条件者可用注射法或超声充填法沿洞壁注入,可有效地避免充填体内产生气泡。

(9)尽可能使充入的材料与窝洞所需修复体外形一致,在固化前用探针或雕刻刀初步修整,以免材料过多存留,增加磨改的麻烦。树脂固化后应检查并调整咬合,打磨抛光,邻面可用细砂纸条磨光。

(四)注意事项

(1)操作过程中应严密隔湿。

(2)应了解所选用的树脂、酸蚀剂、粘接剂的性能,仔细阅读说明书,按要求操作。

(3)护髓及垫底不用氧化锌、丁香油等酚类材料,以免影响复合树脂的聚合。

(4)在自然光下比色,选用合适色度的复合树脂材料进行窝洞充填。

二、乳牙玻璃离子充填修复术

因玻璃离子材料生物相容性好、对牙髓的刺激性小,在临床修复中的粘接为化学性粘接,能释氟、降低继发龋的发生,应用于乳牙充填修复日益增多。

(一)适应证

适用于乳前牙Ⅰ类、Ⅲ类和Ⅴ类洞形,乳磨牙颊、舌面的Ⅰ类和Ⅴ类洞形。随着新型玻璃离子水门汀材料的出现,也可以应用于所有乳牙的洞形。

(二)操作程序及方法

(1)牙体预备:乳牙中龋和深龋去腐、备洞时均需要进行局部麻醉,采用橡皮障等隔湿措施,去除龋蚀组织,尽可能保留正常牙体组织,不必强求固位洞形而过多去除可保留的牙体组织。

(2)清洗窝洞、隔湿:除洞底近髓处需用氢氧化钙制剂护髓外,一般可不垫底。

(3)窝洞处理:一般可用处理剂处理窝洞洞壁及洞底,用水充分清洗干净。

(4)充填材料:将调拌好的充填材料从窝洞的一侧送入窝洞,以排除空气,防止气泡形成。选用适当的充填器械充填窝洞。需要时可用成形片协助充填材料成形。

(5)在固化的早期,修复体应避免与水接触,通常可将凡士林类的防护漆涂布于玻璃离子修复体表面以隔绝水分。

(6)修整外形及调𬌗。

(三)注意事项

(1)玻璃离子材料修复乳牙Ⅱ类洞后常采用金属预成冠恢复牙体外形及良好的邻面接触。

(2)玻璃离子材料在口腔环境中能释放氟,具有一定的防龋能力,因此这种充填材料常用于高龋风险患儿的窝洞充填。

三、乳牙银汞合金充填修复术

(一)适应证

1.乳前牙

舌面龋,Ⅰ类窝洞。

2.乳磨牙

(1)颊面窝沟龋,Ⅰ类窝洞。

(2)颊面颈部龋,Ⅴ类窝洞。

(3)舌(腭)面裂沟龋,Ⅰ类窝洞。

(4)舌(腭)面颈部龋,Ⅴ类窝洞。

(5)𬌗-颊面龋,𬌗-舌(腭)面龋,Ⅰ类复合窝洞。

(6)𬌗-邻面龋,Ⅱ类复合窝洞。

(二)禁忌证

1.乳前牙

唇面或唇-邻面龋,此修复法有碍美观。

2.乳磨牙

龋坏范围大,洞形固位差,洞壁薄,抗力形弱的窝洞。

(三)操作程序及方法

1.局部麻醉

中等深度以上的龋洞去腐、备洞时应行局部麻醉。

2.隔湿

推荐采用橡皮障隔湿措施。无橡皮障隔湿条件时,可采用棉卷、吸唾器等简易隔湿方法,但必须达到隔湿效果。

3.去除龋蚀组织及制备洞形

用裂钻掌握深度去除洞缘无基釉,用挖匙或球钻慢速去除龋蚀组织,选用裂钻、倒锥钻等修整制备洞形。

(1)Ⅰ类窝洞:𬌗面相隔的窝洞,若嵴完整,可分别制备成各自的洞形。若嵴已受损,应连成单个的洞形。颊面或舌面窝沟龋局限时,制备成圆形或椭圆形的洞形;颊面或舌面的龋蚀已波及𬌗面窝沟时,应形成颊-𬌗或舌-𬌗的Ⅰ类复合洞形。

若𬌗面窝沟洞壁过薄,应制备成Ⅱ类洞复合洞或Ⅰ类洞复合洞修复。

制备的洞形不能过浅,否则易折裂。

洞形的所有线角应圆钝,底部平坦,但深的洞形不一定强调底平,以免露髓。局部深凹处可选用氢氧化钙或玻璃离子水门汀垫底垫平。

乳前牙Ⅰ类窝洞的固位倒凹应做在近中和远中部分。

(2)Ⅱ类复合窝洞:邻面龋位于接触点以下,若邻牙缺失或相邻牙的邻面也有龋,可制备成单面洞。其龈壁的釉质与轴壁应成直角,牙本质部分可稍斜向根方以增加固位。

当龋洞较接近𬌗面,龈缘和接触点亦近𬌗面,可制备成无台阶型Ⅱ类复合洞。制备有台阶型的Ⅱ类复合洞应注意:①颊壁、舌壁与牙体邻面表面相交处以 90°为理想角度,若该角度过大或过小,牙体局部组织或充填体局部易发生折裂。②因乳磨牙牙颈部釉柱多为水平向,故龈壁可制备成水平状。③𬌗面鸠尾峡宽度为颊舌牙尖间距离的1/3 左右,不宜过宽或过窄,以免影响固位或易发生折裂。④台阶的𬌗髓壁与轴髓壁交界处不宜尖锐,应修作钝状,以免充填体受压力而发生折裂。

(3)Ⅴ类窝洞:制备洞形时,在龈壁及𬌗壁可稍做倒凹,近中壁及远中壁沿釉柱排列方向稍向外倾斜。髓壁应做成与髓腔凸度一致的形状,以免穿髓。

4.垫底

(1)浅的窝洞不必垫底。

(2)达牙本质深层的窝洞需垫底,近髓者还应考虑护髓。

(3)护髓一般采用氢氧化钙制剂。

(4)垫底材料可选用玻璃离子水门汀或聚羧酸粘固剂。

5.充填

(1)充填时应反复多次将银汞合金材料充入窝洞内,并以充填器予以压紧,使之在窝洞内形成均匀致密的充填体,并去除含汞量多的稀薄表层。

(2)充填复合洞形时应使用成形片和木楔,使充填体紧密并避免形成悬突。

(3)充填完成后应检查充填体是否恢复了患牙和邻牙的接触点,检查咬合关系是否合适。

6.磨光充填修复

24 小时后进行磨光可提高充填体的耐磨性,增强其化学稳定性,有利于预防继发龋的发生。磨光可用细砂石、橡皮轮等低速转动完成。

(四)注意事项

(1)注意避免操作过程中汞对环境的污染,尽量采用胶囊型银汞合金充填材料。

(2)充填过程中应严密隔湿。

四、儿童嵌体修复术

根据制作材料的不同,嵌体可分为合金嵌体、复合树脂嵌体和瓷嵌体。

(一)适应证

(1)适用于乳磨牙及年轻恒牙。

(2)乳磨牙及年轻恒牙Ⅰ类、Ⅱ类洞的复面洞。

(3)乳磨牙及年轻恒牙缺损较多的多面洞。

(4)牙尖有缺损、咬合面广泛缺损、牙冠高度有降低的患牙。

(5)经牙髓病治疗后牙体缺损广、深的患牙。

(二)禁忌证

(1)乳前牙不做嵌体修复术。

(2)萌出不久、髓腔宽大、髓角高的乳磨牙。

(三)操作程序及方法

(1)需要时做局部麻醉。

(2)去除软化牙本质。

(3)制备洞形做预防性扩展:①洞形呈底平壁直,若部分过深近髓处,可用垫底处理成底平壁直,以免穿髓。Ⅰ类洞形的深度乳牙应达约 1.5 mm、恒牙 2 mm,拾面与颊舌面之洞缘稍做成斜面。复合Ⅱ类洞,龈壁的洞缘不制成斜面。②线角制备成圆钝形。③各轴壁间相互呈平行状,可稍外展,2°～5°。④洞形无倒凹。

(4)取模和灌注工作模:用印模膏、硅橡胶印模材料联合取模,或用藻酸盐印模材料、琼脂印模材料联合取模,用硬石膏灌注工作模。

(5)窝洞用氧化锌丁香油粘固剂或牙胶暂封,后者用于失活牙髓牙。

(6)嵌体的制作。①合金嵌体的制作:在工作模上用铸造蜡制成嵌体的熔模(蜡型),需与洞形密合,有良好的咬合、邻接的关系和解剖形态。在蜡型上安插铸道,固定在坩埚成形座上。用中低熔合金铸造包埋材料包埋、去蜡,用合金材料铸造。所获嵌体铸件在工作模上试验,满意后抛光,粘固于窝洞内。②复合树脂嵌体的制作:在工作模上涂布分离剂,分层填塞经比色选用的树脂,分层在光热聚合器内固化。层与层之间涂粘接剂。按解剖形态、咬合关系、邻牙间接触关系雕刻嵌体表面形态。嵌体固化后打磨抛光。经隔湿、75%乙醇溶液消毒、吹干后用粘接剂粘固。再次检查咬合关系,必要时做调整。③瓷嵌体的制作:根据不同陶瓷材料选用不同制作工艺,由技工室完成。经隔湿、75%乙醇溶液消毒、吹干,瓷嵌体用 4%氢氟酸酸蚀,树脂粘接剂粘固。再次检查咬合关系,必要时做调整。

(四)注意事项

(1)一个嵌体洞形无论多么复杂,所有轴壁均只能有一个就位道,意味着轴壁之间应不小于

90°,即不能在任一壁上有倒凹,否则嵌体将无法就位。

(2)嵌体修复术所去除的牙体组织相对较多,且嵌体需一定的厚度,牙体制备应注意避免穿髓。

(3)联合印模材料取模可增强工作模的精确度。

(4)乳牙不建议采用高硬度材料嵌体。

五、儿童预成冠修复术

儿童冠修复主要采用金属预成冠、前牙透明冠等。

(一)适应证

(1)适用于乳磨牙及年轻恒牙牙冠缺损范围大,用其他方法难以修复其牙冠形态,恢复与邻牙接触和难以使修复体具有良好的固位和抗力者。

(2)乳恒牙釉质、牙本质发育异常的修复。

(3)牙齿畸形需要修复者。

(4)牙髓治疗后的乳牙和年轻恒牙原则上建议冠修复。

(5)机体龋活跃性强易发生继发龋者。

(6)各类矫治器和间隙保持器的固位体。

(7)各种固定间隙保持器中作为固位体。

(二)禁忌证

(1)牙体组织残留量过少,冠固位困难的患牙。

(2)对冠材料过敏者。

(三)操作程序及方法

1.金属预成冠

(1)需要时做局部麻醉。

(2)牙体制备:首先清洁牙面,去除龋蚀组织。随之切削近远中面,使之呈现平行状,或使牙体呈很轻微的圆锥状。颊舌面削磨特别隆起部,减少颈部倒凹。邻面与颊舌面相交的线角亦应圆钝。𬌗面应均匀磨除 1 mm,与轴面的线角应圆顿。牙颈部不能有肩台。患牙牙冠短时,牙体制备可移行达龈下0.5 mm处。

(3)预成冠的选择:用蜡片在患牙处做咬合记录,测量蜡片上患牙印迹的近远中径距离,以此选择大小合适的金属预成冠备用。预成冠的大小有两种表示法,一是以预成冠近远中径的大小定号码;另一种是在预成冠舌面印有此冠周径的大小,以毫米计数。若用后者的预成冠,则需测量患牙比隆起部稍缩窄的近颈部周长。测量常欠精确,故临床操作时需反复试比,才能最终选定。

(4)修整金属成品冠。①直接法:用所选的金属成品冠直接参照口腔内所制备的患牙牙冠修剪、调整外形,反复试合适后打磨、抛光。粘固前必须调试,仔细检查𬌗面有无过高、牙颈部是否密合、预成冠的轴对修复牙及其在牙列中是否协调并观察其与邻牙的关系等。②间接法:用印模材料和石膏获取已制备好的患牙工作模,在模型的患牙颈缘处修整达龈下 0.5 mm。将所选成品冠按工作模患牙修剪冠缘长度直至合适。用各类冠专用修整钳调整面的凹凸、颊舌邻面的隆起和紧缩颈缘等。在模型上试合适后,试戴于患牙。试戴合适,冠缘及表面打磨、抛光。

(5)粘固:隔湿,用75%乙醇棉球消毒患牙和金属成品冠,吹干。可选用磷酸锌粘固剂、玻璃离子粘固剂、复合树脂等将冠粘固于患牙。

2.前牙透明冠

(1)需要时做局部麻醉。

(2)去除龋坏组织,乳前牙唇、舌、邻面没有龋坏的部分也要整体磨除 0.3～0.5 mm,以供光固化树脂覆盖。

(3)根据牙齿形态、大小选择合适的前牙透明冠。

(4)为防止填充光固化树脂时出现气泡,试戴满意后在透明冠切端处用探针开 1 个排气孔,将光固化树脂材料置入前牙透明冠内约 2/3。

(5)干燥牙面后,涂布酸蚀剂 1 分钟,水枪冲洗吹干,表面涂薄层粘接剂,光照 20 秒,再将已置入光固化树脂的透明冠戴于患牙,达到理想位置后除去多余树脂,光固化灯对准唇、舌、切端各光照 20 秒。

(6)小心除去透明冠:透明冠质薄,用探针从牙颈部向冠方一挑就会有 1 个小缺口,顺着缺口向冠方即可除去透明冠;或用高速细金刚砂车针在颈缘处小心开 1 个小口,顺着开口向冠方也可除去透明冠。

(7)调整外形,抛光。

(四)注意事项

(1)操作非熟练者可选用间接法。

(2)试冠时防止误吞误吸。

六、乳牙根管治疗术

乳牙根管治疗术是通过根管预备和药物消毒去除感染物质对根尖周组织的不良刺激,并用可吸收的充填材料充填根管,防止发生根尖周病或促进根尖周病愈合。

(一)适应证

(1)牙髓炎症涉及根髓,不宜行牙髓切断术的患牙。

(2)牙髓坏死或根尖周炎而应保留的乳牙。

(二)禁忌证

(1)牙冠破坏严重,或髓室底穿孔,已无法再修复的乳牙。

(2)根尖及根分叉区骨质破坏范围广,炎症已累及继承恒牙牙胚,或广泛性根内、外吸收超过根长的 1/3。

(3)下方有含牙囊肿或滤泡囊肿。

(三)操作程序及方法

1.术前 X 线检查

了解根尖周病变和牙根吸收情况。

2.局部麻醉或牙髓失活

采用局部麻醉的方法进行疼痛的控制。若麻醉效果不佳,或某种原因无法对患牙实施局部麻醉时,可用失活法使牙髓失活。

3.隔湿

橡皮障隔离患牙,并用吸唾器排除唾液污染。

4.髓腔的开通

去除龋蚀组织,制备洞形,开髓,揭去髓室顶,去冠髓,寻找根管口。

5.根管预备

去除髓室和根管内感染或坏死的牙髓组织及其分解产物,使用根管器械扩挫根管,用 $1\%\sim2\%$ 次氯酸钠溶液或 3% 过氧化氢溶液+生理盐水冲洗根管。

6.根管消毒

根管干燥后,将氢氧化钙制剂置于根管内,或将蘸有甲醛甲酚的小棉球置入髓室内,以暂封材料封闭窝洞。

7.根管充填

$1\sim2$ 周后若无症状,去除原封药,冲洗、吸干,在有效的隔湿条件下,将根管充填材料导入根管内或注入根管内,粘固粉垫底,常规充填。若炎症未能控制或瘘管仍有渗液也可换封药物,待症状消退后再行根管充填。

根管治疗后,建议行冠修复。

(四)注意事项

(1)根管预备时,勿将根管器械超出根尖孔,以免将感染物质推出根尖孔或损伤恒牙胚。

(2)乳牙的根管充填材料应采用可吸收的、不影响乳恒牙交替的糊剂充填。

(3)乳牙根管治疗后需定期随访观察。

七、年轻恒牙根尖诱导成形术

根尖诱导成形术是指牙根未完全形成之前发生牙髓严重病变或根尖周炎症的年轻恒牙,在控制感染的基础上,用药物及手术方法保存根尖部的牙髓或使根尖周组织沉积硬组织,促使牙根继续发育和根尖形成的治疗方法。

(一)适应证

(1)牙髓炎症已波及根髓,而不能保留或不能全部保留根髓的年轻恒牙。

(2)牙髓坏死或并发根尖周炎症的年轻恒牙。

(二)禁忌证

牙根发育不足 1/2,牙齿松动明显,根尖周有广泛骨质破坏者。

(三)操作程序及方法

1.术前 X 线检查

了解根尖周病变和牙根发育情况,帮助确定牙根工作长度。

2.局部麻醉和隔湿

采用局部麻醉的方法进行疼痛的控制,橡皮障隔离患牙,并用吸唾器排除唾液污染。

3.常规备洞开髓

制洞开髓的位置和大小应尽可能使器械直线方向进入根管。

4.根管预备

对有急性症状的患牙,应先做应急处理。根管预备主要是通过化学方法去除根管内感染物质,避免过度机械预备切削牙本质,多用 $1\%\sim2\%$ 次氯酸钠溶液或 3% 过氧化氢溶液+生理盐水反复冲洗根管与髓腔。特别注意避免损伤根尖部牙乳头或上皮根鞘。

5.根管消毒

用消毒力强、刺激性小的药物封于根管内,如氢氧化钙制剂、碘仿糊剂或抗生素糊剂等。根管消毒时间一般为 2 周至 1 个月,至无渗出或无症状为止。

6.药物诱导

去除暂封物及原封药,再次进行根管冲洗。干燥根管,在有效的隔湿条件下,将能诱导根尖闭合的药物导入根管内。目前最常用的诱导药物是氢氧化钙及其制剂,然后用封闭性良好的材料充填患牙。

7.定期检查

一般每 3~6 个月复查 1 次。除了常规临床检查外,还应进行 X 线检查。观察根尖周情况和根尖形成状态,并根据根尖形成情况,更换根管内药物,直至根尖形成或根端闭合。

当 X 线片显示根尖形成或有钙化组织沉积,而且根管内探查根尖钙化屏障形成完全时,可行永久性根管充填,并用封闭性好的材料修复患牙。根管充填后可继续随访观察。

(四)注意事项

(1)彻底清除根管内感染物质,这是消除根尖周炎症和根尖形成的重要因素,故应仔细去除根管内炎症或感染坏死的牙髓组织。

(2)应按照 X 线片测量的工作长度,用根管锉紧贴根管壁将已坏死的牙髓碎片清除,冲洗时注意不要加压,避免将感染物质推出根尖或根管器械损伤牙乳头和根尖周组织。

(3)应避免使用刺激性根管消毒药物,如甲醛甲酚等。

(4)通常在 X 线片显示根尖周病变愈合,牙根增长、根尖孔封闭,或根管内探查时根尖端有钙化物沉积的阻力时可做根管充填。

(5)根尖诱导形成术的疗程和效果不仅取决于根尖周病变的程度,而且取决于发生牙髓病变时牙根发育的状况及患儿的机体状况,因而疗程和疗效可不一样。诱导之后并不是每例都能形成正常的牙根形态,有的仅是喇叭口的缩小或根尖端钙化物的封闭,其最终的牙根长度并非一致。

(6)消除残留牙髓和根尖周的炎症,并通过药物诱导作用,保护根尖部的生活牙髓和牙乳头,恢复上皮根鞘的正常功能,是促使牙根继续发育和根端闭合的必要条件。

八、金属丝-树脂联合固定或树脂夹板固定法

(一)适应证

(1)前牙外伤后牙齿松动,需要固定且邻牙可以提供有效支抗者。

(2)患儿可以配合完成治疗者。

(二)禁忌证

(1)外伤严重没有保留价值的牙齿。

(2)邻牙缺失难以提供有效支抗者。

(三)操作程序和方法

(1)如果有牙齿移位时,应在局部麻醉下对外伤牙进行必要的复位,对龈沟溢血者先行止血,清洁牙面。

(2)使用 0.4~0.6 mm 的钢丝或直径为 0.2 mm 或 0.25 mm 正畸结扎丝,对折 4~6 股拧成 1 股,按照牙弓形态制成弓丝,弓丝的位置应放置在牙冠中 1/3。

（3）考虑到支抗问题，弓丝的长度应包括需固定牙齿两侧各 1～2 个健康牙齿。

（4）采用全酸蚀技术＋光固化复合树脂将唇弓粘接到牙面上，抛光。

（5）对于树脂夹板固定，把光固化复合树脂制成与牙弓形态一致的树脂条，原则和放置位置同上，并采用全酸蚀技术将树脂条粘接到牙面上，抛光。

（四）注意事项

（1）无论是金属丝-树脂联合固定或树脂夹板都应离开牙龈一定距离，需固定牙萌出不全时，固定夹板可适当向切端方向放置。

（2）树脂夹板状固定时勿使树脂条进入牙间隙压迫龈乳头。

（3）牙齿复位后应检查正中𬌗有否早接触，对于正中𬌗存在明显早接触者需使用全牙列𬌗垫。

（4）为便于拆除，所使用的树脂颜色应与牙齿颜色有所区别，树脂表面应平滑，不刺激相对应的黏膜且便于清洁。

九、钢丝-正畸托槽固定法

（一）适应证

（1）前牙外伤松动，邻牙或有缺失，或与相邻牙排列不齐，难以用钢丝-树脂夹板固定者。

（2）混合牙列期，外伤牙的近邻牙不能足够支抗作用。

（二）禁忌证

（1）邻牙及所做的固定基牙处于替换期松动明显。

（2）固定基牙龋损失，无法粘固托槽。

（三）操作程序及方法

（1）如果有牙齿移位时，应在局部麻醉下对外伤牙进行必要的复位，对龈沟溢血者先行止血，清洁牙面。

（2）根据需固定牙在牙列中的位置和基牙情况，设计在托槽＋弓丝固位装置，保证有足够的支抗力固定患牙，在需固定牙和基牙的唇面确定安置托槽位置。

（3）隔湿固定区，对拟安置托槽牙的唇面酸蚀、水洗、吹干，将粘固剂涂于牙面，用复合树脂先粘于托槽基底。将托槽置于需粘接的牙面，稍加压并除去溢出托槽周围的多余树脂。

（4）在树脂完全固化后（固化时间参照树脂的使用说明书）选用直径 0.45 mm 的钢丝按照牙弓形态弯制弓丝，将把弓丝嵌入各牙面托槽的槽沟内，钢丝两端在固定区两端的托槽绕弯固定。

（5）使用 0.2 mm 正畸结扎细钢丝将钢丝固定在托槽内免其脱落。

（6）牙齿复位后应检查正中𬌗有否早接触，对于正中𬌗存在明显早接触者需使用全牙列𬌗垫。

（四）注意事项

（1）弓丝弯制需符合牙弓形态，压入托槽后不能对牙齿产生额外的力量。

（2）注意隔湿，以免影响托槽的粘固。

（3）钢丝入槽前，托槽粘固必须完全固化，以免托槽移位和脱落。

（4）嘱患儿注意口腔清洁卫生。

十、带环-唇弓固定法

（一）适应证

外伤牙邻牙缺失或因龋牙体缺损范围大，致邻近无可利用基牙者，只能选用第二乳磨牙或第一恒磨牙为固定基牙者。

（二）禁忌证

（1）拟选固定基牙因龋或萌出不全致牙冠难做固位。

（2）拟选基牙临近替换，松动明显。

（三）操作程序及方法

（1）如果有牙齿移位时，应在局部麻醉下对外伤牙进行必要的复位，对极其松动的牙齿可采用悬吊缝合暂时固定，对龈沟溢血者先行止血，清洁牙面。

（2）在拟作为基牙的双侧第二乳磨牙或第一恒磨牙试带环，备用。

（3）取外伤牙所在牙列的印模，并灌制石膏模型。

（4）将带环戴到石膏模型的基牙上，间接法用 0.9～1.0 mm 扁钢丝弯制唇弓，并将唇弓与带环焊接为一体，抛光。

（5）将制作好的带环＋唇弓戴入口腔，调整合适后用玻璃离子水门汀将带环＋唇弓固定在基牙上。

（6）使用全酸蚀＋光固化复合树脂将所需固定牙粘在唇弓上，抛光。

（四）注意事项

（1）制取印模时动作要轻柔，为避免把松动外伤牙和印模一起取下造成全脱出，在印模基本固化后及时取下印模。如果印模固位好，可用冲洗器沿印模边缘注入清水，减少负压，便于取下印模。

（2）唇弓所用扁钢丝直径为 0.9～1.0 mm，否则在前牙区容易变形；唇弓在前牙区与切牙冠中 1/3 处接触，与牙面均有接触，需固定牙萌出不全时，唇弓可适当向切端方向放置。

（3）牙齿复位后应检查正中𬌗有否早接触，对于正中𬌗存在明显早接触者可在磨牙𬌗面使用玻璃离子水门汀抬高咬合或使用全牙列𬌗垫。

（4）为便于拆除，所使用的树脂颜色应与牙齿颜色有所区别，树脂表面应平滑，不刺激相对应的黏膜且便于清洁。

（5）由于外伤固定时间一般不长，为便于拆除，基牙带环可略大 1 号。

十一、年轻恒牙再植术

（一）适应证

恒牙全脱出，外伤牙离体时间短于 60 分钟。在生理介质中保存者可适当放宽时间。

（二）禁忌证

（1）牙槽窝粉碎性骨折伴有骨壁缺损或缺失。

（2）牙列严重拥挤，再植牙无法排入牙列且已有正畸治疗计划者。

（三）操作程序及方法

（1）离体牙处理：用手或上前牙钳夹住牙冠，用生理盐水冲洗牙根表面的污染物，如果污物附着在根面上不易冲洗掉，可用蘸有生理盐水的小棉球，小心轻柔地将污物蘸掉，注意不要损伤牙周膜。把清洗干净的牙齿放在生理盐水,最好是 Hanks 平衡盐溶液(HBSS)中待用。

(2)局部麻醉下,用镊子小心清理牙槽窝内的血凝块,但不要搔刮牙槽窝,以免损伤牙槽窝内残存的牙周膜。并用生理盐水冲洗牙槽窝。如果存在牙槽窝骨折并移位,可轻柔手法复位。

(3)将脱出牙齿放回牙槽窝,检查复位情况。

(4)金属丝-树脂联合弹性固定 10～14 天。原则上固定单元为每侧 1～2 个健康邻牙对应 1 个再植牙。健康邻牙为乳牙时,应增加基牙数目。

(5)对严重牙龈撕裂者应采取缝合,并加牙周塞治剂保护牙龈,防止因口腔清洁不好导致的牙龈炎症。给予氯己定漱口液含漱 1 周,3 次/天,嘱维护好口腔卫生。

(6)常规全身使用抗生素 1 周。四环素是首选药物,但 12 岁以下儿童应避免使用,可选用阿莫西林、青霉素 V 代替。

(7)牙齿被土壤等严重污染时,应注射破伤风抗毒素。

(四)注意事项

(1)再植复位时手持离体牙冠部,用最小的力把患牙放回牙槽窝,主要防止对牙髓和牙周膜造成进一步损伤。如果遇到阻力,应将牙齿放回生理盐水中,检查牙槽窝是否有骨折。如果发现折断骨片阻碍牙齿复位,可用插入平头器械(如直牙挺)复位骨片并修整牙槽窝形态,然后再植入患牙。

(2)牙齿复位后应检查正中𬌗有否早接触,对于正中𬌗存在明显早接触者需使用全牙列𬌗垫。

(3)急诊条件下,可使用釉质粘接材料暂时固定。如外伤牙的邻牙还未萌出,或松动甚至脱落,也可在局麻下用缝线从腭侧穿龈经过患牙切缘与唇侧牙龈缝合固定,之后转到门诊寻求其他方法固定。

(4)总体来说再植牙成功率较低,治疗前要向患儿和家长充分告知。对于牙离体时间超过 60 分钟且未在生理介质中保存,但患儿和家长强烈要求再植治疗时,可考虑延迟再植。由于延迟再植只能短期保留牙齿,不属常规治疗,本处不再赘述。

十二、远中导板间隙保持器

(一)适应证

第二乳磨牙早失,而第一恒磨牙尚未萌出或正在萌出。相邻的第一乳磨牙健在,可做基牙,戴入金属预成冠,冠的远中端焊接弯曲导板,插入牙槽窝内,远中导板贴合于未萌出的第一恒磨牙近中面。

(二)操作程序及方法

1.基牙预备

以第一乳磨牙为基牙做牙体制备,选择合适的金属预成冠并试戴。

2.X 线测量

在 X 线片上标定远中导板的长度及高度,其远中部分应深入到第一恒磨牙近中面的外形高点下约 1 mm 处。

3.制作模型

将金属预成冠戴在第一乳磨牙上取模,灌制石膏模型。将 X 线片上测量的长度和高度标记在模型上,削除这部分石膏,制作必要间隙。

4.远中导板制作

用宽约 3.8 mm、厚 1.3 mm 的钴铬合金预成腭杆作为材料,向远中伸展,弯曲成合适的角度,插入模型上制备的间隙中。远中导板的高度,以不接触对颌牙为宜,在石膏模型上和金属预成冠的远中端进行焊接、调磨、抛光。

5.试戴粘接

拔除第二乳磨牙,止血后将已消毒的保持器戴于第一乳磨牙牙冠上,X 线检查其与第一恒磨牙及第二前磨牙牙胚的位置关系是否合适,必要时可再做调整,用粘接剂粘固。

十三、全冠丝圈式间隙保持器

(一)适应证

(1)单侧第一乳磨牙早期丧失。

(2)第一恒磨牙萌出后,单侧第二乳磨牙早期丧失。拆除远中导板间隙保持器后,也要换上此装置。

(3)双侧第一或第二乳磨牙早期丧失,用其他间隙保持器较困难者。

(4)尤其适用于基牙大面积龋或进行牙髓治疗后。

(二)操作程序及方法

(1)基牙预备,预成冠试戴,取模,灌制石膏模型。

(2)外形线的设计:在石膏模型上设计丝圈位置,丝圈不与牙龈接触,离牙槽嵴 1～2 mm,不妨碍牙槽嵴宽度的发育。丝圈的颊舌径要比后继恒牙的冠部颊舌径稍宽,丝圈与缺失牙的邻牙有良好的接触,即与乳尖牙远中面最突点或此点稍下方,或与第一恒磨牙的近中外形高点相接触,以保持缺隙的距离。

(3)丝圈的制作:用直径 0.9 mm 的不锈钢合金丝,从与乳尖牙或第一恒磨牙接触部开始弯曲,制作丝圈,在金属预成冠颊舌角部焊接,调磨抛光。

(4)试戴保持器,检查丝圈与牙及黏膜的接触情况,合适后用粘固剂粘于牙上。

十四、带环丝圈式间隙保持器

(一)适应证

与本节"全冠丝圈式间隙保持器"的适应证相同。

(二)操作程序及方法

将丝圈焊接于带环上,用粘固剂粘固,其操作程序及方法与本节全冠丝圈式间隙保持器基本相同。

十五、舌弓式间隙保持器

(一)适应证

(1)主要适用于下颌多个乳磨牙的早期丧失。

(2)两侧第二乳磨牙或第一恒磨牙健在,可做基牙。

(3)第二乳磨牙的拔除虽在替牙期,但后继恒牙仍被较厚的骨质覆盖,需对其间隙进行管理者。

(4)两侧多个乳磨牙早失,使用可摘式间隙保持器不合作者。

（二）操作程序及方法

（1）制备基牙带环，取模，灌制石膏模型。

（2）在石膏模型上设计外形线：将舌弓的前方设定在下颌切牙的舌侧，前端贴近下前牙颈部并远离黏膜 1～1.5 mm，并在间隙部的近中设计阻挡丝。

（3）用直径 0.9 mm 的金属丝弯制成舌弓，与带环焊接，调磨抛光。

（4）试戴合适后，用粘固剂粘固保持器。

十六、腭弓（Nance 弓）间隙保持器

（一）适应证

与本节舌弓式间隙保持器的适应证相同，但用于上颌乳磨牙的早期丧失，其前方不应与下颌前牙的切缘相接触。

（二）操作程序及方法

（1）基本制作方法与本节"舌弓式间隙保持器"基本相同。

（2）腭侧弧线的前方经过上腭皱襞的黏膜表面。将此处的部分金属丝用树脂包埋，制作树脂腭盖板，利用其压在腭盖顶部，以防止上颌磨牙的近中移动，利于固位。

十七、可摘式间隙保持器

（一）适应证

（1）单侧或双侧多数乳磨牙早期丧失。

（2）乳前牙早期丧失。

（二）操作程序及方法

（1）取模，做𬌗关系记录，按要求上𬌗架。

（2）外形线的设计：唇颊侧不用基托或尽可能小，以免影响生长发育。基托的外形线应随着年龄的增加做相应的改变：4 岁之前，基托外形线应位于牙槽嵴顶到前庭沟距离的 1/2 以内；4～5 岁，基托外形线应位于牙槽嵴顶到前庭沟距离的 1/3 以内；5～6 岁之前，基托外形线应位于牙槽嵴顶到前庭沟距离的 1/4 以内。若基托的远中有牙存在时，基托的舌侧远中端应延伸至远中邻牙的中央部，利用倒凹增加基托的固位。与恒切牙接触的基托组织面，应设计离开切牙舌面 1～2 mm，避免基托阻挡恒切牙的正常萌出。

（3）固位装置：原则上不用固位卡环，尤其应避免在乳尖牙上使用卡环固位，因为它可影响乳尖牙间宽度的发育。在上颌第二乳磨牙或第一恒磨牙可放箭头卡或单臂卡环，在下颌采用单臂卡环。若基托的远中末端有牙存在，一般不需要卡环；若基托的远中末端或单侧性磨牙缺失，可设计唇弓、箭头卡环等固位装置，不用𬌗支托，以免妨碍牙槽骨高度的发育。

十八、上、下颌唇挡矫治器

（一）适应证

适用于吮咬不良习惯，如吮指、吮咬唇、咬物等。

（二）操作程序及方法

1.上颌唇挡矫治器

在上颌活动矫治器的唇弓上前方焊接 3～4 根较长的不锈钢丝，终端直达下颌前牙的唇侧，

用自凝树脂包埋终端制成挡板。注意不能压迫软组织。

2.下颌唇挡矫治器

按要求用直径 1.0 mm 的不锈钢丝弯制唇挡,可套上合适的预成树脂管,也可在下颌前牙的唇侧龈方,用自凝树脂包埋唇挡。注意唇挡必须降至前庭沟底,应远离下颌牙齿唇面和牙龈 2～3 mm,对咬合无干扰。唇挡推移下唇离开下颌切牙,使上颌切牙无法咬到下唇。

十九、活动舌刺矫治器

(一)适应证

适用于吮指不良习惯,异常吞咽习惯和吐舌习惯。

(二)操作程序及方法

在上颌活动矫治器设计箭头卡环固位,在其腭侧前牙区基托,埋入 4～6 根直径 1～1.2 mm 的不锈钢丝,钢丝末端磨圆钝并伸向舌侧,接近口底,钢丝与上前牙的腭侧相距 5～7 mm。以不影响舌的活动,不压迫口腔黏膜为宜。舌前伸时,碰到舌刺,即会退回。

二十、固定舌刺矫治器

(一)适应证

适用于吐舌和吮指等不良习惯以及异常吞咽。

(二)操作程序及方法

用直径 0.7 mm 钢丝弯制成 U 形舌刺,刺长 6～7 mm,末端磨尖但要光滑。可以焊到金属带环上,也可用粘固材料在牙面酸蚀后直接粘固到上颌或下颌切牙舌面。为便于粘固,可将 2 个 U 形舌刺重叠一半焊在一起,然后两端各焊一金属底网。

二十一、固定腭网矫治器

(一)适应证

适用于吐舌、吮指等不良习惯,以及异常吞咽。

(二)操作程序及方法

在上颌乳磨牙上制作带环,其舌侧焊接舌弓,舌弓前端焊上网状钢丝,可阻止舌与牙接触,同时指导患儿在吞咽时进行正常的舌功能运动。

二十二、前庭盾

(一)适应证

适用于口呼吸习惯、咬唇习惯。

(二)操作程序及方法

(1)前庭盾接近总义齿印模的伸展范围取模,获得切对切的蜡𬌗关系,上𬌗架。

(2)用铅笔在模型的黏膜转折部画出前庭盾边缘伸展的范围,应伸展至前庭沟底,以取得良好的封闭和支持作用。前庭盾前板与前突的上切牙接触,侧板和后牙颊面相隔 2～3 mm,以减轻颊肌的张力,侧板后缘延伸至最后一颗磨牙的远中邻面。

(3)在标记范围覆盖 2～3 mm 厚的基托蜡,将蜡表面修整圆钝、光滑,并使两侧对称。在蜡形外表面用自凝树脂将弯制好的钢丝固定,然后浇注一薄层自凝树脂,加厚到 2～2.5 mm,形成前庭盾。

（4）在前庭盾的前牙区增加1个或2个牵引环等附件后，可用作唇颊肌训练，有助于改善唇的功能，增强其张力，使其能自然闭合。常用于矫治口呼吸习惯。

（5）开窗前庭盾先按常规方法制作前庭盾，然后在其前牙区开窗，窗的远中至尖牙远中面，上下缘至龈缘部，形成长方形窗。为增加其强度，可在树脂托内埋入钢丝。开窗前庭盾表面要高度抛光，在开始1～2周，要逐步延长戴用时间，并注意调磨压痛点，适应以后全天戴用。常用于矫治咬唇习惯。

二十三、埋伏牙牵引术

（一）适应证
各种原因导致的恒牙埋伏阻生。

（二）禁忌证
（1）患儿有血液病、内分泌等系统性疾病不宜手术者。

（2）埋伏牙的牙根发育畸形，牙根极度弯曲者。

（3）埋伏牙冠根形态发育不良。

（4）埋伏牙在牙列中的间隙已完全丧失或大部分丧失，不易通过正畸方法恢复者。

（三）操作程序及方法
（1）根据患牙不同位置，通过影像学检查如根尖片、全口牙位曲面体层X线片（全景片）、CBCT等，确定埋伏牙位置。

（2）局部麻醉。

（3）常规口外、口内清洁消毒，铺手术孔巾。

（4）手术切口从牙槽嵴开始，延伸至埋伏牙相邻两牙的近远中轴角处，在埋伏牙侧作一梯形或角形切口，沿骨膜下翻开黏骨膜瓣，用高速手机或骨凿去除埋伏牙表面覆盖的部分牙槽骨及导萌道上的致密骨组织，暴露埋伏牙牙冠形成一萌出通道。

（5）暴露埋伏牙牙冠的面积要与正畸附件粘接面相适应，充分止血隔湿，粘接正畸牵引附件。用0.3 mm不锈钢丝结扎于牵引附件上作为牵引丝，从牙槽嵴顶的切口或从所需牵引方向的黏骨膜瓣中穿出。牵引丝末端弯成小拉钩。

（6）清理创口，缝合，纱布或棉球压迫止血。

（7）术后1周拆线，即可进行牵引导萌。

（8）以邻牙、其他附件或种植钉等为支抗，用橡皮链或弹力线进行牵引，力量要轻，0.5～1.0 N力值，每月加力1次，直至埋伏阻生牙牵引到位与对颌牙建立良好的咬合关系。

（四）注意事项
（1）术中根据创口情况，若出血过多难以止血，可在窗口填塞碘仿纱条，防止创面感染和创面粘连，术后2～3天复诊，粘接正畸托槽、舌侧扣或牵引钩。

（2）手术切口根据X线片选在骨阻力及创伤小的一侧，术中尽可能保留黏骨膜瓣。

（3）粘接正畸附件过程中，注意充分止血，良好隔湿，保证正畸附件粘接牢固。

（4）萌出间隙不足是埋伏牙非常多见的原因，首先必须扩展间隙，为埋伏牙提供足够的萌出空间。

（5）阻生牙的萌出阻力较多，对支抗的要求较高，治疗中应加强支抗，使用较粗的不锈钢丝作为主弓丝稳定牙弓。

(6)牵引的速度不宜过快,以待牙周骨组织的改建及纤维束的重新排列,从而获得稳定的疗效,牵引力过大,将可能导致埋伏牙牙髓坏死及正畸附件松动、脱落,导致二次手术,增加患儿痛苦。

(7)治疗过程中应不定期地行 X 线检查埋伏牙移动的情况,尽量使阻生牙通过牙槽嵴顶萌出,否则将造成附着龈丧失,牙龈退缩,外形不良。

二十四、乳牙拔除术

(一)适应证

1.不能保留的患牙

(1)牙冠破坏严重,已无法再修复的乳牙,或已成残冠、残根者。

(2)生理性替换的露髓牙,牙根吸收 1/3 以上,根管感染不宜做根管治疗者。

(3)乳牙根尖周炎,根尖及根分叉区骨质破坏范围广,尤其炎症已涉及后继恒牙牙胚,乳牙牙根因感染而吸收,或乳牙根尖露于龈外,甚至使局部黏膜发生创伤性溃疡者。

(4)乳牙外伤致牙根近颈 1/3 区折断,挫入性移位影响恒牙发育,或外伤牙处于骨折线上不能治愈的乳牙。

(5)有病灶感染迹象而不能彻底治愈的乳牙,因特殊治疗需要应拔除的乳牙,如放疗区域的患牙。

2.因咬合诱导需拔除的乳牙

(1)后继恒牙即将萌出或已萌出。

(2)影响恒牙列正常形成的乳牙,如低位乳牙或为减数顺序拔牙需拔除者。

3.其他

其他额外牙及不能保留的新生牙。

(二)禁忌证

1.全身状况

(1)血液病如白血病、血友病、贫血、血小板减少症等血液病活动期。

(2)糖尿病、甲状腺功能亢进等内分泌疾病者。

(3)患严重心脏、肝肾疾病、甲状腺功能亢进、糖尿病等疾病,内科医师评价后,建议暂缓拔牙者。

(4)急性感染、发热者。

2.局部因素

(1)患牙根尖周组织和牙槽骨急性炎症明显,应先用药物控制。

(2)患儿伴急性广泛性龈炎或严重口腔黏膜疾病,应控制症状待消炎后再行拔牙术。

(三)操作程序及方法

1.术前准备

(1)了解患儿健康状况,向家长说明拔除患牙的理由。

(2)以亲切的态度接待患儿,尽可能消除其紧张感。

(3)手术器械的准备,按手术要求选择经严格消毒的器械。

(4)对疑有或有药物过敏的患儿做药物过敏试验。

(5)清洁、消毒口腔。口腔卫生较差者术前应刷牙,清洁口腔。

(6)术前再次检查、核对患牙,以免误拔。

(7)选用适合患牙牙颈部的牙钳。乳牙拔除术常可省略牙挺的使用,拔除残根时则主要使牙挺或根尖挺。

(8)如有必要,应拍摄 X 线片,帮助了解牙根情况,可使手术顺利。

2.局部麻醉

注射局部浸润麻醉和传导阻滞麻醉药物的要求与成人大致相同,但应注意儿童的解剖特点。常用的麻醉药物是 1％～2％利多卡因、4％阿替卡因和 2％甲哌卡因。注射进针点用 1％的碘酊或 0.5％碘伏棉球做黏膜消毒,需要时可加涂表面麻醉药物。

3.拔除手法

(1)患牙周围牙龈用 1％的碘酊或 0.5％碘伏棉球拭涂消毒,分离牙龈。

(2)上、下颌乳前牙拔除应慢慢转动,脱位后自牙槽窝内拉出。

(3)上、下颌乳磨牙拔除时,牙钳尽力插入钳住颈根部,做颊舌向缓慢摆动,脱位后向牙槽窝外拉出。

4.拔除后处理

乳牙拔除后一般不搔刮,若有牙的残片和肉芽组织,则应去除。乳牙过深的根尖小残片,为免伤及恒牙牙胚时,可不强求取出,待其日后排出或视情况拔除。

5.缩小创口

术者对创口稍压其颊舌侧,使之缩小。

6.止血

消毒纱布或棉球覆盖创口,嘱患儿对殆咬紧,30 分钟后去除。

(四)注意事项

(1)把握好适应证与禁忌证:患儿伴有全身系统疾病时,应及时请有关专科会诊,治疗后再考虑拔牙。

(2)对拔下的乳牙应仔细检查,观察牙根有无折断,与牙根生理性吸收区别。

(3)拔牙时用力缓慢:乳前牙常因生理性吸收使牙根唇舌向呈薄片状,若唇舌向摆动易致折断。

(4)术后遵医嘱,勿触摸创口,勿不停吸吮创口及吐口水,以免拔牙后出血。勿咬或用手指触碰局部麻醉作用尚未消失的软组织,以免人为致创伤。

(5)术中注意防止拔除的乳牙误入呼吸道、消化道。

二十五、额外牙及其埋伏额外牙的拔除

额外牙(即多生牙)及其埋伏额外牙,多见于儿童的上颌前牙区。

(一)适应证

(1)萌出中或已萌出的额外牙,影响美观。

(2)埋伏额外牙影响周围邻牙正常萌出和排列者。

(3)埋伏额外牙致唇、腭侧明显骨形隆起,影响美观或不适。

(4)埋伏额外牙压迫正常邻牙牙根,可能导致后者异常吸收者。

(5)引起牙源性囊肿如含牙囊肿等病理性变化的埋伏额外牙。

(6)在鼻腔或上颌窦内萌出并出现相应部位症状的额外牙。

(7)7 岁以上的埋伏额外牙患儿。

(二)禁忌证

(1)系统性疾病不宜手术者。

(2)年龄过于幼小不能耐受手术的埋伏额外牙患儿。

(3)对牙列、邻牙无不良影响的深部埋伏额外牙。

(三)操作程序及方法

1.正常牙弓位置上已萌出的额外牙

其拔除方法、程序同一般拔牙术;唇颊侧萌出的额外牙,近远中向使用直钳加轻的旋转力;腭侧错位的额外牙,多使用牙挺,协助拔除。

2.埋伏额外牙

(1)术前准备。①术前需仔细做临床和 X 线检查,进行必要的术前评估。X 线检查确定埋伏牙的数目和位置对确定手术路径和方法至关重要,临床上 CBCT 检查应作为常规手段对额外牙进行精确定位。②与患儿充分沟通,取得患儿的积极配合也是手术关键;否则应考虑全麻下手术。

(2)麻醉:一般选用局部浸润麻醉,对埋伏较深的额外牙可采用眶下神经阻滞麻醉和鼻腭神经阻滞麻醉。

(3)常规口外、口内清洁消毒,铺手术孔巾。

(4)切开:位于邻牙唇侧或邻牙牙根间的额外牙,多选用牙槽突唇侧弧形切口或唇侧龈缘梯形切口;位于邻牙腭侧的,常选用腭侧龈缘切口;对于埋伏很深,位于邻牙根尖上方且偏腭侧的额外牙,唇侧进路可能较腭侧进路更易操作。

(5)剥离龈瓣,暴露部分牙体露出埋伏牙,或覆于埋伏牙的骨板,用高速牙钻或超声骨刀去除所覆骨板,暴露牙冠的最宽处,用牙挺挺出。

(6)刮除周围囊性组织,生理盐水冲洗,复位龈瓣,缝合伤口。

(四)注意事项

(1)埋伏牙术前定位应准确。

(2)注意术前、术中消毒及无菌操作。

(3)作切口时避免损伤局部的主要神经、血管并注意保护邻牙牙根及恒牙胚。

(4)手术中应注意避免损伤生长发育中的恒牙胚。

二十六、牙龈开窗助萌术

(一)适应证

(1)与同名牙相比迟萌明显。

(2)需助萌的牙已达牙槽嵴顶部,切端在牙龈黏膜下,可被扪及,但因局部软组织致密,萌出困难者。

(二)禁忌证

患儿有血液病等系统性疾病不宜手术者。

(三)操作程序及方法

(1)局部清洁消毒。

(2)局部浸润麻醉。

(3)沿着迟萌牙的切端,由一侧切角至另一侧切角作唇腭侧两弧形切口,去除两切口间的梭形龈瓣,用探针分离切端周围龈组织,完全暴露出牙的切端。

(4)局部涂 1%碘酊,纱布或棉球压迫止血。

(四)注意事项

(1)迟萌牙离牙槽嵴顶甚远或在骨内,而迟萌期过长,则应考虑做开窗去骨或牵引术助萌。

(2)去除切端梭形龈瓣,以牙的切端暴露完善为宜,过小或过窄都会使萌出受阻。

二十七、预防性树脂充填术

(一)适应证

窝沟较深,有局限窝沟龋伴有深窝沟。

(二)禁忌证

广泛窝沟龋,已无正常窝沟。

(三)操作程序及方法

(1)小球钻或微创球钻仅去除龋损组织,不做预防性扩展。

(2)清洁牙面、冲洗、吹干、隔湿。

(3)酸蚀剂酸蚀去除龋蚀后的组织面及附近牙面,冲洗、吹干。

(4)复合树脂充填窝洞,余窝沟用窝沟封闭剂进行窝沟封闭。

(5)调𬌗,抛光。

(四)注意事项

(1)操作中注意严密隔湿。

(2)充填时应注意材料不宜过多过厚,以免咬合过高且易脱落。

二十八、菌斑染色剂的应用

(一)适应证

(1)为儿童及其家长口腔宣教时应用。

(2)检查儿童的口腔卫生情况。

(3)辅助指导刷牙和提高刷牙效果。

(二)禁忌证

(1)年龄过于幼小,尚无使用必要。

(2)乳牙列形成期,部分乳牙尚未萌出;或乳牙萌出中,牙冠尚未完全萌出。

(三)操作程序及方法

(1)让受检儿童清水漱口,吐出口腔内残存的食物残渣等。

(2)让受检儿童自己拿着镜子或让家长同时观察受检儿童牙面,向家长解释肉眼直视难以确认的菌斑附着情况。

(3)按所选用菌斑染色液或菌斑染色片的使用方法给牙面所附着菌斑染色。液剂可用棉球或棉棒蘸取后涂布于牙面;片剂则让受检儿童充分咀嚼混于唾液中,咀嚼时间可在 40 秒左右,使牙面所附菌斑充分染色。

(4)用染色剂染色后,清水漱口。

（5）让受检儿童从镜子中观察，家长直视观察牙面的染色菌斑情况，并进行口腔卫生教育。

（6）结合正确刷牙方法的指导，针对特别需要注意的牙面，提高刷牙效果。

（7）菌斑染色剂的应用，可参考以下进程实施：第1周每天1次在刷牙前染色；第2周每2天1次于刷牙前染色；第3周每天1次于刷牙后染色；第4周每2天1次于刷牙后染色；以后可每周1次于刷牙后染色，鉴定刷牙效果和口腔卫生状态，持续一定时期。

（8）根据所附着的菌斑评估儿童口腔卫生，常用的参考方法如下。①口腔卫生指数：将全口牙分为上、下颌的左、右、前牙组，共6组。记录牙面为4个区，即第二恒磨牙（或第一恒磨牙）的唇（颊）面和舌（腭）面。计分标准为：0为无菌斑附着；1为菌斑附着占牙面1/3以内；2为菌斑附着占牙面1/3～2/3；3为菌斑附着占牙面＞2/3。指数计算为计分总分除以受检牙组数。②简化口腔卫生指数：记分标准同口腔卫生指数，但受检牙为16、11、26、36、31、46共6颗牙，具体为11、31牙的唇面，16、26牙的颊面与36、46牙的舌面。指数计算为记分总和除以受检牙数。若第一恒磨牙缺失，以第二恒磨牙检计；若中切牙缺失，以对侧中切牙检计。

（四）注意事项

（1）操作和使用过程中勿污染使用者和受检者的衣服。

（2）指导刷牙训练时，尤其让家长和孩子注意清洁菌斑附着严重的牙面。

二十九、龋蚀显示剂的应用

（一）适应证

（1）在口腔医学实验室教学和临床教学中可帮助学生辨别是否存在未去净的腐质，最大程度上保留健康牙体组织。

（2）在临床工作中，可指导年轻医师在龋病治疗时辨别是否存在未去净的腐质，最大程度上保留健康牙体组织。

（二）禁忌证

（1）临床中年龄过于幼小，不能配合治疗，需尽量缩短口腔内操作时间的幼儿。

（2）对龋蚀显示剂成分过敏的儿童。

（三）操作程序及方法

（1）尽量采用橡皮障隔湿，无橡皮障隔湿条件的可采用棉卷或棉球置于患牙颊舌侧，避免口腔软组织被染色。

（2）去除龋坏组织，按所选用龋蚀显示剂的使用方法在检测区域滴入龋蚀显示剂1～2滴，静置5～10秒，冲洗干燥窝洞。

（3）呈现的红色区域为尚未去净的龋坏组织，慢速牙钻去净红色龋坏组织。重复上述操作，至窝洞内无染色，说明龋蚀组织已去净。

（四）注意事项

（1）操作和使用过程中勿污染使用者和受检者的衣服。

（2）在使用前需询问患儿的药物过敏史。

（刘彩云）

第二节 牙齿的萌出、替换与萌出异常

一、乳牙的重要作用

乳牙在儿童期担负着咀嚼功能,对儿童口腔颌面部和全身的生长发育、发音及儿童的心理发展起着重要的作用。乳牙的存在为继承恒牙的萌出预留位置,对恒牙的萌出具有一定诱导作用。如果乳牙过早丧失,则常常出现邻牙移位,导致继承恒牙因间隙不足而萌出位置不正或阻生,形成错聆畸形。

二、乳牙和恒牙的萌出和替换

乳牙的牙胚在胚胎第 6 周时开始发生,恒牙中的第一恒磨牙在胚胎 4 个月时开始发生。牙胚经过发育和钙化,当牙根开始发育时,牙齿在颌骨内出现向口腔方向的移动。正常情况下,牙根发育到根长的 2/3 时,牙冠即在口腔中萌出。随着牙根继续发育,牙齿也不断萌出,直至与对聆牙接触,但此时牙根的发育尚未完全。

牙齿的萌出遵从一定的规律,按一定的时间、一定的顺序,左右同名牙对称性萌出。萌出顺序比萌出时间更有意义,萌出顺序紊乱可导致牙列不齐。

牙齿萌出时间也标志着儿童发育成熟的程度,所以牙龄也是评估生长发育的重要指标。由于牙齿萌出比牙齿钙化更易受到其他因素的影响,如乳牙早失可能造成继承恒牙的早萌或迟萌,因此,一般认为以牙齿钙化时间作为成熟指标更为准确。在临床应用时,钙化时间和萌出时间可以相互参考补充。

(一)乳牙萌出的平均年龄及顺序

临床应注意的是牙齿萌出的时间和顺序存在一定的个体差异。婴儿多在 6~8 个月萌出第一颗乳牙,到 2.5~3 岁时 20 颗乳牙全部萌出。婴儿出牙时可有流涎、喜咬硬物或将手放入口内,哺乳时咬奶头等现象。个别反应严重的会出现发热、拒食或哭闹的现象。

(二)恒牙萌出时间

恒牙萌出时间,通常女性比男性略早,下颌同名牙早于上颌。第一恒磨牙在多数儿童于 6 岁左右萌出,故又称"六龄牙"。第二恒磨牙多数于 12 岁萌出,也称"十二龄牙"。

(三)牙齿萌出和牙根发育

牙齿萌出过程中,萌出的潜力与牙根形成的长度有关,当牙根发育接近完成时,牙齿萌出潜力明显减小。牙根发育完成后,牙齿仍有继续萌出的倾向,但萌出机制与牙根未发育完成时不同。牙根发育过程中,根部牙本质不断形成,牙根增长导致牙齿萌出,而牙根发育完成后,牙齿继续萌出现象是当牙齿由于咀嚼产生磨耗后的一种生理性代偿现象,主要依靠根尖部牙骨质增生以补偿牙齿损耗的高度。不论乳牙或恒牙,初萌时牙冠和牙根都尚未发育成熟,牙冠部髓腔宽大,牙根的根管壁薄,根管径粗大,根尖孔开放呈喇叭口状。临床上称未发育完成的牙为"年轻乳牙"和"年轻恒牙"。正常情况下,当牙根发育达 2/3 时开始临床萌出。乳牙根在萌出后 1~1.5 年发育完成,恒牙根则在萌出后 3~5 年完成。

（四）乳牙根吸收

在乳、恒牙交替阶段出现的乳牙根吸收是一种生理过程。牙根的吸收类似骨组织的吸收，为破骨细胞活动的结果。从乳牙根开始吸收到乳牙脱落，牙根的吸收并非为持续性，而是间断性进行的，活动期和静止期交替出现。临床上表现为时而松动，时而稳固。牙根吸收早期速度较慢，接近脱落时吸收速度加快。在吸收间歇期，被吸收牙根的表面又可以出现新的牙骨质沉积，牙根周围也有新的牙槽骨形成。如果这种修复活动过分活跃，就有可能使牙根和牙槽骨出现结合，这种现象称为"牙固连"。临床表现为固连牙的𬌗面低于邻牙，因此，有人又称其为"乳牙下沉"。该现象会导致局部牙槽骨发育障碍，乳牙长期不脱落并妨碍恒牙萌出，还可能造成对𬌗牙过长，继发错𬌗畸形。

乳牙根从发育完成到开始吸收这个阶段称为"乳牙根的稳定期"。在此阶段进行根管治疗，安全性相对较高。在牙根吸收期，应注意掌握牙根吸收的程度，避免机械刺激和药物对根尖周组织的损伤。

乳牙根吸收的部位受其继承恒牙位置的影响。乳前牙从根尖的舌侧开始吸收，乳磨牙根最先开始吸收的部位是根分歧处。恒牙胚向𬌗面及唇侧不断移动，乳牙根逐渐吸收，直至乳牙脱落，恒牙萌出。适当的咀嚼刺激会促进乳牙根的吸收。如果乳牙根吸收不充分，则可能出现继替恒牙萌出时乳牙尚未脱落的情况，称为"乳牙滞留"。滞留乳牙往往会妨碍继替恒牙萌出到正常位置，并且影响牙列的清洁和自洁，因而应当及时拔除。有时由于牙根中部吸收较快，在拔除滞留乳牙时可能会出现牙根断裂。牙根残片可以继续被吸收，或被排出牙槽窝。因此，不要求必须掏出。

三、萌出异常

牙齿萌出障碍在乳牙列和恒牙列都可能出现。牙齿萌出时间在不同个体之间存在差异，但如果超出平均萌出时间的正常值范围很多，则为异常。

（一）牙齿早萌

1.乳牙早萌

婴儿出生时就已萌出的牙称为"诞生牙"，在出生后约一个月以内萌出的牙称为"新生牙"。乳牙早萌一般出现在下颌中切牙（85％），偶有上颌切牙或磨牙，还有少数是额外牙。乳牙早萌的原因尚未明确，可能与某些局部和全身因素有关，如牙胚的位置距口腔黏膜太近。诞生牙的发生有家族性倾向，在一些综合征的患儿也发现有诞生牙或新生牙，这提示遗传因素的作用。早萌牙因为牙根发育不成熟，往往非常松动。

治疗：极度松动的牙可能会脱落而导致婴儿误吸，应该予以拔除。有时不甚松动，婴儿吮奶时由于早萌的下切牙对舌系带及周围组织的摩擦而导致褥疮性溃疡（又称 Riga's 病）。应指导家长改用汤匙喂乳，局部可用消炎、止痛、促愈合的药物。

2.恒牙早萌

恒牙早萌多见于前磨牙，下颌多于上颌。由于乳牙根尖病变将其继承恒牙胚周围的牙槽骨破坏，恒牙因阻力减小，过早地暴露于口腔中。早萌牙的牙根发育不足，常并发釉质发育不全和钙化不全，临床上表现为釉质表面出现缺损和色斑，称为"特奈氏牙"。在少数病例中，由于乳牙的根尖炎症波及恒牙的根周围组织，临床可见早萌的牙极度松动，牙根不能继续发育，以至早失。

治疗：能否及时控制乳牙根尖周感染，与继承恒牙早萌后牙根能否继续发育直接相关。因此,要及时治疗有根尖周病变的乳牙。如病变严重,已波及恒牙胚,则需及时拔除。釉质发育不全的早萌牙易继发龋坏,可进行涂氟预防并修复釉质缺损。医师需指导患儿进行有效的菌斑控制,防止咀嚼时硬物对比较松动的早萌牙造成创伤。

(二)乳牙迟萌

通常在出生后 1 年始萌出第一颗乳牙者,尚属正常萌出范围。如果 1 周岁后仍未萌牙,则应查找原因。首先行拍 X 线检查排除是否为"先天无牙畸形",其次考虑有无全身性疾病,如佝偻病、甲状腺功能低下和极度营养缺乏等。

治疗:如为全身性因素影响,应对症治疗,以促使牙齿萌出。如为先天性无牙畸形,在患儿4~5 岁时,可做义齿以恢复咀嚼功能,有利于营养的摄取和口腔颌面部的发育。

(三)恒牙萌出困难

由局部因素所导致的牙齿萌出困难通常出现于上颌中切牙。乳中切牙早失后,因咀嚼致龈黏膜角化肥厚,变得坚韧,使恒牙萌出困难。临床可见黏膜下牙冠突起,局部牙龈硬韧、发白。额外牙、牙瘤或囊肿也会导致牙齿萌出困难,临床表现为牙齿不萌或错位萌出,局部骨质膨隆。通过 X 线片即可确诊。偶尔可见由全身性疾病所导致的牙齿萌出困难,如颅骨-锁骨发育不全综合征和 GAPO 综合征。颅骨-锁骨发育不全综合征为常染色体显性遗传疾病,有颅骨横径过大、囟门骨化延迟、锁骨发育不全等症状。口腔表现乳牙萌出正常,但恒牙列除第一恒磨牙和其他个别牙外,其他牙不能正常萌出。有研究表明这与骨吸收障碍有关。另外,常有额外牙出现。

治疗:因牙龈增厚而难以萌出的牙,可切除部分牙龈致切缘暴露,使牙齿得以萌出。因额外牙、牙瘤及囊肿而萌出受阻的牙,应拔除额外牙,摘除牙瘤或刮除囊肿,使正常牙齿顺利萌出。

(四)牙齿异位萌出

凡恒牙未在牙列正常位置萌出时,称为"异位萌出"。多发生在上颌第一恒磨牙和上颌尖牙,其次为下颌侧切牙和下颌第一恒磨牙。异位萌出的恒牙往往造成相邻乳牙被压迫吸收。第一恒磨牙异位萌出的主要原因:第二乳磨牙和第一恒磨牙牙冠的体积较大,上颌结节的发育不足及第一恒磨牙的萌出方向异常。第一恒磨牙异位萌出的诊断主要通过 X 线检查,第一恒磨牙的牙轴向近中倾斜,其近中边缘嵴受阻于第二乳磨牙的远中颈部,导致后者出现不同程度的吸收。约2/3 的异位萌出的第一恒磨牙可自行矫正,萌出至正常位置,只造成第二乳磨牙的轻微破坏,称为可逆性异位萌出。其余 1/3 无法自行萌出,甚至会导致第二乳磨牙早失。

治疗方法如下所示。

(1)分牙法:适用于第二乳磨牙稳固的病例。可在第一恒磨牙和第二乳磨牙间放置分牙簧,或用直径 0.5~0.7 mm 的铜丝穿过间隙结扎加力,使第一恒磨牙受到远中向的力,萌出到正常位置。

(2)截冠法:适用于第二乳磨牙稳固,但分牙法不能奏效的病例。将根管治疗后的第二乳磨牙的冠部远中部分截除,使第一恒磨牙萌出。

(3)当第二乳磨牙根吸收严重时则拔除之,待第一恒磨牙萌出后再酌情扩展或保持间隙。

(刘彩云)

第三节 乳牙外伤

乳牙外伤多发生在1～3岁的儿童,约占全部乳牙外伤的1/2,其中63％～92％为乳切牙外伤,男女比例为(1.2～1.8)∶1。这个年龄阶段的儿童开始学习走路,运动和反应能力正处在发育阶段,容易摔倒或撞在物体上造成牙齿损伤。低龄儿童活动场地和范围局限,所以乳牙外伤多发生在室内。

一、乳牙外伤的诊断特点

乳牙外伤的分类、临床表现和诊断方法可参照恒牙外伤,但乳牙列期的儿童牙槽骨较疏松,乳牙牙根未发育完成或存在生理性吸收,牙根较短等解剖结构特点,乳牙外伤时牙根或牙冠折断者较少,更易造成牙齿移位或脱出,约占乳牙外伤的80％(图12-1、图12-2)。

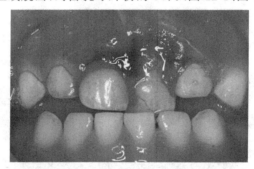

图 12-1　上颌乳切牙 51、61 侧方脱位

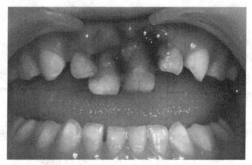

图 12-2　上颌乳切牙 51、61 脱出性脱位

由于儿童前牙颌骨内正在发育中的继承恒牙位于乳牙根尖的腭(舌)侧,乳牙外伤可能影响正在发育中的恒牙胚。乳牙外伤后首先应评估是否对继承恒牙胚造成影响及影响的程度,治疗计划要考虑患儿的合作程度,以保护恒牙胚为目的。外伤乳牙的牙髓和牙周组织愈合与恒牙有所不同,治疗方法也有其特点。

二、X线检查

乳牙外伤X线检查的主要目的:判断是否有否牙槽骨或牙根的折断,评估牙根发育情况,软组织内有无异物,明确外伤乳牙是否累及正在发育中的继承恒牙胚。

(1)移位乳牙在 X 线片上显示牙根影像变短,表明牙根的根尖向唇侧移位,靠近 X 线源,远离恒牙胚。移位乳牙在 X 线片上显示牙根影像变长,说明牙根的根尖向腭侧移位,远离 X 线源,靠近恒牙胚,会影响继承恒牙胚(图 12-3、图 12-4)。

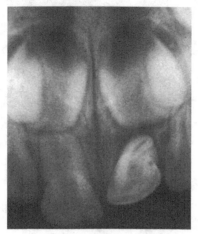

图 12-3　X 线片示移位乳牙牙根影像变短

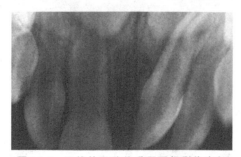

图 12-4　X 线片示移位乳牙牙根影像变长

(2)根折位置通常在根中 1/3 或根尖 1/3(图 12-5)。

(3)发生牙槽骨折断时可从 X 线片上看到水平折断线,CBCT 可更好地判断乳牙与恒牙之间的关系,以及折断部分的移位方向。

(4)撕脱伤的乳牙进行 X 线检查也是非常必要的,因为有时乳牙完全嵌入时会误认为是撕脱伤,此时需拍片排除牙嵌入。

三、乳牙外伤的治疗特点

(一)乳牙外伤
常伴随邻近软组织损伤,应进行相应的清创缝合处理。

(二)乳牙冠折
釉质折断可调磨锐利边缘,避免划伤软组织;牙本质折断可行盖髓术复合树脂修复缺损牙冠;冠折牙髓暴露,可根据年龄和牙髓情况选用牙髓切断术或牙髓摘除术。冠根折的乳牙,通常选择拔除。

(三)乳牙根折
常发生于根中 1/3 或根尖 1/3 处根中 1/3 折断,牙冠松动度大时,可拔除冠方折断部分,保留断根,待其吸收或排出。牙冠无明显移位、松动度不大时,可实行牙弓夹板固定术,但根折断端不会有良好愈合。根尖 1/3 折断,应避免咬合 2～3 周,定期复查,折断的根尖一般可被吸收,若出现牙髓感染,应及时摘除牙髓。

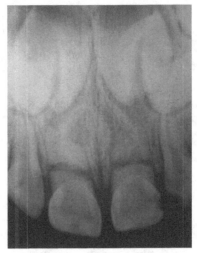

图 12-5　X 线片示上颌乳中切牙根中 1/3 折断

(四)乳牙半脱位

可采用全牙列咬合垫固定 2～3 周,消除咬合创伤(图 12-6,图 12-7)。

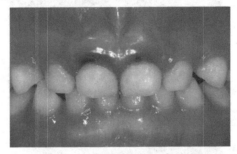

图 12-6　上颌乳中切牙半脱位

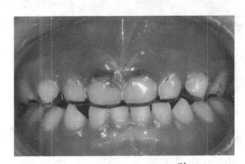

图 12-7　上颌乳牙全牙列𬌗垫

(五)乳牙脱出性脱位

治疗应根据乳牙移位程度、松动度、牙根形成情况,以及患儿的配合情况综合判断进行选择。牙根未形成的乳牙发生轻度脱出时,可进行复位或者观察其自行调整,牙根已形成的乳牙如发生严重脱出或牙根大部分吸收接近替换期,则应考虑拔除(图 12-8,图 12-9)。

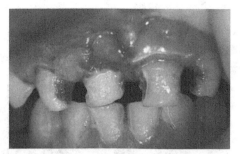

图 12-8　右上乳中切牙嵌入性脱位

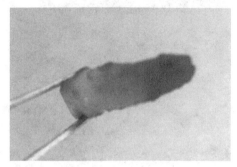

图 12-9　右上乳中切牙拔除

(六)乳牙侧方脱位

通常朝向舌腭侧,松动常不明显。如无咬合干扰(如前牙开𬌗时)可观察其自行调整;如有轻度咬合干扰可进行咬合调整;如有明显咬合干扰可在局部麻醉下进行复位、固定(图 12-10);如发生严重移位,牙冠朝向唇侧,则需拔除(图 12-11～图 12-13)。移位乳牙经复位后,一般预后较好(图 12-14)。

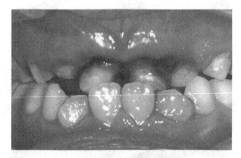

图 12-10　乳牙侧方脱位

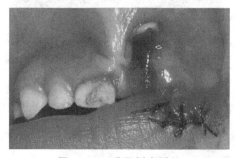

图 12-11　乳牙侧方脱位

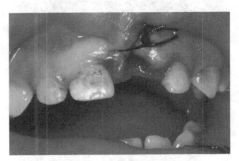

图 12-12　拔除后严密缝合

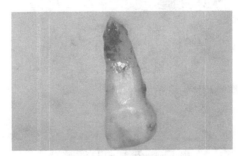

图 12-13　拔除的乳牙

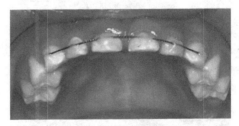

图 12-14　乳牙复位固定

(七)乳牙嵌入性脱位

应根据牙齿移位程度、方向确定治疗方案。

(1)乳牙嵌入移位的程度:①轻度:牙冠外露＞50％(图 12-15、图 12-16);②中度:牙冠外露＜50％;③重度:严重或完全嵌入(图 12-17)。

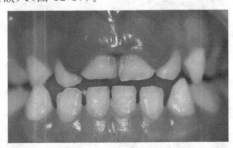

图 12-15　上颌乳中切牙嵌入性脱位,牙冠外露＞50％

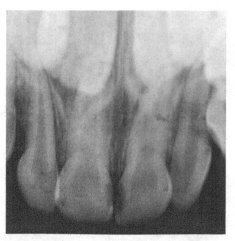

图 12-16　X 线片示上颌乳中切牙轻度嵌入性脱位

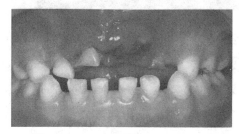

图 12-17　51 中度脱位,61 重度脱位

（2）乳牙嵌入移位的方向：①当力施加于乳切牙舌侧面时,使牙冠向唇向移位,牙根腭侧嵌入,移向恒牙胚,X 线片显示牙齿影像拉长；②当力施加于乳切牙唇侧面时,牙冠向腭（舌）侧移位,乳牙根远离恒牙胚,X 线片显示牙齿影像缩短（图 12-18）。

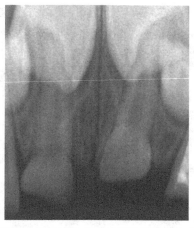

图 12-18　X 线片示上颌乳中切牙轻度嵌入性脱位

乳牙嵌入性脱位不应拉出复位,以避免二次损伤或通过牙龈沟和牙周间隙造成感染。轻度的嵌入可观察自行再萌出,中度和重度的嵌入很少能自行再萌出,牙髓可能坏死。嵌入的乳牙若不能自行萌出,可能发生根骨固连,会影响恒牙萌出,应密切观察、适时拔除患牙。牙冠舌向受力,冠向唇侧移位,根向腭侧移位的患牙,可导致根尖部触及或侵入恒牙胚,建议治疗时轻轻拔除

患牙,以减少其对恒牙胚的压力。冠向腭(舌)侧移位的患牙,通常牙根多倾向唇侧,距离恒牙胚有一定距离,如无根尖周病变,一般不影响恒牙胚发育,可定期观察。

乳牙嵌入性脱位的常见并发症:①牙冠变色;②牙髓坏死;③病理性牙根外吸收;④根尖周炎;⑤再萌出失败和固连。

(八)其他

(1)乳牙撕脱伤一般不进行再植(图12-19)。

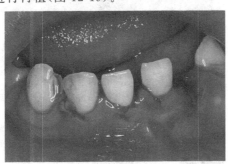

图 12-19　左下乳侧切牙撕脱伤,牙槽窝空虚

(2)牙槽骨骨折时应进行复位固定,可在麻醉下进行,位于折断线上的牙齿需密切观察。

(3)乳牙外伤以学步阶段的幼儿多发,如不能合作,不宜进行保守治疗。

四、复查

复查时间:建议最初每隔2~3日复查一次,一个月内可每两周复查一次,3个月内每个月复查一次,此后每半年复查一次。并应根据具体病情适时调整复诊周期。

复查内容:①临床表现:症状、再萌出情况、生理动度、牙冠颜色;②X线检查:根尖周变化、髓腔钙化、牙根内外吸收。

由于乳牙外伤可能对恒牙造成不同程度的影响,应向患儿家长讲明病情,并按时进行复查。还应告知家长注意观察患儿乳牙创伤后可能出现的一些异常情况,如肿胀、松动、窦道等,患儿常常没有明显疼痛等主诉症状,但此时感染已经存在,因此发生这些指征时应及时带患儿就诊。当儿童进入牙齿替换期,家长应注意受外伤乳牙的继承恒牙是否正常萌出,如出现萌出延迟,应及时就诊以便医生采取治疗措施。

五、乳牙外伤对恒牙胚的影响

乳牙外伤后必须考虑是否对继承恒牙胚造成影响及影响大小,患儿受伤的年龄、乳牙移位程度和方向是主要影响因素。乳牙外伤发生在恒牙胚发育的早期阶段,受伤的年龄越小,影响越大。乳牙嵌入性移位伤及恒牙胚,或恒牙胚处在牙槽骨骨折线上,乳牙外伤继发感染,都会影响继承恒牙胚的发育。

(一)恒牙胚萌出异常

包括恒牙萌出时间异常、牙胚位置异常、恒牙萌出位置异常。

3~4岁期间乳切牙缺失,恒牙胚上的结缔组织变性,形成了厚的、纤维性牙龈,可使恒牙萌出时间推迟。5岁以后乳切牙丧失或外伤牙发生根尖周感染、牙槽骨吸收,也可能使继承恒牙提前萌出。受伤乳牙可能造成恒牙胚物理性移位,或因乳切牙早失、恒切牙缺少引导而异位萌出或萌出位置不正。

(二)恒牙冠部形成异常

包括釉质发育不全、白斑或黄褐色斑、牙冠形态异常。

(三)恒牙根部形成异常

包括牙根弯曲、短根、双重牙根、牙根发育部分或全部停止。

(四)并发症

严重的乳牙外伤可能导致恒牙胚坏死，牙胚停止发育，牙齿埋伏、倒置、牙瘤样形态等（图12-20～图12-23）。

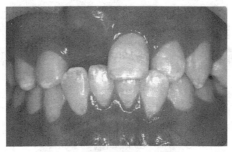

图 12-20　11未萌出

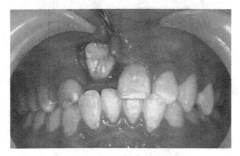

图 12-21　11牙冠倒置生长

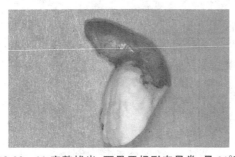

图 12-22　11完整拔出，可见牙根形态异常，呈90°弯曲

（刘彩云）

第四节 年轻恒牙外伤

一、年轻恒牙特征和牙外伤发生率

年轻恒牙是已经萌出,但尚未到达咬合平面,在形态和结构上未完全形成和成熟的恒牙。从萌出至牙根发育完成需要 2～3 年的时间。

年轻恒牙的解剖学特征是髓腔体积宽大,髓角高,与咬合面距离近,根管粗大、根管壁薄,牙根尚未形成,根尖孔呈开阔的漏斗状。年轻恒牙萌出后牙根继续发育(图 12-23)。

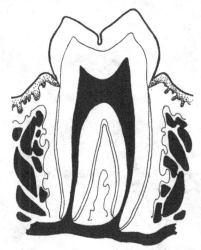

图 12-23 年轻恒牙

年轻恒牙的组织学特征是牙髓血管丰富,生活力旺盛。具有营养、感觉和防御能力,抗病能力和修复功能较强,对于牙本质的再生起着重要作用。牙髓组织疏松,未分化的间叶细胞较多,成纤维细胞多,纤维成分较少。无成牙本质细胞形成的继发性牙本质。

年轻恒牙的牙外伤发生率:据首都医科大学附属北京口腔医院急诊科的门急诊统计,644 例 1～78 岁的牙外伤患者中,7～12 岁的儿童和青少年占 22.8%,成为牙外伤的高发人群,年轻恒牙成为主要的受损对象。北京口腔医院急诊科对北京市崇文区、怀柔区四所小学校的学生进行了流行病学调查,共检查学生 832 名,其中曾经历过牙外伤的学生共 96 人,牙外伤发生率为 11.5%,共累及 107 颗牙齿,其中的 89.7% 都发生在上颌中切牙,而上颌侧切牙占 9.4%。

来自世界不同国家牙外伤的调查数据显示:12 岁年龄组牙外伤的发生率,芬兰、瑞典和巴西达到 20%～35%;英国、智利和伊拉克达到 11%～19%。据英国报道:每 5 个学龄阶段的儿童中就有 1 人有过牙外伤的经历。以上数据说明牙外伤多发生在儿童和青少年时期。

二、年轻恒牙外伤的治疗原则

年轻恒牙萌出后,牙根的继续发育有赖于牙髓组织的作用、根尖部牙乳头的活力、根尖周组织中上皮根鞘的作用。因此,在年轻恒牙外伤的治疗中,保存其活髓、保护根尖部牙乳头、恢复上皮根鞘的功能,是有益于年轻恒牙根尖继续发育的首选治疗原则。

外伤导致年轻恒牙冠折累及牙本质,首先要选择间接盖髓术,保护牙髓不被细菌感染,促使牙根的继续发育完成。

外伤导致年轻恒牙冠折累及牙髓组织,根据牙髓暴露的大小、细菌污染的程度,可选择直接盖髓术或部分活髓切断术,保存患牙的全部活髓或保存其根部活髓,使牙髓表面形成连续的硬组织生物屏障,促进牙根继续发育。

外伤导致年轻恒牙全部牙髓继发感染坏死,则牙根停止发育,呈现短而开放的牙根,此时,应选择根尖诱导成形术、根尖屏障术或牙髓血管再生治疗,以促进牙根的继续发育,包括根管壁的增厚、根端的继续延长和根尖孔发育完成。

三、年轻恒牙冠折累及牙本质

当年轻恒牙外伤冠折累及牙本质,大量的牙本质小管暴露于口腔环境中,将成为细菌及其产物,温度和化学制剂对牙髓刺激的通道,从而引起牙髓感染发炎。

年轻恒牙牙本质小管粗大,Garberoglio 和 Brannstrom 在 1976 年用扫描电镜发现,人类的牙本质小管每平方毫米约有 36 000 个暴露,由于牙本质折断面的位置不同,平均每平方毫米有 15 000~45 000 个牙本质小管暴露。Olgert 等在 400 倍显微镜下发现,酸蚀后的牙本质暴露 1 周之后,有大量细菌侵入到牙本质小管内(图 12-24)。

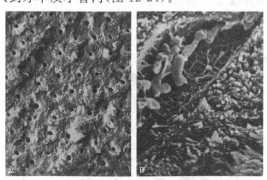

图 12-24　牙本质电镜扫描
A.扫描电镜发现暴露的牙本质小管 36 000 个/立方毫米;B.酸蚀后的牙本质暴露 1 周,细菌侵入牙本质小管内

如果牙本质深层长期暴露,可导致牙髓坏死、牙冠变色。因此,年轻恒牙冠折累及牙本质暴露后,为了其保存活髓、避免细菌的侵入,对牙本质小管的封闭治疗极其重要。

(一)间接盖髓治疗

氢氧化钙及其制剂 Dycal 用于间接盖髓治疗,可以封闭暴露的牙本质小管,防止细菌侵入及其代谢产物的影响(图 12-25),进而保护牙髓。氢氧化钙为强碱性(pH 12.5),可以清除外伤牙断端表面的细菌,消除牙髓的炎症。氢氧化钙还可以诱发继发性牙本质的形成,明显降低牙本质对细菌成分的通透性,对牙髓的后期修复起到保护作用。间接盖髓术后,可用性能良好的玻璃离子黏固剂封闭,暂时充填。

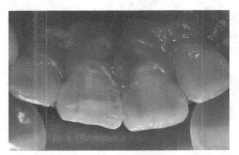

图 12-25　间接盖髓

(二)预后

间接盖髓术 6~8 周后会有足够的修复性牙本质形成,可用纳米陶瓷树脂和牙齿粘接技术修复年轻恒牙的牙体形态,精细抛光。6~8 周、1 年定期复查,观察牙髓状态及牙根发育情况。如果患者可提供牙冠折断断端,也可进行断冠粘接复位。

四、年轻恒牙冠折累及牙髓

当年轻恒牙冠折累及牙髓,牙髓暴露于口腔的细菌环境中,很可能被细菌感染(图 12-26)。细菌毒素可引发早期牙髓出血和局部表浅性炎症。牙髓也可能发生增殖性变化,产生牙髓息肉或发生破坏性变化,形成脓肿或牙髓坏死。之后,暴露的牙髓有菌斑和软垢聚集、细菌定植,若不及时治疗,最终导致牙髓坏死。在 Cvek 和哥本哈根大学 Andreasen 教授的实验中证实:猴切牙的牙髓暴露 2 天之后,牙髓表面有纤维蛋白覆盖,下方牙髓有限的增生。1 周之后,牙髓增生穿出露髓孔,牙髓内炎性细胞浸润(图 12-27)。

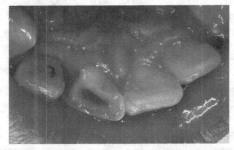

图 12-26　年轻恒牙冠折累及牙髓,牙髓暴露于口腔细菌环境中

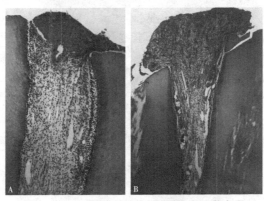

图 12-27　猴切牙牙髓暴露,牙髓组织学表现

A.牙髓暴露 2 天;B.牙髓暴露 1 周

因此,年轻恒牙冠折露髓后,为了保存活髓、避免细菌的侵入,对牙髓的治疗极其重要。通过选择直接盖髓术或部分活髓切断术,使牙髓表面形成连续的硬组织生物屏障,促进牙根继续发育。

(一)氢氧化钙在直接盖髓术中的作用

用于露髓孔<1 mm,牙髓暴露时间小于 24 小时的年轻恒牙牙外伤。在局部麻醉下,用橡皮障隔湿,生理盐水冲洗牙冠断面和暴露的牙髓,将氢氧化钙放置于活髓表面(或使用硬质氢氧化钙盖髓封闭)。氢氧化钙为强碱性(pH 12.5),可以消炎和减轻疼痛,并且释放钙离子,促进牙本质桥形成,修复牙髓和牙本质,在暴露的牙髓表面形成连续的硬组织生物屏障。选用玻璃离子水门汀暂时充填,6 周后复合树脂充填。

(二)MTA 在直接盖髓术中的作用

近年来,氢氧化钙已经成为年轻恒牙盖髓术、活髓切断术和根尖诱导成形术的常规用药。但是,氢氧化钙有封闭不完全的缺点,细菌易通过微渗漏感染牙髓,还可以使根管的牙本质壁变得脆弱,易导致根折,牙颈部出现折裂。所以,现在更提倡使用三氧化矿物聚合体(mineral trioxide aggregate,MTA),属于强碱性(pH 10.2),可用于年轻恒牙外伤的直接盖髓术、活髓切断术以及根尖诱导成形术。MTA 具有优良的生物相容性和低细胞毒性,具有抗菌性,阻止细菌侵入,边缘封闭性好,有效地避免了细菌的微渗漏,诱导作用作用好,诱导修复性牙本质形成优于氢氧化钙(图 12-28)。

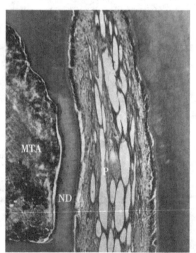

图 12-28　MTA 在猴牙直接盖髓术中,形成新生牙本质桥

(三)年轻恒牙部分活髓切断术

当年轻恒牙冠折累及牙髓,露髓孔>1 mm,牙髓暴露时间在 24～72 小时之间时,选择部分活髓切断术。使用 MTA 和氢氧化钙做年轻恒牙部分活髓切断术的方法相同,主要的区别:MTA 可以放置在轻度出血的牙髓组织上,因为 MTA 是可以放置在包括血液之类的含水组织中的亲水材料,需要液体的参与,而氢氧化钙只能用于没有活动出血的牙髓上。MTA 比氢氧化钙具有更好的边缘封闭性,有效地避免了细菌的微渗漏,能够更好地诱导修复性牙本质的形成。以下是 MTA 在年轻恒牙部分活髓切断术中的操作步骤(图 12-29)。

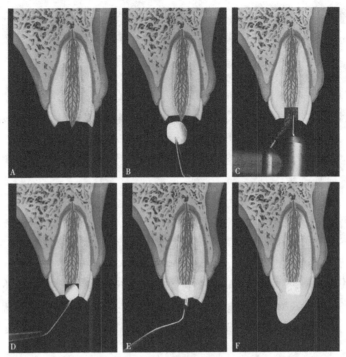

图 12-29 MTA 在年轻恒牙部分活髓切断术中的操作步骤

A.局部麻醉下,患牙橡皮障隔湿;B.用次氯酸钠或氯己定消毒暴露的牙髓和牙本质;C.在盐水或水雾冷却下,用球形金刚砂车针去除暴露的牙髓和周边牙本质 2 mm;D.用生理盐水棉球给牙髓创面止血;E.MTA 用生理盐水或水混合后,放置在牙髓创面,将窝洞完全填满;F.放置 MTA 4～6 小时后,选用复合树脂修复或断冠粘接。分别于 6～8 周、1 年、2 年复查,观察年轻恒牙外伤冠折活髓切断术后,牙本质桥(硬组织屏障)是否形成,牙根是否发育完成

(四)新型盖髓材料

TheraCal LC 是光固化树脂改型的盖髓剂,含硅酸钙 Calcium Silicate.和 Bio-dentine 是 2 种新型的盖髓材料,其性能均优于传统盖髓材料,具有牙本质相似的机械性能,更好地封闭牙本质表面,对牙髓组织基本上无细胞毒性,适合用作活髓保存材料,形成牙体硬组织的能力强于 MTA,且具有良好的颜色稳定性,适合作美学敏感区的光固化材料。

(五)激光用于年轻恒牙冠折露髓的治疗

近年来,激光因其微创、无痛治疗等特点被广泛应用于口腔治疗中。用弱激光照射病变局部,具有消炎、止痛、扩张血管、促进血管新生、利于受伤组织修复等作用,活髓保存成功率高。

Nd:YAG 激光用于年轻恒牙冠折露髓、直径＜1 mm 的牙髓切断,不损伤周围硬组织,对牙髓的刺激小。Er:YAG 激光处理断冠的两个断面,去除了牙本质表层的钻污层,断面更加清洁,有利于提高断冠的粘接强度。

五、年轻恒牙外伤导致牙髓坏死

当年轻恒牙因外伤而导致牙髓坏死并侵及根髓时,患牙的牙髓无法保留,其牙根停止发育,形成一个壁薄、根短、伴有根尖孔开放的牙根。坏死的牙髓可引起牙根吸收和根尖周感染,应及时去除坏死的牙髓,终止感染的继续发展,才能保留患牙。通常选择根尖诱导成形术、根尖屏障术和最新推崇的牙髓血管再生治疗(又称血运重建),这些手术最终都是以促进牙根的继续发育、根管壁增厚、根端继续延长、根尖孔发育完成为目的。

(一)根尖诱导成形术

当年轻恒牙外伤导致牙髓坏死,往往要在清除感染牙髓、控制炎症之后,用药物诱导牙根的继续发育,形成根尖的硬组织屏障,获得根尖周组织愈合。6个月后复查X线检查时,如看到硬组织屏障的形成,可做根管永久充填,使根尖孔封闭。

氢氧化钙在根尖诱导成形术中作为诱导剂,一直以来受到临床的青睐。氢氧化钙具有强碱性和释放钙离子的作用;不仅可以作根管消毒剂,控制根管内感染,还可以促进根尖组织的修复功能,使根尖继续发育、根端闭合。但是,在根尖诱导成形术中,氢氧化钙作为充填糊剂长期使用(如果根管内药物被吸收,则需反复换药),远期往往造成牙颈部折裂、甚至出现根折。

现在临床多选择MTA替代氢氧化钙作为根尖诱导成形术的根充材料,MTA不易出现牙颈部的折裂,比氢氧化钙根尖封闭效果好,疗程短。抗菌持久性更长,形成牙本质桥更早。美国Loma Linda大学的试验:犬牙使用MTA作为根尖诱导成形术的根充材料,起到根尖封闭的作用(图12-30)。

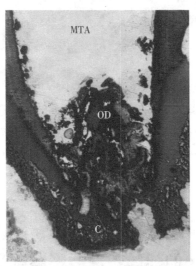

图12-30　在MTA的作用下形成初期骨样牙本质(OD)其下方有根尖牙骨质增生(C)

(二)根尖屏障术

年轻恒牙外伤导致牙髓坏死后,牙根停止发育,根尖孔开放。可放置MTA拴封闭根尖孔,利用MTA诱导、形成根尖的硬组织屏障,获得根尖周组织愈合,然后用牙胶充填根管。但是牙根不能继续形成,根管壁未增厚,易出现根折。MTA作为诱导剂,还可做根尖倒充填及意外穿孔修补。

(三)年轻恒牙牙髓血管再生治疗

1.定义

年轻恒牙牙髓血管再生治疗:又称血运重建,是一种生物性治疗手段。通过牙髓血管再生的方法,诱导来源于根尖牙乳头(SCAP)的干细胞涌入根管,在根管内形成牙髓样组织,让牙根继续发育。

2.目的

年轻恒牙牙髓血管再生治疗,能使牙根的硬组织继续形成,根管壁增厚,牙根继续延长,可提高牙齿强度,根尖孔闭合。可以被认为是根尖诱导成形术的一种替代选择。

3.适应证

年轻恒牙由于外伤、发育畸形、龋齿导致的牙髓感染坏死,均可选择牙髓血管的再生治疗。

4.牙髓血管再生治疗步骤

(1)第一阶段治疗:建立髓腔和根管入路,彻底清除感染牙髓。①局部麻醉,使用橡皮障;②开髓,对根管牙本质壁最小化(机械预备)或不机械预备;③使用1.5%～3%次氯酸钠和生理盐水冲洗(20 mL,5分钟)、消毒根管;④根管内封药,三联抗生素混合制剂彻底消毒根管,控制炎症,暂封1个月。如果炎症没有得到完全控制,需反复换药。

(2)第二阶段治疗:牙髓血管再生治疗。①去除暂封材料和药物,反复冲洗根管;②使用手锉刺破根尖周组织、诱导出血进入根管中;③0～15分钟后,根管内形成血凝块;④在血凝块上覆盖胶原海绵,放置MTA,硅酸水门汀覆盖;⑤流体、光固化玻璃离子或氢氧化钙水门汀有效的冠部暂封2周;⑥后期牙体充填或修复。

5.复查

分别于术后3个月、6个月、9个月、12个月复查,5年随访,临床检查和X线检查。

6.牙髓血管再生治疗优点

切削根管壁少或不预备,三联抗生素糊剂(环丙沙星、甲硝唑、米诺环素)具有良好的效果,保证管腔内相对无菌,减少对残留干细胞的损伤,促进牙根的发育。

7.牙髓血管再生治疗缺点

抗生素糊剂的染色、细胞毒性、敏感及从根管内去除困难。有最新研究,提倡使用不着色的氢氧化钙糊剂根管内封药。

(刘彩云)

第五节　乳牙早失的间隙管理与低龄儿童常见错𬌗的防治

一、乳牙早失的间隙管理

牙齿在牙弓中保持正确的位置是多方面力量相互作用的结果。如果这些因素失去平衡,就会改变它与相邻牙齿的紧密接触关系并出现牙齿错位。乳牙过早丧失,将影响继承恒牙的正常萌出而造成恒牙排列不齐。恒牙列受影响的程度因儿童丧失乳牙时的年龄、牙列阶段、牙位与丧失牙齿的多少而不同。乳尖牙或乳磨牙早失后,发生恒牙列错𬌗畸形的机会比无乳牙早失者多3～4倍。同样,对于正在生长发育中的儿童,恒牙的早期丧失,也会引起邻牙移位,导致发生错𬌗畸形。所以一定要对乳牙进行积极的治疗,去除引起儿童牙齿早失的各种因素。当儿童牙齿早失后,为了防止邻牙向丧失部位倾斜和对𬌗牙过长,应设计间隙保持器来保持早失牙齿的近远中和垂直的间隙,保证继承恒牙的正常萌出。这种方法也叫间隙管理或被动咬合诱导。

（一）保持间隙应考虑的有关因素

1.儿童的年龄和牙龄

乳牙早失后，牙齿间隙缩窄最快发生在拔牙后的 6 个月内，如继承恒牙于近期内不能萌出，间隙就会减小，需及时制作间隙保持器。判断继承恒牙萌出的时间对于决定是否做间隙保持器非常重要。通常根据年龄来判断牙齿萌出时间。由于牙齿萌出时间差异很大，牙龄往往与实际年龄不完全相符，牙龄可根据 X 线片所显示牙冠和牙根矿化与形成的情况推测牙齿发育的程度和可能萌出时间。研究发现，大多数牙齿是在牙根发育 3/4 时才萌出口腔。用这种方法预测早失牙的继承和恒牙萌出时间较使用牙齿萌出的平均年龄更可靠。需要注意的是，牙齿的早失也会使继承恒牙的萌出时间提前或延后。有学者研究证实了 7 岁前乳磨牙早失则下方的继承恒牙推迟萌出，7 岁后乳磨牙早失则使继承恒牙提前萌出。这种影响随年龄增加而减少。例如，4 岁时乳磨牙早失其继承恒牙约推迟一年萌出，萌出时牙根已发育完成，如同一乳磨牙 6 岁时丧失，则其继承恒牙约推迟 6 个月萌出，萌出时牙根接近完成。

2.恒牙胚发育情况

通过 X 线片了解继承恒牙牙胚发育情况，有无扭转、弯曲和错位，能否正常萌出。还要注意观察恒牙表层覆盖的骨质是否完整及其厚度，来预测继承恒牙萌出时间，如骨质已被破坏，即使牙根发育不足，牙齿也可能提前萌出；如覆盖的骨质完好且较厚，则恒牙胚近期内不会萌出。

根据 X 线片可确定有无继承恒牙胚存在。若恒牙先天缺失（多见于下颌第二前磨牙），则应与正畸医师会诊，综合观察全牙殆情况，决定保持间隙以后义齿修复或使邻牙前移以关闭间隙。

3.牙齿萌出的先后顺序

应观察早失牙的邻牙与正在发育及萌出牙齿之间的关系，判断是否需做间隙保持器和做何种间隙保持器。

第一乳磨牙早失的影响取决于咬合发育的阶段和第一恒磨牙及恒侧切牙萌出情况。如在第一恒磨牙主动萌出时丧失，则其近中倾斜移动力量施加于第二乳磨牙，可使第一前磨牙所需的间隙缩窄；同样，如在侧切牙主动萌出阶段丧失，则可能导致乳尖牙向远中移位，使中线向远中偏移，下前牙向舌侧倾斜，加深覆盖。

第二乳磨牙早失后，第二恒磨牙和第一恒磨牙的发育萌出情况对其影响较大。当第二恒磨牙早于第二前磨牙萌出时，将对第一恒磨牙近中移位起强大的推动作用，第一恒磨牙占据第二前磨牙的位置。如第二乳磨牙丧失在第一恒磨牙萌出之前，有可能使第一恒磨牙萌出之前即向近中移位，从而使第二前磨牙部分阻生或完全阻生。如第二乳磨牙丧失在第一恒磨牙萌出之后，亦经常导致第一恒磨牙向近中移位使第二前磨牙阻生。因此除第二前磨牙先天缺失而有意关闭间隙的病例外，第二乳磨牙早失均应及时做间隙保持器。

4.年轻恒牙早失的间隙处理

恒前牙早失后近期内牙齿就可能移位。因此，由于外伤等原因造成恒前牙早失后需立即处理，尽可能早取印模制作间隙保持器，不能等待创口常规愈合后再取印模，就诊时已有间隙关闭则应开展间隙后再制作保持器。

第一恒磨牙是恒牙中患龋率最高的牙齿，临床上因龋丧失的情况比较常见，第一恒磨牙早失后，不论第二恒磨牙萌出与否均向近中移位。8～10 岁的儿童第二恒磨牙近中移位距离较大。年龄大一些的儿童，如第一恒磨牙在第二恒磨牙萌出之后丧失，第二恒磨牙只向近中倾斜，前磨牙则向远中移位，该侧的其他牙，包括侧切牙都明显地向远中移位，前磨牙远中移位时因失去与邻牙的接触关系还同时扭转,导致创伤性殆。所以,第一恒磨牙早失应及时采取措施,否则可导致复杂的错殆畸形。

恒前牙外伤和第一恒磨牙因龋坏造成牙齿大面积缺损后也会引起间隙变化,造成错殆畸形,应及时恢复外形。

(二)间隙保持器应具备的条件

(1)能保持间隙的近远中距离,防止对殆牙过长,使继承恒牙顺利萌出。

(2)不妨碍牙齿萌出及牙槽骨高度的增长。

(3)不妨碍颌骨及牙弓的正常生长发育。

(4)恢复咀嚼及发音功能。

(5)维持正常的下颌运动和咬合关系。

(6)不引起邻牙龋坏或牙周黏膜组织疾病。

(7)不引起患儿口腔不良习惯和心理障碍。

(8)制作简单,容易调整、修理,不易变形。

(9)设计制作保持器应取得患儿及家长的理解和配合。

(三)间隙保持器的类型

(1)半固定式间隙保持器:①远端冠式导萌间隙保持器。②全冠丝圈式间隙保持器。③带环丝圈式间隙保持器。④银汞充填式间隙保持器。

(2)固定式间隙保持器:①舌弓式间隙保持器。②Nance腭弓间隙保持器。

(3)可摘式功能性保持器。

(四)间隙保持器的适应证和制作技术

1.冠式导萌间隙保持器

冠式导萌间隙保持器是代替第二乳磨牙远中根,牙冠的远中面诱导尚未萌出,仍存在于牙槽骨内的第一恒磨牙在正常位置上萌出并保持第二乳磨牙间隙的装置。

适应证:第一恒磨牙萌出之前,第二乳磨牙无法保留或已被拔除的病例,而相邻的第一乳磨牙健在,可作为保持器的基牙。待第一恒磨牙萌出后,应换成其他类型的保持器。

制作技术如下。

(1)基牙的预备,预成冠选择、试戴:对第一乳磨牙进行牙体预备后,选择合适的预成冠试装在第一乳磨牙上,在没有拔去第二乳磨牙之前,取同部位的印模,并取对殆牙的印模,拍X线片。

(2)X线片的测量:在X线片上测量并标定远中导板的近远中长度。导板的水平部伸展于第二乳磨牙远中面的外形高点上,垂直部是从水平部末端到第一恒磨牙近中面的外形高点下约1 mm处。

(3)制作牙模:将测量所得的导板长度和位置记录在模型上,削除这部分石膏并在模型上第一恒磨牙近中制作必要的间隙,为插入导板作准备。

(4)远中导板的制作:应用预成的腭杆(宽约3.8 mm,厚约1.3 mm),弯成合适的角度插入工作模的间隙中,导板水平的高度,以不接触对殆为宜。导板制作完成后,在模型上进行牙冠和导板的焊接、调磨。

(5)装戴:来院复诊时,拔除第二乳磨牙,压迫止血后,将已消毒的导萌器试戴。X线摄影,确认插入后的导萌器与第一恒磨牙及第二前磨牙牙胚的位置关系。有不合适的地方可以进行调整。在确认位置关系正常的情况下,用黏合剂粘固装戴于第一乳磨牙牙冠上。

2.全冠丝圈式间隙保持器

为了保持由于乳牙早失造成的缺失部位的间隙,在预成冠上焊接环状金属丝的装置。

适应证:①单侧第一乳磨牙早期丧失。②第一恒磨牙萌出后,第二乳磨牙单侧早期丧失的病例。拆除导萌器后,也要换上此装置。③双侧乳磨牙早失,用其他间隙保持器装置困难的病例。

制作技术。①基牙的预备:预成冠试戴,合适的状态下取印模。②外形线的设计:在工作模型上设计丝圈位置,丝圈的颊舌径要比继承恒牙的冠部颊舌径稍宽。丝圈与尖牙接触的位置要在远中面最突起点或此点稍下方。与第一恒磨牙接触点应在近中外形高点。③丝圈的制作:用0.9 mm直径的镍铬合金线,从与乳尖牙或第一恒磨牙接触部开始弯曲,与金属冠的焊接部位在颊舌角部,焊接后研磨抛光。④全冠丝圈式间隙保持器装戴:先试戴丝圈式间隙保持器,检查丝圈与牙及黏膜的接触情况后,用黏合剂粘于牙上。

3.带环丝圈式间隙保持器

将丝圈固定于带环上。基牙健全,离替牙时间短的情况下应用。其制作方法和装戴法同全冠式丝圈式间隙保持器一样。

4.银汞充填式间隙保持器

将钢丝的一端埋在银汞充填体里,另一端弯成弧形接触相邻牙齿的邻面。此种保持器操作简便,在临床上可直接完成,但其临床适用范围较窄。在无条件制作其他类型保持器,并且仍使用银汞合金的科室,可选择此型保持器。

适应证:适用于单个乳磨牙早失,间隙前端的牙齿有远中邻面龋,或后端的牙齿有近中邻面龋,龋坏波及牙髓需作根管治疗时。

银汞充填式间隙保持器制作技术如下。

(1)对间隙一端需作牙髓治疗的牙齿完成牙髓治疗。

(2)弯制不锈钢丝,钢丝一端在髓腔中,另一端弯成弧形抵住间隙另一侧的基牙。

(3)用粘固粉将钢丝固定在髓腔中,然后银汞充填。

5.可摘式功能性保持器

可摘式功能性保持器也叫作义齿型间隙保持器。它不仅能保持近远中的间隙,还能保持垂直高度,恢复咀嚼功能,恢复因缺失前牙造成的语音功能障碍,改进和克服口腔的不良习惯。这种保持器装戴需要患者密切合作,并需随颌骨发育而定期更换。

适应证:①不论单侧、双侧,凡乳牙丧失两颗以上者。②双侧性多个乳牙丧失者。③乳前牙丧失者。

制作技术:①采取牙模及𬌗蜡记录。②设计外形:原则上唇颊侧托尽可能短,而舌腭侧可考虑略大,以免妨碍颌骨发育。基托的远中有牙存在时,其基托的舌侧远中端应延伸至邻牙的中央部。从而可增加基托的固位稳定性。前方部位的舌侧托应离开舌面1~2 mm,避免前牙移位。③固位较好时,无须放置卡环和固位装置。而当远中无牙,单侧又缺失多个乳磨牙时,可根据情况制作固位装置,注意装置不要影响颌骨和牙齿的生长发育。④装戴时要注意,因本装置的主要目的是保持间隙,故装戴时要确认与邻接牙牙面紧密接触,并向患儿及家长说明正确的装戴方法。

6.舌弓式间隙保持器

将舌弓的两端固定在第二乳磨牙或第一恒磨牙上,以保持牙弓周长和牙齿间隙的保持器,是一种用于下颌的保持器。

适应证:①两侧第二乳磨牙或第一恒磨牙存在的病例。②因乳磨牙早期丧失而近期内侧方牙即可萌出者。③因适时拔除第二乳磨牙,对其间隙进行管理时。④两侧多个牙齿早失,使用活动式间隙保持器患儿不合作时。

制作技术:①在基牙上试戴带环,取印模。②在模型上设计外形线。将舌弓的前方设定在下颌切牙的舌侧。并在间隙部的近中设计支撑卡。③将 0.9 mm 直径的金属丝弯成舌弓,最后焊接。④用粘结剂粘结到基牙上。

7.Nance 腭弓式间隙保持器

Nance 腭弓式间隙保持器与舌弓式间隙保持器的用途一致,用于上颌的装置,其前方不应与下颌前牙的切缘相接触。

制作技术:基本制作技术和舌弓式间隙保持器一致。所不同的是舌侧弧线的前方通过上腭皱襞,在此处的金属丝上放树脂,制作树脂腭盖板。也就是说利用腭盖板压在腭盖顶部,从而防止上颌磨牙的近中移动,有利于固位。

(五)戴间隙保持器后的管理

间隙保持器的适用对象是正在生长发育中的儿童,因此,它不同于成人的修复体,定期检查、管理是非常重要的。原则上 3～4 个月应来院定期检查一次,主要检查以下几个方面。

(1)确认装置是否达到间隙保持的目的。

(2)装置是否引起牙龈、黏膜损伤。

(3)装置是否引起牙齿损伤,检查邻牙及存留牙齿是否有龋坏。

(4)是否对继承恒牙萌出产生影响。

(5)保持器有无变形、破损等。

(6)是否需要对装置进行调整及有无换成另外装置的必要性。

(7)是否引起咬合关系异常需要调整咬合关系。

(8)患儿是否已习惯保持器,如为可摘式功能性保持器,患儿是否能坚持戴。

(9)患儿是否有不良习惯。

(10)保持器是否影响牙齿生理性移动,是否影响颌骨发育。

(11)患儿口腔卫生状态如何。

(12)根据患儿牙齿、牙弓发育及装置情况决定下次定期检查时间。

二、低龄儿童常见错𬌗的防治

(一)影响咬合发育的有关因素

1.龋齿

(1)对于乳牙和年轻恒牙龋齿,发现后应尽快治疗,恢复其牙冠形态,反之,会影响牙齿的咬合和排列。由于邻面龋破坏了接触点,会使邻牙向近中或向远中移位,造成继承恒牙萌出间隙不足。牙冠大面积破坏或乳牙早失,会使牙齿过长,引起错𬌗畸形发生。

(2)乳牙因龋早失,特别是儿童 6 岁以前第二乳磨牙早失,将会使邻牙,如第一恒磨牙和第二乳磨牙,向拔牙后遗留的间隙移动,造成继承恒牙萌出间隙不足、牙列不齐或造成第一恒磨牙的𬌗关系紊乱,应根据其适应证及时保持间隙。

(3)第一恒磨牙因龋早失,由于其为恒牙列建𬌗的关键,缺失后,常导致恒牙列排列不齐,𬌗关系紊乱,应及时保持间隙以待将来修复,或使第二恒磨牙近中移位,以代替之。

2.牙齿发育异常

(1)额外牙:上颌正中额外牙常影响恒牙正常萌出,造成上颌前突,正中离开、拥挤和正常的对殆关系(1对2)的丧失。已萌出的额外牙应尽早拔除。埋伏的额外牙经确诊已影响正常牙齿萌出时,可选择适当时机拔除,应避免手术创伤过大损伤恒牙。如额外牙不影响咬合和牙齿萌出,也可以不去处理。

(2)牙齿先天缺失:常见于上颌侧切牙和下颌前磨牙,又以下颌第二前磨牙常见,牙齿先天缺失常引起牙间隙增宽和咬合关系异常,影响咀嚼功能。

上颌侧切牙缺失时,或保留间隙待以后义齿修复,或使尖牙近中移位以关闭间隙,并磨改尖牙外形使与对侧牙外形相称;下颌第二前磨牙先天缺失时,如第二乳磨牙完好,可保留至牙根完全吸收后再行义齿修复,或在第一前磨牙接近萌出时将其拔除,以防止第一前磨牙远中移位,而加重咬合关系紊乱;如第二乳磨牙因龋坏已无保留价值时,则应与正畸医师会诊后,及时拔除而采取正畸措施以关闭间隙。

3.牙齿异位萌出

第一恒磨牙异位萌出多见于上颌,由于第一恒磨牙向近中倾斜异位萌出,压迫第二乳磨牙的远中,甚至使其牙根吸收。如早期发现,可用铜丝分离法使第一恒磨牙向远中移位而萌出,或将第二乳磨牙根管治疗后截去远中冠和牙根,使第一恒磨牙得以萌出,萌出后再推至正常位置。上颌尖牙也可出现异位萌出,由于其萌出途径较长,常出现尖牙位于两个前磨牙之间或两个切牙之间,处理原则为拔除乳尖牙,并除去部分牙槽骨板而使恒尖牙易于萌出,然后再矫正其错位。

4.下沉牙(低位乳牙牙齿固连)

多发生于乳牙,下颌较上颌多见,第二乳磨牙又较第一乳磨牙多见。有时恒牙先天缺失,固连牙齿的牙骨质与牙槽骨融合,且牙周膜间隙亦消失,随着邻牙萌出,固连牙低于殆缘。下沉牙常造成乳牙滞留、对殆牙齿过长并影响邻牙生理性移动。如有继承恒牙时,应适时拔除使不致影响恒牙萌出,虽无继承恒牙但因下沉而妨碍功能时亦应拔除。

5.口腔不良习惯

(1)吮指(拇指或示指):通过对妊娠后期用B超观察,可以见到婴儿在母体中有吮指动作,这是吸吮反射的生理性动作。出生后1~2岁较常见,3岁左右基本消失。对口腔的影响和吮指的时间、次数和吮指期间长短有关。3岁以前停止影响较小,3岁以上继续吮指会造成吮指不良习惯,应采取相应措施制止。吮指常会引起上前牙前突,形成前牙深覆盖,前牙出现间隙,继而造成吐舌习惯,形成开殆,使儿童的面形、牙弓长度、高度及宽度均有明显变化,也影响发音和前牙切割功能。若至5~6岁时仍未改正,应制作矫治器予以改正。

(2)吐舌:吐舌不良习惯大多数由于吮指造成开殆之后,舌体自开殆间隙延伸向外。其他,如人工喂养方法不当、扁桃体肥大、乳恒牙替换时间隙及舌体过大等都可引起吐舌不良习惯。吐舌可造成开殆、上下颌前突、牙列间隙过大等不正咬合,如不能自行改正,需制作矫治器矫治吐舌习惯。

(3)咬唇:多由于心理原因引起。咬下唇不良习惯可使上前牙唇向移动,下前牙舌向倾斜,造成上颌前突。咬上唇不良习惯可使上前牙舌侧倾斜,下前牙唇侧倾斜,造成下颌前突。长期咬唇习惯可引起皮肤干燥、脱屑等症状。治疗应针对病因心理疗法,同时制作矫治器改正不良习惯。

(4)口呼吸:患儿基本上不用或很少用鼻正常呼吸,而是长时间用口呼吸。根据病因可分为鼻性口呼吸、牙源性口呼吸和习惯性口呼吸。鼻性口呼吸是由于鼻、咽腔疾病造成鼻呼吸困难。

牙源性口呼吸是由于上颌前牙前突造成嘴唇闭锁困难而引起口呼吸。习惯性口呼吸较少见,没有明确原因。治疗首先应去除病因,如去除鼻、咽部影响呼吸道通畅的病变,治疗上颌前突等。然后可制作矫治器矫正不良习惯。

(二)低龄儿童常见错𬌗的早期诊断与治疗

1.反𬌗

造成反𬌗的常见原因有以下几种。

(1)牙源性反𬌗:由于前牙牙轴倾斜等原因引起。

(2)功能性反𬌗:由于喂养不当或前牙早期接触诱导下颌前伸,造成反𬌗。

(3)骨性反𬌗:由于骨性异常,上下颌骨大小不协调,引起下颌骨过成长,上颌骨劣成长,使牙齿呈反𬌗状态。

(4)后牙反𬌗:常见的原因为上颌乳尖牙萌出时,上颌前牙区宽度不够,下颌乳尖牙妨碍了上牙弓的扩展,使单侧后牙列间对侧偏移 2～4 mm,以建立有功能的反𬌗关系,有时也可成为双侧后牙反𬌗。

治疗:若反𬌗原因为牙源性的,经早期治疗,可得到良好的效果。骨性原因引起的反𬌗早期治疗虽然有一定效果,但需要考虑到在颌骨发育活跃期,有再次复发的可能。目前儿童牙科医师和正畸科医师都认为,对于儿童反𬌗早期阻断矫治,会减轻咬合异常程度。在治疗前要通过X线头颅侧位片去分析并询问有无类似家族史。准确的病因学分析后,作出明确的诊断,制订完整的治疗计划及预后的评估。对于特殊病例,在确定治疗计划时,应请正畸科医师会诊,共同商讨。

个别切牙反𬌗,多是牙源性的,在活动式矫治器舌侧基托上放置舌簧,就可以使处在舌侧位的上颌切牙向唇侧移动。功能性反𬌗可采用斜面导板,后牙𬌗垫等矫正。

牙源性引起单个磨牙反𬌗时,可用颌间交叉皮筋改善覆盖关系。多个磨牙反𬌗时,如是牙源性因素引起,应用 Porter W 装置和 Coffin 弹簧扩大器,使牙弓宽度扩展。是牙槽基底部缩窄的骨性因素时,可在活动式矫治器基托上,附加螺旋弹簧,采用分离基托的扩大矫治器,使包括牙槽部的牙弓宽度扩大。

2.开𬌗

常见原因可由吮指、吐舌和异常吞咽等不良习惯引起,个别情况下也可由于骨性不调造成开𬌗。

治疗:针对由不良习惯引起的开𬌗,首先向患儿和家长讲明危害,使患儿克服不良习惯。如无效,可考虑制作去除不良习惯装置,不良习惯得到克服后,一般情况下可恢复前牙正常的咬合关系。

3.中线间隙

切牙替换时期,即小学生低年级儿童时期,常见上颌比乳牙大得多的恒切牙像八字一样呈扇形分开式萌出,而且与洁白的乳牙相比恒切牙略呈黄色,这使许多家长为之担心。这种牙轴的变化多是切牙替换过程中的过渡现象。这种上颌前牙替换期的过渡性牙列不齐叫作丑小鸭时期。随着侧切牙及尖牙的萌出,切牙牙轴会渐渐从倾斜转向直立,但也有一些中切牙正中离开是由疾病引起,应查明病因及时治疗。

原因:①上唇系带过大,位置异常。②上颌前牙正中部额外牙。③先天性侧切牙缺失或畸形。④不良习惯、乳牙残根、中切牙或侧切牙位置异常等。

治疗:①去除病因,如系带切除术、拔除额外牙和去除不良习惯等。②制作上颌活动矫治器关闭间隙。注意不要单纯用皮筋关闭中切牙间隙,皮筋会滑向根尖,造成牙齿松动,甚至丧失。

4.牙列拥挤

常见原因:牙量与骨量不协调或由于乳牙早失出现间隙不足。

治疗:①乳牙列期,乳牙列拥挤一般不需特殊处理,需定期观察牙列的生长发育情况。②混合牙列期,通过混合牙列间隙分析,预测侧方牙群的萌出余地和牙弓生长发育潜力。可采用扩展间隙或系列拔牙治疗。采取系列拔牙法之前应对骨量、牙量及个体生长潜力有确切的诊断,并制订出具体的治疗计划。

(郑丽霞)

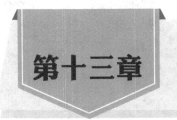

第十三章　口腔修复

第一节　牙周病修复

一、牙周病修复治疗的作用机制

在牙周病修复治疗之前必须进行口腔内科治疗,如洁治、牙周手术、根管治疗,从而控制牙周炎症,消除致病因素,防止牙周组织的继续破坏。正畸治疗是将错位的患牙复位,再用夹板固定,以保证复位后的位置和疗效,并改善患者面部畸形。牙周病的修复治疗主要有调𬌗、夹板固定等。修复治疗的目的是调整咬合,消除创伤,减轻患牙牙周组织的负荷;固定松动牙,使力由多数牙承担,并减轻或消除在行使功能时患牙的松动度和移位,为牙周组织的愈合创造条件;提高患者的咀嚼功能,以利于食物的消化和吸收。

(一)牙周组织对外力的反应

在咀嚼运动中,主要参与咀嚼的牙齿是前磨牙、磨牙,以及行使切割的前牙,均要承受轴向(垂直向)和水平向(侧向)的力。当牙齿受到轴向力时,大部分牙周膜纤维受拉力或牵引力而紧张,共同来分担该牙承受的力量。用力的方向不同,牙周组织的反应也不同。当牙齿受到生理性牵引力时,牙槽骨出现骨质增生。而当牙齿受到水平向力时,则牙齿产生倾斜移位,牙周膜纤维一侧受牵引,另一侧受压迫。若超过生理范围,则牙周组织出现病理性损害。一个健康的牙齿,可以承受较大的轴向(垂直向)力,但只能承受很小的水平向力。

(二)牙周夹板固定的生物力学原理

健康的牙齿能够承受较大的垂直方向力量,是因为垂直外力使大部分牙周纤维受到牵引,张力分布均匀。在咀嚼过程中,牙受到的力量是间歇性的,有助于牙周组织的血液循环,因此,在生理范围内,牙对垂直向外力的耐受力较高。间歇性垂直向力有利于牙周组织健康。当受到水平或侧向力时,牙齿产生转动或倾斜移位。单根牙受到侧向外力时,以根尖 $1/3$ 与中 $1/3$ 相交处为支点,向受力方向倾斜移位,使一部分牙周纤维受到张力,另一部分受到压力。在这种力的作用下,张力侧的骨组织发生骨质增生,而压力侧的骨质发生吸收,使牙齿向受力方向倾斜移动(图 13-1)。牙倾斜后,再承受正常的𬌗方向力时,也相当于承受了倾斜的与牙长轴成交角的外力,可以造成创伤,使牙松动,甚至脱落。

当多根牙受到侧向外力时,其旋转中心(支点)位于牙体中轴的根部、牙根之间的骨中隔内

（图 13-2）。当下颌磨牙受到由远中向近中方向的外力时,其近中根被压向牙槽窝,远中根向升起,此时的牙周纤维,大部分受到牵引的力量。因此,多根牙对侧向外力的耐受性要大于单根牙。

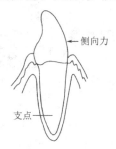

图 13-1　单根牙受侧向力时的支点

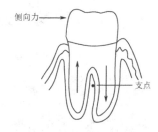

图 13-2　多根牙受到侧向外力时的支点

　　夹板固定的基本原理是将多个单根或多根的患牙和健牙,连结成一个整体,组成一个新的咀嚼单位;当受到外力作用时,通过夹板,将外力分散到更多的牙上,共同分担此外力,从而减轻了个别牙的负荷。单个牙的受力可通过连接体传导到周围的牙齿上,形成共同受力,在单个位点加载应力也发生了改变,避免了单个牙的牙周组织的应力集中,起到分散力的作用。当受到倾斜外力时,由于支点位置的改变,牙运动方向改变,再不像单根牙那样倾斜移动。在夹板整体运动下,像一个多根磨牙,以更多的垂直方向的力量,作用于牙周支持组织,从而更符合牙周组织能耐受较大垂直方向外力的生理特性。利用夹板的稳定性,抵御近远中向的倾斜外力,牙松动度被控制在生理范围之内。为了加强夹板的固定效果,减少牙颊舌方向的倾斜移位,顺着牙列外形制作弧形夹板,可以达到较好的固定效果。例如用夹板固定上颌前牙,夹板呈弧形,当中切牙区受到唇向力时,其共同旋转轴心 CC′穿过两侧尖牙根端1/3区内(图 13-3)。其他牙环绕旋转轴心而运动。由于夹板呈弧形,中切牙与侧切牙位于此旋转轴之前,夹板的弧度越大,则旋转中心距前牙的距离越远,因而使牙的受力方向发生改变,即运动方向也发生改变,使夹板内的牙更趋于整体地向根尖方向运动。直线型夹板在受到唇向力时,整个夹板顺作用力方向发生倾斜移动(图 13-4)。

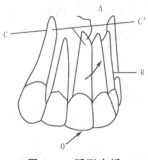

图 13-3　弧形夹板

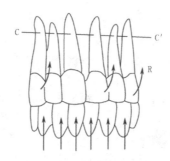

图 13-4　直线形夹板在受到唇向补力时发生倾斜移动

(三)牙周组织的代偿功能

牙颌器官和牙周组织在正常生理状态下有一定的潜力,根据殆力测定,切牙轴向耐受力值为 8~32 kg,前磨牙为 24~32 kg,磨牙为 40~70 kg,而我们日常食物所需要的切割力或磨碎力为 10~23 kg。因此,每个牙均有相当大的潜在力量,在一定条件下,可以发挥代偿作用。当某些牙因患病而丧失功能时,其他牙便发挥潜力以代偿咀嚼功能不足(图 13-5)。殆力大小与参加咀嚼的牙齿数目、肌力、牙周组织的健康状况、性别、年龄、咀嚼习惯等有密切关系。牙周潜力与上述某些因素也有一定关系。患牙周病后,牙周支持组织发生病变,牙周膜发生炎症,牙槽骨吸收,牙周耐受力降低,牙周潜力也下降,或失去生理潜力。有学者认为当牙槽骨吸收到根长的 1/2 时,该牙就失去潜力。

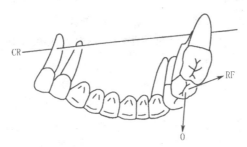

图 13-5　后牙弧形夹板遵循共同旋转轴心运动

牙周炎等牙周病变可造成牙槽骨吸收,形成牙周袋,使牙周膜面积减小,导致牙齿松动,咀嚼功能减低。但每个牙齿的牙槽骨吸收情况和牙周膜面积减少情况是不相同的,牙周夹板将多个牙齿连结在一起,使其互相支持,并形成了新的咀嚼单位,将单个松动牙的生理运动变成部分稳固牙列的整体运动,使单个牙的牙周膜面积相对增加。可发挥牙周组织的代偿功能,增加牙齿承受力的能力。牙周夹板也可通过夹板将患牙、健牙连接固定在一起,充分发挥健康基牙的牙周组织潜力和代偿功能,以代偿功能不全的牙。

由于每个健康的牙齿均有一定的储备力,故当牙齿松动或牙列内牙齿缺失时,可以将邻牙或余留的健康牙的牙周潜力动用起来,以代偿功能不足患牙的功能。牙周病修复治疗的基本依据,就是通过牙周夹板固定松动牙,充分发挥各牙牙周组织潜力,以代偿功能不足患牙的功能,减轻患牙的负荷,使其能够得到生理性休息,促使组织的修复和愈合。

(四)松牙固定的作用

1.调殆

利用夹板将松动牙固定起来,进行调殆,去除早接触点,重新调整力的方向。从而消除对牙周组织的有害刺激,得到生理性刺激,使牙周组织得到修复。

2.改善了患牙的冠根比例

夹板位于牙冠最大周围线处。夹板连接的不仅有松动牙,还有相对健康的牙齿,因此用夹板固定松动牙,增加了每个牙齿牙根的支持面积。而且将多数牙连接固定在一起,改变了牙齿承受力时牙齿的支持点,使支点向牙冠方向上移,有利于力的分布,改善了患牙牙冠与牙根的比例,增强了抗力。

3.改善患牙的松动度

经夹板治疗后,牙齿稳定在夹板内,可以更好地对抗近远中向、唇舌向、颊舌向的侧向力,并适当地减轻来自方的轴向压力,使牙龈组织能再附丽,牙槽骨再生,并增加牙周纤维的附丽面积,改善患牙的松动度,使牙齿逐渐稳固,有利于牙周组织的愈合。

二、调𬌗

牙周病的修复治疗主要包括调𬌗和夹板固定松动牙。在牙周病治疗的整个过程中,都要十分重视咬合的检查和调整,有时必须对松动移位牙先进行正畸复位,然后再作夹板固定。牙周病患牙经常出现牙移位,在治疗炎症时需要调𬌗,当炎症消退后,牙齿的位置发生改变,还必须再调𬌗,否则不能保持稳定。

(一)调𬌗的目的

(1)调𬌗是磨改引起牙周组织创伤的患牙牙尖和边缘嵴,去除早接触点,使力均匀分散。

(2)使各牙的𬌗力尽可能地与牙长轴一致进行传递,以消除对牙周不利的扭力。

(3)使各牙的牙尖与相对的沟窝建立稳定的关系,保证关系在各个方位均是和谐的,防止牙齿倾斜移位。

(4)减低牙尖的斜面斜度,以减少侧方外力的冲击作用。

(5)减小牙齿的面宽度,缩小面的接触面积,从而减轻牙齿牙周组织的受力。

(6)重新建立牙尖的外形,恢复磨牙面的窝沟,以便食物的排溢,消除杵臼式牙尖,提高牙周病患者的咀嚼效率。

(7)矫正错位牙,恢复牙齿在牙弓上的正常位置,保持上下颌骨之间的正常垂直距离,防止发牛颞下颌关节病变。

总之,调𬌗的最终目的是消除牙的早接触,消除𬌗干扰,建立功能性𬌗关系,把𬌗力分散到更多的牙齿上,使咀嚼系统更好地发挥功能,并能长期维持牙颌系统的健康状况。

(二)调𬌗的适应证

(1)有创伤的表现,即可进行调𬌗。如出现牙齿松动,牙周膜变厚,牙槽骨破坏,有骨袋形成,上前牙移位等。

(2)因创伤而引起颞下颌关节紊乱病者。

(3)确诊有紧咬牙、夜磨牙或其他异常习惯,牙有早接触,以及其他与𬌗干扰有关者。

(4)当下颌侧方运动时,非工作侧有𬌗干扰或接触者,上下颌后牙的牙尖之间关系过紧,影响下颌功能性运动者,以及锁𬌗、过长牙、不均匀的边缘嵴等,以上情况均应进行调𬌗。

(5)楔状牙尖形成食物嵌塞者。

(6)在牙周病修复治疗之前应进行调𬌗,以便获得良好的功能性𬌗关系。若修复治疗前没有进行调𬌗矫正不协调的关系,则将直接影响修复治疗的质量。修复后进行调比修复前调更为困难和复杂。

(三)调𬌗的方法

调𬌗前应对患者说明调𬌗的目的和意义,以便患者能配合医师完成调𬌗工作。可通过视诊、扣诊,用咬合纸、蜡片及研究模等检查,找出早接触点及𬌗干扰点,并确定需磨除的部位及范围。调𬌗之前首先确定调整的范围、具体位置和需调改的量。必要时,在调𬌗之前需要取准确的模型,并将模型转移至架上,作进一步的检查,然后确定调𬌗方案。

1.消除不协调的障碍点

(1)磨短伸长牙。调磨超出平面的伸长牙,并配合脱敏,如有必要还可以在牙髓失活后调。

(2)磨改磨耗不均匀的边缘嵴。两个邻牙的边缘嵴高度不一致,可引起食物嵌塞,造成牙周组织创伤,应酌情调磨较高、较锐的边缘嵴。

(3)调磨楔状牙尖、过陡牙尖及斜面。牙齿因磨耗不均形成陡坡或过高牙尖,这些牙尖嵌入对颌牙的外展隙,造成食物嵌塞,损伤其牙周组织,应将该牙尖磨圆钝、磨短。改变牙尖斜面陡度,以减小侧向力,增加垂直向力。

(4)调整𬌗面形态。由于严重的磨损使后牙𬌗面变成宽而平的𬌗面。咀嚼时受力的作用,使该牙的牙根受到倾斜外力,对牙周组织产生破坏作用。调磨可以改变𬌗面外形,调整颊舌径和近远中径,建立沟窝和边缘嵴,并形成牙尖,恢复牙齿的𬌗面解剖形态,增加食物的排溢功能,从而提高患者的咀嚼功能。

2.消除早接触点及𬌗干扰

(1)消除正中𬌗早接触点。①调磨原则:在调磨时,只能调磨障碍点及早接触点,不能降低𬌗高度。首先确定正中𬌗的早接触点,再确定侧向的早接触点,最后再进行调磨。只有当某一牙尖对所有的关系都有𬌗干扰时,才能调磨该牙牙尖顶,否则只能调磨对颌牙的沟窝,即增加沟窝的深度。②调磨方法:采用蜡片放在患者口腔中嘱其在正中𬌗关系位置反复咬,待蜡片冷却后,取下蜡片检查,可对光检查,蜡片最薄处或咬穿处,即为早接触点。然后再用咬合纸咬合显示,进行调磨,直至非正中滑动消失。在正中𬌗时,大多数牙均取得平衡接触,受力均匀为止。调𬌗前后应制取记存模型,作为检查和治疗早接触点的参考。必要时,将上、下颌模型转移至架上。

(2)前伸𬌗的调磨。如下前牙调磨过多,可能影响正中位接触。调磨时,应尽量调磨上前牙,只有当上牙感觉疼痛或影响美观时,才不再调磨上前牙。当下颌个别牙过长或唇向移位时,可调磨下前牙。上前牙只能调磨舌侧,只限于调磨前伸咬合的接触区,不能调磨正中的接触点。后牙有前伸障碍时,只可调磨上颌牙的远中斜面及下颌牙的近中斜面,不能调磨功能牙尖顶。

(3)侧向𬌗的调磨。调磨侧向时,应先调磨工作侧的干扰点,其目的是使牙尖工作斜面关系协调,均匀分散力,然后调磨非工作侧干扰点。可用咬合纸放在患者双侧后牙上,嘱先咬合于正中位,然后使下颌向左侧或右侧运动,使上下牙咬合接触,将纸取下检查,一般以凸出的斜面上印迹较为显著。调𬌗是为了建立功能性,有利于牙周组织的健康,在牙周病修复治疗过程中,都要认真检查关系,仔细进行调𬌗。在戴上夹板后,也要定期复查关系,发现问题,及时调整,去除𬌗干扰,或者调整夹板,以保持的稳定及力的均匀分布,将力维持在牙周组织的耐受力的限度内,促进牙周组织的恢复和健康。

三、牙周夹板的分类、适用范围及条件

(一)牙周夹板的分类

牙周夹板可分为暂时性和恒久性牙周夹板。暂时性牙周夹板使用时间较短,一般几周到数月不等,待牙周组织愈合后,可拆除夹板;或暂时性夹板戴入后,当组织对治疗反应良好,牙周组织显示有初步的修复或再生现象时,可考虑换用恒久性牙周夹板。恒久性牙周夹板与控制病理性松动牙和修复有关,患者需长期戴用。

1.暂时性牙周夹板

可分为结扎丝固定暂时性牙周夹板、光固化树脂暂时性牙周夹板、尼龙丝树脂暂时性牙周夹板和可摘式暂时性牙周夹板。

2.恒久性牙周夹板

可分为可摘式恒久性牙周夹板、固定式恒久性牙周夹板和固定可摘式恒久性牙周夹板。

(二)牙周夹板的适用范围

1.暂时性牙周夹板的适用范围

(1)固定急性牙周炎的松动患牙或配合牙周手术及调磨咬合,需要固定松动牙以减轻患者的痛苦。

(2)固定因牙外伤或创伤,牙周组织可以愈合修复的松动患牙。

(3)牙周病患牙经治疗后,为了观察疗效,可先作暂时性牙周夹板固定,作为过渡性措施,若效果良好,可换用恒久性牙周夹板。

(4)恒久性牙周夹板制作完成前,为防止患牙继续松动和移位,可先用暂时性牙周夹板固定。

(5)因牙周病而移位的牙,在复位后可用暂时性牙周夹板予以固定、保持。

2.恒久性牙周夹板的适用范围

(1)经过暂时性固定,疗效良好,可以换用恒久性牙周夹板。

(2)牙周病患牙,经过治疗,炎症基本消失或控制,但需长期固定松动牙。

(3)部分牙列缺损,修复缺牙同时需要固定松动牙。

(4)牙在牙列上的位置较正常,各牙长轴接近平行。

(三)牙周夹板应具备的条件

一个良好的牙周夹板应具备下列条件。

(1)制作与使用简便,在制作时以少切割牙体组织为原则。

(2)固位力强,固定效果良好,能抵御来自各个方向的外力。

(3)符合口腔卫生条件,有自洁作用。

(4)对口腔软硬组织无不良刺激。

(5)不妨碍其他牙周病治疗的进行。

(6)适当照顾舒适和美观。

四、牙周夹板的制作

(一)暂时性牙周夹板的制作

1.结扎固定法

采用牙线、外科丝线、软不锈钢丝或尼龙丝等作为结扎材料,用连续结扎法,将松动牙固定在

邻近的健康牙上,多用于结扎前牙,后牙由于解剖形态复杂且操作困难,不宜采用。结扎前牙时,结扎丝应位于舌面隆突和邻接点之间,避免结扎线向龈端或切端方向滑脱。先用双套结固定在尖牙上,然后用"8"字形结扎其他前牙,最后固定在对侧尖牙上(图 13-6)。结扎时要保持牙本来的位置关系和牙间间隙,不能使牙受力移位。结扎法固定效果较差,只能用作短暂固定,长则1～2周,就应更换一次。

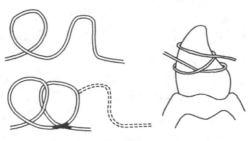

图 13-6　结扎固定法

2.光固化树脂牙周夹板

固定松动牙时不需作牙体预备,操作时对松动牙没有外力的牵拉感,对外伤和急性炎症的松动牙固定尤为适宜。固定期一般为数周,损坏时可再修复。制作夹板时,先将牙面彻底清洁,在需固定的松动牙和邻牙舌面、邻面釉质用酸处理,冲洗、吹干,然后涂上釉质黏结剂,再覆盖0.5～1 mm 厚度的复合树脂,用树脂雕刻刀成形后,光照 40 秒,最后调磨光,消除早接触点。光固化树脂覆盖黏结的部位,应在牙的邻面和无咬合的舌面、舌隆突上,不能覆盖在牙龈上,邻间隙应保持通畅,以便于牙周治疗和自洁作用。

3.尼龙丝、复合树脂牙周夹板

采用尼龙丝将几个松动牙与相邻的牙逐个结扎在一起,然后用复合树脂将尼龙丝结头和邻面黏结形成夹板。确定需固定结扎的牙,清洁牙面。取一段长 40～50 cm 的尼龙丝,从结扎区一侧牙逐个打单结或多结,至另一侧牙;再用同法返回结扎第二道;第三道结扎仍打单结后,尼龙丝从前两道的龈侧相互穿过,再在这两道的切端侧作结扎。将这 3 道尼龙丝结扎在一起,逐个进行至另一侧,牙间隙稍宽的两牙之间可结扎 2～3 个结,最后将余丝切断,结扎后的松动牙应基本不松动。按常规酸蚀各牙邻面,复合树脂仅将尼龙丝结头包埋和覆盖邻面。夹板完成后,应作调,消除早接触。此类型夹板,前牙未作酸蚀处理者,夹板应在 3 个月内拆除,经酸蚀处理者可保持6 个月至 3 年。

(二)恒久性牙周夹板的制作

恒久性牙周夹板是一种患者需要长期戴用,将松动牙和健康牙连接固定在一起,比较坚固的修复体。恒久性牙周夹板的制作与可摘局部义齿、固定义齿的制作方法基本相同,但因口腔情况和夹板要求不同,在制作过程中应注意以下几点:①取研究模,作为进一步检查、设计和选择托盘等,记存模型还可用作观察、对比疗效研究之用。②牙周病松动牙的取模,要防止因托盘选择不当,将患牙推移而变形;要正确调拌、使用印模材料,保持良好的弹性。③可摘式恒久性牙周夹板的支架制作,要求按共同就位道正确描画导线,倒凹区和非倒凹区界限分明,设计明确具体。④固定式恒久性牙周夹板的各种人造冠的制作,严格要求达到共同就位道,防止夹板对患牙产生不应有的推拉力量,损伤牙周组织;人造冠和桥体外形应符合降低力、避免扭力、有利于保护牙龈组织和自洁作用的要求。⑤戴夹板后应定期复查,每 3 个月、半年随访,了解患者适应、使用情况,夹板设计、制作情况和松动牙固定疗效,发现问题,及时处理。

1.可摘式恒久性牙周夹板的制作

可摘式恒久性牙周夹板是指患者能自行摘戴、长期使用的夹板。夹板体积一般较大,松动牙固定效果不如固定式夹板,但易于清洁卫生,便于进行其他治疗,切割牙体组织较少,制作简便,修理也较方便。这类夹板的制作方法基本与可摘局部义齿相似,针对不同口腔情况和牙周病患牙的特点,设计不同形式的松动牙固定装置。现将常用的松动牙固定装置介绍如下。

(1)固定卡环:可由锻丝弯制或金属铸造。它与固位卡环的不同要求是卡环臂不进入倒凹区而置于导线之上。双臂卡环颊舌两臂相互作用,单臂卡环需要对侧高基托相对抗,基托边缘置于导线以上,环抱外形高点区,才能达到固定松动牙的目的。固定卡环能有效地控制患牙近中、远中和颊舌方向的松动,而对龈方向松动的控制力差。

(2)长臂卡环:延伸卡环,常应用于邻缺牙区基牙松动、相邻牙健康的情况。卡环近体部段置于患牙导线之上,以固定松动牙;卡环臂端部分置于健牙导线之下,利用健牙倒凹达到固位作用。

(3)连续卡环:可用卡环丝弯制或金属铸造而成,用于固定相邻的数个松动患牙,卡环丝位于患牙外形高点处,不进入倒凹区,无游离臂端。弯制连续卡环需与舌侧高基托共同使用(图13-7)。铸造者两侧均可为连续卡环,相互作用之下,起固定松动牙的作用(图13-8)。

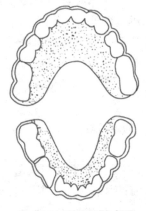

图 13-7 弯制连续卡环

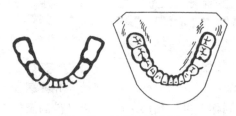

图 13-8 铸造连续卡环

(4)颊钩:金属铸造制成,用于两相邻后牙之间,钩端置于颊侧外展隙近部位,体部越过𬌗面进入舌(腭)侧,与塑料高基托相连接,起固定松动牙的作用。其越𬌗部分有防止食物嵌塞、恢复咬合和分散𬌗力的作用。

(5)双翼钩:用于相邻两前牙之间切1/3外展隙处,金属铸造制成,一个双翼钩固定两个松动前牙。

(6)𬌗合板:用于需加高高度,恢复咬合关系,分散𬌗力,多个松动牙固定的全牙列修复体。根据其间隙大小,咬合板可用金属、塑料或金属塑料混合制作。

2.固定式恒久性牙周夹板的制作

固定式恒久性牙周夹板是指经过黏固,患者不能自行取下,需长期戴用的夹板。其设计原理和制作方法基本与人造冠、固定桥相同。通常采用不同类型的联冠,在夹板固定范围之内,在基牙和患牙上制作人造冠。根据不同的口腔情况,选择全冠、部分冠或嵌体等作为固位体或固定器,如有缺牙间隙,则做成桥体。用整铸法或焊接法连成一体,经试合、黏固,达到固定松动牙的目的(图 13-9、图 13-10)。

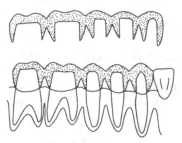

图 13-9　固定式恒久性牙周夹板

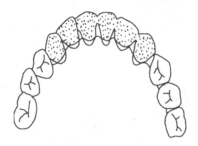

图 13-10　前牙固定式恒久性牙周夹板

固定式恒久性牙周夹板的固位、固定良好,但是牙体组织切割较多,操作技术较复杂,一般临床常在下述情况下使用:①个别牙或一组牙松动,或其间存在个别缺牙,牙在牙列上的位置正常,有健康牙可选作基牙者;②邻缺牙区余留牙松动,靠近松动牙有健康牙,联冠固定松动牙后作为可摘局部义齿的基牙;③适合半切术、分根术和截根术的病例,用固定夹板固定松动牙和修复牙体缺损;④需固定的松动牙范围大、颊舌向固定效果差的病例,可分段制作夹板,并利用套筒冠、精密附着体等,设计成弧形或两侧相互抗衡的固定式恒久性牙周夹板。

固定式恒久性牙周夹板制作要求:①牙体预备时,作为夹板固位体或固定器的人造冠的龈边缘,除了要求与基牙密合、与牙体外形一致、高度磨光之外,一般都置于龈缘之上,牙冠的颈 1/3 区;②𬌗面的预备应注意磨改面的形态,降低牙尖高度,增加溢出沟,加大外展隙,以降低力,消除扭力;③要注意去除轴面过突外形、过大倒凹,加大颊(舌)外展隙,敞开楔状隙,以免菌斑集聚和食物滞留;④若固定松动牙同时需修复缺牙,其桥体一般做成卫生桥体,前牙桥体为了美观和发音,可采用改良接触式桥体。

3.固定可摘式牙周夹板

固定可摘式牙周夹板是固定夹板与可摘式夹板的联合使用。对那些松动的和健康的、在牙列上连续的、分散的或孤立的牙,尽量使用联冠、套筒冠、弓杆连接等方法,将其连接固定在一起,形成多基牙,为可摘式夹板提供支持和固定基础。固定部分固定在基牙上,可摘部分患者能自行摘戴。此类夹板,尤以套筒冠为固定器的夹板,其内冠为圆锥形,内冠金属表面高度抛光,相邻内冠之间有较大的间隙,患者容易清洗基牙,能有效控制菌斑形成。夹板的固定效果同固定式恒久性牙周夹板相似。此类夹板的制作关键,在于固定与可摘两部分的连接装置,同时又要求它有固位和缓冲的作用。此类装置即为精密或半精密附着体,常用的有栓体栓道、套筒冠、杆卡式附着体和磁性附着体等。

4.伴有缺失牙的恒久性牙周夹板的制作原则

(1)修复缺牙,恢复牙列的完整性。

(2)保护余留牙与基牙,充分发挥其整体的潜在力量和代偿功能。

(3)恢复咀嚼功能,使力与牙周、黏膜的耐受力相协调。制作的义齿式夹板将局部可摘义齿与牙周夹板相结合,兼顾两方面综合设计制作(图 13-11)。

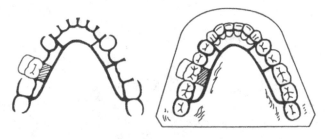

图 13-11　伴有缺失牙的恒久性牙周夹板

五、牙周夹板的咬合关系调整

无论在牙周夹板修复前或修复后,均应注意咬合关系的调整,因为咬合创伤是牙周病发生发展的重要局部因素。消除咬合创伤,建立协调的功能性关系,有利于牙周组织的修复,是牙周病修复治疗的重要环节。

牙周夹板治疗前的调整,通过调可以消除一些早接触点和咬合干扰;在夹板固定的同时,还需修整牙冠形态,修复咬合关系、邻接关系和缺牙,矫正倾斜移位的松动牙。对于因严重磨损而致面部垂直距离变短,以及患牙有深覆𬌗、锁𬌗、磨牙症的患者,应同时修复和矫治。牙槽骨吸收使临床牙冠加长,冠根比例改变,牙的旋转中心移向根尖;因力矩的变化,正常的𬌗力也会加重牙周组织的负担。截短牙冠可以改善冠根比例,消除因杠杆作用而形成的不利的𬌗力分布,减轻患牙负担。按上述方法,可以消除咬合创伤,建立协调的咬合关系,患牙牙周组织的损伤、破坏可停止或减慢,咀嚼功能得以改善。

戴用牙周夹板的咬合关系的调整,应根据不同的牙周夹板进行相应调整。戴用牙周夹板后牙齿的位置关系可能会发生改变,如在应用暂时性牙周夹板时,应注意咬合的调整,消除咬合创伤。暂时性牙周夹板,无论是结扎丝固定、光固化树脂夹板或尼龙丝复合树脂夹板,结扎以后都应进行咬合调整,以不干扰咬合为原则。可摘式暂时性或恒久性牙周夹板,应保持牙齿的位置相对稳定,避免对牙齿施加不正常的力量,在其上的咬合板应恢复良好的咬合关系,将咬合力均匀地分散在整个牙周夹板上。固定式恒久性牙周夹板应恢复良好的咬合关系,适当降低力,防止形成新的咬合干扰和咬合创伤。

(刘长妍)

第二节 牙列缺损修复

一、固定义齿

(一)固定义齿的组成和作用

1.固定义齿的组成

(1)固位体:固位体是指黏固于基牙上的嵌体、部分冠、全冠等。

(2)桥体:桥体即人工牙,是固定桥修复缺失牙的形态和功能的部分。

(3)连接体:连接体是固定桥桥体与固位体之间的连接部分。

2.固定义齿各组成部分的作用

(1)固位体:①它与桥体相连接,使桥体通过固位体而与基牙稳固地连接在一起,使固定义齿获得固位。②桥体所承受的力通过固位体传递至基牙牙周支持组织,而为基牙所支持,使义齿的功能得以发挥。③要求固位体与基牙间有良好固位,能抵抗咀嚼时产生的各向外力,而不至于从基牙上松动、脱落。④选择和制作固位体时,应考虑固位体材料的强度,与组织的相容性,能抵抗最大咀嚼力而不破损,不刺激基牙的周围组织。

(2)桥体:①桥体的两端或一端与固位体相连接。②制作桥体的材料既要符合美观的要求,近似于邻牙的色泽,又需具备一定的强度,能承受力。

(3)连接体:①用整体铸造法或焊接法将固位体与桥体连接成整体,形成固定连接体。②通过桥体一端的栓体与固位体一端的栓道相嵌合,形成可活动的连接体。

(二)固定桥适应证和禁忌证

1.缺牙的数目

(1)固定桥最适合修复一个或两个缺失牙,也就是两个桥基牙适宜支持一个或两个缺失牙的桥体。

(2)若缺失牙在两个以上,为间隔缺失,即有中间基牙增加支持。

(3)选择固定桥修复时必须考虑缺失牙数目与缺牙区两端基牙的所能承受𬌗力的能力,否则会引起固定桥修复失败。

2.缺牙的部位

(1)牙列的任何部位缺牙,只要缺牙数目不多,基牙条件符合要求,都可以选用固定义齿修复。

(2)后牙末端游离缺失的患者,若用单端固定桥修复,桥体受力,产生的杠杆作用大,容易造成基牙牙周组织损伤。

(3)若第二磨牙游离缺失,对𬌗为黏膜支持式可摘义齿,因其𬌗力比一般天然牙明显减小,缺牙侧可以第二前磨牙和第一磨牙为基牙,其基牙的牙周情况好,也可采用单端固定桥修复。

3.基牙的条件

(1)牙冠:作为固定桥基牙的临床牙冠高度应适宜,形态正常,牙体组织健康。①如牙冠已有牙体组织缺损,或牙冠形态不正常,只要不影响固位体的固位形预备,并能达到固位体固位要求,亦可考虑作为基牙。②牙冠缺损面积大,如果能通过桩核修复,仍可选为基牙。③若基牙的临床牙冠过短,应采取增强固位体固位力的措施。

(2)牙根:牙根应长大、稳固,不应存在病理性松动,以多根牙的支持最好。若基牙牙根周围牙槽骨吸收,最多不超过根长的1/3,必要时,需增加基牙数目以支持固定桥。

(3)牙髓:以有活力的牙髓最佳。①如牙髓已有病变,应进行彻底的牙髓治疗,并经过较长时期的观察,并确认不会影响修复后的效果者,方可作为基牙。②死髓牙经根管充填后牙体变脆,在选作基牙时,应考虑牙体的强度。

(4)牙周组织:基牙牙周组织健康才能够支持经固位体传递至基牙上的桥体的粭力。因此,对基牙牙周组织的要求为:①牙龈健康,无进行性炎症。②牙周膜无炎症,根尖周无病变。③牙槽骨结构正常,牙槽突没有吸收或吸收不超过根长的1/3,并为停滞性水平吸收。④如个别牙缺失,基牙因牙周病引起不同程度松动,可以根据牙周病矫形治疗的原则,考虑设计多基牙固定桥。

(5)基牙的位置:要求基牙的轴向位置基本正常,无过度的倾斜或扭转错位,不影响固位体的制备及基牙间的共同就位道。

4.咬合关系

(1)缺牙区的咬合关系基本正常,即缺牙区的牙槽嵴顶黏膜至对粭牙粭面有正常的粭龈距离。对粭牙无伸长,邻牙无倾斜。

(2)若缺牙时间过久,引起粭关系紊乱,如邻粭牙倾斜、对牙伸长形成牙间锁结,致使下颌运动受限者,一般不宜采用固定桥修复。但若通过咬合关系调整或正畸治疗,使伸长牙和倾斜牙恢复至正常位置仍可考虑固定桥修复。

(3)缺牙区咬合接触过紧,缺牙区的牙槽嵴顶黏膜至对粭牙粭面距离过小。因固位体、桥体、连接体无足够的厚度与强度,无法承受咀嚼粭力,一般不宜采用固定义齿修复。

5.缺牙区牙槽嵴

(1)缺牙区伤口愈合:一般在拔牙后3个月,待拔牙创口完全愈合,牙槽嵴吸收基本稳定后制作固定义齿。如因特殊原因必须立刻修复者,可先进行固定桥基牙牙体制备,采用树脂暂时固定桥修复缺失牙,待伤口完全愈合,再作永久固定桥修复。如拔牙伤口未愈合,牙槽嵴吸收未稳定,立即作固定桥修复后,容易在桥体龈端与黏膜之间形成间隙,从而影响自洁作用和美观。

(2)缺牙区牙槽嵴吸收:缺牙区牙槽嵴吸收不宜过多。如果前牙区牙槽嵴吸收过多,固定桥桥体外形塑形比较困难,会影响美观。牙槽嵴吸收过多的后牙区,可设计卫生桥。总之对缺牙区牙槽嵴吸收过多者,选择固定桥修复时,需慎重考虑。必要时可采用特殊外形塑形处理,如桥体粭面或切缘至缺牙区黏膜距离过长,桥体牙颈部可采用牙龈色,通过视觉差来缩短桥体长度,与邻牙颈部协调。

6.年龄

(1)若年龄过小,临床牙冠短,髓腔较大,髓角高,有时根尖部未完全形成,在基牙制备时,容易损伤牙髓。

(2)若年龄过大,牙周组织萎缩明显,牙松动,此时牙周组织的支持能力降低,不宜采用固定桥修复。

(3)固定桥修复的适宜年龄为20~60岁。但也应视患者的具体情况而定。如老年患者,全身及口腔情况良好,除个别牙缺失外,余留牙健康、稳固,此时也可用固定桥修复。

7.口腔卫生

患者口腔卫生情况差,软垢、菌斑集聚,容易引起龋病和牙周病,导致基牙牙周组织破坏。因此,此类患者在选用固定桥修复时,必须进行牙周洁治,嘱患者保持口腔清洁卫生。否则不宜作固定义齿。

8.余留牙情况

在选用固定桥修复时,除视基牙条件外,还需整体考虑余留牙情况。特别是在同一牙弓内余留牙是否有重度牙周病或严重龋坏,根尖周有病变,而无法保留者。无法保留的患牙应该拔除,待拔牙伤口愈合后,整体考虑修复方案,可采用可摘局部义齿或其他修复方法。

(三)固定义齿修复的生理基础

1.咀嚼力

咀嚼力是指当咀嚼肌收缩时所能发挥的最大力量。实际咀嚼中,这种力量受牙周组织内痛觉感受器调节,所以咀嚼时仅是部分肌纤维的收缩。

2.咀嚼压力

咀嚼压力指在咀嚼运动中,个别牙或部分牙发挥的力量。

(1)𬌗力为咀嚼力的一部分,其大小因年龄、性别、牙齿牙体组织健康情况、牙周支持组织健康情况、全身健康情况的不同而有所差异。

(2)正常健康人的垂直方向𬌗力测定结果显示,𬌗力的平均值为 22.4～68.3 kg,反映牙周组织所能承担的𬌗力。

(3)牙周潜力:指牙周组织中贮存的储备力量。日常生活中,咀嚼食物时所需𬌗力一般在10～23 kg。仅用了牙齿所能承受𬌗力的一半,而肌肉和牙周组织,还贮存了相当大的储备力量。应用基牙的储备力来承担桥体通过连接体传递至基牙的𬌗力,为固定桥修复提供了生理基础。

3.牙周膜面积

(1)选择基牙依据:固定桥基牙能否分担桥体传递的𬌗力,取决于基牙牙周组织的健康状况。临床上用牙周膜面积来衡量邻近缺牙区的牙齿是否可作为基牙和选择基牙数目的依据。

(2)牙周膜面积测量结果:上下颌第一磨牙牙周膜面积最大,第二磨牙其次,尖牙次之,上颌侧切牙和下颌中切牙牙周膜面积最小。牙周膜面积由大到小的排列顺序为 6734512(上颌)和6734521(下颌)。

(3)牙周膜分段测量结果:牙周膜的附着面积,单根牙以牙颈部处最大。多根牙以牙根分叉处面积最大,颈部次之,然后向根尖逐渐减小。因此牙根颈部牙周膜只要有短距离丧失,牙周膜面积便有较大量的减小。

4.牙槽骨结构

牙槽骨的主要作用是支持牙齿,承受由牙周膜传递而来的𬌗力。牙槽骨对咬合力有动态反应。

(1)健康牙槽骨:X线上显示骨质致密,骨小梁排列整齐,对咬合的承受力高,具有较多的牙周储备力。

(2)废用牙槽骨:其牙槽骨的骨质疏松,骨小梁排列紊乱,或导致牙槽骨失用性吸收,骨组织吸收量多,使这类牙齿的牙周储备力下降,承受力的能力减弱,若选为基牙,应当慎重考虑。

(四)固定义齿修复后可能出现的问题和处理

1.基牙疼痛

(1)咬合早接触:由于引起基牙疼痛的原因不同而有不同的临床表现。若早期接触,会使基牙受力过大,产生咬合痛,一般经调改去除早接触点,疼痛可消失。

(2)牙周膜轻度损伤:若固位体与邻牙接触过紧,或基牙的共同就位道略有偏差,固定桥勉强就位都会造成邻牙或基牙的牙周膜损伤,产生轻微疼痛,因其原因引起的邻牙或基牙疼痛,一般会自行消失。

(3)牙髓炎:由于牙体制备量大,髓室近基牙预备后的轴面、殆面,或者黏固后黏固剂刺激引起牙髓炎症,基牙疼痛逐渐明显,此时需拆除固定桥,待牙髓病治疗后再重作修复。

(4)继发性龋:若固定桥使用一段时间后,基牙出现继发性龋引起牙髓炎,基牙出现疼痛,应及时摘除固定桥,经治疗后再考虑重修复。

(5)电位差刺激:固位体和桥体若与对殆牙上的不同金属修复体接触在唾液中产生的电位差或基牙牙体修复体与固位体不同金属产生的电位差,也可能引起基牙疼痛,此时需消除电位差,消除疼痛。

(6)基牙受力过大:固定桥设计不合理,如缺牙数目多或基牙承受殆力的能力差,使桥基牙持续承受超越能承受的限度,引起牙周组织炎症,基牙疼痛,此时必须摘除固定桥,重作牙列缺损的修复设计。

2.龈炎

固定桥黏固后引起的牙龈充血、水肿,患者刷牙、咀嚼食物时,少量出血。

(1)黏固剂未去净:固定桥黏固后,位于牙间隙内多余黏固剂没去净,压迫刺激龈组织,引起炎症。

(2)菌斑附着:固位体边缘不贴合,或全冠固位体、桥体颊舌侧轴面外形恢复不正确,自洁作用遭破坏,引起龈缘菌斑附着,造成局部炎症。

(3)龈组织受压:固位体边缘或桥体龈端边长,直接压迫和刺激牙龈,形成创伤性炎症。

(4)接触点不正确:固位体与邻牙接触点位置恢复不正确或接触点松,引起食物嵌塞,引起龈炎。

上述除多余黏固剂没去净可通过去除黏固剂,消除龈炎外,其余各种原因引起的龈炎,一般在口内无法修整,应拆除后重新制作固定桥,修复牙列缺损。

3.固定桥松动

引起固定桥松动或脱落的原因很多,可能是单一原因,也可能是多原因的集中表现。

(1)基牙负荷过大:桥基牙受力过大,超过所能承受的负荷,引起牙周支持组织的损伤,牙槽骨的吸收,导致基牙松动。

(2)固位体固位力不够:固位体的固位力不够,咀嚼运动中垂直或侧向殆力作用下,引起固定桥的翘动,使黏固剂破裂,导致固定桥松动,甚至脱落。

(3)牙体固位形差:桥基牙牙体制备不符合要求,如轴面向内聚过大,甚至将基牙制备成锥形,失去基牙轴面和固位体组织面之间形成的固位力,使固定桥受力后,固位体与基牙分离,固定桥松脱。

(4)固位体与基牙不密合:固定桥制作时,因固位体与基牙不密合,而降低固位体的固位作用,同时由于固位体边缘不密合,黏固剂溶解,失去黏固力,使固定桥松动。

(5)继发龋:由于各种原因使基牙产生继发龋,导致基牙牙冠的牙体组织软化或缺损,失去固位力。

任何原因引起固定桥松动,一般都需拆除,然后分析原因,制订再修复方案。

4.固定桥破损

固定桥修复牙列缺损后,也可能会出现破损。

(1)瓷层或树脂层牙面破损:由于早期接触,在咀嚼时局部受力过大,会造成烤瓷牙瓷面折裂;金属烤瓷固定桥由于金属基底桥架的金属材料与瓷粉不匹配,两种材料的热膨胀系数不一致;金属基底桥架表面污染等原因也会引起瓷面脱落。

(2)连接体折断:若固定桥的桥体与固位体之间连接体的横截面积过小,焊接的固定连接体假焊等导致连接体强度不够,桥体在承受殆力时,引起固定连接体折断。

(3)殆面破损:因基牙殆面牙体制备量不够或金属固定桥基底桥架殆面过厚,造成面的瓷层或树脂层无足够的厚度,在调整咬合关系时或固定桥黏固后,殆面瓷层或树脂层破损,金属基底暴露;或因基牙殆面的牙体制备量不够或制作固位体时基牙殆面分离剂层过厚,造成金属全冠固位体殆面过薄,在固定桥试合时因调殆导致金属全冠固位体殆面破损。或在固定桥黏固后,经长期咀嚼,殆面过薄的金属层磨穿。

(4)固位体、桥体牙面变色:因金属与复合树脂联合固定桥的树脂材料理化性能不稳定,随固定桥修复牙列缺损后的时间推移,会造成牙面老化变色;树脂材料的分子结构疏松,食物色素造成牙面着色;树脂与金属结合差,边缘微渗漏导致色素沉积;树脂牙面的厚度不够,或金属基底表面遮色剂效果不理想,也会形成牙面变色。固定桥固位体或桥体牙面变色,形成与邻牙色泽不协调,明显影响牙列缺损的修复效果。

上述固定桥破损除塑料牙面磨损或变色,可在口内通过更换桥体牙面,或用光固化型复合树脂修补外,其他原因引起的固定桥破损,都应拆除后重新修复。必要时需重新进行基牙预备或修改修复设计方案。

二、可摘局部义齿

可摘局部义齿是牙列缺损修复最常用的方法,它是利用天然牙和基托覆盖黏膜及骨组织作支持,依靠义齿的固位体和基托的固位作用,利用人工牙恢复缺失牙的形态和功能,并用基托材料恢复缺损的牙槽嵴及软组织形态,患者能够自行摘戴的一种修复体。

(一)适应证与禁忌证

1.可摘局部义齿的适应证

(1)各类牙列缺损,特别是游离端缺失者。

(2)凡适合制作固定义齿者均可采用可摘局部义齿。

(3)即刻义齿修复。

(4)伴有牙槽骨、颌骨和软组织缺损的牙列缺损者。

(5)需要在修复缺失牙同时升高颌间距离者。

(6)可摘式夹板兼作义齿修复和松动牙固定者。

(7)腭裂患者以腭护板关闭裂隙;可摘食物嵌塞矫治器。

(8)不能耐受制作固定义齿时磨除牙体组织的患者。

2.可摘局部义齿的禁忌证

(1)精神病患者有吞服义齿的危险。

(2)生活不能自理的患者口腔卫生差,义齿容易供菌斑附着生长。

(3)对丙烯酸酯过敏者。

(4)口内黏膜溃疡经久不愈者。

(5)个别患者对基托的异物感无法克服者。

(6)对发音要求较高的患者,基托可能会影响发音质量。

(二)可摘局部义齿的组成和作用

1.人工牙

(1)作用:代替缺失的天然牙,恢复牙冠的外形和咀嚼、发音等功能,恢复咬合关系。

(2)种类:①按制作材料分类。塑料牙:成品塑料牙色泽美观,形态逼真,重量较轻,韧性好,不易折断,与基托的结合强度高,表面硬度较高。目前应用广泛。但与瓷牙相比,耐磨性差。瓷牙:瓷牙借助盖嵴部的钉或孔固定于基托塑料内。外形和色泽好,不易染色,硬度高,耐腐蚀,不易磨损。缺点是与塑料基托结合差,脆性大,易折断,不便调𬌗磨改,比塑料牙重。适用于牙槽嵴丰满,对咀嚼力要求较高且𬌗龈距正常的患者。②按𬌗面的牙尖斜度分类。解剖式牙:𬌗面形态与初萌出的天然牙𬌗面相似,牙尖斜度为 33°或 30°,又称有尖牙。在正中𬌗时,上、下颌牙尖凹锁结关系好,咀嚼效率高,但侧向𬌗力大。半解剖式牙:牙尖斜度较小,约 20°。上下颌牙间有一定的锁结关系,咀嚼效能较好,比解剖式牙的侧向𬌗力小。多数硬质塑料牙的𬌗面设计为半解剖式牙。非解剖式牙:又称无尖牙,𬌗面没有牙尖和斜面,只有溢出沟通达颊舌面。咀嚼效能较差,但侧向𬌗力小,对牙槽嵴的损害小,有助于义齿的稳定。

2.基托

基托是义齿覆盖牙槽嵴与承托区黏膜直接接触的部分,位于缺隙部分的基托又称为鞍基。

(1)作用:①附着人工牙。②传导和分散𬌗力。③将义齿的各个部分连接成一个功能整体。④修复缺损的牙槽嵴硬组织和软组织,恢复外形和美观。⑤加强义齿的固位和稳定,有间接固位作用。

(2)种类:按材料分类可以分为金属基托、塑料基托、金属塑料基托三种。①金属基托:铸造制作,强度高,体积小,较薄,对温度的传导性好,易于清洁,戴用较舒适。缺点是难以做衬垫,调改较困难。制作难度较高,需要铸造设备。②塑料基托:色泽近似口腔黏膜组织,美观,重量轻,操作简便,便于修补和衬垫,塑料基托适用于扩大覆盖面积,有助于义齿的固位和支持。缺点是强度较差,温度传导性差,不易自洁,并因体积较大而异物感明显。③金属塑料基托:兼有金属、塑料的优点,在基托的应力集中区设计金属板、金属杆或者放置金属网状物;在缺牙区牙槽嵴顶的支架上设计固位钉、环、网眼等固位装置,供人工牙和基托附着,增加了基托的坚固性,又不失塑料基托的优点。

(3)要求:①基托的伸展范围。唇、颊侧边缘伸展至黏膜转折处,边缘圆钝,不妨碍唇、颊的正常活动。基托的后缘在上颌应伸展至翼上颌切迹,远中颊侧应盖过上颌结节,中部最大的伸展范围可以到硬、软腭交界处稍后的软腭上腭小凹后 2 mm。下颌基托后缘应覆盖磨牙后垫的 1/2～2/3,基托的舌侧伸展至黏膜转折处,缓冲舌系带处,不影响舌的运动。以上为基托的最大伸展范围,应该根据缺牙区的部位,基牙的健康情况,牙槽嵴的吸收程度,𬌗力的大小,硬、软组织倒凹分布以及义齿对固位力的要求等因素进行调整。在保证义齿固位、支持和稳定的条件下,适当缩小基托的范围,让患者感到舒适美观。②基托的厚度。基托应该有一定的厚度以保证足够的挠屈强度。整铸支架式义齿基托的厚度约为 0.5 mm,边缘略圆钝。塑料基托的厚度约 2 mm,上颌腭侧基托的后缘稍薄些,以减少对发音的影响。③基托与天然牙的接触关系。与天然牙的非倒凹区接触,密合而无压力。支架式义齿应尽量设计铸造卡环臂对抗,暴露天然牙的龈缘区,如果必须覆盖天然牙的龈缘,应该以垂直方向通过,并在通过龈缘处做缓冲。胶连式义齿的舌腭侧基托边缘应该与天然牙舌腭面的非倒凹区接触,前牙基托的边缘应在舌隆突上,起平衡对抗作用。近龈缘区基托做缓冲,避免压迫龈缘,消除倒凹,便于摘戴。④基托与黏膜的关系。密合而无压迫。在上颌结节颊侧、上颌硬区、上颌隆突、下颌隆突、内斜线等处做缓冲处理,为保证边缘的封闭,基托边缘应该避开这些骨性结构。⑤基托磨光面的设计。根据美观的要求和患者缺牙区牙槽嵴的条件,可以设计牙根形态及适当的突度。基托的舌腭面及颊面的基本形态为凹斜面,有助于义齿的固位和稳定作用。

3.固位体

可摘局部义齿固位体的主要功能是固位、稳定和支持作用。

(1)固位体应该具备的条件:①必须提供足够的固位力,保证义齿行使功能时不发生脱位。②摘戴义齿时,固位体的固位臂和对抗臂有良好的交互对抗作用,对基牙无侧向压力。③戴入后,固位体处于被动状态,对基牙不产生持续的静压,不引起矫治性移位。④制作固位体的材料应具有良好的生物学性能,不对口内组织造成损伤。⑤减少暴露的金属,减小对美观的影响。⑥维护余留牙及牙周组织的健康。

(2)固位体的种类:①直接固位体可防止义齿向𬌗方脱位,起主要的固位作用。一般位于邻近缺隙的基牙或毗邻的基牙。冠外固位体:最常见和应用最广泛的是卡环,利用有一定弹性的卡环尖进入基牙倒凹区起固位作用,以卡环体和对抗臂起稳定作用,以𬌗支托和卡环体起支持作用。套筒冠固位体和冠外附着体属于较特殊的两类冠外固位体。冠内固位体:最常见的是冠内附着体,多属于精密附着体,其嵌锁型固位装置通过嵌体和冠的形式固定于基牙内,另一部分与义齿基托相连接,有固位、支持和稳定作用。利用义齿上的栓体和基牙上的栓道间的摩擦力固位。其优点是位于冠内,对美观影响小;固位作用好,且不依赖牙冠外形;基牙牙冠由全冠或嵌体保护,栓道处不与牙体接触;义齿摘戴时不对基牙产生侧向力;𬌗力沿基牙长轴垂直向传导。缺点是基牙预备时磨除的牙体组织较多;制作技术复杂,精度要求高;价格较贵;损坏后较难修理。②间接固位体辅助直接固位体起固位作用,防止义齿翘起、摆动、旋转、下沉。尖牙支托、切支托、连续卡环或前牙邻间钩、金属舌板、金属腭板、扩大的基托等皆可作间接固位体或具有间接固位作用。必须考虑间接固位体的位置和支点线的关系。原则上支点线到游离端基托远端的垂直距离最好等于支点线到间接固位体的垂直距离。间接固位体距支点线的垂直距离越远,对抗转动的力越强,平衡作用也越好。

(3)最常用的直接固位体——卡环。

1)卡环的结构和作用:①卡环臂由坚硬的起始部分和有弹性的尖端部分组成,卡臂尖位于基牙的倒凹区,起固位作用,防止义齿的向𬌗脱位。起始部分位于基牙的非倒凹区或观测线上,起稳定作用,防止义齿的侧向移位,还有一定的支持作用。铸造卡环臂从起始到尖端逐渐变尖、变薄,横截面为半圆形;弯制卡臂则是圆形,直径相同,尖端圆钝。卡环臂进入倒凹区的深度根据所采用材料、制作方法和牙冠形态不同而异。三臂卡环有固位臂和对抗臂,固位臂通过基牙的外形高点进入倒凹区时,对基牙施加作用力,对抗臂与固位臂形成交互作用,可防止基牙的移位。对抗臂位于基牙的非倒凹区或观测线上方。在双侧设计时,牙弓两侧的卡环应具有交互对抗作用。②卡环体是连接卡环臂、秴支托和小连接体的坚硬部分,无弹性,位于基牙邻近缺隙的非倒凹区,有稳定和支持作用,防止义齿侧向和龈向移位。③秴支托是卡环体向基牙秴面方向延伸的部分,具有较高的强度,防止义齿龈向移位,起支持作用,并使秴力沿基牙的长轴方向传导。还可防止食物嵌塞,恢复咬合接触关系等。

2)支托的设计要求:①位置在基牙邻近缺隙侧的边缘嵴处。近中支托则设计在基牙的非缺隙侧;如果咬合过紧不易获得支托位置,可以设置在下颌磨牙的舌沟和上颌磨牙的颊沟处。此外,尖牙的舌隆突,切牙的唇外展隙,均可设计支托。②与基牙长轴的关系,秴支托凹底应该与基牙长轴垂直。使承受的作用力顺基牙长轴方向传导。③大小和形态,匙形,秴面中心窄,近秴缘变宽;秴面中心薄,近边缘嵴处厚,且圆钝。铸造秴支托的颊舌径宽度约为磨牙颊舌径的1/3或前磨牙颊舌径的1/2。长度为磨牙近远中径的1/4或前磨牙近远中径的1/3。厚度1~1.5 mm。

3)观测线和卡环臂的关系:①观测器是用来确定基牙的倒凹区和非倒凹区,选择卡环类型,确定义齿共同就位道的仪器。②观测线是观测器分析杆围绕基牙牙冠轴面最突点所画出的连线,又称导线。观测线以上的部分为基牙的非倒凹区,观测线以下的部分为倒凹区。分析杆代表义齿的就位方向,卡环按此方向就位后,卡环的坚硬部分应该置于非倒凹区及秴面上,发挥支持和稳定作用,而富有弹性的卡环固位臂尖端部应该进入倒凹区,起对抗义齿秴向脱位的固位作用。③观测线的种类。一型观测线:基牙向缺隙相反方向倾斜。倒凹区主要位于基牙的远缺隙侧而近缺隙侧倒凹小,观测线近缺隙侧距秴面远,远缺隙侧距面近。二型观测线:基牙向缺隙方向倾斜。倒凹区主要位于基牙的近缺隙侧,而远缺隙侧倒凹小,观测线远缺隙侧距秴面远,而近缺隙侧距面近。三型观测线:基牙向颊侧或舌侧倾斜。基牙的近、远缺隙侧均有明显的倒凹,倒凹区大,非倒凹区小,观测线近缺隙侧和远缺隙侧都距秴面近。④观测线类型与卡环臂的选择。一型卡环臂适用于一型观测线。具有良好的固位、稳定作用,也有支持作用。二型卡环臂适用于二型观测线。该型卡环臂的固位作用较好,但稳定和支持作用稍差。三型卡环臂适用于三型观测线。

4)卡环臂与倒凹区深度的关系:倒凹区的深度是指观测线以下观测器分析杆垂直至倒凹区表面某一点的水平距离,又称作水平倒凹,通常由观测器的倒凹计来测量。

5)不同类型和材料的卡环固位臂需要不同的倒凹深度:钴铬合金铸造的卡环固位臂一般需要0.25 mm的水平倒凹;圈形卡环的固位臂较长,需要的水平倒凹较大;前磨牙较短的固位臂只需要0.25 mm水平倒凹即可;金合金铸造的卡环臂需要0.5 mm的水平倒凹;弯制的成品丝材卡环需要0.5~0.75 mm的水平倒凹。

6)卡环的种类:①铸造卡环主要包括圆环形卡环和杆形卡环两大类。圆环形卡环:卡臂尖是从秴面方向进入倒凹区,卡臂包绕基牙的3个面和4个轴面角,达牙冠周径的3/4以上。用于强壮、健康、牙冠外形良好的基牙上。如果基牙有适度倒凹,则卡环可具有良好的固位、支持和稳定作用。杆形卡环:又称Roach卡环,卡臂从基托中伸出,经过龈组织到达牙冠唇颊面的外形突点以下,卡臂尖是从牙龈方向进入倒凹区。有相对独立的颊侧臂和舌侧臂,包绕基牙约1/4。适用于邻近义齿游离端的基牙,其观测线下方只有半侧倒凹区或者观测线位置较低偏向龈方时。固位臂与基牙的接触面积小,美观、固位作用好,但稳定作用差,通过龈缘处的空间易存积食物。②组合式铸造卡环RPI卡环由近中秴支托、邻面板和I杆三部分组成。用于远中游离端义齿。近中秴支托可以消除或者减少基牙受到的扭力。游离端鞍基承受垂直向秴力时,鞍基和卡环同时下沉,卡环和基牙脱离接触。近中𬌗支托连同其小连接体作为间接固位体,有对抗义齿向远中脱位的作用。近中𬌗支托虽然减少了基牙所受的扭力,但同时也加大了牙槽嵴的负担。当基牙条件差而牙槽嵴条件好时,为减轻基牙的负荷,充分利用牙槽嵴的承载条件,应该选用近中𬌗支托。邻面板在基牙远中面预备的导平面上,邻面板与导平面平行,呈面式接触,导平面与邻面板之间的摩擦力可限制义齿的脱位;邻面板在水平方向的稳定作用很强,还可防止食物嵌塞。邻面板位置隐蔽,有利于美观。此外,还与卡环臂有拮抗作用。常用于下颌牙的邻面和舌面,上颌牙因向颊侧倾斜,不宜作导平面及邻面板。I杆如前所述,固位作用好,美观,与基牙接触面积小,对基牙的损伤小。③锻丝卡环由直径不同的金属丝弯制而成,弹性好,固位力较强,最适合用于第三类观测线的基牙,也可以用于第一、第二类观测线的基牙。锻丝卡环的优点是弹性好,价格低,与基牙呈线状接触,变形后容易调改,配合铸造𬌗支托设计,固位、稳定、支持作用均较好。在临床应用较为广泛。锻丝卡环的缺点是卡环臂与基牙牙面接触的密合度和均匀度受到限制,难以保证在非咬合状态时不对基牙造成压力。④铸造卡环和锻丝卡环的联合应用能够充分发挥铸造卡环和锻丝卡环各自的优点。如基牙的颊面是一型观测线,舌面是三型观测线时,则颊面用铸造的一型卡环固位臂,舌面用锻丝的三型卡环对抗臂。牙冠短圆者观测线较低,可设计铸造卡环,而牙冠形态较长且颈部内收者,如三型观测线位置较高,基牙倒凹区大,不宜采用铸造卡环作为固位臂,必须采用弹性好的贵合金丝材或者不锈钢丝弯制的卡环,才能使卡臂尖顺利进入倒凹区,既不会造成对基牙的损伤,又不会造成卡环的永久性变形。

4.连接体

分为大连接体和小连接体两类。

(1)大连接体:也称为连接杆,主要有腭杆、腭板、舌杆、舌板等。①作用:连接义齿各部分形成一个整体。传导和分散𬌗力至基牙和邻近的支持组织,减小了基牙在功能状态时所承受的扭力和载荷。增加义齿的强度,减小基托的面积,减轻异物感。②要求:要有一定的强度,较好的抗弯曲性能,不变形,不断裂。不能妨碍唇、颊、舌肌的运动。根据连接体所在的位置、受力情况和支持组织的健康状况,调整连接体的大小、外形和厚度。连接体越长,弹性越大,则应增加厚度。在保证强度的前提下,适当减小连接体的大小,减小黏膜组织覆盖面积,缓冲硬区,有利于支持组织的健康以及辅助发音功能。连接体的边缘圆钝,表面光滑,易于自洁和清洁。③种类:腭杆有前腭杆、后腭杆和侧腭杆三种。腭板有马蹄状腭板、关闭型马蹄状腭板、全腭板和变异腭板四种。舌杆有单舌杆(简称舌杆),还有双舌杆和舌隆突杆。颊杆仅适用于余留牙向舌侧严重倾斜的病例,无法在腭侧或舌侧设置大连接体。

(2)小连接体:小连接体是指义齿金属支架上的支托、卡环和塑料基托等部件与大连接体相连接的部分,或指胶连式义齿的卡环和支托等与塑料基托结合的部分。小连接体应具有足够的强度,与大连接体坚固连接。小连接体应与基牙轴面的非倒凹区接触,表面应光滑,发挥对抗作用,增加义齿的稳定性,不得进入基牙的倒凹区,否则会影响义齿的就位。小连接体应该垂直通过基牙的龈缘,并适当缓冲,避免压迫龈缘。应尽量位于外展隙等自然间隙内,避免体积过大、过突,避免妨碍周围组织活动,避免积存食物。与塑料基托结合处应有清晰的内外终止线,以保证结合强度和义齿表面光滑平整。

(三)可摘局部义齿的修复前准备和牙体预备

1.口腔检查

(1)口内检查:缺牙的部位和数目,剩余牙槽嵴的高低、形态和丰满度,有无骨尖、骨嵴、倒凹等;余留牙的动度,牙周及支持组织的健康状况;咬合关系,是否有早接触和殆创伤,牙冠形态;软组织的形态、色泽、弹性、厚度等,义齿边缘与软组织的关系;唾液的黏度、分泌量;口内现存修复体的形态、功能和适合性,需要重新制作的主要原因。

(2)颌面部检查:颜面的对称性,口唇的形态和位置,颞下颌关节和咀嚼肌的状态,下颌运动是否有异常,有无关节弹响、张口受限、肌肉疼痛、头痛等症状。

(3)研究模型:对于口腔情况复杂的患者可制取诊断性研究模型并上殆架检查,了解上下颌牙的咬合关系,余留牙的磨损、倾斜、移位和伸长情况,咬合接触是否过紧,与殆支托和卡环的安放有无关系,上下牙槽嵴的颌间关系,颌间距离的大小,覆殆和覆盖的程度。义齿的边缘伸展程度。

(4)X线检查:余留牙的龋坏,牙髓状态,牙周支持组织健康状况,特别是根周骨支持量,骨组织的密度和结构,缺牙区牙槽嵴的骨表面状态,黏膜的厚度等,以及颞下颌关节情况。

2.修复前的准备

(1)余留牙的准备:①畸形牙、错位牙、牙体严重破坏的牙、重度松动牙、重度倾斜移位的牙及其他对修复不利者,均应拔除。②拆除不良修复体。③治疗牙体牙髓病、牙周病。④可以保留的形态异常牙、残冠、残根等,经过适当治疗,可以全冠修复后作为基牙。⑤磨短伸长牙,对于过度伸长牙可以去髓后调磨并全冠恢复;低殆牙用全冠恢复咬合,改善殆曲线和殆平面。⑥向缺隙倾斜移位的牙,轻者可调磨邻面倒凹,重者应正畸治疗或者采用套筒冠义齿设计改变义齿就位道。

(2)缺牙间隙的准备:①手术去除缺牙区的残根、游离骨片、骨尖等。②系带附着接近牙槽嵴顶者,应手术修正。③手术去除异常肥大的上腭隆突、下颌隆突及上颌结节等。④牙槽嵴加高术改善呈刃状和过分低平的牙槽嵴。⑤切除过度增生的软组织(松软牙槽嵴)。⑥口腔有炎症、溃疡、增生物、肿瘤及其他黏膜病变者,应先行治疗后再做义齿修复。

3.牙体预备

(1)基牙和余留牙的调磨:①磨改伸长的牙尖,较陡的斜面和锐利的殆边缘嵴,以消除早接触和殆干扰。②调磨伸长或下垂的牙,以及边缘嵴上下交错的牙,调改殆平面和殆曲线。③缺隙两侧的牙齿倾斜移位时,应磨改减小邻面的倒凹,同时也有助于设计共同就位道。④调改基牙倒凹的深度和坡度,去除轴面过大的倒凹。⑤适当调改基牙的邻颊或邻舌线角,避免卡体位置过高。⑥卡环的固位臂尖部在戴入时不应受邻牙的阻挡,必要时可适当调改颊外展隙。

(2)支托凹的预备:①一般预备在缺隙两侧基牙的近中、远中边缘嵴处。②若上下颌牙咬合过紧,或者殆面磨损致牙本质过敏时,不要勉强磨出支托凹。可以适当磨除对颌牙。③尽量利用上下牙咬合的天然间隙,或设置在不妨碍咬合接触之处,如上颌牙的颊沟区,下颌牙的舌沟区等。④在保证铸造殆支托强度的前提下,尽量少磨除基牙牙体组织。殆支托凹成球凹面,深度为1~1.5 mm,凹底最深处位于边缘嵴内侧,凹底与邻面相交角度小于90°,此处线角应圆钝。凹底一般应在釉质内,如已磨及牙本质,应做脱敏防龋处理。⑤铸造殆支托凹呈三角形或者是匙形,由基部向殆面中部逐渐变窄,其近远中长度为基牙近远中径的1/4~1/3。殆支托凹在基牙边缘嵴处最宽,为殆面颊舌径的1/3~1/2。为弯制殆支托预备的支托凹,宽度可略窄,深度为1 mm。⑥前牙的舌支托凹位于舌隆突上,在颈1/3和中1/3相交界处,呈"V"字形,尽可能和牙长轴接近垂直。⑦前牙的切支托凹位于切角和切缘上,宽约2.5 mm,深度为1~1.5 mm,线角圆钝。

(3)隙卡沟的预备:通过基牙与相邻牙的殆外展隙,尽量利用天然牙间隙,必要时可调磨对颌牙牙尖以保证隙卡沟的间隙。不应破坏邻接点,宽度一般为0.9~1.0 mm,沟底呈圆形,颊舌外展隙处应圆钝。

(四)义齿戴入后可能出现的问题及处理

见表 13-1。

表 13-1　义齿戴入后可能出现的问题及处理

问题		原因	处理
疼痛	基牙疼	龋病或牙周病	相应处理
		基牙受力过大而导致疼痛,如卡环、基托与基牙接触过紧	卡环、基托缓冲,增加基牙或改变固位体类型
		义齿不稳定对基牙产生的扭力	重衬、增加间接固位体
		咬合过高造成的创伤	调𬌗
	软组织疼痛	基托边缘过长、过锐,组织面有小瘤等。表现为黏膜充血红肿,甚至有溃疡面	基托相应部位进行修改
		支托未起作用或折断使义齿下沉压迫软组织,咬合过高,义齿不稳定及基托变形等,均可导致大范围的弥漫性疼痛	需根据具体情况进行修理、调𬌗、重衬或重新设计和制作
		牙槽嵴有骨尖、骨突或骨嵴,黏膜较薄,存在组织倒凹,义齿在受力或摘戴时易受压伤或擦伤	查清疼痛部位,基托组织面缓冲处理
固位不良	弹跳	卡臂尖进入基牙的倒凹区,而是抵住了邻牙	修改卡环臂
	翘动、摆动、上下浮动	卡环体与基牙不贴间接固位体的位置不当支托、卡环在牙面形成支点卡环无固位力	修改卡环与支托,或许重新制作卡环
	卡环固位差	基牙牙冠小,或呈锥形致固位形差	增加基牙,改变卡环的类型或用全冠修复体改善外形
	义齿不稳定	人工牙排列的位置不当。如前牙排列覆𬌗过大,后牙排在牙槽嵴颊侧或舌侧	调𬌗或重新排牙
		基托边缘伸展过长、影响唇、颊、舌系带及周围肌的活动	磨短基托边缘,避开系带处
	咀嚼功能差	人工牙𬌗面过小、低、𬌗关系不好	升高咬合,加大𬌗面,改变𬌗面形态,增加牙尖斜度,增加基牙及牙槽嵴的支持力
		垂直距离过低	恢复正确的垂直距离
	摘戴困难	卡环过紧,基托紧贴牙面,倒凹区基托缓冲不够	调改卡环或基托
		患者没有掌握义齿摘戴方向和方法	教会患者正确的摘戴义齿
	食物嵌塞	基托与组织不密合,卡环与基牙不贴合,基托与天然牙之间有间隙	自凝塑料局部衬垫;选择适当的义齿就位道,尽量减小不利倒凹
	发音不清	暂时性的不适应	逐渐习惯
		基托过厚、过大,牙齿排列偏向舌侧	磨薄、磨小基托或调磨人工牙的舌面
	咬颊黏膜、咬舌	后牙的覆盖过小,颊部软组织向内凹陷,天然牙牙尖锐利	应加大后牙覆盖,调磨过锐的牙尖,加厚基托推开颊肌
		下颌后牙排列偏向舌侧或𬌗平面过低	磨除下颌人工牙的舌面,升高下颌平面或重排后牙

问题	原因	处理
恶心或唾液增多	初戴不适应 基托后缘伸展过多、过厚,或后缘与黏膜不贴合	逐渐习惯 磨改基托或重衬
咀嚼肌和颞下颌下颌关节不舒	垂直距离恢复得过低或过高,改变了咀嚼肌肌张力和颞下颌关节正常状态,出现肌疲劳、酸痛和张口受限	调𬌗,重新排牙加高或降低垂直距离
外观问题	唇部过突或凹陷,人工牙颜色或大小不满意等	酌情修改,重做,耐心解释

(刘长妍)

第三节 牙列缺失修复

一、全口义齿修复

(一)无牙颌的组织结构特点与全口义齿修复的关系

1.无牙颌的分区

无牙颌各部分的组织结构是不同的,要利用其解剖生理特点,使患者戴全口义齿后能够发挥其咀嚼功能。

根据无牙颌的组织结构和全口义齿的关系,将无牙颌分成四个区,即主承托区、副承托区、边缘封闭区和缓冲区。

(1)主承托区:包括上下颌牙槽嵴顶的区域,此区的骨组织上覆盖着高度角化的复层鳞状上皮,其下有致密的黏膜下层所附着,此区能承担咀嚼压力,抵抗义齿基托的施压而不致造成组织的创伤。义齿基托与主承托区黏膜应紧密贴合。

(2)副承托区:指上下颌牙槽嵴的唇颊和舌腭侧。副承托区与主承托区之间无明显界限。副承托区与唇、颊的界限在口腔前庭黏膜反折线,与舌的界线在口底的黏膜反折线。此区骨面有黏膜肌附着点、疏松的黏膜下层及脂肪和腺体组织,副承托区支持力较差,不能承受较大的压力,只能协助主承托区承担咀嚼压力,义齿基托与副承托区黏膜也应紧密贴合。

(3)边缘封闭区:是义齿边缘接触的软组织部分,此区有大量疏松结缔组织,不能承受咀嚼压力。但是这些组织可以与义齿边缘紧密贴合,产生良好的边缘封闭作用,保证义齿固位。为了增加上颌义齿后缘的封闭作用,可借组织的可让性,对组织稍加压力,制作后堤,形成完整的封闭作用。

(4)缓冲区:主要指无牙颌的上颌隆突、颧突、上颌结节的颊侧、切牙乳突、下颌隆突、下颌舌骨嵴,以及牙槽嵴上的骨尖、骨棱等部位。该区表面覆盖有很薄的黏膜,不能承受咀嚼压力。应将上述各部分的义齿基托组织面的相应部位磨除少许,做缓冲处理,以免组织受压而产生疼痛。

2.全口义齿的结构和基托范围

(1)全口义齿的结构:全口义齿由基托和人工牙列两部分组成,基托和人工牙共同构成义齿的三个面。①组织面:组织面是义齿基托与牙槽嵴黏膜、腭黏膜组织接触的面,它必须与缓冲区以外的口腔黏膜组织紧密贴合,两者之间才能形成大气负压和吸附力,使全口义齿在口腔中获得固位。②咬合面:咬合面是上下颌人工牙咬合接触的面。在咬合时,咀嚼肌所产生的咬合力量通过人工牙咬合面传递到基托组织面所接触的口腔支持组织上。咬合力应均匀分布在支持组织上,而有助于义齿获得良好的固位与稳定,并减少压痛等并发症。③磨光面:磨光面是指义齿与唇颊和舌黏膜接触的部分。磨光面的外形对义齿的固位与自洁很重要。在其颊、舌、腭侧面应形成凹面外形。如果磨光面形态不合适,则肌肉所加的力,可使义齿脱位和不稳定。

(2)全口义齿的基托范围。①基托伸展的原则:在不影响周围软组织生理运动的情况下尽量扩展。②基托的范围:唇颊侧止于唇颊黏膜与牙槽嵴唇颊黏膜的反折线,让开唇颊系带;下颌舌侧止于口底黏膜与牙槽嵴舌侧黏膜的反折线让开舌系带;上颌后缘止于腭小凹后 2 mm 至两侧翼上颌切迹的连线;下颌后缘止于磨牙后垫的 1/2~2/3 处。

(二)牙列缺失后的组织改变

1.骨组织的改变

牙列缺失后,牙槽突逐渐吸收形成牙槽嵴。上下颌骨的改变主要是牙槽嵴的吸收萎缩,随着牙槽嵴的吸收,上下颌骨逐渐失去原有形状和大小。牙槽嵴的吸收速度与缺失牙的原因、时间及骨质致密程度有关。

由牙周炎引起的牙列缺失往往在初期牙槽嵴吸收就很明显,由龋齿根尖病引起的牙拔除,往往根据疼痛持续时间长短、拔牙难易程度不同而造成缺牙局部的牙槽嵴萎缩程度不同。单纯拔牙引起的骨吸收显著少于拔牙后又做牙槽嵴修整术者。

牙槽嵴的吸收速率在牙缺失后前 3 个月最快,大约 6 个月后吸收速率显著下降,拔牙后两年吸收速度趋于稳定。

牙槽嵴吸收多少与骨质致密程度直接有关,上颌牙槽嵴吸收的方向呈向上向内,外侧骨板较内侧骨板吸收多,结果上颌骨的外形逐渐缩小。下颌牙槽嵴的吸收方向是向下前和向外,与上颌骨相反,结果使下颌牙弓逐渐变大,面下 1/3 距离也随之变短。上下颌骨间的关系亦失去协调甚至可表现出下颌前突、下颌角变大、髁突变位及下颌关节骨质吸收,导致颞下颌关节紊乱病。在骨吸收过多时,颏孔、外斜嵴及下颌隆突与牙槽嵴顶的距离变小,甚至与牙槽嵴顶平齐,嵴顶呈现为窄小而尖锐的骨嵴。

从总的趋势看,上下颌前牙区吸收速率高,形态改变较大,而后牙区、上颌结节、下颌磨牙后垫的改变较少。

牙槽嵴的持续吸收不仅与患者全身健康状态和骨质代谢状况有关,而且与修复义齿与否及修复效果好坏有关。如果全口义齿不做必要的修改,或不进行周期性更换以适应牙槽嵴的持续吸收,则在行使功能时义齿处于不稳定状态,可导致局部压力集中从而加快剩余牙槽嵴吸收。

牙列缺失后骨组织改变,在不同个体,其吸收结果不同,在同一个体的不同部位,剩余牙槽嵴的程度也不同。

2.软组织的改变

由于牙槽嵴骨的不断吸收,与之相关的软组织也发生相应的位置变化,如附着在颌骨周围的唇颊系带与牙槽嵴顶的距离变短,甚至与嵴顶平齐,唇颊沟及舌沟间隙变浅,严重者口腔前庭与口腔本部无明显界限。

唇颊部因失去硬组织的支持,向内凹陷,上唇丰满度丧失,面部皱褶增加,鼻唇沟加深,口角下陷,面下 1/3 距离变短,面容明显呈衰老状。

由于肌张力平衡遭到破坏,失去正常的张力和弹性,也由于组织的萎缩,黏膜变薄变平,失去正常的湿润和光泽,且敏感性增强,易患疼痛和压伤。

由于牙列缺失,舌失去牙的限制,因而舌体变大,且可导致舌与颊部内陷的软组织接触,使整个口腔为舌所充满。有的患者还出现味觉异常和口干等现象。

(三)全口义齿的固位和稳定

要获得全口义齿满意的修复效果,必须具有良好的固位和稳定。固位是指义齿抵抗垂直脱位的能力,如果全口义齿固位不好,在张口时即容易脱位。稳定是指义齿对抗水平和转动的力量,防止义齿侧向和前后向脱位,如果义齿不稳定,在说话和进食时则会侧向移位或翘动。

1.全口义齿的固位原理

(1)大气压力:全口义齿基托边缘与周围的软组织始终保持紧密的接触,形成良好的边缘封闭,使空气不能进入基托与黏膜之间,在基托黏膜之间形成负压,在大气压力作用下,基托和黏膜组织密贴而使义齿获得固位。

(2)吸附力:吸附力是两种物体分子之间相互的吸引力,包括附着力和黏着力。附着力是指不同分子之间的吸引力。黏着力是指同分子之间的内聚力。全口义齿的基托组织面和黏膜紧密贴合,其间有一薄层的唾液,基托组织面与唾液,唾液与黏膜之间产生附着力,唾液本身分子之间产生黏着力(内聚力),而使全口义齿获得固位。

2.影响义齿固位的有关因素

(1)颌骨的解剖形态和口腔黏膜的性质。

(2)基托的边缘:基托边缘伸展范围、厚薄和形状,对于义齿的固位非常重要。在不妨碍周围组织正常活动的情况下,基托边缘应尽量伸展,并与移行黏膜皱襞保持紧密接触,获得良好的封闭作用。

上颌基托唇颊边缘应伸展到唇颊沟内。唇、颊系带处的基托边缘应做成切迹以免妨碍系带的活动。在上颌结节的颊侧颊间隙处,基托边缘应伸展到颊间隙内,以利固位。基托后缘应止于硬软腭交界处的软腭上,且边缘可在此区稍加压,加强义齿后缘的封闭作用。义齿后缘两侧应伸展到翼上颌切迹。

(3)唾液的质和量:总之患者的口腔解剖形态,唾液的质和量,基托面积大小、边缘伸展等因素均与义齿固位有关。

3.影响全口义齿稳定的有关因素

(1)良好的咬合关系:全口义齿戴在无牙颌患者口内时,上下人工牙列的咬合关系也应符合该患者上下颌的位置关系。而且上下牙列间要有均匀广泛的接触。如果义齿的咬合关系与患者上下颌的颌位关系不一致,或上下人工牙列间的咬合有早接触,患者在咬合时,不但不会加强义齿的固位,还会出现义齿翘动,以致造成义齿脱位。

(2)合理的排牙。

(3)理想的基托磨光面形态:义齿在口腔中的位置,应在唇、颊肌与舌肌内外力量相互抵消的区域。为争取获得有利于义齿稳定的肌力和尽量减少不利的力量,需制作良好的磨光面形态。一般基托磨光面应呈凹面,唇、颊、舌肌作用在基托上时能对义齿形成挟持力,使义齿更加稳定,如果磨光面呈凸形,唇、颊、舌肌运动时,将对义齿造成脱位力,破坏义齿固位。

(四)无牙颌的口腔检查和修复前准备

1.病史采集

与患者面对面地采集病史,有助于医师了解患者的个性特点和社会经济情况,这是治疗之前必不可少的交谈。应主要了解以下情况。

(1)主观要求:患者希望义齿所能达到的效果,患者对义齿修复的过程、价格、效果的理解程度。

(2)既往口腔科治疗情况:缺牙原因、缺牙时间的长短,是否修复过,既往义齿使用情况。

(3)年龄和全身健康情况。

(4)性格和精神心理情况。

2.口腔检查

牙列缺失后,咀嚼功能遭到破坏,并引起颌面部、口腔发生一系列的形态和功能变化,其改变的程度与患者的年龄,全身健康状况,缺牙的原因、时间有关系。因此,在制作全口义齿之前,应对患者进行全面、系统的检查。包括以下几点。

(1)颌面部:患者的颌面部左右是否对称。

(2)牙槽嵴:检查拔牙后伤口愈合情况,以了解牙槽骨吸收的稳定程度等。根据牙槽骨吸收规律,理论上讲一般在拔牙后 3～6 个月,开始制作义齿。从临床现象观察,高而宽的牙槽嵴对义齿的固位、稳定和支持作用好。低而窄的牙槽嵴,对义齿的支持和固位作用差。当牙槽嵴呈刃状时,戴义齿常易出现组织的压痛。

(3)颌弓的形状和大小:检查时,应注意上下颌弓的形状和大小是否协调,上下颌吸收情况是否一致。

(4)上下颌弓的位置关系:可分为水平关系和垂直关系。

(5)上下唇系带的位置:检查上下唇系带的形状和位置,是否与面部中线一致。

(6)腭穹隆的形状。

(7)肌、系带的附着:肌和系带的附着点距离牙槽嵴顶的距离,是随牙槽嵴吸收的程度而产生相对改变的。牙槽骨因吸收过多而变低平,则肌和系带的附着点距离牙槽嵴顶较近或与之平齐,当肌活动时,容易造成义齿脱位。

(8)舌的位置和大小。

(9)对旧义齿的检查:如患者戴用过全口义齿,应询问其重做的原因和要求,了解戴用义齿的时间和使用情况。检查旧义齿的固位、稳定情况,义齿基托与黏膜组织间的密合情况,边缘伸展情况,垂直距离和正中关系是否正确,人工牙排列位置和人工牙的材料,义齿的𬌗型,口腔黏膜是否正常,有无黏膜破溃、炎症性增生等情况。如黏膜不正常时,应停戴旧义齿 1 周,待炎症消退,再开始重新修复。如患者戴用旧义齿多年,对外形适应且满意,仅因𬌗面重度磨耗而要求重做者,在重新修复时,需想办法复制义齿磨光面外形及人工牙排列位置以便患者尽快适应。

3.修复前的外科处理

无牙颌修复前的外科手术修整工作,与全口义齿能否恢复外形和功能有着密切关系。对于尖锐的骨尖,明显的骨突,过大的组织倒凹,增生的软组织,松软的牙槽嵴等,均应进行外科修整。

(1)尖锐的骨尖、骨突和骨嵴:在牙槽嵴上有尖锐的骨尖、骨突、骨嵴,或形成较大的倒凹,可采用牙槽骨整形术。

(2)上颌结节:上颌结节较大,其颊侧骨突形成明显的组织倒凹,同时在上颌前部牙槽嵴的唇侧也有明显的倒凹时,将影响上颌义齿的就位。如两侧上颌结节均较突出时,可以只选择结节较大的一侧作外科修整,另一侧可在基托组织面进行适当的缓冲以减小倒凹,或是改变义齿就位方向,使义齿容易就位,并且不产生疼痛。

(3)下颌隆突:下颌隆突过大,其下方形成较大倒凹,不能用缓冲基托组织面的方法解决者,在修复前应作外科修整。

(4)唇颊沟加深:若唇颊沟过浅,影响义齿基托边缘伸展,义齿常因唇颊肌活动而造成脱位,可作唇颊沟加深术。

(5)唇颊系带成形:当牙槽嵴吸收后呈低平者,系带附着点接近牙槽嵴顶,甚至与牙槽嵴顶平齐,空气易自基托"V"形切迹处进入基托和黏膜组织之间,破坏边缘封闭而造成义齿脱位。

(6)增生的黏膜组织:口腔黏膜炎症性增生,多发生在上颌唇侧前庭,也可发生在下颌唇侧前庭,呈多褶状,在裂口的底部有溃疡,称缝龈瘤。这是由于牙槽骨的吸收,使基托与牙槽嵴之间不密合,或因义齿固位不好,而有前后向移动,特别在正中𬌗位上下颌牙咬紧时,上颌全口义齿有向前推动的现象,使之长期、慢性刺激形成组织炎症性增生所致。如增生的组织不能消退,须采取手术切除。

(7)松软牙槽嵴:当下颌前部是天然牙而上颌是无牙颌时戴用全口义齿,由于下颌前部天然牙产生较大的𬌗力作用于上颌前部牙槽嵴,造成牙槽嵴压迫性吸收,而形成移动性较大的无牙槽骨支持的软性牙槽嵴,一般不主张手术切除。

(五)全口义齿戴牙后出现的问题及处理

初戴全口义齿或戴用一段时间后,由于各种原因,可能出现问题或症状,要及时进行修改,以便保护口腔组织的健康和功能的恢复。口腔软组织具有弹性,义齿戴用后,由于𬌗力的作用,出现下沉现象,在骨尖、骨棱、骨突部位出现黏膜破溃和疼痛。有时由于患者耐受性很强,仍坚持戴用义齿,进而可造成更大的损伤。因此,全口义齿戴用后,应定期复查,以便及时发现问题,及时处理。

1.疼痛

(1)在牙槽嵴上有骨尖、骨棱,上颌隆突、上颌结节的颊侧、下颌舌隆突、下颌舌骨嵴处等骨质隆起,有组织倒凹的区域,由于覆盖的黏膜较薄,受力后容易造成组织压伤,义齿在戴上或取下时,义齿基托边缘常造成倒凹区黏膜的擦伤。由于取印模时压力不均匀或模型有破损,在义齿修复后常可刮伤组织。

处理方法是用桃形或轮状石将基托组织面的相应处磨除少许,使基托组织面与组织之间有适当的空隙,这种处理称为缓冲。

(2)由于基托边缘伸展过长或边缘过锐,系带部位基托缓冲不够,在移行皱襞,系带部位可造成软组织红肿、破溃或组织切伤,严重时黏膜呈灰白色。

上颌义齿后缘过长,下颌义齿远中舌侧边缘过长时,由于组织被压伤,常可发生咽喉痛或吞咽时疼痛的症状。需将过长、过锐的边缘磨短和圆钝,但不宜磨除过多,以免破坏边缘封闭。

(3)义齿在正中咬合和侧方𬌗时有早接触或𬌗干扰,𬌗力分布不均匀,在牙槽嵴顶或嵴的斜面上,产生弥散性发红的刺激区域。如在嵴顶上,是由于牙尖早接触,过大的压力造成的。如在嵴的侧面上,是由于侧方𬌗运动时牙尖的干扰,有时离刺激处较远。

检查时,将下颌义齿戴在患者口中,医师用右手的拇指和示指或两手的示指放在下颌义齿两颊侧基托上,使下颌义齿固定在下颌牙槽嵴上,然后让患者下颌后退,在正中关系位闭合,在患者的上下牙有接触时不动,然后咬紧,如发现下颌义齿或下颌有滑动或扭动时,表示咬合时有早接触点,必须找出早接触点部位,给予磨除达到殆平衡。

(4)义齿行使功能时,由于义齿不稳定,在口内形成多处压痛点和破溃处。

殆不稳定的原因是义齿边缘伸展过长,牙排列位置不正确,颌位关系不正确或侧方殆时牙尖有干扰。

当患者在说话、张口时义齿有固位力,而咀嚼时义齿发生移位时,表示义齿不稳定。造成义齿不稳定的原因是:①正中殆关系不不正确,并且有早接触点,尤其在第二磨牙之间有早接触点。②人工牙排列的位置不正确。③侧方殆时,有干扰。④在牙槽嵴上产生连续性压痛点,其疼痛不明显,应考虑是殆关系的错误,多数情况下是因正中关系不正确,或有牙早接触、殆干扰。

在分析疼痛原因时,需认真鉴别诊断。鉴别疼痛是由义齿基托组织面局部压迫造成的,还是由于咬合因素使义齿移动而摩擦造成的。鉴别方法除了用肉眼观察有无咬合后义齿的移动现象,用手指扶住义齿,感觉有无咬合后义齿的滑动和扭动外,还可用压力指示糊进行检查。

(5)患者戴义齿后,感到下颌牙槽嵴普遍疼痛或压痛,不能坚持较长时间戴义齿,面颊部肌肉酸痛,上腭部有烧灼感。检查口腔黏膜无异常表现,这种情况多由于垂直距离过高或夜磨牙所致。可重新排列下颌后牙降低垂直距离,或重新做义齿。

2.固位不良

全口义齿固位不良多见于下颌,原因是多方面的。一方面是由于患者口腔条件差,如牙槽嵴因吸收变的低平,黏膜较薄,唇、颊向内凹陷,舌变大。在这种情况下,需要患者坚持戴用义齿,适应和学会使用义齿后,义齿的固位程度是会逐渐加强的。另一方面是由于义齿本身的问题,常见的现象如下。

(1)口腔处于休息状态时,义齿容易松动脱落。这是由于基托组织面与黏膜不密合或基托边缘伸展不够,边缘封闭不好造成。可采用重衬或加长边缘的方法解决。

(2)当口腔处于休息状态时,义齿固位尚好,但张口、说话、打哈欠时义齿易脱位,这是由于基托边缘过长、过厚,唇、颊、舌系带区基托边缘缓冲不够,影响系带活动;人工牙排列的位置不当,排列在牙槽嵴顶的唇颊或舌侧,影响周围肌肉的活动;义齿磨光面外形不好造成。应磨改基托过长或过厚的边缘,缓冲系带部位的基托,形成基托磨光面应有的外形,或适当磨去部分人工牙的颊舌面,减小人工牙的宽度。

(3)固位尚好,但在咀嚼食物时,义齿容易脱位,是由于殆不平衡,牙尖有干扰,使义齿翘动,破坏了边缘封闭造成的。在下颌磨牙后垫部位基托伸展过长,与上颌结节后缘基托相接触或接近。上颌殆平面较低,当下颌向前伸时,上下颌基托后缘相接触或上颌第二磨牙远中顿尖与下颌磨牙后垫部位基托接触,使下颌义齿前部翘起,而影响义齿固位。修改时应进行选磨调,消除早接触和牙尖的干扰,或将基托边缘磨短或磨薄。

3.发音障碍

一般情况下,全口义齿初戴时,常出现发音不清楚的现象,但很快就能够适应和克服。如牙排列的位置不正确就会使发音不清或有哨音。哨音产生的原因是由于后部牙弓狭窄,尤其在前磨牙区,使舌活动间隙减小,舌活动受限;使舌背与腭面之间形成很小的空气排逸道;基托前部的腭面太光滑,前牙舌面过于光滑。可将上颌基托前部形成腭皱和切牙乳突的形态,形成上前牙舌面隆凸、舌面窝和舌外展隙的形态。有少数患者在发"S"音时,舌尖抵在下颌前部基托的舌侧面上,舌体抵在上腭处,形成空气排逸道。如果下前牙排列的过于向舌侧倾斜,使舌拱起得较高,可使空气逸出道变小,从而发出哨音。如下颌前部舌侧基托太厚,也会使发"S"音不清楚。修改方法可将下颌前牙稍向唇侧倾斜,将下颌舌侧基托磨薄些,使舌活动间隙加大。

4.恶心

部分患者在初戴义齿时,常出现恶心,甚至呕吐。

(1)原因:①初戴不适应。②上颌义齿后缘伸展过长,刺激软腭。③义齿基托后缘与口腔黏膜不密合,唾液刺激黏膜而发痒,从而引起恶心。④上下前牙接触,而后牙无接触,义齿后端翘动而刺激黏膜。⑤上颌义齿后缘基托过厚,下颌义齿远中舌侧基托过厚而挤压舌根处。

(2)处理方法:①对于初戴不适应者,应嘱患者坚持戴用,症状可逐渐缓解。②上颌义齿后缘伸展过长者应将基托后缘磨短。③如上颌义齿后缘与黏膜不密合,可用自凝塑料重衬,或重作后堤,加强后缘封闭。④因𬌗干扰导致义齿前后翘动者,通过调𬌗消除前牙早接触点。⑤基托后缘过厚者,可修改上下颌义齿基托后缘的厚度。

5.咬唇颊、咬舌

(1)原因:①由于后牙缺失时间过久,两侧颊部向内凹陷,或舌体变大,从而造成咬颊或咬舌现象,经过戴用一段时间后,常可自行改善。必要时可加厚颊侧基托,将颊部组织推向外侧。②人工牙排列覆盖过小。③上颌结节和磨牙后垫部位的上下颌基托之间夹住颊部软组织。

(2)处理方法:①加大覆盖,磨改上后牙颊尖舌侧斜面和下后牙颊尖颊侧斜面,可解决咬颊现象;磨改上后牙舌尖舌侧斜面和下后牙舌尖颊侧斜面解决咬舌现象。②增加上颌义齿颊侧后部基托厚度,将肥厚的颊侧软组织推开。③磨薄基托,增加人工后牙远中上下基托之间间隙,以免夹着颊部软组织。

6.咀嚼功能差

(1)原因:①上下颌后牙接触面积小。②调磨咬合过程中,磨去了𬌗面的解剖形态。③垂直距离低或过高,患者感到在吃饭时用不上力,或咀嚼费力。

(2)修改方法:①通过调𬌗增加𬌗面接触面积,形成尖窝解剖外形和食物排溢道。②垂直距离过低或过高者,需重新制作义齿,或重取颌位关系记录,将义齿上𬌗架后重新排牙。

7.心理因素的影响

部分患者认为戴全口义齿后,应和真牙一样,说话、吃饭都没有任何问题,但是戴义齿后,往往和患者原来的想象不完全一样。刚戴义齿时容易松动脱位,不会用于吃饭,说话不清楚,口水多。患者会认为医师技术不好,对照其他患者戴全口义齿如何好用,没有问题,而要求重做义齿。在这种情况下,医师应仔细地检查全口义齿是否有问题,如确有缺点,应加以修改;如果是患者不适应或不会使用,应耐心进行解释,讲明义齿和天然牙的不同,或请戴过义齿的患者现身说法,对患者进行说服。制作全口义齿是需患者参与配合的一种治疗方法,患者的积极使用、主动练习是非常重要的。

二、即刻全口义齿修复

即刻全口义齿又称预成义齿,它是一种在患者的天然牙尚未拔除前预先做好,牙拔除后立即戴入的义齿。

(一)即刻全口义齿的适应证与禁忌证

(1)即刻全口义齿适用于修复不能保留的前牙,或上(下)颌剩余任何数目牙的病例。因前牙对患者的发音和面部外形非常重要,故特别适用于教师、演员等职业的患者。

（2）即刻全口义齿适用于全身及局部健康状况良好,可以一次性经受拔除较多牙的患者。

（3）局部患有急性根尖周炎、牙槽脓肿、急性牙周炎等,不宜采用即刻全口义齿修复。

(二)即刻全口义齿优缺点

1.即刻全口义齿的优点

（1）患者在牙拔除后,立即戴上义齿,可以保持其面部外形、语言和咀嚼功能,不妨碍患者社交和工作。不仅可以免除患者缺牙等待伤口愈合的痛苦,而且可在患者颌面肌群、颊舌软组织以及颞下颌关节尚未发生改变的情况下,立即戴上义齿。因此,患者可很快地习惯使用义齿。

（2）容易求得正确的颌位关系。在制作即刻全口义齿时,因患者口内尚存留有部分天然牙,保持着原有的咬合关系和颌间距离,同时颌面肌肉的张力和颞下颌关节也未发生改变,所以比较容易确定颌位关系。

（3）拔牙后立即戴入义齿,对拔牙创施加压力,有利于止血。同时还可以保护伤口,使其不致受食物的刺激或感染,减轻患者的疼痛,并加速伤口愈合。

（4）减小牙槽嵴的吸收。因为拔牙后立即戴入义齿,能即时恢复生理的功能性刺激,保护牙槽嵴的健康,防止失用性萎缩。

（5）医师可以参照患者口内存留的天然牙,选择形状、大小、颜色相似的人工牙,根据天然牙的位置、牙弓的形状排列人工牙。

2.即刻全口义齿的缺点

（1）即刻全口义齿戴用后,需较长时间进行观察和必要的处理。这是由于戴牙初期,牙槽嵴的吸收迅速,义齿基托与牙槽嵴之间出现间隙,必须做重衬处理。

（2）由于一次需要拔除较多牙,并且同时修整牙槽骨,而拔牙、牙槽骨修整手术和戴义齿一次完成,需要较长的诊治时间。这对于年龄较大和体弱的患者,必须慎重考虑是否适宜。

(三)义齿的戴入与维护

1.完成义齿

常规完成义齿制作后,磨改过长边缘和组织面倒凹区,磨光,将义齿浸泡在 1/1 000 L 汞溶液内备用。

为了拔牙后能准确地修整牙槽骨,可预先制作一个薄的透明塑料导板,在手术时,如有尖锐骨突,很容易及时检查出来。外科导板的制作方法是在型盒内已修整好的模型上,形成蜡基托,经过装盒、除蜡、填塞透明塑料、常规热处理步骤完成。将导板浸泡在 1/1 000 L 汞溶液内备用。

2.外科手术和义齿戴入

即刻全口义齿完成后,就可拔除余留牙,修整牙槽骨,并即时戴入义齿。牙槽嵴唇颊侧无明显倒凹的患者,只需拔除余留牙,而不需做牙槽骨修整术。牙槽嵴唇颊侧有骨突而形成明显倒凹者,需做牙槽骨整形术,但应尽量保留骨组织,以义齿基托恰好戴入为原则。在拔除余留牙后,可采用骨间隔切除术消除倒凹,用骨钳去除牙槽间隔,使在牙槽骨的内外骨板之间形成沟槽。再用裂钻从各牙槽窝内的骨外板内壁,将骨外板钻穿,但不要伤及龈组织。然后从牙槽嵴唇侧加压,使唇侧骨板折裂塌陷与骨内板相接触,以消除牙槽嵴唇侧的倒凹。

上颌前突或前牙深覆𬌗患者,需切除唇侧骨板和骨间隔,降低牙槽窝腭侧壁的高度。修整骨组织时,应以修整模型的量为参考。

牙槽骨修整可用透明导板作指导,随时将导板戴入患者口内检查,如导板下局部黏膜受压发白,表示该处需加以修整,直到导板能完全戴入,并与牙槽嵴黏膜接触合适为止。

伤口缝合以前,应剪除多余的龈组织,使龈片恰好完全覆盖牙槽嵴。

外科手术完成后,将浸泡消毒液中的义齿取出,用生理盐水冲洗干净,戴入口内。如有压痛或义齿不能就位时,可适当进行磨改,直到义齿顺利就位,并初步调拾。

3.手术后的护理

(1)患者戴义齿后 24 小时内,最好不要摘下义齿,以免影响血块形成,而且手术后组织有水肿现象,取下后再戴入义齿比较困难,会刺激伤口引起疼痛。必要时服用镇痛药、冷敷。

(2)在初戴 24 小时之内应吃流食,以免刺激伤口疼痛,或引起术后出血。

(3)次日来院复查,摘下义齿,用温生理盐水冲洗伤口,详细了解并检查患者戴用义齿情况,修改义齿的压痛区,调整咬合。

(4)5 天后拆除缝线,再次检查和修改义齿。

(5)预约患者 2～3 个月后定期检查。因此时牙槽嵴吸收基本稳定,如基托与牙槽嵴黏膜之间出现间隙,应即时进行重衬处理和咬合调整,或重新制作义齿。

(刘长妍)

第十四章　口腔种植

第一节　种植义齿的基础

一、种植义齿的解剖学基础

(一)颌骨的组织结构特征

颌骨的组织学结构由骨密质和骨松质组成。骨密质位于颌骨外层和固有牙槽骨的部位,在结构上是交叉排列的骨板和骨小梁。位于固有牙槽骨部位的骨密质包绕牙根,其结构致密但有许多小孔以容纳牙周膜的神经、血管通过,因此又有硬骨板或筛状板之称。在牙槽骨内的骨小梁的排列与承受的咀嚼压力分布相适应,牙根之间的骨小梁排列成水平向,而根尖区则呈放射状。在下颌某些部位,由于骨小梁交织排列,骨质致密,有利于牙种植修复的成功,因此下颌种植的成功率高于上颌。在牙槽窝底部的骨小梁排列较密集,成束状,逐一斜向后上,构成下颌骨的加固结构。

(二)颌骨的解剖结构

1.上颌骨的解剖结构

上颌骨的形状不规则,可分为一体四突,即上颌体、额突、颧突、腭突和牙槽突。与牙种植手术有关的主要解剖结构位于牙槽突和上颌体。上牙槽突骨外板骨质较薄。上颌前牙区的牙槽突略向唇侧倾斜,该区牙根尖的上方为鼻底。在 2 个上中切牙之间靠腭侧为门齿孔,有神经血管束由此向上经切牙管走行。在进行牙种植手术时应注意上述解剖结构。上颌体分前外、后、上、内四面。上颌体的内腔宽大,即上颌窦,呈底朝下的锥状体。在上颌后牙区行种植手术时应特别注意该结构。上颌骨在承受咀嚼压力明显的部位,骨质特别致密,形成尖牙支柱、颧突支柱及翼突支柱,这 3 对支柱均从牙槽突向上达颅底。牙列缺损或牙列缺失以后,这 3 对支柱的骨质仍然致密,有利于牙种植体植入后的早期稳固。

2.下颌骨的解剖结构

下颌骨分为下颌支和下颌体,绝大多数牙种植体手术在下颌体区进行,只有少数类型的种植手术涉及下颌支区域。颏孔是下颌神经管的前端开口,孔内有神经血管束。下颌体的上缘又称牙嵴缘,相当于上颌骨的牙槽突,其内外骨板较上颌者致密。下颌骨的下缘外形圆钝,较上缘厚实。下缘的前部为下颌骨的最坚实处,因此,牙种植体在该区植入后的早期稳固较好,成功率也较高。下颌支呈垂直的长方形骨板,上端有两突,即喙突和髁状突。两突之间为下颌切迹,有神经、血管通过。下颌支内侧面有下颌孔,下牙槽神经血管束由下颌孔进入下颌管,在下颌后牙区行种植手术时应特别注意该结构。

3.缺牙区的牙槽骨

牙齿缺失后,牙槽骨因丧失生理功能的刺激而逐渐被吸收形成牙槽嵴,牙槽嵴的形态与质地因个体差异及部位的不同而有很大差别,与种植体的选择、植入部位的确定,以及牙种植手术的设计方案都有密切关系,所以在进行牙种植手术之前,必须从解剖及组织学的角度充分了解缺牙区牙槽骨的宽度、高度及质地。

(1)牙槽骨的形态。①牙槽骨的形态改变:牙齿缺失后,牙槽骨不断发生垂直及水平性的吸收。已有学者证明,牙槽骨在两年内吸收的总量中有 70% ~ 80% 发生在最初 1 ~ 3 个月内。Atword 等在 1971 年追踪观察拔牙后的牙槽骨高度,发现上颌前部平均每年被吸收 0.5 mm,下颌前部吸收程度为上颌的 3 倍。②牙槽骨的分类:缺牙后牙槽嵴的宽度及高度直接关系到种植体的选择及种植修复效果。因此,牙槽骨的形态分类可为种植体的选择及种植手术的制定提供依据。Lekholm 和 Zarb 提出将牙槽骨按其吸收后残余量分为 5 个级别:A 级为大部分牙槽嵴尚存;B 级为发生中等程度的牙槽嵴吸收;C 级为发生明显的牙槽嵴吸收,仅基骨尚存;D 级为基骨已开始吸收;E 级为基骨已发生重度吸收。

(2)牙槽骨的质地:牙齿缺失后,牙槽骨板消失,被致密的骨小梁型的骨结构代替。拔牙后1 周,牙槽窝内有新骨形成,深部区域开始有骨吸收;2 周后创口完全被新生上皮及结缔组织所封闭;3 个月后浅层有骨组织形成,其骨小梁呈海绵状,原有牙槽窝壁界限不清楚;6 个月后牙槽窝区域形成粗大的骨小梁;1 年后骨组织致密。

Lekholm 和 Zarb 根据骨皮质与骨松质间的比例关系,以及骨松质内的密度将牙槽骨的质量分为 4 个级别:1 级是颌骨几乎完全由均质的骨密质构成;2 级是厚层的骨密质包绕骨小梁密集排列的骨松质;3 级是薄层的骨密质包绕骨小梁密集排列的骨松质;4 级是薄层的骨密质包绕骨小梁疏松排列的骨松质。

二、种植义齿的组织界面

目前常用的牙种植体主要是植入骨内、穿过牙龈的种植体,因此种植义齿的组织界面包括骨组织界面及牙龈上皮附着。

(一)牙种植体-骨界面

种植义齿的成功与否与牙种植体植入骨组织后形成的界面性质密切相关。目前认为成功的牙种植体界面可存在 3 种结合形式,即骨性结合、纤维骨性结合、生物化学性结合。这几种界面与骨内种植义齿的远期成功密切相关,而界面形式由多种因素决定,如种植体的设计、外科植入技术、骨组织情况、上部结构修复等。

1.骨性结合界面

骨性结合界面是指在光学显微镜下,种植体与周围骨组织直接接触,无任何纤维组织介于其间。骨性结合又称为骨整合或骨融合。骨性结合最早由 Brancmmk 等 20 世纪 60 年代初提出,并于 20 世纪 80 年代初在大量的实验和临床研究的基础上得以证实和确认。骨性结合概念的提出在种植学领域引起了很大的震动,它使种植体的应用有一个科学的理论基础,使人们对界面的本质有了进一步的认识。

骨性结合界面的形成受多种因素影响,如种植体表面结构与性能、植入区骨质情况、植入手术的创伤大小、种植体受载情况、种植材料的生物相容性等。研究证明,粗糙、不规则的种植体体部较光滑表面更有利于骨性结合界面的形成;手术创伤越小,界面上的坏死骨越少,所引起的炎性反应越小,越容易形成骨性结合界面;使用二段式种植体系可保证种植体在无负荷的状态下完全愈合。钙磷陶瓷和钛金属种植材料具有良好的生物相容性,前者能相对更早地形成骨性结合界面。

2.纤维骨性结合界面

纤维骨性结合界面是指种植体与骨组织之间介入了未钙化的纤维结缔组织。纤维层的厚度常反映种植材料生物相容性的好坏,并作为能否达到种植成功的标志。美国材料测试委员会认为材料植入骨组织 6 个月后,纤维层的厚度在光镜下小于 0.03 mm,才可选用一般的种植材料。组织学的研究表明纤维骨性结合界面上的纤维组织主要与种植体表面平行,或完全包绕种植体,与天然牙的牙周膜中的胶原纤维排列不同,且种植体周围的纤维组织中不含有牙周膜本体感受器。许多学者不赞同纤维骨性结合界面形式,认为它是种植材料生物相容性差的指标之一,并且不利于种植体界面的长期维持,种植体受力后,容易与纤维囊分离,种植体出现松动。

目前认为使骨性结合种植体与骨组织界面形成纤维骨性结合的因素有以下几点:①种植体在术后早期受到载荷(下颌在 3 个月以内、上颌在 6 个月之内);②种植体植入术中,钻速过快,产热过高(高于 47 ℃)。③植入种植体时压力过大,造成周围骨坏死;④预备的植入窝直径过大(种植体与骨的间隙大于 0.5 mm)。

3.生物化学性结合界面

生物活性材料通过表面可控制的有选择的化学反应,能与组织形成生物化学性结合界面。生物化学性结合是指种植体材料的表面成分与骨组织之间形成在分子或离子水平上的结合,其结合力主要依赖于生物材料中与骨组织相类似的成分、结构与骨组织产生的化学反应,产生生物化学性结合的材料主要是指在成分、结构上与骨组织相类似的生物材料,如生物玻璃陶瓷类或羟基磷灰石类。

(二)牙种植体

牙龈上皮界面由于牙种植体是从口腔环境进入软组织及骨的内环境,因此种植体行使功能而黏膜下骨组织不受损害,就必须保证种植体-牙龈界面的健康,防止口腔内细菌等破坏因素侵蚀到颌骨内环境。因此,牙种植体成功的先决条件之一是能够获得附着于种植体颈部表面的口腔黏膜生物屏障。

用光镜、扫描电镜观察结果表明:种植术后有游离龈及龈沟上皮再生。在低倍镜下,可见种植体周围的健康游离龈缘,以及种植体表面的菌斑。在高倍镜下,观察到龈沟上皮紧贴种植体并向根方逐渐变细;紧贴种植体的上皮有 5～6 层细胞;在龈沟底,结合上皮细胞伸出长伪足,附着于种植体表面。

三、种植义齿的生物力学特点

种植义齿的远期成功率随着观察时间的延长而降低,出现种植体的松动、折断等问题。人们逐渐意识到骨内种植义齿修复的失败原因,有许多归结于力学问题。

种植义齿的受力情况不同于天然牙列,种植体—组织界面对侧向力和扭力的耐受能力远小于天然牙,而且受力时不允许种植体和周围组织有相对位移。如果应力在容许范围内,种植体和骨组织之间的相对微运动不会造成界面破坏,若种植体承受过大的应力则可能造成两种结果:①种植体及上部结构内部的折裂或折断。②种植体周围骨的吸收,最终导致种植体的松动、脱落。

从临床医学角度看,对种植体的生物力学相容性的要求包括以下3个方面:①种植体要能承受功能载荷,有足够的强度,保证不发生严重变形或断裂破坏。②种植体行使功能时要对周围骨组织产生足够的应力传递,避免骨失用性萎缩。③种植体对周围骨产生的应力传递不能超过生理限度,避免创伤造成的骨吸收或骨折。

(孙　娜)

第二节　种植义齿的分类、组成与结构

一、种植义齿的分类

(一)按种植义齿的固位方式分类

种植义齿上部结构的固位方式由上部结构与基桩的连接方式所决定。分为固定式种植义齿和可摘式种植义齿两大类。

1.固定式种植义齿

固定式种植义齿上部结构的金属支架和基桩为固定连接,按照基桩固位形的设计特点,分为基桩外固位、可拆卸式和基桩内固位。

(1)基桩外固位种植义齿:基桩外固位又被称为水门汀粘固式种植义齿,是种植义齿最常见的固位方式之一。上部结构的固位形采用全冠固位形或者金属支架,其唇颊面或者𬌗面用烤瓷材料和硬质塑料恢复。基桩外固位适用于单个牙或多个牙缺失的修复,多个牙缺失时要注意基桩共同就位道的设计,保证粘固时能够顺利就位。

(2)可拆卸式种植义齿:可拆卸式种植义齿又被称为螺钉固位式种植义齿,是特殊设计的固定义齿。基桩上留有固位螺丝,金属支架上设计固位孔,支架被动地放置在多个基桩上,用固位螺栓固定。上部结构的唇颊面及𬌗面用烤瓷材料或硬质塑料恢复。该类种植义齿对金属支架的强度和铸造精度要求高,适应证范围广,单个牙或多个牙缺失,以及无牙颌患者均可使用。其可拆卸部分需在随访复查中由医师拆卸清洗和检查。

(3)基桩内固位种植义齿:基桩内固位设计为中空盲管状固位道,依靠固位桩插入并且粘固固位,仅用于𬌗力较小、对固位力要求不高的种植义齿,其对抗义齿旋转的能力较差,故临床已极少使用。

2.可摘式种植义齿

可摘式种植义齿是依靠基桩、牙槽嵴和黏膜共同支持的全口或局部覆盖义齿。在种植基牙数量不足时,或者对颌牙为天然牙列时,最好选用可摘式种植义齿。该类种植义齿能够适当增加其固位、支持和稳定,又能利用残余牙槽嵴的支持,防止种植基牙过载发生损伤。

(1)按顶盖设计分类:①覆盖式种植义齿可使用顶盖、栓钉、杆附着体设计,义齿的阴型固位部分的设计和常规覆盖义齿相同。②特殊的覆盖式种植义齿将常规覆盖义齿的顶盖设计改变为特殊的固位类型,用于种植义齿而形成了该类固位结构特殊的类型。特殊的固位类型多为精密附着体、磁性结构和双重冠(套筒冠)结构。

(2)按附着体成型过程分类。①预成型:基桩上设计各种预成的附着体,以增加覆盖式种植义齿的固位力。根据附着体的预成形态变化,又分别设计为杆卡结构、栓道结构、球形结构、弹簧弹子结构、磁性固位等。②个别制作型:最主要的形式是圆锥双重冠结构。

(二)按种植义齿的部位和作用分类

按种植义齿在修复中的作用和部位分为全颌种植义齿和局部种植义齿,及种植基牙和天然牙联合固定义齿

1.全颌种植义齿

Spieckmann 教授将全颌种植义齿分为 4 类。

(1)可摘式种植义齿:有 2 个种植体作覆盖种植基牙,杆卡固位为主,可以有锁卡固位、球形固位、磁性固位。

(2)可摘式种植义齿:有 3~5 个种植体,通常是 4 个种植体作覆盖种植基牙,以杆卡固位为主,可以有锁卡固位、双重冠固位,以及其他的附着体固位。

(3)可摘式种植义齿:有 3~5 个种植体,通常为 4 个种植体作覆盖种植基牙。其特点是以杆卡固位为主,固位杆有延长臂,杆上可以再设计球形固位体或者其他附着体。另外,可以设计游离端种植基牙支持延长臂的远端。

(4)固定式种植义齿:有 4~7 个种植体,通常为 6 个种植基牙。上部结构有铸造支架,螺栓固位,种植基牙支持,属于可拆卸式固定种植义齿。

2.局部种植义齿

(1)单个牙缺失的种植义齿修复:单个牙缺失的种植义齿类似核桩冠修复,基桩经过修磨后形似核的形态,或者是在基桩上完成铸造内冠,采用基桩外固位或者螺栓固位的方法固定外层冠。

(2)种植基牙固定义齿:在缺失牙间隙内,至少设计 2 个或者 2 个以上的种植基牙,并与桥体的长度、弧度、患者的咬合力相适应。在有植入条件时,应该适当增加种植基牙数目,并采取减轻桥体殆力的措施,以保护种植基牙。

3.种植基牙和天然牙联合固定义齿

这种设计多见于游离端种植固定桥和中间种植基牙固定桥。在后牙的游离缺失部位植入种植体后,与靠近缺隙的天然牙共作固定桥的基牙,或在较长的缺牙间隙内植入种植体作固定桥的中间基牙,可将常规只能作可摘修复的病例改作固定修复或者将长固定桥改为复合固定桥,减轻了天然基牙的负担,扩大了固定义齿修复的适应证范围。

使用种植基牙和天然牙这两类性质不同的基牙是否合理曾有过争议,后经临床实践和生物力学研究证明联合设计是可行的。但是,临床应用中必须采取分散殆力的措施,防止种植基牙过载情况发生。使用中间种植基牙时要慎重,可酌情使用半固定连接。

(三)种植义齿的其他分类法

1.按种植方式和植入部位分类

按种植方式和植入部位分类可分为骨内种植、骨膜下种植、根管内种植(牙内骨内种植)和穿骨种植。目前应用最广泛的是骨内种植。

2.按种植材料分类

按种植材料分类可分为金属种植、陶瓷种植和复合种植。

二、种植义齿的组成及结构

种植义齿的组成分为上部结构和下部结构,其目的是为了分清位于口腔内的及组织内的上、下两部分,但随着其颈部的设计更新及其重要性的体现,穿龈部分自然就成了种植义齿的组成之一。

(一)牙种植体

在结构上,传统的牙种植体包括体部、颈部及基桩。随着牙种植体设计的改进,这3个部分逐渐分化出许多结构或组成,现介绍如下。

1.牙种植体的基本组成

(1)体部:种植体的体部是种植义齿植入组织内,获得支持、固位、稳定的部分。植入粘骨膜的部分称为支架,植入骨内的部分称为固位桩或固位体。

(2)颈部:种植体的颈部是种植体穿过牙槽嵴顶粘骨膜处的较窄部分,它将种植体的体部与基桩相连。一段式种植体的颈部与体部、基桩为一整体结构,而二段式种植体的颈部则较复杂。

(3)基桩或基台:是种植体暴露在黏膜外的部分,它将上部结构与种植体体部相接,为上部结构提供固位、支持和稳定。根据其结构长短及与上部结构的连接方式,基桩与基台的含义有所区别。基桩既包括露出黏膜较长的、供桩孔粘接的结构,又包括露出牙龈较短的、靠螺丝与上部结构相连的基台,即基桩包括基台。基台属于二段式种植体的结构,它通过其下端的内或外六面体抗旋转结构与种植体体部上端的外或内六面体结构相连。在某些种植区域,种植体体部的长轴与上部结构的牙冠长轴如不在一条直线上,可采用带角度基桩。

2.牙种植体的构件

二段式种植体的构件包括体部、基桩、愈合帽、黏膜周围扩展器、卫生帽、中央螺栓等。

3.牙种植体的种类

牙种植体的分类方法较多,为了方便叙述,下面分别按形态结构、手术次数、受载情况,以及在种植义齿修复中的作用进行分类。

(1)按形态结构分类。①螺旋种植体:螺旋种植体最先设计,其结构分基桩、颈部、体部3部分。在形态上,有的为空管状,有的则在体部表面加孔或沟槽。该类种植体的应用广泛,可适用于个别牙或多个牙甚至全牙列缺失。圆柱状种植体:目前发明的圆柱状种植体系统较多,其形态及制作方法、植入方法各异,但都是在钉、针及螺旋种植体的基础上发展起来的,其结构也分为基桩、颈部、体部3部分。其形态的差异主要在体部,有的为空管状,管壁上有孔;有的在空管外表面设计有螺纹;有的则为阶梯形圆柱状;有的还在体部表面喷涂钛浆或生物陶瓷。②叶状种植体:叶状种植体首先由 Rabert 在 1967 年提出,之后经 Rabert 等人的改进,设计了各种形态的种植体,以供不同的种植部位和不同的解剖条件使用。叶状种植体材料多用钛金属制成,有的喷涂钛浆,有的喷涂生物陶瓷在其表面,其形态包括无孔或有孔叶状种植体、闭口或开口叶状种植体、支叶状种植体、结节叶状种植体及其他变形体。叶状种植体的主要优点如下。薄:可用于骨量不足者。宽:表面积大,叶片有孔,有利于种植体与骨组织的结合。但叶状种植体的叶片状体部在长期受到咬合力作用的过程中容易造成种植体颊舌向摆动而引起失败,因此对叶状种植体的长期临床效果评价不甚理想。20 世纪 80 年代以来,其应用有所减少。③基架式种植体:基架式种植体最先由 Goldberg 在 1948 年提出,由支架、种植体颈部及基桩组成。适用于牙槽嵴宽度和高度不够的下颌无牙颌患者,也适用于游离缺失的病例,但不适宜于黏膜过薄的患者。④穿下颌骨种植体:穿下颌骨种植体由 Small 在 1973 年首先提出,适用于下颌牙槽嵴严重萎缩的患者。该种植体由水平板、固位针和螺纹柱组成。种植体经下颌下缘穿过下颌骨再穿出口腔黏膜,由 3～5 个固位针将水平板固定于下颌骨下缘,并附有 2～4 个螺纹柱,螺纹柱穿过下颌骨再穿过口腔黏膜,以支持义齿,由于该种植体的设计还存在一定的问题,因此发展缓慢,尚有待进一步研究。⑤下颌支支架种植体:下颌支支架种植体由 Vassous 在 1978 年首先报道。是一种在下颌升支和下颌联合处植入,主要用于下颌牙槽嵴严重萎缩的下颌种植体。采用该种植体的主要目的是避开下牙槽神经血管束进行种植。该种植体一般用钛合金或钴铬合金制成。

(2)按手术次数及受载情况分类。①一段式种植体:该类种植体的体部、颈部及基桩为一体,在一次性手术中整体植入,手术后立即受载。②二段式种植体:该类种植体的基桩可以拆卸,分为二段式埋植型、二段式非埋植型种植体。前者是用常规的二次性手术植入,愈合期无负荷作用;后者为一次性手术植入,愈合期有部分负荷作用。

(3)按种植体在种植义齿修复中的作用分类:分为全颌种植体、末端种植体、中间种植体。全颌种植体主要是指骨膜下种植体及下颌支种植体,末端种植体的应用解决了游离缺失修复中存在的问题,中间种植体的应用使缺失间隙大的患者不必戴用可摘局部义齿。

(二)上部结构及其制作的辅助构件

上部结构包括金属支架、人工牙、基托、固定螺丝及附着体,辅助构件包括转移杆和基桩代型。

1.上部结构

(1)金属支架:金属支架的作用是增强上部结构的强度、固位及分散𬌗力。该部分是贴近基柱或天然牙,表面以人工牙或基托覆盖的金属结构。金属支架除了与固定或可摘修复体相类似的部分外还包括预制帽或可铸帽。

(2)人工牙:人工牙用以替代缺失的天然牙,一般位于金属支架的𬌗方及唇颊方,主要行使咀嚼、发音及美观等功能,由于人工牙的材料选择、排列高度及𬌗面设计直接影响到种植义齿的效果及成功率,因此应引起种植医师的关注。

(3)基托:种植义齿的基托与常规可摘义齿者相类似,但它的边缘伸展少,并要求其组织面与黏膜紧密贴合,在功能运动中能与基桩较均匀地分担咬合力。

(4)固定螺丝:固定螺丝又称修复螺丝或固位螺丝。它是将上部结构与种植体的基桩或天然牙上的固位体相连接的螺丝,可拆换。

(5)附着体:种植义齿的附着体与半固定桥者相类似,可分为杆卡式、栓道式、套筒冠式及球类附着体。

2.修复制作辅助构件

(1)转移杆:转移杆又称印模帽或六角转移器、取模桩、桩帽等,用以将患者口腔内的基桩位置转移到工作模型上。

(2)基桩代型:基桩代型又称基桩复制器,用以配合转移杆,通过印模将黏膜上显露的基桩形态和位置转移到工作模型上。

3.上部结构与基桩的连接

(1)粘固固定连接:将上部结构粘接固定于基桩上的连接称为粘固固定连接。采用该连接方式的种植义齿称为基桩粘固型种植义齿(包括基桩内粘固种植义齿和基桩外粘固种植义齿),属于固定式种植义齿。

(2)螺丝固定连接:该类连接方式是采用修复螺丝将上部结构固定于基柱上。采用该连接方式者称为螺丝固定型种植义齿,又称可拆卸式种植义齿。在Brancmark系统中,修复螺丝又称金合金螺丝,在杆卡式种植义齿中又称为顶盖螺丝。

(3)附着体式连接:包括栓道式、套筒冠式、杆卡式及球类附着体式连接。

(4)磁性固位连接:磁性固位连接是利用磁体形成的固位力将上部结构与基桩相连。该类连接一般是配合其他连接形式应用的。

（孙　娜）

第三节　种植义齿的设计与制作

一、牙种植体的植入和安装

(一)牙种植体植入术的基本原则

1.符合外科手术原则

牙种植手术应坚持无菌原则,手术操作精细轻柔,将手术创伤减少到最低限度。

2.防止副损伤

手术应防止伤及颌骨神经血管束,避免将钻头或种植体穿入下颌管、上颌窦及鼻腔。此外,应对颌骨倒凹估计充分,避免骨侧壁穿孔。

3.尽量减少钻孔产生的热损伤

绝大多数牙种植体手术需要钻骨,术中应使用大量的生理盐水冲洗降温。注水方式包括中心注水和周边注水,前者的水是通过钻头喷出,在器械设计上较为复杂,后者与普通牙钻一样,喷水头在手机上。

4.注意与上部结构的关系

从牙种植手术的设计,包括选择种植体类型和数目,到种植体的植入,都应注意与上部结构的关系。

(1)牙种植体的植入位置:以利于咬合力的分散为原则。

(2)牙种植体的植入方向:应根据缺牙区牙槽嵴形态、骨量及邻牙条件等综合考虑。如在行上前牙区种植时,钻针长轴的延长线应在下切牙切缘上;在行下前牙种植时,钻针长轴的延长线应指向前牙舌隆突;在行上、下颌后牙区种植时,钻针长轴延长线则应分别对着下磨牙颊尖及上磨牙舌尖等。

(二)术前准备

种植体植入术前准备包括全身检查、局部检查、模板制作、种植体的选择、种植体的数目确定等。

1.术前常规检查及治疗

(1)全身检查:术前一般应了解患者的血压、脉搏、呼吸,以及心、肝、肾功能等,常规应做血常规检查,以了解患者的抗感染能力及凝血功能,避免术后出现出血不止。

(2)局部检查:常规检查口腔各组织、器官、结构的情况,如颌骨、牙槽骨的大小及形态,与对颌(殆)的关系、软组织的情况,常规通过 X 线全景照片,配合牙片了解颌骨及其结构、标志的情况。

(3)术前处理及治疗:对口腔内影响种植手术或修复效果的疾病,应事先处理或治疗,并综合口内情况进行种植修复设计。如牙体及牙周疾病应在种植术前治疗,种植区不足的骨量可用自体或/和人工骨改善。

2.模板制作

模板是用于准确地判断种植部位的骨量和骨质,掌握植入的位置与方向,并便于术者在术前根据患者的条件设计好的上部结构。用于种植外科手术中的模板又称外科导板。

3.种植体的选择及其数目的确定

(1)按种植部位选择种植体。①上颌前牙区:一般有足够的骨量。通常以螺旋种植体应用较多。②上颌前磨牙区:有较多的骨量,特别是上颌第一前磨牙区,可选用骨内种植体作为中间种植基牙。但是该区的骨质较疏松,颊侧骨板较薄,应选用较长较粗的骨内种植体。③上颌磨牙区:离上颌窦较近,钻头或种植体容易误入上颌窦。可用上颌末端骨膜下种植体,以坚厚的腭部组织支持为好,也可在该区先用自体骨或人工骨垫高上颌窦底后,选用骨内种植体。④下颌前牙区:多采用骨内种植体,极少的情况选用穿下颌骨种植体。⑤下颌前磨牙区:若能避开颏孔,可选用骨内种植体,否则会伤及颏神经血管。⑥下颌磨牙区:在该区种植可改善下颌游离缺失的可摘局部义齿的修复效果。若牙槽嵴顶为刀刃状,可选用叶状种植体;若牙槽嵴顶平坦且颊舌向较宽,可选用柱状骨内种植体。

(2)按牙槽骨的萎缩情况选择种植体:Lew 等根据牙槽骨的萎缩情况对残余牙槽嵴进行的分类,可指导选择种植体。

(3)种植体数目的确定:首先根据局部解剖结构和预定的修复要求,确定种植部位。除了垂直骨量不足的区域(如牙槽骨严重吸收的上颌窦区域或下颌后段),大多数区域均可采用螺旋种植体。对于无牙殆患者,若采用固定修复,种植体数目最少为 4 个,在解剖结构允许的情况下,以5 个或 6 个为宜,若拟定以覆盖式种植义齿修复,种植体数目则可适当减少,种植体之间距离可稍大些。一般来说,种植体间距不小于 3.5 mm。

(三)牙种植体植入术的种类

1.按植入部位分类

(1)骨膜下种植术。

(2)骨内种植术:由于骨内种植体的种类繁多,形态各异,各系统使用的配套器械也不完全一样,因此手术方法有所差别,但总的来说大同小异。

(3)穿下颌骨种植术:由于该手术在骨内种植术的基础上,涉及下颌骨下缘及皮肤,手术较特殊,方法操作也较复杂。

(4)下颌支种植术:该手术涉及下颌支。

(5)牙内骨内种植术:该手术较简单,适用于稳固个别松动的天然牙。但由于该方法的远期效果不肯定,目前应用较少。

2.按拔牙后骨质的愈合状态分类

(1)即刻种植:即刻种植是指牙齿拔除后,立即选择体部与牙根形态相类似的种植体植入牙槽窝,待周围骨组织结合良好后,再行第二次种植手术。由于种植体植入后,与牙槽窝骨组织之间存在着较大的间隙,种植体的早期稳定不理想,故应尽量减少种植手术中种植体与种植窝之间的间隙,或者采用膜引导组织再生技术。

(2)延期种植:延期种植是指拔牙3个月后,待拔牙创口愈合,牙槽骨吸收稳定后做牙种植手术。目前,临床上多采用这种方法,其原因是种植体植入后,种植体早期稳定良好,种植体与骨组织容易形成骨整合,成功率高。但该方法要求患者在拔牙创口愈合期不戴用义齿或戴用可摘义齿。

3.按种植次数及种植体结构分类

按完成种植所需的次数及种植体结构,将牙种植手术分为一段式种植、二段式非埋植型种植和二段式埋植型种植。

(1)一段式种植:通过手术将体、颈、基桩为一整体的种植体(一段式种植体)一次性植入骨内的方法称为一段式种植,该植入方法简便省事,拆线后即可用暂时修复体修复缺牙,若手术不需缝线的,种植术后即可修复缺牙,因此患者容易接受。待数个月后(一般需3～6个月),此时的骨改建基本完成,再进行最终的修复。但这种方法植入后基桩直接暴露于口腔内,在骨组织愈合阶段受到一定的功能负荷和口腔环境因素的影响,不利于界面的愈合,从远期疗效看,不如其他种植方法的成功率高。

(2)二段式非埋植型种植:只通过一次手术将可拆卸基桩的种植体(二段式种植体)植入组织内的方法称为二段式非埋植型种植,该类种植体植入后,种植体颈部装置露出口腔黏膜,周围的骨组织在愈合期受到的负荷非常小。骨愈合后,将基桩与体部相连,不需做第二次手术即可行义齿修复。该方法综合了二段式埋植型种植与一段式种植的优点,实际上是这两种种植方法的改良形式。

(3)二段式埋植型种植(二次性种植):二次性种植是分两次进行手术,第一次将种植体体部植入,待骨组织愈合后,再行第二次手术将基桩与种植体体部相连。这种种植方法的种植体为二段式,该方法又称为二段式埋植型种植,两次手术的间隔时间一般为3～6个月(上颌为5～6个月、下颌为3～4个月)。该方法使种植体在植入后早期避免了咬合力作用、纤维组织向根端迁移、炎症等不利于骨组织愈合的因素,能与骨组织形成良好的结合,所以成功率较高,远期效果令人满意。

二、种植义齿上部结构的设计

(一)种植义齿的修复治疗原则

种植义齿的修复必须建立在符合生物机械学原理的基础上,使用较特殊的种植体做基牙恢复缺失牙的形态和功能;且需保护口腔组织健康,保护口内余留牙;并保证种植义齿有良好的固位、支持和稳定性能,坚固耐用。修复过程应严格遵循上述原则。

(二)种植义齿上部结构的设计

种植基牙是种植义齿的特殊结构,使种植义齿成为义齿修复的一种特殊形式。除了遵照常规义齿设计的原则外,种植义齿还要考虑上部结构与下部结构的结合。

1.对颌牙列对设计的影响

种植义齿的对颌可能有不同的牙列,可能是种植义齿、全口义齿、可摘局部义齿、固定义齿或天然牙列,而种植义齿侧也可能为全颌种植义齿、单个或多个牙缺失的种植义齿。应针对不同的组合情况进行设计。如对颌是天然牙列时,要注意保护种植基牙,防止咬合创伤;如调磨或修复天然牙,恢复天然牙列的曲度和牙体突度;尽可能把人工牙排列在中立区和接近基桩处。对颌是天然牙列时,全牙列的种植义齿最好设计为可摘式种植义齿。如果种植侧的支持和固位条件极佳,也可以设计固定式种植义齿。对颌牙列为可摘式局部义齿时,种植侧可以是局部固定式种植义齿,或者是全颌覆盖式种植义齿。对颌牙列为种植义齿时,同样可以设计类型相同的种植义齿。

2.种植基牙的保护

可摘式种植义齿的基牙数目较少,常常缺乏一定质量和足够数量的骨组织,或者是种植体的排列和位置不适合作固定式种植义齿的基牙。此时应该采取分散殆力,防止过载的措施保护基牙,如让种植基牙和牙槽嵴共同承担载荷、充分利用磨牙区牙槽嵴的支托作用、减小种植基牙受到的侧向力和扭力、缓冲龈组织倒凹等都是保护基牙的措施。设计固定式种植义齿时,由于基桩的可调改性极小,多个种植基牙时必须设计共同就位道。以减少上部结构戴入时受到的非轴向力,保护基牙。

3.上部结构设计的选择

上部结构的设计涉及各种因素,如颌骨的解剖生理条件、种植体的类型、数目、部位、角度、颌间间隙等,应作综合评判,种植基牙的支持力、固位力及共同就位道的取得是选择固定式种植义齿上部结构最重要的指标。

固定式种植义齿的上部结构与固位方式密切相关,基桩外固位的固位体几乎都采用全冠固位形或者是支架,而可拆卸式种植义齿则采用金属支架和固位螺栓以便于清洗和修补。故在有较好条件和种植体系来源时,推荐多使用后者。

可摘式种植义齿的上部结构与附着体的形式相关。如杆卡结构的固位夹或者分段固位卡,栓道结构的栓道,球状结构的圆筒,弹簧弹子结构的阴性部分,磁性固位的固定磁体,双重冠结构的外层冠固位体等。设计选择除受口内条件影响外,更多的受附着体来源的影响,也不排除医师和患者对某种附着体的偏爱倾向。

4.设计中应该注意的问题

(1)殆力传导:种植义齿对殆力传导有较高的要求,良好的设计能够将殆力沿种植体长轴传导到种植体周围的骨组织,以尽量减小种植体承受的侧向力和扭力,有助于保护软、硬支持组织。

(2)应力分散:骨性结合的种植体能够较好地传导应力。适当增加种植基牙的数目,或者采用减小殆力的各种措施,有利于应力分散。但骨性结合的种植体对冲击力缺乏缓冲作用,当殆力过大或者集中于某些部位时,容易对种植基牙造成不可恢复的创伤。故设计时应注意安装散压装置,或者在上部结构和基桩之间使用弹性连接,以加强种植义齿的缓冲作用。

(3)咬合设计和咬合关系:种植义齿根据对颌牙列状态设计,适当的咬合、殆力的恢复应控制在适当的范围内。适当减小垂直向殆力,严格控制种植义齿承受的侧向力,可避免种植基牙受到损伤。种植义齿应有良好的咬合关系,无咬合障碍。全颌可摘式种植义齿的前伸和侧方殆应为均匀的平衡接触,正中殆为稳定的尖窝接触关系,而固定种植义齿应为组牙功能殆或尖牙保护殆。

(4)金属支架:有单端桥体部分时,支架的游离端受力情况类似单端固定桥,负重反应和屈矩反应均发生在末端种植基牙侧,有较大的杠杆作用发生。在固定式种植义齿中,对末端种植基牙的支持力和固位力的要求很高。金属支架在殆力的冲击下,有疲劳极限,设计金属支架时,除满足口腔环境对金属的生物学性能要求外,还应保证材料的力学性能,以确保种植义齿的使用期。

(5)种植体颈周健康与设计:种植义齿的设计应有利于种植体颈部周围组织的健康。设计中应保护龈上皮形成的上皮附着,便于清洁和自洁。人工牙的轴面边缘应位于龈上 1~1.5 mm,且龈面应光滑,以减少菌斑附着,固定式种植义齿人工牙的邻间隙应该适当加大,以减少食物嵌塞。在前牙区由于美观和发音的原因,可设计可摘式龈垫或改良盖嵴式桥体。

三、局部种植义齿上部结构的设计和制作

(一)局部种植义齿上部结构的分类设计

局部种植义齿与固定义齿基本相似,修复成功与否和上部结构的设计有密切关系。设计中,可能单独使用种植基牙,也可能联合使用两种基牙,如何将𬌗力合理、有效地分配,防止种植基牙过载创伤,是修复设计的关键。

1.单个牙缺失的种植义齿

单个前牙或者后牙缺失,若咬合关系及邻牙的排列基本正常,可以设计为单个种植基牙支持的种植义齿。其基本形式类似核桩冠修复体,基桩经修磨后直接成为核桩或是在基桩上完成内层蜡型核冠,外冠通常采用烤瓷全冠修复,还可采用螺栓固位方式。冠边缘应尽量不与龈组织接触。前牙唇侧因美观原因将边缘伸入龈下,并将其唇(颊)舌径适当缩小。基桩与种植体长度比例应该小于 1:1。基桩上修复的烤瓷全冠要减小覆𬌗,适当加大超𬌗。

设计中应注意:①基桩顶部与对颌牙的间距应保持 1.5 mm 以上,基桩的𬌗龈距应该不少于 5 mm。②若基桩偏小或者略偏离牙弓,可先制作内层冠矫正轴向,然后再取模制作烤瓷冠修复。③应该适当减小基桩的聚合度,以增加固位力。

2.局部固定种植义齿

固定式种植义齿的设计与固定义齿设计相类似,应与𬌗力的大小,桥体的长度、桥体的弧度相适应。多个种植基牙之间要有共同就位道,由于基桩轴向的可调整范围较小,只能对基桩做轻微磨削处理。基桩应有足够的高度,以满足固位力要求。种植桥基固定桥的两端最好有天然牙毗邻,有助于𬌗力的传导和分散。桥体的𬌗面应该采取减轻载荷的措施,特别是降低牙尖斜度,以减少侧向力,防止过载创伤。种植基牙数目与缺牙间隙大小有密切关系,由于种植体的直径比天然牙根直径小(一般小于 4 mm),通常应尽量增加种植体的数目,以利支持和固位。

3.种植基牙和天然基牙联合固定义齿

用于游离端种植桥基固定桥和中间种植桥基固定桥。以种植体和天然牙联合做基牙的固定式种植义齿在学术上尚有一定的争议,而临床上一直在应用这类设计。种植基牙和天然基牙是两类生物力学性能不同的基牙,最大差异在于骨性结合界面和牙周膜。当种植基牙和天然基牙连接成为一整体后,由于固定桥的支架作用,原动度较大的天然基牙和动度极小的种植基牙各自的生理运动丧失,代替的是固定桥较小的生理运动,两种基牙的骨界面的性质和结构不同,受力反应有较大的差异,给这种特殊的联合固定式种植义齿修复提出了新的研究课题。目前有关的研究方向是连接方式、种植体系统及修复材料的改进,以适应该类种植义齿的特殊需求。

(1)游离端种植桥基固定桥:在游离缺失部位植入种植体后,把常规只能制作可摘局部义齿的病例改作固定式种植义齿修复。后牙游离缺失的区域是𬌗力最大的磨牙部位,如果单独用种植基牙支持上部结构,对种植基牙的支持力要求很高,对种植基牙数目和分布要求亦高,故临床有时联合使用与缺隙毗邻的天然牙做基牙,共同支持固定桥。

设计要求:①游离缺失牙数量较多时,应适当增加种植基牙数目。②固定桥的远端一般恢复到第一磨牙的远中部位,与对颌的第二磨牙略有接触。③降低牙尖斜度,防止侧向力对种植基牙的创伤。④避免使用松动的天然牙做基牙,以保护种植基牙。⑤跨度较大的桥与天然基牙采用半固定连接。

(2)中间种植桥基固定桥:在较长的缺牙间隙中植入种植体作为中间基牙,能够将长固定桥改为复合固定桥,减轻了两端天然基牙的负荷。首先要注意中间种植基牙的位置、方向和角度;其次,桥体的载荷较大时,最好不要使用单个中间种植基牙;此外,中间种植基牙应该与天然基牙获得共同就位道,必要时可以采用内层冠的方法调整轴向关系。其桥架最好采用整体铸造的方法,以减小桥体的挠曲变形,使应力分布较为合理。

4.可摘局部种植义齿

种植体的植入部位、数目和排列不适合制作固定式种植义齿时,或种植基牙的固位力和支持力明显不足时,均可以设计可摘局部种植义齿,其形式主要为局部的覆盖义齿,临床应用较少。

(二)局部种植义齿上部结构的制作要点

局部种植义齿上部结构的制作遵循义齿制作的一般原则,注重种植义齿的特殊性。在临床应用中,局部种植义齿以局部固定式种植义齿为主。其制作包括修复前的常规准备、制取印模和模型、记录咬合关系、制作金属支架、试戴支架并上架、完成上部结构及戴入上部结构。现将局部种植义齿的特殊制作要点叙述如下。

1.转移种植基桩的位置关系

把种植基桩的位置、形态、方向从口内准确地转移到模型上,是上部结构制作的关键步骤,具体做法如下。

(1)制取初印模:灌制石膏初模型印模,模型包括全部种植基牙及余留牙。

(2)制作全牙列的个别托盘:在初模型上用自凝塑料制作全牙列的个别托盘的𬌗方与种植基牙相对应的部位开窗,便于拆卸基桩。取模前应将专用的转移杆戴入种植体上。转移杆除模拟基桩外,还便于与印模材料嵌合。个别托盘底部开窗处盖上一层蜡片,蜡片正好覆盖转移杆上端的固定螺丝。

(3)制取终印模:灌制工作模型,用硅橡胶类印模材料制取终印模,去除托盘上覆盖的蜡片,卸下固定螺丝,取出印模,此时的印模带有转移杆。灌模前,将基桩代型用固定螺丝将基桩代型和转移杆连接在一起以便灌模时让基桩代型底部埋入模型内。待模型硬化后松解转移杆内的固定螺丝,继后取出托盘,便获得了有基桩代型的工作模型。制取印模和模型时保持基桩的位置的措施:①基桩代型的龈上段形态应该与口内基桩完全一致和转移杆高度吻合,而基桩代型的龈下段应有倒凹,以便固定于工作模内。②固定螺丝分别在口内固定基桩和转移杆,在口外固定基桩代型和转移杆时应该采用相同的紧固度。③选用的硅橡胶印模材料应该有足够的强度,不会因为脱出印模、移动或紧固固定螺丝引起转移杆位置的轻微变化。另外,个别托盘底部开窗处应稍高于转移杆的顶端,避免取模时托盘造成转移杆的轻微移动。

2.金属支架的制作

(1)基桩外固位设计:金属支架的设计和制作与常规固定义齿相似。种植基牙的固位体是全冠,金属支架由固位体、桥体和连接体组成,支架应留足 1.5～2 mm 的瓷层空间,支架铸造后,在模型上试戴,必要时在口内试戴。如果基桩之间未能平行,且经调磨也无法取得共同就位道时,应做内层冠。为了兼顾颈部龈组织的健康和美观,基桩外固位体的唇颊侧应达龈缘,而舌腭侧应暴露种植体颈部,便于清洁。

(2)可拆卸式设计:该类设计是局部固定种植义齿的特殊类型。基桩上留有固位螺孔,金属支架的固位体上设计有固位孔,支架被动地放置在基桩上,用固定螺丝固位。前牙固位孔的位置应该在舌侧,后牙固位孔的位置则在殆面中央或者稍有偏移,最好是在人工牙的中心的功能尖窝处。桥架预留烤瓷空间。可拆卸式种植义齿的制作难度较高。要求多个基桩相互平行,才能保证支架获得共同就位道。

(3)可拆卸和半固定联合设计:该类设计多用于种植基牙和天然基牙联合固定桥。种植基牙按可拆卸式设计、制作桥架的天然基牙端设计栓体,天然基牙上制作全冠或者嵌体,并设计栓道,供桥架的栓体插入,提供支持。制作时需先完成栓道,后设计栓体,最好能够使用成品精密附着体,以保证精度。

(4)其他:其他的组合形式有冠外固位与可拆卸螺丝固位合并使用。其支架的制作方法基本相同。

3.完成上部结构

金属支架经过试戴后,回到工作模型上,常规上瓷,完成烤瓷修复。后牙咬合设计为组牙功能殆,前牙适当减小覆殆,殆力沿种植基牙长轴传导,桥体设计为改良盖嵴式,前牙固位孔留在舌侧金属上,不能影响咬合,后牙者留在殆面中央。

四、全颌种植义齿上部结构的设计和制作

(一)全颌种植义齿上部结构的种类

全颌种植义齿的上部结构由人工牙、金属支架、连接体组成。人工牙由全瓷或全塑材料制成,代替天然牙行使功能。金属支架由金钯合金、镍铬合金、钛合金等制成。连接体将人工牙与固位体连成整体,并依靠金属底层冠或螺丝固定在基桩上,使种植义齿的上部结构与下部结构连成一体。上部结构与基桩的连接方式有固定连接、固定可拆卸连接及可摘连接。根据其连接方式不同将全颌种植义齿分为全颌固定式种植义齿及全颌覆盖式种植义齿。

1.全颌固定式种植义齿

全颌固定种植义齿是由金属底层冠或螺丝直接将上部结构固定在基桩上。患者不能自行取戴。其上部结构由种植体单独或种植体与悬臂下黏膜共同支持。上部结构的龈端不与牙龈组织接触。此类种植义齿又分为基桩粘固型和螺丝固定型两类。

2.全颌覆盖式种植义齿

全颌覆盖式种植义齿的上部结构直接覆盖在基桩上。附着体及基托下组织上,利用种植体和基托下组织共同支持。患者可以自行摘戴上部结构。根据其固位形式不同分为双层冠附着式种植义齿、杆卡附着式种植义齿、球类附着式种植义齿及磁性固位式种植义齿。

(二)全颌种植义齿上部结构的分类设计

1.全颌固定式种植义齿

(1)金属支架设计:上部结构的金属支架是由与基桩相连的固位体及固位体之间的连接体和桥体组成。①支架悬臂的设计:全颌固定式种植义齿包括不带悬臂及带悬臂的固定式种植义齿,前者是指末端种植体常位于上颌的上颌结节处及下颌的后磨牙区,上部结构的远端无游离臂。带悬臂的全颌固定式种植义齿是指种植体分布在颌骨的前段,上部结构的远端存在游离臂;一般认为悬臂越短越好,最好不超过 20 mm。②支架材料的选择:殆力在多个种植体上是否均匀分

布也取决于金属支架的材料。其材料刚度越高,支架的弹性模量越高,抵抗变形的能力越强,支架及种植体骨界面的应力分布越均匀,但刚度大的材料不利于应力的缓冲。因此在临床上应结合具体情况使用刚度适宜的上部修复材料。③支架的适合性:支架的适合性在上部结构中极为重要,它不仅影响上部结构的固位和稳定,而且适合性差造成的应力集中,还可导致过载并引起骨丧失。支架应与基桩达到"被动就位"。即不需施力即可使支架与基桩吻合。

(2)人工牙:人工牙是位于金属支架𬌗方及唇颊方,与支架共同构成桥体的部分,主要行使咀嚼、发音及美观等功能。当牙槽嵴条件及支架的生物力学相容性良好时,选用瓷牙,可适当增加咀嚼效率,当牙槽嵴低平,支架的生物力学相容性较差时,选用塑料牙,以便对种植体起到应力保护作用,避免过载对种植体的损害。排牙时应尽量减少悬臂区的咬合接触,以保证人工牙的𬌗面与对颌牙之间有足够的自由接触。当对颌为可摘义齿时,应将𬌗平面降低 0.1 mm,以形成低𬌗状态,或减小咬合面、减少咬合接触点或减径、减数等。

2.全颌覆盖式种植义齿

(1)种植义齿的支持组织:种植义齿的支持组织由颌骨条件、植入种植体的数目及部位所决定。若植入两枚种植体,种植义齿以基托下组织支持力主,种植体起固位和辅助支持作用;若植入 3~4 枚种植体,种植义齿由种植体、附着体、基托下组织联合支持;植入 5~7 枚种植体则以种植体支持为主。

(2)附着体:附着体是覆盖式种植义齿的固位装置,它包括种植体基桩上的主属顶盖或帽状冠,基桩间的连接体及上部结构组织面相对应部位的配套固位装置。根据其结构、形式不同可分为:①杆卡式附着体;②双套冠附着体;③球扣式附着体;④磁性固位附着体。根据其功能不同可分为刚性附着体和弹性缓冲式附着体。

(3)人工牙:要求基本同全颌固定式种植义齿。

3.全颌固定式与全颌覆盖式种植义齿比较

(1)全颌固定式种植义齿。优点:种植义齿稳定性良好,咀嚼效率高,制作时易获得正中𬌗位、使用舒适。上部结构与牙槽嵴黏膜无接触,因而消除了来自上部结构的基托使牙槽嵴吸收的不利因素。在生理范围内的咬合力,对种植体周围骨组织起到了良好的生理刺激作用。缺点:患者在发音、美观方面可能出现问题,可能无足够的唇支持,因此不适宜于颌骨缺损的病例。保持口腔卫生困难。使用的种植体多,骨丧失量亦多,手术时间长、费时,价格昂贵。固定式种植义齿内部各部件之间及种植体周围骨受到破坏性的应力较明显。

(2)全颌覆盖式种植义齿。优点:所用种植体较少、价廉、手术的范围小、时间短、危险性小,所以适宜于老年患者。适应范围广,特别适用于骨量较少或者对颌为天然牙的单颌无牙颌的患者。美观和功能方面的困难易于克服,摘上部结构的基托可以补偿牙槽骨缺损及改良唇支持,以防止唾液溢出和改善发音。易于保持口腔的清洁。基托、种植体内部及种植体周围组织所受的破坏性应力小。缺点:较固定式种植义齿容易产生不适感,患者不愿意接受。种植体与黏膜共同支持的覆盖式种植义齿需要定期检查和重衬。咀嚼效率较固定式种植义齿低。

(三)全颌种植义齿上部结构的制作要点

种植体植入 3~6 个月后,经口腔临床检查和 X 线检查,黏膜正常,种植体与周围骨组织结合良好,确信可以作为基牙后即可制取诊断印模,根据种植体的位置、数目、咬合关系、颌间距离以及患者对功能、美观的要求,确定最终的修复设计。

1.固定式种植义齿上部结构的制作

固定式种植义齿上部结构的制作以二段式埋植型种植为例。

(1)制取印模和模型:种植体植入3～6个月后行二期黏膜开孔术暴露种植体顶部,去除愈合螺丝,连接基桩,完成Ⅱ期手术。①取初印模,制作个别托盘:用藻酸盐印模,灌制石膏初模型,托盘应覆盖全部基桩及牙槽嵴,向后盖过磨牙后垫或上颌结节。②制取终印模:在二期手术后10天进行。把基桩准确地从口内转移到模型上。③制作暂基托:先用自凝塑胶制成暂基托,允许基桩穿出并可用螺丝紧固。从工作模型卸下固定基托的螺丝,取下塑料基托,放入口内试戴并紧固螺丝,检查塑料基托在口内的就位情况。

(2)𬌗关系:在工作模型上制作蜡𬌗堤,蜡𬌗堤在固位螺丝处留出空间,以备拆卸。按常规记录颌间关系和垂直距离,最后转移到可调节𬌗架上。

(3)排牙:遵循全口义齿的排牙原则,所排牙列的牙弓形状和颌弓形状及种植体的排列曲度应基本一致。最好使用无尖塑料牙,通过少排第二磨牙来减短牙弓长度,达到减小咬合力、减短支架远中悬臂长度的目的。

(4)制作唇(颊)侧导模:排好人工牙后,用石膏制取人工牙的唇(颊)侧形态记录即导模,沸水冲掉排牙用的蜡,在𬌗架上检查导模的吻合程度。此时留存于人工牙舌侧的空间即为将来金属支架的空间位置。

(5)制作金属支架:①螺丝固定型种植义齿金属支架蜡型(熔模)的金属支架在工作模型上,将金属成品桥接圈以固定螺丝固定在所有基柱代型上,然后使用铸造蜡或自凝塑料连接桥接圈形成支架熔模。支架熔模向远中牙槽嵴方向延长15 mm左右形成悬臂。熔模的制作要点如下:a.熔模必须保证铸造的精密度,以达到支架在基桩上"被动就位"。b.应保证金属支架具有足够的强度。c.熔模的唇(颊)面和𬌗面方向上应设置固位型供人工牙附着。d.使用成品桥接圈作铸型时,要求制作支架的金属和桥接圈能够熔铸在一起,同时所选用制作支架的金属能满足口腔生物学和材料学的要求。e.熔模设计宜简单,易于制作。f.在整个熔模制作过程中,应随时使用排牙后制取的人工牙导模做参考。按常规的方法进行包埋、铸造、磨光后的支架分别在模型上和口内试戴、检查就位情况和适合性。支架的龈面应离开黏膜2 mm以上,也应高度磨光。②基桩粘固型种植义齿的金属支架熔模:此类种植义齿的支架熔模由全冠固位体、桥体及连接体组成。在工作模上按设计要求,用铸造蜡或自凝塑料在基桩上做金属帽状冠及连接杆的支架熔模,要求与螺丝固位型种植义齿金属支架熔模一致。人工牙和桥体之间应留有2 mm以上的足够空间,如果间隙不够,可适当修改熔模铸型或调整支架的位置,直到符合要求为止。按常规完成包埋、铸造、磨光,然后在工作模型上和口内试戴、调整。

(6)完成种植义齿:金属支架经口内试戴后,将其放回工作模型上。在咬台架上利用排牙后制取的导模将人工牙复位,且用蜡将人工牙及金属支架连接成一个整体,然后在𬌗架上做进一步调磨。要求:①上部结构完全被动就位于基桩上,固位体与基桩完全密合无间隙,有良好适合性。②在正中颌位,𬌗面应有均匀的接触面,在非正中𬌗位有适当的接触面。③有适当的息止颌间隙、正确的垂直距离、良好的发音功能及令患者满意的美观。检查完毕后,将上部结构放回𬌗架上,按常规方法完成种植义齿制作。

(7)初戴上部结构:制作完成的全颌固定式种植义齿的上部结构,在口内初戴,上部结构被动就位于基桩上,有良好的适合性、与对颌关系协调、咬合接触良好、无任何不适感觉,如有必要作进一步调整。最后将经抛光或上釉后的上部结构用螺丝或恒久粘固剂固定于基桩上。应根据每一种植体系推荐的特定转矩,调节螺丝松紧度到最佳状态。用螺丝固定上部结构后,用牙胶或自凝塑料暂封固位孔。对基桩外粘固型种植义齿,直接用恒久粘固剂将其上部结构粘固于基桩上。戴入上部结构后,常规医嘱,预约患者定期复诊,以便及时做必要的调改。

2.覆盖式种植义齿上部结构的制作

覆盖式种植义齿上部结构的制作以杆卡式覆盖种植义齿为例。

(1)制取带基桩的印模和模型:按制取固定式种植义齿印模和模型的方法制作带基桩的工作模型。

(2)连接杆的制作:一种方法是直接选用成熟的种植系统配套的成品连接杆,根据患者口内种植体的部位、种植间的距离,选择合适的长度和类型,或根据具体情况调整其长度,然后在工作模上将杆与金属顶盖焊接在一起。另一种方法是先用铸造蜡制作连接杆蜡型,即先在工作模型上,让金属顶盖被动就位,然后制作与顶盖相连接的连接杆蜡型。应保持杆与牙槽嵴顶有适当距离,以利清洁和人工牙的排列。如金属顶盖设计为基桩内固定时,可将固位桩、顶盖和连接杆的蜡型连接成整体,最后完成整体铸造,打磨后用恒久粘固剂固定。

(3)制取带连接杆的印模和模型:将杆附着体固定后,在金属杆的下方用软蜡填塞空隙、消除倒凹,用二次印模法完成全颌印模,灌制人造石的工作模型。

(4)杆附着体的阴性固位体的制作:一种方法是选用预制成品杆附着体的阴性固位体(曲槽形套筒),按种植义齿的支持形式选择刚性连接或弹性连接的配套固位体。另一种方法是先用蜡制作杆附着体的阴性固位体蜡型,在制作蜡型时应注意曲槽形套筒与阳性部分连接杆的均匀接触,并在蜡型的基托面设计固位型,以利于与基托组织面材料结合。最后按常规包埋、铸造、打磨。

(5)完成上部结构:将曲槽形套筒被动就位于连接杆上,再用蜡或塑料制作基托殆堤,然后按常规制作全口义齿的步骤记录颌位关系,按全颌种植义齿的排牙原则排列人工牙,试戴,最后完成上部结构。制作上部结构也可采用先按全口义齿的常规制作步骤完成全口义齿,然后在义齿组织面内安放附着体的阴性部分。其步骤是:①试戴全口义齿直到合适。②制备基托组织面附着体阴性部分的位置。③将附着体阴性部分套合在阳性连接杆上,调拌自凝塑胶置于备好的基托组织面凹陷内,立即将义齿放入口腔内就位,待自凝塑胶固化后,取下义齿,最后调整不足之处。

(6)初戴上部结构:将完成的覆盖式种植义齿的上部结构在口内初戴,有以下要求:①完全就位:上部结构戴入时应无翘动;杆附着体的夹卡式曲槽形套筒与连接杆间留有1mm间隙;基托组织面无压痛;基托尽可能伸展到磨牙后垫和颊侧区或上颌结节处。当上部结构受力时,夹卡式曲槽形套筒完全就位,与连接杆紧密接触;当咬合力消除时上部结构又恢复到原来的位置,基托起到对软硬组织的缓冲作用。②调改咬合:使在正中殆时无切牙接触,达到正中殆与非正中殆的咬合平衡。上部结构戴好后,常规医嘱,并预约复诊时间。注意留出缓冲间隙,基托组织面与基桩之间或附着体阴性部分与阳性部分之间均应留有1mm左右的间隙(刚性连接的形式除外),根据上部结构鞍基承托区黏膜的厚度和致密度。

(邓大贵)

第四节　种植义齿的适用范围

种植义齿修复是口腔修复的一项新技术，是常规修复方式的补充，不能完全取代其他的传统修复方法。其成功的关键因素不仅涉及种植材料的性能，种植体设计的合理性与加工精度和人体生理机制的科学性，更重要的是取决于种植义齿适应证的选择和治疗方案、措施的正确性。种植手术的目的是为义齿修复提供支持和固位。随着医学技术的进步，除少数绝对禁忌证外，相对禁忌证在疾病治愈或控制后仍可接受种植手术。

一、种植义齿修复的条件

（一）全身条件

全身健康是保证种植义齿成功的条件之一。全身的疾病将反映到口腔局部，从而影响手术的成功及种植体与组织的结合；患者因心理或生理因素，不能习惯戴用具有较大基托的可摘义齿，或者因基托刺激出现恶心或呕吐反应时，可采用种植义齿修复；有主观愿望和要求，自愿接受种植义齿修复并能按期复查和保持口腔卫生者，可考虑做种植义齿修复；患者有条件定期多次地接受医师的追踪观察，以便医师能及时处理所遇到的问题，才能保证种植体与骨组织结合良好并达到预期效果。

（二）局部条件

患者牙列缺损以后牙槽骨的吸收情况、残余牙槽嵴的形态、骨的质量、骨皮质与骨松质的比例、缺牙区颌骨的高度、宽度、厚度等，都是应考虑的局部因素。

1.骨条件

应该考虑颌骨是否健康正常，有无外伤及手术引起的大面积缺损，有无颌骨肿瘤、囊肿、埋伏牙、阻生牙、鼻窦炎、牙源性炎症等。

2.口腔黏膜

应检查缺损区口腔黏膜的健康状况，有无炎症、黏膜增生及系带的附着情况是否影响手术及修复等。

3.余留牙状况

余留牙是否正常将是直接影响种植义齿成功的因素之一，特别是缺牙区邻近的天然牙是否稳固、有无牙周疾病、龋坏及根尖周病变。

4.咬合情况

余留牙的位置及排列关系到种植手术及修复技术。严重的错𬌗、紧咬𬌗将造成种植义齿修复困难及组织创伤，引起骨吸收，导致种植失败。

5.口腔卫生

保持种植体周围软硬组织的清洁关系到种植义齿是否能长期与骨组织产生整合，达到功能状态下的稳定。种植体颈周可建立类似天然牙颈部的生物封闭区，也有对口腔内细菌侵入的防御能力。但种植体颈部周围牙龈的生物封闭作用要弱得多，因此保持口腔卫生是保证种植成功的重要条件之一，必须引起足够的重视。

6.不良习惯

患者如有长期夜磨牙习惯,可造成种植体周围骨组织的创伤,如有舌运动的不良习惯,也会给种植义齿带来伤害。

二、种植义齿的适应证

患者健康、牙槽嵴有足够的高度和宽度、种植区的骨质密度及骨量理想、骨皮质有足够的厚度都是决定种植成功的关键。

(一)个别牙缺失

邻牙完好无损,患者又不愿意磨除牙体组织时,可通过严格的病例选择,正确的外科手术及修复设计,将种植体直接植入颌骨以修复失牙,这类种植义齿可以在功能和美观上达到与天然牙相似的程度。

(二)少数牙缺失

少数牙缺失后既不习惯戴用可摘局部义齿,又不愿磨邻牙做固定义齿(FPDs),其咬合关系尚正常,可以采用在牙缺失间隙植入种植体以修复缺失。

(三)多数牙缺失

多数牙缺失的肯氏Ⅲ、Ⅳ类患者,常规采用修复,义齿在美观、舒适及功能上都有一定限制;采用修复则有桥体跨度过大,修复困难;采用种植固定桥或种植体做中间基牙的固定桥修复,联合天然牙制作上部结构修复缺失牙,则可以解决跨度大的问题,使不能做 FPDs 的患者接受种植固定桥修复。

(四)游离端缺失

游离端缺失的肯氏Ⅰ、Ⅱ类患者,通常采用 RPDs 修复,但一般难于克服远端游离鞍基的下沉及对基牙的扭力,能恢复的生理功能也有限,若缺牙区牙嵴高度、宽度、咬合关系均理想,可在缺牙区植入种植体,行固定种植义齿修复。

(五)全口牙列缺失

全口牙列缺失后的修复多数是采用可摘式全口义齿修复,通常能满足大部分患者对功能、美观、发音的要求。但也有部分用可摘式全口义齿修复,效果不能满足患者的需要。例如,牙槽嵴严重吸收致过分低平、肌附着位置过高、舌体积过大、舌动度过大或颌骨缺损等,致常规全口义齿难于获得足够的支持、固位及稳定,咀嚼功能受影响时,可植入 2~4 枚种植体,根据不同设计,行覆盖式全口义齿或固定式全口义齿,以增加全口义齿的支持、固位和稳定作用。

(六)颌骨缺损

颌骨缺损采用常规修复方法失败者,可采用种植方法增加修复体的固位力。

(七)正畸治疗

正畸治疗需种植支持者,可在正畸治疗以前制作种植义齿,也可在正畸治疗完成后以支持种植体制作种植义齿。

三、种植义齿的禁忌证

(一)全身因素

(1)心血管疾病:冠心病、风湿性心脏病、先天性心脏病等。

(2)血液疾病:血友病、贫血、再生障碍性贫血、白血病等。

(3)内分泌疾病:甲亢、糖尿病、类风湿等,泌尿系统疾病如肾炎等肾及尿道疾病。

(4)神经系统疾病:精神病、癫痫病等。

(5)代谢障碍性疾病。

(6)对钛金属过敏的患者。

(7)精神紧张不能与医师合作者。

(二)局部因素

1.牙龈、黏膜的疾病

扁平苔藓、复发性口炎、口腔白斑等牙龈黏膜疾病对种植区软组织愈合有影响,应予以注意。

2.牙周病

全口牙周变性、牙周萎缩的患者,其颌骨的质与量均不理想,种植修复后效果不佳。

3.骨的质和量

骨质疏松,骨极度吸收后的剩余骨不足以支持种植体。

4.颌骨的疾病

颌骨肿瘤、囊肿、血管瘤、骨髓炎、鼻旁窦炎等将严重影响种植手术及其预后。

5.缺失牙区的距离

缺失牙的近远中距离太短,颌间距过小的患者也不适于选择种植义齿修复。缺牙间隙常规应不少于高 10 mm,宽不少于 8 mm。

6.其他

严重错𬌗、紧咬𬌗、夜磨牙症、偏侧咀嚼等不良咬合习惯的患者,因咬合不平衡或者咬合力过大,可能造成种植体周围骨组织的创伤而导致失败。

(邓大贵)

第五节　美学种植的原则与风险

一、概述

直到 20 世纪末,牙种植的主要目标还是致力于获得骨结合,并以此作为判定种植体成功的主要标准。伴随着种植技术的逐渐成熟,无论是骨质量良好的种植位点,还是同期或分阶段进行组织增量的种植位点,获得长期稳定的骨结合已经成为现实。伴随着时间的推移,医患双方对种植治疗效果的要求明显提高,同时,循证的研究发现种植治疗存在大量或严重的美学并发症。因此,目前种植体成功的概念不仅包括成功的获得长期稳定的骨结合,还必须包括稳定的美学效果,即自然、协调和稳定的种植体周围软组织及逼真的修复体。

(一)美学区的概念

客观而言,美学区是微笑时暴露的牙/修复体及其周围组织结构的区域。主观而言,患者认为具有美学重要性的牙/修复体及其周围组织的区域均为美学区。美学区种植治疗需要达到满意的美学修复效果。

解剖学上,可将上颌骨分为上颌前部和上颌后部,上颌前部包含了上颌切牙和尖牙,上颌后部包含了上颌前磨牙和上颌磨牙。由于上颌前部的解剖位置比较突出,在口腔颌面部的功能活动,尤其是言语、笑时会有不同程度的牙、牙龈甚至牙槽黏膜的自然暴露,将美自然展现。高位笑线者,同时具备薄龈生物型、高弧线形龈缘时,更加引人注目。所以在美学区种植,需要利用特殊的种植技术、技巧工艺和材料,达到以假乱真的美学修复效果,而任何的瑕疵都无法进行有效的掩饰。

基于美学区的定义,美学区包括所有的能够暴露的位点,包括切牙、尖牙和前磨牙,甚至磨牙位点。但是,在讨论美学种植的特点时,通常以上颌前牙位点为例。

(二)美学种植的概念

美学种植的概念包括如下五个方面:以修复体为导向的种植治疗理念;获得长期稳定的骨结合;种植体周围软组织外观与天然牙的牙周组织接近或一致,并长期稳定和健康;修复体外观与天然牙的牙冠接近或一致;美学效果与周围牙列协调、一致。

不同个体的牙与牙列、牙龈与牙龈曲线等解剖学特征存在差别,无法用数值进行度量和统一。因此,目前要求美学种植的临床效果要与患者的口腔及面部结构相协调。长期稳定的骨结合是种植体周围软组织长期稳定的先决条件。种植体周围软组织的美学效果,也称之为红色美学,目标是形成健康自然的龈乳头、龈缘和附着龈。种植修复体的美学效果,也称之为白色美学,形成以假乱真的修复体外观形态。红色和白色美学效果均具备暴露性,患者或他人都可以进行主观和客观的评价。因此,美学区的种植治疗具有美学风险。

(三)美学种植的评价标准和并发症

1.美学种植的评价标准

迄今为止,种植治疗效果的评价标准并未统一,始终在不断完善,评价标准也在不断提高。尽管目前已经存在许多关于种植成功的评价标准,但这些评价标准多数只是评价种植体的骨结合,并很少涉及种植治疗的美学效果,将其称为"种植成功"的评价标准并不严谨。只评价种植体骨结合(或功能效果),不考虑美学效果的种植治疗只能称为种植体的存留/存留率,不能称为种植治疗的成功/成功率尤其在美学区的种植治疗。

依据牙缺失后牙槽窝愈合的生理和病理学特点、牙周/种植体周围软组织的生物学特点及其对口腔环境中多种因素的易感性,获得与健康状态下牙周组织完全同样的恢复,尤其对存在硬组织和软组织缺陷的病例,在目前的技术条件下仍然充满挑战。

对种植治疗美学效果的评价,并非只是评价刚刚戴入修复体之后的即刻美学效果,也包括长期或影响长期美学效果的诸多方面。

(1)骨结合:评价种植治疗的美学效果,首先是依据原有的成功标准评价是否获得了长期稳定的骨结合。

(2)种植体的三维位置和组织支持:种植体植入的三维位置以及是否获得了充足的种植体周围骨组织和软组织的支持,这不但影响种植体周围软组织的即刻美学效果,而且是种植体周围软组织长期健康与稳定的重要因素,影响到长期美学效果。

(3)龈缘位置:种植修复体唇侧正中的黏膜边缘相对于切缘和/或种植体平台之间的位置。

(4)龈乳头的位置:龈乳头的顶点与邻面接触点之间的距离。

(5)附着龈:唇侧角化黏膜的宽度。

(6)种植体周围软组织健康状态:与牙周健康的评价标准相同,包括改良牙龈指数,探诊出血等。

(7)对称与协调:视觉效果的主观评价,如种植体周围龈缘、龈乳头和龈曲线与周围牙列的对称与协调性,修复体形态、大小、质地和光泽等。

(8)骨弓形态:牙槽骨骨弓轮廓形态。

Furhauser 提出了软组织评价指标,并称之为红色美学评分(pink esthetic score,PES)PES评价七个项目:近中龈乳头、远中龈乳头、牙龈高度、龈缘形态、牙槽嵴缺损、牙龈颜色和质地。每项变化按"2、1、0"评分,"2"为最好、"0"为最差。与对照牙[即对侧同名牙(前牙区)或邻牙(前磨牙区)]进行比较以评价近中和远中龈乳头的完整性、不完整性或缺失,以及所有其他项目。最理想的效果为最高分:14分。

Meijer 提出的评价标准中包含了白色美学的评价内容:①种植修复体的近远中径。②修复体的切缘位置。③修复体的唇面凸度。④修复体的色泽与透明度。⑤修复体的表面特征。⑥龈缘位置。⑦龈乳头位置。⑧龈缘外形。⑨黏膜颜色和表面特征。

2.美学种植的并发症

尽管目前有多种技术可以治疗美学种植并发症,但是很多并发症的治疗效果难以预期。因此,在治疗过程中,掌握美学种植的概念、技术、评价标准和风险因素,对避免发生美学种植并发症十分重要。美学并发症主要包括以下几点。

(1)修复体:临床冠形态欠佳,没有或不能达到理想的穿龈轮廓。

(2)软组织:龈缘、龈乳头和龈缘曲线不对称;龈缘退缩,颈部金属暴露;龈乳头降低,出现邻牙间隙"黑三角"黏膜过薄,透出下方的金属颜色。

通常按照 Miller 关于天然牙龈缘退缩的分类表述种植体周围龈缘退缩。①Ⅰ类,龈缘退缩未达到膜龈联合,无牙间骨和软组织丧失;预期能获得100%的牙根覆盖。②Ⅱ类,龈缘退缩达到或超过膜龈联合,无牙间骨和软组织丧失;预期能获得100%的牙根覆盖。③Ⅲ类,龈缘退缩达到或超过膜龈联合,伴有牙间骨和软组织丧失,或牙错位;预期无法获得100%的牙根覆盖,只能获得部分牙根覆盖。④Ⅳ类,龈缘退缩达到或超过膜龈联合,伴有严重的牙间骨和软组织丧失,或牙错位;无法尝试牙根覆盖。应当意识到,与天然牙相比,种植体周围龈缘退缩的恢复更加困难。

通常按照 Jemt 提出的龈乳头指数评价种植体与天然牙间的龈乳头高度。测量时做邻牙和种植修复体的牙龈顶点连线,然后测量龈乳头和邻面接触点至连线之间的垂直距离。指数0:没有龈乳头,也没有龈曲线形态;指数1:牙龈乳头高度不足1/2,软组织呈曲线;指数2:牙龈乳头高度≥1/2,但不完整。与邻牙龈乳头不完全协调;指数3:龈乳头完全充满邻间隙和邻牙龈乳头协调一致,外形理想;指数4:龈乳头增生,过度覆盖邻间隙,软组织外形不规律。

(3)种植体周围边缘骨丧失:种植体唇侧骨壁吸收不但出现软组织并发症,也会危及种植体骨结合。

(4)骨弓轮廓:种植位点的骨弓凹陷没有矫正,或种植体唇侧骨板吸收发生骨弓凹陷。

总体而言,影响种植美学的因素包括医师、患者、材料和种植方案,这些因素综合在一起会形成各种类型的变数。但是,最重要的因素是医师,因为是医师选择了种植材料(种植体系统和骨增量材料等)、判断美学种植的指征、制订和实施了治疗方案。

二、美学种植的生理解剖学基础

美学区种植的系统评估包括种植治疗的常规评估和美学评估。显然,常规评估是决定能否进行种植治疗的基础,而美学评估是预期种植治疗的美学效果、美学风险、美学并发症和用于达到如上目的的额外治疗程序。

进行美学种植治疗之前,必须了解与之相关的生理和解剖学要点,才能正确地评估美学效果和风险因素,科学的制订治疗方案和有效的选择治疗程序与技术。

(一)笑线高度

口唇本身就是面部美学表达的组成部分。但更为重要的是,微笑时将牙、牙支持组织和前庭不同程度的暴露出来,形成愉悦笑容的同时,展现牙齿之美。

唇线与笑线分别描述静态和动态状态下的上唇下缘位置。唇线为口唇静止或唇肌收紧时上唇下缘的轮廓线,在修复治疗的功能和美学设计时,作为剩余牙槽嵴与𬌗平面走行的参考标志。下唇线则为口唇静止或收紧时下唇上缘的轮廓线。笑线为微笑时上唇下缘的假想线。笑时下唇线通常与上颌前牙的切缘曲线相平行,排上颌牙时切𬌗平面与之平行,将增强愉悦的观感。

上唇形态与其下方的牙和牙周组织的相对位置关系是评价缺失牙美学修复的重要因素按照程度将笑分类为微笑和大笑。根据放松状态下微笑时牙和牙周组织的暴露程度,笑线分类为高位、中位和低位笑线。

高位笑线,暴露上颌前牙位点的牙冠、龈缘、龈乳头、大部分附着龈甚至牙槽黏膜,暴露范围可达前磨牙或磨牙位点。

中位笑线,主要显露出上颌前牙位点的大部分牙冠,或部分龈缘、龈乳头和很少的附着龈。

低位笑线,下颌牙显露的比较明显,或上、下颌牙所显示的比例相似。

(二)牙与牙列

牙齿的形态具有重要的美学意义,不仅是唇侧的二维轮廓,更重要同时也更复杂的是牙齿的三维特点,包括大小、形态、质地、排列、轴向倾斜度、比例、邻面接触及唇面观时在牙弓内的渐变等(图 14-1、图 14-2)。

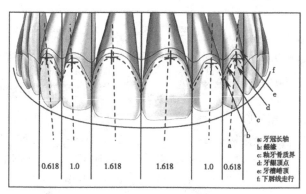

图 14-1 上颌牙列示意图

a:牙冠长轴
b:龈缘
c:轴牙骨质界
d:牙龈顶点
e:牙槽嵴顶
f:下唇线走行

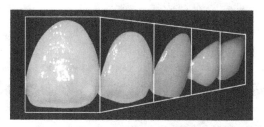

图 14-2 牙列的视觉渐变

1.牙冠

（1）牙冠大小：牙冠的大小不仅与牙齿美学相关，也与面部美学相关。牙冠的大小必须与面部参数协调，才能获得理想的美学效果。牙冠大小规律性强，平均宽度为上颌中切牙 9 mm，侧切牙 6 mm，尖牙 7.5 mm，第一前磨牙 7.2 mm，第二前磨牙 6.8 mm；下颌中切牙 5.0 mm，侧切牙 5.5 mm，尖牙 6.9 mm，第一前磨牙和第二前磨牙均为 7.0 mm。上颌中切牙宽度/长度比例为 75%～80% 时，在美学上是令人愉悦的。缺牙时间过长会导致邻牙向缺隙移位、对颌牙伸长，从而影响缺隙的近远中向距离和垂直向距离，影响种植修复体的大小。如果修复空间受限，会影响种植修复的美学效果，可以进行术前正畸。如果种植体植入过浅，修复体外形趋向于平坦，且龈缘处会透出金属色。

（2）牙冠形态：通常，牙冠形态分为三类：方圆形、卵圆形和尖圆形。方圆形牙冠垂直嵴显著，边缘嵴和中央嵴将唇面三等分。尖圆形牙冠边缘嵴发育良好，中央嵴不明显。卵圆形牙冠中央嵴厚且发育良好，边缘嵴不明显，殆面观，边缘嵴直接朝向舌侧。牙冠的形态有性别、年龄及个体差异。卵圆形牙冠以女性为多，方圆形牙冠以男性为多，尖圆形牙冠无性别差异。个别牙缺失时，应参考缺失牙的对侧同名牙、邻牙及旧照片，恰当设计牙冠的形态与特征；多颗牙缺失和牙列缺失时，还要结合患者的性别、面形等设计修复体的形态。如果天然牙形态为尖圆形或卵圆形，所选择种植体的平台直径应相应减小，形成正确的穿龈轮廓，获得美学修复效果。

（3）牙冠质地：牙冠的质地对美学种植有重要意义。牙冠表面有解剖性的釉面横纹、沟、嵴等，也有非解剖性的点蚀。这些解剖学特点与光线散射和反射的光学作用产生混合效果，形成牙冠的美学基础，修复体也同样如此。所以，要根据邻牙和对侧同名牙、患者的性别及年龄等因素，在修复体上恰当地制作解剖学和非解剖学特征，同时选择接近天然牙牙釉质光学特征的修复体表面材料，从宏观和微观两方面都尽量接近天然牙。

2.牙的位置与排列

（1）中线：中线为双侧上颌中切牙之间的一条假想垂直分割线。此直线位于面部正中矢状面上，通过两眼内眦之间、鼻尖和两颗中切牙的接触区，将牙弓与颌面部分成左右两部分。中线两侧的牙弓对称是获得美学的重要因素之一。尽管牙列不齐将严重影响到整体美学效果，但是个别病例虽然牙列并不完全整齐，在对称条件下的轻度牙列不齐，却也能展现动人的笑容。

（2）牙弓形态：根据牙排列形态，可将牙弓分为方圆形牙弓、尖圆形牙弓和椭圆形牙弓。方圆形牙弓的上颌切牙与尖牙的位置基本在一条直线上，四颗切牙平齐排列，这种排列方式使得牙面反射光效果良好，此类牙弓显得较宽，色泽较亮。尖圆形牙弓，自上颌侧切牙开始明显向后，使前段的弓形成 V 形。椭圆形牙弓的形态介于方圆形和尖圆形之间，自上颌侧切牙的远中逐渐弯曲向后，使前段的牙弓较圆。92% 的上颌双侧尖牙牙尖连线（CPC 线）通过切牙乳头的中点，此线距上颌中切牙颊侧外形高点的距离平均为 10.2 mm，切牙乳头的最后方距上颌切牙颊侧外形高点的距离平均为 12.5 mm，标准差为 3.8 mm。

（3）轴向倾斜度：通常上颌前牙牙轴存在倾斜。牙齿长轴的倾斜必须在垂直平面上进行分析，即在近远中向和唇舌向。从近远中向观，上颌中切牙长轴平行于中线或略向近中倾斜，尖牙则平行于中线或略向近中倾斜，侧切牙倾斜最明显。下颌中切牙长轴与中线平行或略向远中倾斜，尖牙倾斜的角度比侧切牙更大。从唇舌向观，前牙区牙根长轴与牙冠长轴不在同一直线上，牙根长轴与牙槽嵴长轴基本一致，牙冠长轴则略向舌侧倾斜。种植体的长轴应与缺失牙的长轴尽量一致,上颌前牙区种植体平台位置应略偏腭侧。若种植体的平台偏唇侧或长轴过度唇向倾斜,会导致修复体穿龈轮廓比邻牙更向唇侧,出现牙龈退缩;若种植体的平台过于偏腭侧或长轴斜向舌侧,会导致修复体补偿过大,进而影响发音、卫生维护及产生异物感。

(4)接触区:相邻两牙的邻面接触区(或称为接触点)的位置影响到牙冠长宽比例和楔状隙轮廓,形成了牙冠形态的个性化特征。上颌中切牙之间的切楔状隙,约为龈乳头到切缘距离的1/4,其余3/4是邻面接触区。中切牙与侧切牙之间的楔状隙分别为1/3和2/3。侧切牙与尖牙之间的切楔状隙较宽,约为龈乳头到切缘距离的一半。尖牙与第一前磨牙间的切楔状隙和侧切牙与尖牙之间的楔状隙相当。后牙区无切楔状隙的标准因为尖牙是牙弓的拐点。通常随着时间和牙齿外形的变化,切楔状隙也在变化。

中切牙之间的接触点比中切牙和侧切牙之间的接触点更接近切缘,而中切牙和侧切牙之间的接触点则比侧切牙和尖牙之间的接触点更近切缘。这一渐变,使微笑时的弧形下唇线与龈乳头形成相对平行的美学特征。Morley提出理想的上颌前牙邻面接触区从侧面观应具备如下条件:中切牙之间的邻面接触区为中切牙牙冠长度的50%,中切牙和侧切牙之间的邻面接触区为中切牙长度的40%,侧切牙和尖牙之间的邻面接触区为中切牙长度的30%。邻面接触区之间的互相关系也强调了在上颌前牙获得美学比例的整体概念,也就是使牙列看起来从中线向两侧逐渐变小。由于邻面牙槽嵴顶距接触区的距离会影响龈乳头的形态,所以在制作修复体时要依据牙槽嵴顶的位置适当调整邻面接触区的位置,塑造美学龈乳头。

(5)牙弓渐变与视觉黄金比例:近大远小是一种自然视觉现象,当两个同样的物体放在距观察者不同距离的地方时,近处的物体会显得比远处者大。通常,在微笑时,前牙距观察者较后牙距观察者更近,会呈现出前牙较大后牙较小的效果。颊齿间隙是指微笑时上颌第一前磨牙与口角之间的阴影空间。颊齿间隙或侧方阴影区可以通过改变不同牙位牙齿的光影效果,帮我们达到渐变的效果。最重要的是尖牙与第一前磨牙的位置。

符合黄金分割比例的牙列排列,在笑时最赏心悦目。对牙与牙列的视觉黄金比例的界定是以笑时的正面观为评价视角。从美学感观角度,前牙牙列占整个笑容长度(口角之间的距离的0.618时最美,颊齿间隙占其余的0.382;如果双侧尖牙之间长度为1,则单侧尖牙至口角距离为0.309,双侧距离之和为0.618;如果单侧中切牙至尖牙为1.618,则尖牙至口角为1。牙冠在牙列中的视觉黄金比例,如果设定侧切牙宽度为1,则中切牙为侧切牙的1.618倍,而尖牙为侧切牙的0.618倍。美学种植,无论是单颗、多颗牙缺失,还是牙列缺失,都应符合视觉黄金比例。

(三)硬组织

将支持牙的硬组织称为牙槽骨或牙槽突,牙缺失之后则称为牙槽嵴或剩余牙槽嵴,牙槽嵴的游离端称为牙槽嵴顶。牙槽嵴的质量和形态将影响到骨弓及其表面软组织的形态、种植体的稳定和种植治疗的美学效果。

从𬌗面观,牙槽突或剩余牙槽嵴的唇侧骨性弧线统称为牙槽骨弓或骨弓。骨弓的变化,一种为个别缺牙位点的牙槽嵴唇侧水平向骨吸收导致的骨弓凹陷。另一种情况为牙列缺失后牙槽嵴废用或不正确使用义齿导致的牙槽骨萎缩。以上两种情况均可伴有骨密度的改变。

1.上颌前部牙槽突轴向

生理情况下,上颌前部与后部的牙槽突轴向存在差异,并导致牙齿长轴的不同。前牙区牙槽突唇向倾斜。上颌前牙根和牙冠并非在同一长轴上,牙根长轴与牙槽突的长轴基本一致,牙冠长轴呈舌向内收,补偿了牙根和牙槽突的唇向倾斜。美学种植修复时,多数情况下必须补偿牙槽嵴的唇向倾斜。补偿方法是将种植体的植入位置贴近腭侧骨壁,使种植体平台位置偏向天然牙的腭侧,避免种植体长轴过度唇倾。种植体位于此位置时,可以保证种植体颈部唇侧有一定厚度的骨壁,避免因骨壁过薄引起的骨吸收和软组织退缩,同时可以灵活的选择基台,包括预成基台、可铸造基台和解剖式基台等,并能够依据具体的临床状态选择螺丝固位或黏结固位。

上颌前部牙槽突唇侧根方存在生理性凹陷,如切牙凹和尖牙凹。在种植体植入时,为了植入适当长度的种植体同时避免牙槽嵴唇侧根方穿孔,往往造成种植体长轴过度唇倾,引发种植修复的美学并发症。因此,为确保在理想的位置和轴向上植入种植体,这种临床条件下常常需要在种植体根方进行骨增量。

2.牙槽骨弓凹陷

上颌前牙的唇侧骨板菲薄,主要由骨皮质构成,呈根样凸出。个别牙缺失后,唇侧骨壁完整的牙槽窝的生理性愈合,尽管唇侧骨板会发生水平向和垂直向骨吸收和改建,但骨弓轮廓通常不会发生显著的变化。但是某些情况可以导致牙根唇侧骨板的部分或完全缺失,形成骨弓凹陷。

(1)外伤对牙槽突的直接撞击可造成唇侧骨板的骨折,或对牙冠的撞击,形成的杠杆力可造成唇侧骨壁的间接骨折,骨折将引起骨吸收。

(2)根尖脓肿通常首先破坏唇侧骨板,形成排脓通道。

(3)根尖周囊肿和肿瘤通常首先侵蚀和破坏唇侧骨板。

(4)牙周病或正畸施力不当时,唇侧骨板吸收。

(5)在传统的拔牙程序中,拔牙后进行拔牙窝的唇舌向指压"复位",造成牙槽窝唇侧骨板的骨折,会增加唇侧骨板水平向和垂直向的骨吸收。因此,从美学种植的角度,应当摒弃这一错误的操作步骤,以微创拔牙方法保护牙槽窝骨板。

牙槽嵴唇侧骨板凹陷严重者,必须进行骨增量才能植入种植体。轻微的凹陷,虽然不会造成种植体周围骨缺损,但避开唇侧根方的骨缺损将造成种植体长轴过度唇倾,并因缺乏骨支撑使唇侧黏膜内陷,影响种植治疗的美学效果,也必须进行骨或软组织增量。

3.邻面牙槽嵴降低

牙槽突垂直高度的变化,通常指牙槽突垂直高度的降低。理想状态下,牙槽嵴与牙齿釉牙骨质界的轮廓一致。釉牙骨质界和牙槽嵴轮廓因牙位不同而异,在上颌前牙呈抛物线形,在后牙则较为平缓,在下颌前牙则介于前两者之间。同样,牙槽嵴的厚度也不相同,前牙的唇侧骨板菲薄、牙槽嵴呈刃状,后牙的颊侧和舌侧牙槽嵴厚度相似、较为圆钝。基于如上特点,上颌前部牙槽嵴垂直高度降低的程度显著高于其他部位。

两个参数界定牙槽嵴的垂直向高度:唇侧中点的牙槽嵴高度和邻面牙槽嵴高度。一般状态下,邻面牙槽嵴高于唇舌侧牙槽嵴。有文献报道,唇面和邻面牙槽嵴高度差在 $1.01 \sim$ 3.10 mm。因此,牙槽嵴垂直高度的降低可分类如下:唇侧牙槽嵴高度降低、单侧或双侧邻面牙槽嵴高度降低及唇侧和邻面牙槽嵴都降低。牙槽嵴垂直高度降低的原因为生理性或病理性因素。

(1)生理性牙槽嵴高度降低:在牙齿萌出过程中,牙槽嵴高度曾与釉牙骨质界处于同一水平。之后,釉牙骨质界将殆向"提高",牙槽嵴则根向"降低"。生理性牙槽嵴高度降低的另一个因素,是拔牙窝愈合过程中骨改建的结果。通常,非拔牙导致的生理性牙槽嵴高度降低属于全口牙列的生理性变化,整体外观仍然协调、自然,并不出现明显的或个别的龈缘退缩现象,在种植体植入时可以参照牙槽嵴高度设计平台的垂直位置及选择种植体类型。而拔牙后牙槽窝愈合导致的牙槽嵴高度降低,在种植体植入时需要参考牙槽嵴高度和种植位点处预期龈缘的位置,来决定种植体平台的垂直位置和选择种植体的类型。

(2)病理性牙槽嵴高度降低:牙周病是病理性牙槽嵴高度降低的主要因素,通常唇侧和邻面牙槽嵴均降低。由不良修复体导致的牙槽嵴吸收,牙槽嵴高度降低为不规则的表现,即唇侧和/或邻面(单侧或双侧)牙槽嵴高度的降低。病理性牙槽嵴高度降低将导致牙龈退缩并发生质量的变化。

唇侧牙槽嵴垂直高度的变化,具有重要的临床意义:牙槽嵴高度关乎种植体平台位置为是否进行骨增量的重要指征;与修复体边缘和龈缘位置密切相关;牙槽嵴高度降低则导致最终的龈缘曲线不协调。

修复单颗缺失牙时,牙间乳头能否得到支撑与邻牙牙槽嵴高度有关。因此,牙间乳头是否存在、修复的美学效果,甚至修复体的外形(尤其接触点的位置和范围)都依赖于种植位点的邻面牙槽嵴高度。如果邻面牙槽嵴大量丧失,牙龈乳头高度难以维持,即使外形正确修复体和邻牙之间出现缺隙(黑三角)的可能性也将增大。当邻面接触点到牙槽嵴顶距离小于 5 mm 时,牙龈乳头可以 100% 存在;大于 5 mm 时,则会低于 50%

(四)软组织

1.牙龈生物型和龈缘形态

牙龈生物型分为薄龈生物型、中厚龈生物型和厚龈生物型。薄龈生物型的特点是牙龈具备菲薄的附着龈细长的龈乳头,厚龈生物型的特点是附着龈厚而宽、龈乳头低而圆钝,中厚龈生物型则介于两者之间。

龈缘的形态分为高、中和低弧线形龈缘。

通常,龈缘形态与牙龈生物型、牙冠形态存在相关性。薄龈生物型者具备高弧线形龈缘邻面接触点靠近冠方、牙冠形态呈尖圆形。厚龈生物型者具备低弧线形龈缘,邻面接触点靠近根方(甚至为邻面接触线)、牙冠形态呈方圆形。

不同的牙龈生物型具有不同的组织学和生物学特征,对口腔环境中各种刺激的生理和病理反应不同。

2.牙龈轮廓

不同的牙龈高度和龈乳头的高度,形成了规律性的波浪状龈缘轮廓,表现了牙列的天然美,也是评价传统或种植固定修复的重要方面。

(1)龈乳头:龈乳头的形态因牙位、牙龈生物型、牙冠形态和牙齿排列而不同,同时受到牙周健康状态、种植体植入的三维位置、牙或种植体支持的修复体等多种因素的影响。唇侧观因颈楔状隙的轮廓不同,龈乳头细长或圆钝,但在健康的牙周组织状态下,牙龈组织从颊侧到舌侧完全充满颈楔状隙。龈乳头充满颈楔状隙是天然牙美学和种植美学的重要标志,当龈退缩时暴露颈楔状隙,出现邻牙间"黑三角",将严重损害美学效果。

牙龈乳头形态学支持于下方的牙槽嵴形态。牙槽嵴顶的走行与釉牙骨质界一致,呈抛物线形,在后牙区,呈"山谷"状,颊舌侧相对扁平,而前牙区的邻间骨则呈金字塔状,与龈乳头或龈谷的形态相匹配。对龈乳头高度起关键作用的因素还包括邻牙附着和颈楔状隙的大小。

生理状态下,邻面牙槽嵴顶点至邻面接触点之间的距离和颈楔状隙的轮廓是影响牙龈乳头形态的两个基本因素。前牙区颈楔状隙狭窄,邻面牙槽嵴顶点至邻面接触点之间的距离较大,龈乳头可以呈现细长、动人的美学形态。通常龈乳头充满并超出颈楔状隙的范围,龈乳头 100% 充盈楔状隙时,邻面接触点距牙槽嵴顶之间的最大距离在天然牙之间为 4.5～5 mm,种植修复体与天然牙之间为 4.5 mm,种植修复体之间为 3.5 mm,种植修复体和桥体之间为 5.5 mm,天然牙和桥体之间为 6.5 mm,桥体和桥体之间为 6 mm。邻面接触点从中切牙到后牙区逐渐接近唇侧龈缘水平,远离切端,龈乳头高度也随之降低。Tarnow 检查了人类的邻间龈乳头,发现当接触点到牙槽骨的距离小于或等于 5 mm,98％的情况下都可存在龈乳头充盈。若为 6 mm,则降为56％,7 mm 时只有 27％。

龈谷无角化,连接唇侧和舌侧龈乳头。天然牙龈谷的唇舌向剖面形态,因邻面接触区存在三种类型。①Ⅰ型:邻面接触区的唇舌向距离较大,龈谷较宽、呈马鞍状,通常表现在后牙区。②Ⅱ型:接触区的唇舌向距离较小,龈谷较窄、呈马鞍状,通常表现在前牙区。③Ⅲ型:邻面接触区呈点状接触,或相邻的两牙之间无接触、甚至存在缝隙,唇侧龈乳头与舌侧龈乳头之间融为峰状结构,无龈谷。

种植体周围龈谷参与种植体过渡带的构成,对龈乳头的长期稳定起重要作用。但是,与天然牙龈谷相比具有明显的特征。

牙槽窝愈合过程中,龈谷发生了角化。在多数病例,只是形成了Ⅰ型和Ⅱ型龈谷的马鞍状外形轮廓,起连接唇侧和舌侧龈乳头的桥梁作用,更恰当的称谓应当是龈桥,而不是无角化的龈谷;只有在少数病例,例如即刻种植同期修复,才能继续保留无角化的龈谷。龈桥较龈谷宽而坚实,增强了对龈乳头的稳定作用,尤其在上颌前牙区种植体周围过渡带的近中和远中面较宽时,有利于种植体周围软组织的长期稳定和健康。

(2)牙龈顶点:龈缘呈弧线形,龈缘最根方的点称之为牙龈顶点。上颌中切牙和尖牙的牙龈顶点位于牙冠长轴略偏远中位置,侧切牙的牙龈顶点位于长轴上。高位笑线者,微笑时将暴露牙龈,苛求中线两侧牙龈的对称性时,牙龈顶点的对称显得十分重要。

(3)牙龈平面:牙龈平面为通过上颌中切牙和尖牙牙龈顶点的连线,应平行于瞳孔间水平连线和切平面,或垂直于中线。牙龈平面的严重倾斜将显著影响美学感观,需要用牙周手术、甚至正颌手术进行矫正。

(4)牙龈高度:Chiche 和 Pinault 确立了两种美观的牙龈高度:第一种,牙龈顶点不在同一水平,侧切牙牙龈顶点低于牙龈平面,通常位于牙龈平面冠方 1～2 mm 处。第二种,中切牙侧切牙及尖牙的牙龈顶点都处于同一水平。这两种牙龈外形的任何一种都可以在中线两侧对称存在。中线两侧牙龈高度不对称,或侧切牙牙龈顶点位于牙龈平面根方,都会造成视觉上的美学障碍,应进行相应治疗。

三、种植治疗的美学风险因素

近年来,研究种植治疗的美学风险因素的文献不断增多,尤其在 2003 年国际口腔种植学会(ITI)第三届共识研讨会上,专门成立了"牙种植学中的美学"的专题工作组(共识性论述发表于2004 年 IJOMI 特刊),逐渐形成了牙种植美学风险评估的 12 项因素(表 14-1),并出版了专著"国际口腔种植学会(ITI)口腔种植临床指南:美学区种植治疗"该书的出版,标志着美学种植原则的确立和美学种植修复技术的成熟,口腔种植进入一个新的历史阶段。

表 14-1 美学风险评估(ERA)

美学风险因素	低	中	高
健康状态	健康,免疫系统正常		免疫系统低下
吸烟习惯	不吸烟	少量吸烟(<10 支/天)	大量吸烟(>10 支/天)
患者的美学期望值	低	中	高
笑线	低位	中位	高位
牙龈生物型	低弧线形,厚龈生物型	中弧线形,中厚龈生物型	高弧线形,薄龈生物型
牙冠形态	方圆形		尖圆形
位点感染	无	慢性	急性
邻面牙槽嵴高度	到接触点≤5 mm	到接触点 5.5~6.5 mm	到接触点≥7 mm
邻牙修复状态	无修复体		有修复体
缺牙间隙的宽度	单颗牙(≥7 mm)	单颗牙(<7 mm)	两颗牙或两颗牙以上
软组织解剖	软组织完整		软组织缺损
牙槽嵴解剖	无骨缺损	水平向骨缺损	垂直向骨缺损

牙槽骨的骨代谢是全身骨骼系统中最为活跃的骨组织,牙缺失后会发生牙槽嵴的水平向和垂直向骨吸收。龈缘和龈乳头的位置取决于牙槽嵴的位置,术前对牙槽嵴位置的评价尤其重要。

在术前分析和评估美学区种植治疗的美学风险,有助于评估种植治疗的预期效果、甄别美学种植的高风险患者、规避美学并发症、确定种植治疗难度和设计治疗程序。影响种植治疗美学效果的因素是极其复杂的,包括局部和全身因素。

在确定种植治疗美学成功可能性的时候,应当考虑到继发于局部和全身因素的潜在并发症。

(一)常规性风险因素

1.全身因素

通常影响种植的全身因素是指影响创口愈合和骨重建能力以及对已发生骨结合的种植体长期维护产生负面影响的所有疾病和状态。Buser 等将全身风险因素分为高风险因素和风险因素,并且有大量的文献讨论对种植体骨结合的影响,但少有专门讨论这些因素对美学效果影响的文献。原因十分简单,不是因为这些因素不会影响软组织美学效果,而是已经知道凡是能够引起天然牙牙周病理性变化的因素都会影响种植体周围的软组织。并且,由于某些严重疾病的存在,或是放弃种植治疗,或是种植治疗已经不再考量美学效果,只能注重种植体骨结合。对高美学要求的患者,如果患有牙周病的易感因素,如糖尿病、服用皮质类固醇和化疗药物等,具有高度美学风险。

2.吸烟

吸烟会导致种植体周围感染,危及种植体骨结合和美学效果。对高美学风险的患者,应当劝患者戒烟,或放弃种植治疗。大量吸烟(>10 支/天)应该被视为"高度美学风险"。

3.患者的美学期望值

目前,患者很容易获得牙种植能够替代缺失牙的信息,这不只是从医师得到的种植治疗建议,大部分信息来源于网络等媒体信息。网络上大量的种植信息有利于促进患者对种植的了解,有助于患者做好接受种植的心理准备(包括种植治疗过程和治疗费用)。但是,遗憾的是这种知识传播方式只注重于宣传种植治疗的优越性,很少提及种植治疗的并发症和风险,即使偶尔提到,也只是关于种植体的存留率。这会导致患者不切合实际的期望值,这种期望是医师难以达到的。在与患者讨论和确定种植治疗计划时,必须知道患者对功能和美学治疗效果的期望值。

对高美学期望值的患者,当局部条件较差时,具有高度美学风险。应该与患者一起详细讨论所存在的各种风险因素,使患者了解可能出现的治疗效果,避免在治疗后患者产生失望的心理。对高美学要求的患者,必须要更加谨慎地评估所有的美学相关因素,当局部解剖条件超出目前的技术能力时,应当选择放弃种植治疗。

(二)局部风险因素

1.笑线高度

在进行口腔功能活动,尤其是笑时,种植修复体及其周围黏膜的暴露程度、种植修复体与牙列的协调程度是界定美学风险的重要因素。如果看不到种植体周围龈缘,种植位点一般被认为美学风险很小或没有风险。这个区域暴露的越多,美学风险越大,反之亦然。

高位笑线患者美学风险显著增加,几乎完全与牙龈暴露有关,因为种植治疗的任何瑕疵都显而易见。因此,无论何种牙缺失类型(单颗牙缺失、连续多颗牙缺失或牙列缺失)的种植治疗都存在巨大的美学风险,必须获得健康、协调和自然的龈缘、龈乳头、修复体和牙槽嵴骨弓轮廓。尤其合并高弧线形、薄龈生物型牙龈时,必须审慎应对。

中位笑线患者美学风险加大,风险因素与显露的修复体有关,例如:修复体的大小、形状、色泽和视觉效果,与邻牙的相对比例与形状,龈楔状隙和切楔状隙的形状与外观,及其在牙弓和周围组织中的凸度等。

低位笑线患者因口唇可以有效遮掩未达到最佳效果的牙龈、牙冠比例和修复体的龈方部分,从而降低美学风险。

2.牙龈生物型

(1)薄龈生物型:如果邻牙的牙周健康,并且具有足够的邻面牙槽嵴高度,薄龈生物型能够获得完美的单颗牙种植的美学修复效果。

牙龈薄而脆弱的特性有助于形成并维持自然、可预期的牙间乳头,但是也增加了出现龈缘退缩的美学风险。为了实现长期稳定的美学效果,要求充分注意各个方面的细节,包括正确的种植体植入位置、足够的支持骨量、修复体的穿龈轮廓和合适的临床技术等。因为种植修复体要穿出结缔组织和上皮,这些结构对再造和维持龈乳头十分重要。

作为破坏令人满意的美学修复效果的重大风险,不能忽视这些组织在刺激下产生退缩的倾向。连续性牙缺失并且是薄龈生物型的患者,需要在种植治疗之前或同期进行牙周手术改变其组织特点。此类患者,龈退缩和组织变色的危险进一步增加,因此,更加苛求种植体的位置和修复体的形状。

为此类患者制订外科计划时,要求种植体更接近于腭侧(但仍位于唇舌向安全带内)从而使硬组织和软组织最大限度地覆盖于种植体表面。此时种植体长轴从修复体舌侧隆突穿出,有利于修复体的螺丝固位。

(2)厚龈生物型:在修复前上颌单颗牙缺失时,厚龈生物型风险较低。较厚的附着龈能有效地遮掩种植体和龈下金属构件的颜色,降低美学效果不佳的风险。此类生物学类型显然有利于保持种植体周软组织美学的长期稳定性。由于厚龈生物型患者更易于在增量手术后继发软组织瘢痕,因此从外科角度应当特别注意。

对于多颗前牙连续性缺失患者,厚龈生物型利弊兼之。较厚牙龈在保持其位置、形态和抵御退缩等方面是可预期的,但是,此种类型的组织限制了多颗牙缺失区龈乳头的成形能力。

(3)中厚龈生物型:兼备薄龈和厚龈生物型的优点和缺点,其远期种植修复的美学效果仍然面临巨大的挑战。

3.牙冠形态

如前所述,缺失牙和天然牙的牙冠形态与牙龈生物型相关。

在美学区,缺失牙和邻牙的形状显著影响到种植修复的风险程度。鉴于美学效果主要受到修复后牙龈结构和形态的影响,方圆形牙冠(软组织常常是厚龈生物型)可降低美学风险在这样的环境中,虽然种植修复难以获得细长、完美的龈乳头,但通常与患者的天然状态协调一致。在牙周健康状态良好时,尖圆形牙通常伴有菲薄、高弧线形的牙龈生物型软组织牙槽嵴垂直高度降低、龈乳头退缩时,尖圆形牙冠的患者会产生较大的邻面间隙(黑三角)如果为了掩饰或消除"黑三角",而将牙冠制作为方圆形和加大的接触区来弥补牙间乳头的丧失,改变了龈缘和牙冠的自然形态,反而潜在性的损害了最终的美学形态。将导致严重的美学风险。这种临床状态伴有高位笑线时,会面临最高的美学风险。

4.邻面牙槽嵴高度

修复单颗牙缺失,种植修复体龈乳头的高度与稳定,主要取决于邻面牙槽嵴高度与稳定,与种植体周围的碟形骨吸收无关。因此,牙间乳头的观感、美学效果,甚至修复体的外形(尤其接触点的位置和范围)都依赖种植位点的邻面牙槽嵴高度。在局部感染导致邻牙周围牙槽嵴垂直丧失的位点,损害美学效果的风险明显增加。由于邻面大量的牙槽嵴丧失,外形正确的修复体和邻牙之间出现缺隙(黑三角)的可能性增大。而且沿着感染过的牙根表面进行牙槽嵴骨再生是不可预期的,目前的治疗方法获得成功的可能性不大。

不正确的种植体植入位置和修复方式也可以导致邻面牙槽嵴的吸收,如种植体侵入近远中向危险带,黏结固位时难以去除的黏接剂等因素。

多颗牙连续性缺失的大范围缺牙间隙,通常存在水平和/或垂直向的骨量不足,影响美学效果的风险较高。在美学区连续植入多颗种植体时,因为种植体之间的邻面牙槽嵴已经丧失,或种植体植入后种植体之间邻面牙槽嵴的稳定性缺乏可预期性,降低了种植体之间龈乳头的长期稳定性,具有高美学风险性。合并高位笑线和/或薄龈生物型,通常存在最大的美学风险。此类患者,必须在种植体植入之前或同期进行位点改进。位点改进的效果也不尽相同,水平向骨量扩增优于垂直向骨量扩增的效果。

5.种植位点的局部感染

种植位点的局部感染是一个广泛的概念。种植位点或种植位点周围存在感染或有感染病史,是术前评价种植治疗美学风险的重要考量。牙周病、牙髓病、创伤(根折,根吸收和根粘连)或异物(汞合金残留物、感染性牙根残留物)等局部感染,能够直接降低种植位点和其周围的硬组织和软组织的质和量。此外,局部感染经有效治疗,尽管已治愈,可能因为美学重要组织的丧失(尤其是邻牙牙槽嵴高度)和软组织的萎缩而导致牙龈退缩。局部感染的性质,如慢性或急性,决定了在感染有效控制之后的美学风险严重程度。总之,就局部感染来说,表现为化脓和肿胀的急性感染是美学效果的最高风险。慢性感染,尤其是牙齿的慢性根尖病,如果在种植体植入之前没有治愈,其美学并发症具有中度风险。

鉴于牙周高易感性和/或进展性或难治性牙周病的美学风险因素增大,应该特别审慎。此类患者具有生物学并发症的潜在风险,必须在种植治疗开始之前治疗牙周病。白介素-1(IL-1)阳性的患者,同时又大量吸烟时,生物学并发症的发生频率较高。应确诊此类患者,并在种植治疗之前告知潜在的美学并发症,在种植修复后的维护期应认真复诊。

6.邻牙修复状态

如果缺牙区的邻牙健康、没有修复体,对预期的美学效果不会有额外的风险。但是,如果邻牙存在进入龈沟内的修复体,有可能会发生种植体植入后的龈缘退缩,危及美学效果。尤其当修复体边缘与基牙肩台连接不正确或存在周围感染性肉芽组织时,美学风险显著增加。美学并发症通常是龈缘退缩导致的修复体边缘暴露或牙龈结构的改变。对此类患者,慎微细致的治疗计划极其重要。必要时,更换正确的修复体,或改变种植体植入和二期手术的黏膜切口设计,尽量避免因此而引起的种植体周围龈缘退缩,降低美学风险。

7.缺牙间隙的近远中向宽度

缺牙间隙的近远中向宽度是影响种植美学效果的重要因素。目前,从种植美学效果的角度,将牙缺失间隙分类为单颗牙缺失间隙、连续多颗牙缺失间隙和牙列缺失。

单颗牙缺失,邻牙和支持组织处于良好的健康状态时,龈乳头可以获得邻面牙槽嵴的支持,牙槽嵴到修复体邻面接触点的距离较小,获得美学治疗效果的可能性较高,美学风险较低。但是,对种植医师的技术要求高,因为周围的天然牙为种植修复体的龈缘、龈乳头和修复体本身提供了参照。缺牙位点的牙周状态较差或修复间隙不足时,将影响美学效果。

连续多颗牙缺失和牙列缺失具有显著的美学挑战性,其原因如下。

(1)种植体间的硬组织和软组织变化难以预测。

(2)牙槽嵴水平向和垂直向骨吸收将导致缺失牙之间的龈乳头退缩,由于重建邻面牙槽嵴的垂直高度缺乏可预期性,龈乳头重建的远期效果难以预期。

(3)缺乏相邻种植体之间牙槽嵴长期稳定性的临床证据。

(4)广泛的唇侧骨壁的水平向吸收,导致牙槽嵴骨弓形态的变化,必须进行骨弓的轮廓重建才能获得自然、协调的美学修复效果。

(5)为获得种植修复体从软组织中"长出来"的感觉和接近自然的根样隆起,对种植体的三维位置要求苛刻。

(6)必须正确选择种植体的直径,过粗的种植体可能加重骨吸收,引起唇侧骨板以及种植体之间的骨量丧失。

种植体和修复体的连接以最大限度地获得种植体间的组织支持为首要目标,因为即使是很小的错误也将对支持组织造成损害。因此,制订连续多颗牙种植的治疗计划,应该考虑到风险性增加,应对美学风险因素。

评估连续性牙缺失种植修复的美学风险性,缺失牙的位置是重要因素。两颗中切牙缺失因为在鼻腭区存在的"充足"的组织量,为获得美学效果提供了最佳机遇,愈合后能够获得对称的牙龈形态。修复中切牙和侧切牙的连续性缺失时,因为要再现解剖学上牙龈乳头的高度,增加了美学挑战。此外,要想使龈乳头得到支撑,使相邻的修复体呈现出从结缔组织中长出来的感觉,越来越依赖于选择直径和形状合适的种植体。侧切牙和尖牙的修复难度相同此类病例,应认真选择治疗方案,尽可能避免相邻的种植体植入。通常,侧切牙缺失伴有中切牙或尖牙缺失时,应该考虑用悬臂修复侧切牙位点,即在侧切牙位点用一个卵圆形桥体修复,只使用一颗种植体,最大限度地获得组织支持。连续性牙缺失,只要包含一个侧切牙连续的种植体植入时,被视为美学并发症的最高风险。

8.硬组织和软组织缺损

硬组织增量的目的,不单纯是为了扩大种植治疗的适应证和保证长期骨结合。因为龈缘和龈乳头的位置是依靠其下方的硬组织维持的,要获得长期的美学软组织稳定性,必须有充足的水平向和垂直向骨量。在拔牙时,如果牙周组织健康,骨和周围软组织创伤较小,牙槽窝愈合过程的水平向和垂直向硬组织的变化较小,不具备美学上的临床意义,种植治疗的美学风险较低。如存在具有临床意义的骨量不足,则需进行适当的硬组织和/或软组织增量治疗。目前的水平向骨增量技术,包括自体骨(块状骨颗粒状骨)移植和/或引导骨再生,均可获得预期的临床效果。但如何解决垂直向骨量不足是一个挑战,仍然难以完全恢复理想的牙槽嵴轮廓,常常导致美学缺陷。在前上颌区为了最有效地利用软组织量,建议潜入式或半潜入式种植。在局部条件允许的情况下,可以考虑非潜入式种植。

(1)水平向硬组织和软组织宽度:水平向骨量不足会增加美学治疗风险。如果水平向缺损有限,其他条件良好(例如健康的邻牙牙周和修复状态),可以达到预期的位点改善和美学修复效果。严重的水平向骨缺损和不健康的位点,损害美学效果的风险增大。此类患者,较深的植入种植体以回避牙槽嵴顶宽度不足,将危及骨和软组织的高度,并造成修复体的比例和轮廓失调而不利于美学效果,产生负面影响。这种情况,常常通过水平骨增量和/或软组织移植改善位点的方法得到有效治疗。近年来,此类技术得到极大的改进,为水平向缺损的位点提供了理想的预期效果。

(2)缺牙间隙的硬组织和软组织高度:即使是垂直骨高度的轻度不足,也难以预期增量的效果,不能获得美学效果的风险明显增加。多数情况下,引导骨再生技术能够增加种植位点的宽度,但是不能重新获得充足的高度。这将影响牙龈和修复体的形态。缺牙间隙垂直骨量丧失的美学风险也因合并许多其他因素而加大,尤其是邻牙的牙周健康因素。在邻牙牙周病没有治疗之前,垂直向骨量不足的位点不能进行增量治疗。可以考虑使用某些移植辅助材料(如釉基质蛋白)和外置法骨移植恢复牙周支持,并考虑拔除因牙周病不能保留并影响将来种植位点的牙齿。连续性缺牙区域的垂直向缺损,最具美学风险性,应该认真考虑其相应的移植技术,如牵张成骨、外置法骨移植和游离牙龈移植等。

四、美学种植的临床原则

牙种植相关的基本治疗程序已经确定。为达到美学种植的目标,应当建立正确的种植治疗理念、严格进行术前风险评估、合理地制订治疗方案、恰当地运用操作技巧,避免一切可能出现的并发症。

(一)以修复为导向的种植治疗理念

种植治疗属于器官重建的医学范畴,在种植学发展的早期,研究的重点是如何获得骨结合。在成功地获得骨结合的基础上,也就是在现阶段,将种植治疗的最终目标确定为获得缺失牙的长期、稳定的功能和美学修复。从这个角度出发,对实现长期稳定的骨结合、获得模拟天然牙牙冠的修复体、维持健康稳定的种植体周围软组织而言,修复体的三维位置起到重要作用,因此提出以修复体为导向的种植治疗理念。

1.以修复体为导向的种植体植入

基于种植治疗的最终目标,修复体应当准确地模拟天然牙牙冠的位置,才能符合人体的生理适用过程,否则将产生负面的效应,危及骨结合与软组织结合的长期稳定。实现这一目标取决于种植体的三维位置,换言之,修复体的位置决定了种植体植入的三维位置,称之为以修复为导向的种植体植入。修复体准确地模拟天然牙牙冠的位置有多种要求,但主要因素是修复体的穿龈轮廓和固位方式(螺丝固位或黏结固位)。

2.从三维空间判断修复体的位置

(1)修复空间:修复空间限制了修复体的外形。因此必须在术前评估修复空间对修复体形态的限制,必要时要采取辅助性正畸治疗创造合理的缺牙间隙和邻牙牙根之间的距离。

(2)计算机引导的种植体植入:种植体周围骨和软组织会对种植体和修复体做出反应。在复杂的解剖条件下,完全依据二维的放射线检查(如根尖放射线片和曲面体层放射线片)、模型分析和术中的直观判断,难以准确确定种植体的位置和修复体的形态,无法预期对种植治疗美学效果的负面影响。因此,在美学区植入种植体,可以依靠 3-D 放射线诊断技术确定牙槽嵴的状态,在计算机引导下制作外科模板,实现计算机引导下的种植体植入。

(3)辅助性增量程序:按修复体所要求的理想位置植入种植体时,判断硬组织和软组织是否充足或是否需要增量治疗,不但取决于对种植体骨结合的影响,还取决于是否影响修复后的美学效果。换言之,可能剩余骨量和软组织量并不影响种植体骨结合,但只要影响修复的美学效果,就必须进行硬组织和软组织增量的治疗程序。

3.美学修复体

目前的美学种植修复还限制在美学区种植体支持的固定修复范畴之内。迄今,主流的观点认为美学种植修复体等同于美学天然牙修复体。这种观点并不全面,甚至存在误区。天然牙的固定修复体是以天然牙作为基牙,基牙保存了龈沟和龈沟根方的所有结构,尤其是牙周附着的结构、方式和位置,而种植修复体则在与下方的支持方式、界面位置、与软组织的结合方式以及修复体的饰瓷空间等方面存在差异,各有利弊。

4.𬌗与𬌗型

前导𬌗,尤其在连续多颗前牙缺失时,会对骨-种植体界面的应力分布产生不利的影响,会影响骨结合的稳定,进而影响种植体周围的软组织稳定。因此,应当调整𬌗型,并考虑到调整𬌗型对修复体形态的影响。

5.软组织健康与稳定

软组织健康与稳定,是戴入种植修复体之后对美学效果的主要影响因素。以上阐述了与种植体周围软组织健康与稳定的多种相关因素。就软组织本身而言其影响因素包括余留牙列的牙周健康和种植体周围软组织健康两个方面。因此,在种植治疗之前的牙周处理、种植治疗过程中的软组织处理和戴入修复体之后的软组织维护都是与种植体周围软组织健康和长期稳定不可分割的重要相关因素。

(二)种植治疗方案

完整的种植治疗过程是由不同的治疗程序所组成,因种植治疗的美学目标不同,其诊断与设计程序、外科程序、修复程序、技工工艺程序和种植体(或种植修复体)维护等治疗程序中采用的治疗技术存在显著不同。所有的治疗程序都存在必然的内在联系每一个治疗程序的临床结果都将影响到下一个临床程序所选择的临床技术和产生的临床结果。

因此,医师应当基于患者的临床条件、所选择的生物材料、临床经验和病例的 SAC 分类完整的规划整个治疗过程,控制美学并发症,实现美学区种植的功能和美学修复。

(三)种植体的三维位置

准确的种植体三维位置是获得美学种植效果的绝对必要条件。基于以修复体为导向的种植体植入,是种植修复体决定了种植体的三维位置与轴向。在概念上,以种植体平台位置表述种植体植入的三维位置,包括位于缺牙间隙的近远中向位置、冠根向位置、唇舌向位置和种植体之间的距离。可以用安全带和危险带界定种植体平台在每个维度上所处的位置。种植体平台应当位于安全带内,当进入危险带时将导致种植体周围骨吸收和软组织退缩,发生美学并发症。

1.近远中向位置

在近远中向,危险带为接近邻牙根面 1.5 mm 的区域。

种植体平台与邻牙牙根之间的距离应该超过 2 mm,最低也不能小于 1.5 mm。因为种植体周围的碟形骨吸收在水平向通常为 1.0～1.5 mm,两者之间距离低于 1.5 mm 可引起邻面牙槽嵴吸收。一旦发生邻面牙槽嵴吸收,目前的治疗技术难以恢复其高度。

邻面牙槽嵴吸收,其高度可以降低到种植体平台水平,引起龈乳头高度的降低,出现"黑三角"。如果通过向根方延长邻面接触区的方式消除"黑三角",将发生另一种美学并发症临床冠过长、龈缘轮廓不对称,同样损害美学效果。

2.唇舌向位置

在唇舌向,种植体平台的唇侧边缘应该位于安全带内。安全带位于理想修复体外形高点的腭侧,宽度为 1.0～1.5 mm,其唇侧和腭侧均为危险带。基于碟形骨吸收同样的考量,种植体平台边缘的唇侧应该保持 2 mm 以上的骨壁厚度。这样的种植体平台位置为修复体形成与天然牙相似的穿龈轮廓和牙冠形态创造了空间。

唇侧骨板厚度低于 2 mm、种植体平台超出了邻牙外形高点之间的假想线,侵犯唇侧危险带,将因唇侧牙槽嵴吸收导致龈缘退缩和种植体颈部金属暴露的风险。如果同时并发种植体长轴唇倾,将发生种植体的修复困难,并且难以形成合理的穿龈轮廓,导致龈缘退缩的潜在并发症。

种植体平台向腭侧偏离假想线超过 2 mm 时,则侵犯腭侧危险带,通常需要把修复体设计成盖嵴式,引起发音、舒适和卫生维护等问题。

在美学区,必须考量种植体平台直径对美学效果的影响。种植体平台直径应当模拟天然牙颈部的直径,直径过大可能难以避免种植体平台侵犯唇侧危险带,引起种植体周围边缘性骨吸收。

3.冠根向位置

种植体平台的冠根向位置的界定受三个关键因素的影响:釉牙骨质界、牙槽嵴高度和修复体龈缘。

(1)釉牙骨质界:种植体平台应该位于对侧同名牙釉牙骨质界根方 1 mm 处。这是关于种植体平台位置的传统描述,但其前提是假设牙槽嵴高度没有降低,仅适用于没有牙周组织丧失的缺牙位点。

(2)牙槽嵴高度:种植体平台应该与牙槽嵴顶平齐。这同样是假设牙槽嵴高度没有降低。

(3)修复体龈缘:种植体平台应该位于修复体唇侧龈缘中点的根方 2～3 mm 处。

因此,种植体平台的冠根向安全带应当位于未来修复体唇侧龈缘中点的 2～3 mm 处,即 1 mm 宽的窄带。在安全带的冠方和根方区域均为危险带。当小于 2 mm,种植体平台进入冠方危险带时,存在颈部金属暴露、修复体难以形成接近自然的穿龈轮廓的风险。超过 3 mm,存在唇侧骨吸收和继发性龈缘退缩的风险。

综上所述,种植体平台理想的冠向位置应当是位于对侧同名牙根方 1 mm 和唇侧黏膜中点根方 2 mm 处,并且恰好与牙槽嵴顶平齐。这样的平台位置为修复体完美模拟天然牙从黏膜中自然长处的感觉创造了空间。在术中,可以用术前确定了修复体龈缘位置的外科模板确定种植平台的位置。

当牙槽嵴吸收严重时,需要进行骨增量为种植体平台获得正确的冠根向位置。

在美学区,种植体平台垂直位置与龈缘根方之间距离大于 2 mm 时,将位于龈乳头根方 5 mm 以上。这样的平台位置,导致修复体就位和去除黏结剂都非常困难。因此,建议选择螺丝固位修复体或解剖式基台避开这个难题。

4.种植体的轴向

必须依照种植修复体的位置形成正确的种植体轴向。理想的状态是种植体的长轴与修复体的长轴一致。由于剩余牙槽嵴厚度和根方凹陷的限制,可能产生种植体植入方向的唇向倾斜,限制了选择螺丝固位的修复体进行修复,并且难以形成理想的穿龈轮廓;近远中向倾斜是严重的操作失误,必须加以避免。

5.种植体之间的距离

通常,两颗种植体之间的距离应该在 3 mm 以上。否则种植体周围的碟形骨吸收将导致龈乳头的丧失,发生种植体之间邻间隙的"黑三角",或形成过长的邻面接触区。

(四)拔牙位点保存

天然牙牙槽嵴和牙龈解剖形态的保存或重建是成功地获得美学治疗效果的先决条件。拔牙之后,在拔牙窝愈合过程中所发生的,或在拔牙之前已经存在的不同程度的牙槽嵴吸收和牙龈退缩,是美学种植治疗的主要影响因素。有多种外科技术进行硬组织和软组织增量,但问题在于难以恢复牙槽嵴高度。为此,提出了一个新的治疗理念和临床技术:拔牙位点保存。拔牙位点保存是在拔牙同期进行拔牙窝内生物材料移植,阻断或减缓拔牙后牙槽嵴吸收和龈乳头萎缩,实现保存尚未吸收的牙槽嵴和弧线形的龈缘形态,维持牙槽嵴的高度,为龈缘和龈乳头提供支持。简而言之,保存位点处的硬组织和软组织解剖学天然形态。这是一项新的治疗理念和临床技术,2004 年,Sclar 在拔牙窝内植入 Bio-Oss,表面覆盖可吸收性胶原,用过渡义齿进行固位和稳定,并称为 Bio-Col 技术。同年,Jung 在拔牙窝内植入 Bio-Oss Collagen,表面覆盖腭黏膜,并称为牙槽嵴保存。宿玉成等描述了该技术的要点和临床指征,称之为拔牙位点保存或种植位点保存,强调对保存牙槽嵴的同时改善新形成的附着龈的质量。拔牙位点保存技术的临床程序为微创拔牙,清创,在种植窝根方植入 Bio-Oss、冠方植入 Bio-Collagen,表面移植腭黏膜并缝合固定,覆盖生物材料与口腔环境隔离,过渡义齿修复、延期种植体植入。该技术适用于正常的拔牙窝、慢性感染的拔牙窝和有利型骨缺损的拔牙窝。腭黏膜移植同时起到改善角化黏膜宽度和厚度的作用。

在美学区种植治疗时,拔牙位点保存非常重要,通常可以减少或避免在拔牙窝愈合之后再使用额外的重建程序。

(五)种植位点改进

骨和软组织缺损,依据程度和类型不同,将影响种植体植入的三维位置和骨结合,甚至不能进行种植体植入。为此,必须进行与种植体同期或分阶段的骨和软组织增量,即种植位点改进。美学区的种植治疗,所存在的软组织和/或硬组织不足尽管不会影响种植体植入和骨结合,但只要是不利于获得种植治疗的美学效果,就应当进行种植位点改进,恢复或重建位点的解剖学结构和形态(图 14-3)。

目前,已经获得临床证实的种植位点改进技术较多,硬组织改进技术包括引导骨再生(GBR)和/或自体骨移植等,软组织改进技术包括游离或带蒂的黏膜移植等。

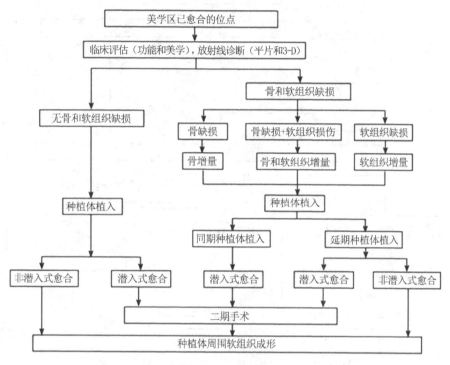

图 14-3 美学区已愈合位点的种植外科治疗程序

(六)种植体周围软组织成形

在非潜入式种植、潜入式种植的二期手术的同期,无论是否应用软组织改进程序,均可进行种植体周围软组织成形,引导和塑形种植体周围软组织,使龈缘和龈乳头形成理想的美学形态,并有利于过渡带的长期稳定(图 14-4)。

过渡带是种植体平台至黏膜边缘所创造出的种植体周围软组织轮廓,对最终修复体的外形轮廓起主要决定作用,并影响到种植体周围的软组织支持效果。强调过渡带概念具有多种含义。①在美学区应当通过临时修复体等临床技术诱导和成形种植体周围软组织,形成健康和美学的种植体周围过渡带。②和过渡带相接触的修复体材料应当具备良好的牙周软组织生物相容性和亲和力,对过渡带的长期稳定发挥重要作用。③过渡带的形态,是选择固位类型和基台种类的重要依据。④制取印模时,应当将过渡带的轮廓形态准确地转移至石膏模型上,便于医师和技师的交流以及确定种植修复体的穿龈轮廓。

种植体周围软组织成形技术分为两类:愈合帽成形和过渡义齿成形。

1.愈合帽成形种植体周围软组织

愈合帽成形种植体周围软组织的优点是临床操作简便。成形的方法包括预成愈合帽(例如,唇侧带有斜面的美学愈合帽和解剖式愈合帽等)和个性化愈合帽。

2.过渡义齿成形种植体周围软组织

设计良好的过渡义齿,不但对患者起到美学上的缓解作用,还能在愈合期的组织生长起到保护作用,有利于软组织成形和愈合。使用固定式或可摘式均可,但应达到如下要求:满足患者的美学要求、容易制作和调改、无间歇性垂直向压力、耐用和具有诊断价值等。过渡义齿分类如下。

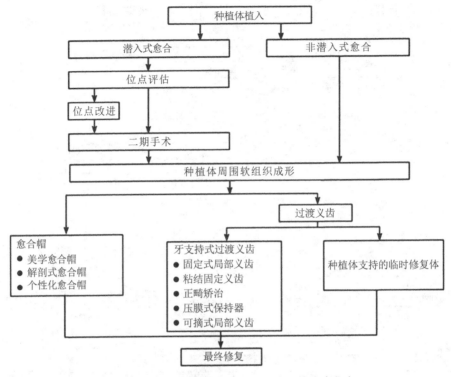

图 14-4　美学区种植体周围软组织成形的治疗程序

(1)牙支持的过渡义齿。①固定式局部义齿:如果缺牙位点的邻牙计划进行冠修复,这种临时修复体可以为位点成熟期提供良好的美学和功能。②黏结固定义齿:如果拾间距离受限,将带有纤维丝侧翼的义齿固定到邻牙的腭侧面,提供美学的临时固定修复。修复方法是在邻牙邻接面进行非常小的固位预备(仅限于牙釉质),然后用复合树脂黏结以固定义齿。③正畸矫治器:如果患者正在正畸治疗,或患者能够接受使用托槽固定方丝和临时义齿。对患者的优点是可以低位保持临时修复体,并且易于调整固定修复体的位置。④压膜式保持器:如果拾间距离受限,也不能采用正畸矫治器的方法时,可以使用带有卵圆形义齿的压膜式保持器作为临时修复体,对移植位点的压力是可调节的。建议不要广泛的使用压膜式保持器,因为会发生拾干扰和过度的义齿磨耗。⑤可摘式局部义齿(RPD):如果没有垂直向的骨量不足,患者使用可摘式局部义齿是有益的。丙烯酸树脂可摘式局部义齿可以获得腭侧组织固位,义齿可以设计成适应软组织形态的卵圆形。

(2)种植体支持的临时修复体。为了最大限度地获得美学治疗效果,获得良好的穿龈轮廓和过渡带形态,在戴入最终修复体之前,使用临时修复体,引导和成形种植体周围软组织。通过1～3次调整临时修复体的穿龈轮廓,一次或逐步建立理想的修复体形态,建立所期望的穿龈轮廓和黏膜质量。戴入临时修复体后3～12个月内,种植体周围黏膜将趋于成熟和稳定。因此,建议临时修复体至少要戴3个月。同时,临时修复体对未来种植体周围软组织的美学效果和最终理想的修复体外形具有诊断价值。用临时修复体制作个性化印模帽,通过临床印模程序,准确地将最终定型的临时修复体的穿龈轮廓和获得的种植体周围过渡带的形态转移至石膏模型上。这样,就把已获得的临床效果准确地转移到牙科技工手中,制作最终修复体。为了尽可能精确地获取和转移穿龈轮廓,采用二次印模法为最终修复体制作石膏模型。

(七)美学修复体

无疑,修复体是美学种植治疗的重要组成部分。美学修复体包括两个概念:正确的穿龈轮廓和自然、协调的修复体。

1.穿龈轮廓

穿龈轮廓是指牙或修复体的唇面或颊面轴向轮廓,范围从上皮性龈沟底向软组织边缘延伸,至外形高点。种植修复体的美学效果,除了牙冠要近似于天然牙的解剖学特征之外,还要具备类似于天然牙从颌骨内自然长出的感觉,简言之,具备接近自然的穿龈轮廓。起初,穿龈轮廓是用于描述天然牙和修复体的术语,但在种植学中具备两重含义:①修复体自身的穿龈轮廓。②修复体穿龈轮廓对龈缘和龈乳头的成形和稳定作用,换言之,良好的修复体穿龈轮廓有助于形成和维持种植修复体的龈缘和龈乳头位置及形态。

获得正确的穿龈轮廓,取决于:种植体植入的正确三维位置、选择恰当的种植体平台直径、具备良好软组织亲和性的基台或修复体材料(如瓷基台和瓷修复体)和正确的软组织引导技术。

2.修复体

制作修复体的材料和工艺技术不断进步,也提高了种植美学修复的质量。首先,种植修复体的形态是关键因素,尤其是多颗种植修复体的设计,已经没有传统固定修复的基牙作为参照,要特别注重修复体的解剖学特点:牙冠大小、形态、质地、位置与排列轴向倾斜度、黄金比例、邻面接触和唇侧观牙弓的渐变等。而满足这些要求,必须按照以修复为导向的种植理念植入种植体。其次,为了实现美学种植治疗,修复体应在各种光学条件下与天然牙的光学特性没有区别。目前,瓷优于其他材料,尤其是金属类材料,因而目前瓷基台全瓷冠在种植治疗,特别是美学区的种植治疗中的应用越来越广泛而趋于成熟。结合 CAD/CAM 技术可以达到逼真的修复效果。但在强度、费用等方面,仍需要进一步改进。

(八)种植体植入时机

种植体植入时机的新分类由依据拔牙后时间转变到依据牙槽窝的愈合概念,即种植体植入时的牙槽窝愈合状态。Ⅰ型,即刻种植,拔牙位点没有任何骨和软组织愈合;Ⅱ型为软组织愈合后的早期种植,在拔牙后 1~2 个月,拔牙位点软组织愈合,但没有显著的骨愈合;Ⅲ型部分骨愈合后的早期种植,在拔牙后 3~4 个月,拔牙位点软组织愈合,并有显著的骨愈合Ⅳ型,延期种植,拔牙后 6 个月,或更长的时间,拔牙位点完全愈合。拔牙后前 12 个月的愈合期中牙槽嵴宽度约降低 50%,其中 2/3 的变化发生在前 3 个月。黏膜的外径变化反映了牙槽窝骨壁的改建,通常造成垂直向 0.7~1.8 mm 和水平向 2.6~4.6 mm 的降低。因此,基于牙槽窝愈合过程中牙槽嵴的变化,早期和即刻种植有利于防止牙槽嵴的进一步吸收。一项回顾性临床研究:经过 4 个月的潜入式愈合之后,在种植体植入时大部分可达 3 mm 水平向边缘骨缺损间隙已经骨性愈合、缺损消失,这些研究结论支持即刻和早期种植体植入。尽管即刻早期种植的成功率和常规种植没有显著性差异,但这与严格筛选适应证有关,可以缩短缺牙时间,但研究的主要焦点还是在于技术本身对牙槽嵴和龈乳头的保存作用。因此,在美学区牙槽窝愈合不同阶段的临床状态对美学效果可能产生的影响,是选择种植时机的重要考量。

（邓大贵）

第六节　牙种植体生物并发症治疗

一、牙种植体周围黏膜炎治疗

(一)适应证

牙种植体周围黏膜炎患者。

(二)操作程序及方法

1.治疗前阶段

在进行牙种植体周围黏膜炎的治疗前,首先应当进入治疗前阶段,其内容包括:①进行详细的牙周探诊(PPD、BOP、mPI)。②采用平行投照技术拍摄根尖片。③去除可能造成种植体周围感染的风险因素,如不良的口腔卫生习惯,吸烟和不良的修复体边缘等。

2.非手术治疗阶段

非手术治疗是牙种植体周围黏膜炎的首选方案,其目的在于去除牙龈以上和部分能够达到的种植体表面上的菌斑和牙石,一般来说牙种植体周围黏膜炎是可逆的,其常用的治疗程序如下。

(1)机械刮治清创:①尽可能取下上部修复体。②选择合适材料的刮治器,推荐采用碳纤维材料刮治器。③使用合适型号的器械去除龈上菌斑和牙石。④使用合适型号的器械,紧贴种植体探入龈袋,以 70°行龈下牙石的去除,注意力度控制,避免损伤种植体表面。

(2)局部抗菌漱口水的使用:选择合适的抗菌漱口水,推荐使用 0.2% 的氯己定溶液漱口,每天 4 次。

(3)全身抗生素的使用:仍没有明确证据显示全身应用抗生素的剂量及何种抗生素更为有效,可根据炎症程度和临床经验全身应用抗生素。

(4)选用其他辅助方法:①超声器械。②龈下喷砂系统(推荐使用氨基己酸粉或者碳酸氢钠粉)。③Er:YAD 或者二氧化碳激光系统。④光动力系统。

3.再评估阶段

在非手术治疗 1~2 个月后,应当进行再评估,以确定进行维护治疗或者再次进入非手术治疗阶段,评估内容包括:①牙龈质地、颜色等的评估。②详细的牙周探诊,注意与治疗前对比。③口腔卫生习惯及相关风险因素改变(如戒烟)的评估。

4.维护治疗阶段

当再评估阶段牙周探诊深度减少或者维持稳定,牙龈健康状况改善,患者相关风险因素控制良好时,可进入维护治疗阶段。根据每个患者的感染程度,制订个性化的维护方案,随访期由 3 个月 1 次至 1 年 1 次不等。不推荐随访间隔超过 1 年。

二、牙种植体周围炎治疗

种植体周围炎的治疗是一项系统治疗,分为以下几个阶段:系统疾病控制、非手术治疗、手术治疗和支持维护。

（一）适应证

牙种植体周围炎患者。

（二）操作程序及方法

1.系统疾病控制阶段

口腔疾病多为全身系统因素和局部因素共同作用,因此在开始种植周围炎局部治疗前,应首先详细询问患者的系统病史,包括糖尿病、高血压、心脏病、自身免疫性疾病等。并与相关医师共同开展治疗,控制全身疾病。

2.非手术治疗阶段

排除或控制影响种植体周围炎的系统疾病的同时,改善和控制口腔局部卫生环境是治疗种植体周围炎的关键。常用治疗程序如下。

（1）评估种植体保留价值:具保留价值植体开展周围炎治疗,种植体周围骨组织发生严重吸收导致种植体松动是拔除种植体的唯一绝对指征。相对指征包括:①骨吸收达植体长度 2/3 以上。②难治性种植体周围感染。③合并其他疾病的种植体(如肿瘤、双膦酸盐相关的骨坏死)。

（2）手工洁治器(碳纤维洁治器、钛质洁治器、树脂洁治器)洁治清除种植周围龈上和龈下菌斑结石。

（3）超声波洁治辅助开展全口牙周治疗。

（4）光动力和激光(二氧化碳激光、diode 激光、Er：YAG 激光)处理彻底种植体表面及牙周袋,控制菌斑附着。

（5）龈下喷砂及氯己定冲洗。

（6）向患者示范针对性的口腔清洁技术和清洁工具,如牙刷、牙线、邻间隙刷等。

（7）局部和全身抗生素应用。

3.手术治疗阶段

非手术治疗方法无法实现暴露的种植体形成再生性骨结合,常需进行手术治疗以降低再感染风险。手术方法包括切除性手术(清理病变周围袋并结合种植体表面成形)和骨增量术。手术要点如下。

（1）完善基础治疗,出血指数显著减少,无溢脓或脓肿形成。

（2）应综合考虑患者既往治疗病史、影像学表现、美学表现及相关临床参数,与患者充分沟通后确定手术方案。

（3）种植体表面去污化:由于种植体为粗糙表面,要清除表面细菌和内外毒素可行的表面处理剂选择包括枸橼酸、盐酸四环素、氯己定、过氧化氢、氯胺-T、无菌盐水、改良超声洁治(喷砂)。

（4）切除性手术:减少或去除基础治疗不良和/或难以去除的增生或病变的种植体周围袋。影像学检查骨吸收为水平型或碟形吸收。

（5）再生性手术:应在基础治疗控制炎症后进行。在选择再生性手术治疗和拔除植体后重新种植两种方案进行认真比较。植骨材料可选择自体骨和多种生物材料。

4.支持维护阶段

完善种植体周围炎治疗后,完善的健康卫生宣教和定期口腔卫生维护是保证治疗效果的必要内容。每半年或一年复诊 1 次,复诊时间应根据患者口腔菌斑控制状况相应调整,依从性差及口腔卫生不良者应增加复诊次数。复诊内容:①口腔卫生状况检查。②种植体周围牙龈状态检查。③种植体稳定情况。④影像学检查。⑤必要的口腔卫生维护。

（邓大贵）

第七节　牙种植体专业口腔卫生维护

口腔种植义齿修复完成后,定期专业的口腔健康维护和随访是保证种植义齿长期健康行使功能的关键。种植体周围黏膜炎和种植体周围炎是种植义齿修复的最主要生物学并发症,大量的临床研究和动物实验表明菌斑生物膜的积聚是种植体周围感染性疾病发生与发展的主要原因。因此,种植体周围菌斑控制成为种植义齿专业口腔卫生维护的根本目标,包括患者口腔卫生自我维护的促进和专业医疗口腔卫生维护。

一、适应证

适用于各类口腔种植患者。

二、操作程序及方法

(一)健康教育

(1)详细询问患者的口腔卫生习惯,包括口腔清洁规律、刷牙时间长短、次数、清刷工具等。

(2)结合患者口腔具体情况,推荐恰当的清洁工具,并指导患者掌握正确的清洁方法。

(3)对于特殊清洁器具的使用应先示范,然后让患者在医师指导下反复操作,直至掌握为止。

(4)积极鼓励患者戒除吸烟习惯。

(二)种植义齿的随访

(1)随访时间:戴牙后1周、1个月、3个月、6个月、1年。

(2)询问患者义齿使用情况:包括有无种植义齿松动、脱落、固位不良、损坏、周围疼痛、咬物不适、食物嵌塞、咀嚼效率低下等,评估患者主观满意度。

(3)通过临床检查明确种植体与修复体有无松动及松动部位,并予以相应处理。

(4)对种植义齿的咬合情况分析并进行相应调整。

(5)通过根尖片、全口牙位曲面体层X线片(俗称全景片)等影像学检查对种植体周围骨吸收情况进行监测。

(6)通过种植义齿周围的探诊、种植义齿周围龈组织出血指数的测量、种植体周龈沟液成分及含量变化的分析、口腔卫生状况的评估、附着龈宽度的对比和牙龈美学的观察在随访中及时发现软组织的异常,并与上次复查结果对比。菌斑面积占全口现存牙面面积20%以下较为理想。可通过应用菌斑显示剂向患者展示其口腔卫生状况,并进行必要的强化指导,推荐最适合且可行的菌斑控制方法。

(三)种植义齿菌斑控制

(1)机械性菌斑控制是种植义齿菌斑控制的首选方法,包括牙刷、牙线、牙间隙刷、牙龈按摩器、口腔冲洗器等自主清洁手段的应用,辅以定期椅旁刮治与洁治等医疗手段。尤其,应针对复诊时发现的自主清洁不佳的区域进行预防性洁治,可综合运用超声洁治、手工洁治器(碳纤维洁治器、钛质洁治器、树脂洁治器)洁治。

(2)化学性菌斑控制包括抗生素、表面活化物、酚类化合物等合成或天然抑菌剂的口腔局部应用,主要包括冲洗、含漱、局部缓释等方法。

（3）其他菌斑控制手段:激光(二氧化碳激光、diode 激光、Er:YAG 激光)处理、光动力疗法等手段。

（4）开展必要的治疗:针对复诊发现的种植体周围黏膜炎或周围炎开展相应的治疗。

（四）治疗牙周病

（1）建立正确的刷牙方法和口腔卫生习惯,保持口腔卫生。

（2）定期对天然牙行龈上洁治术、根面平整术,消除龈上及龈下菌斑、牙石,并对种植义齿进行专业维护。

（3）消除其他局部刺激因素,如𬌗创伤。

（4）药物治疗。

（5）纠正全身性或环境因素,如吸烟。

（6）及时、定期复查口腔卫生情况,视情况进行相应处理,严格遵循医嘱。

（五）控制糖尿病

（1）加强局部抗生素的应用,加强抗感染能力。

（2）有效控制血糖,使血糖浓度正常或接近正常。

（3）降低高血糖对骨愈合的不良影响,兼顾并发症的治疗及骨组织的保护。

三、注意事项

口腔种植修复的卫生维护是保证种植体长期成功率的关键,与种植体感染性疾病相关的致病因素包括局部因素和全身系统性因素。因此,在对种植牙开展长期系统维护的同时,不可忽视全身系统疾病的控制。

（孙　娜）

第八节　牙种植体植入术

一、牙种植一期手术

（一）适应证

（1）牙列缺损或缺失的患者。

（2）口腔颌面部软硬组织缺损患者,具备适合种植体植入的局部及全身条件,可通过种植体提供赝复体修复的固位或支持者。

（3）全身健康状况能承受种植体植入手术;骨的代谢状况可满足种植体植入后完成骨结合进程;牙种植修复完成并承受功能性负荷后骨组织的新陈代谢能维持骨的生理性改建及更新者。

（二）禁忌证

（1）如采用种植治疗有可能危及全身健康和生命者。

（2）骨代谢方面的障碍影响种植体的骨性整合进程或者在种植修复承受功能性负荷后不能继续完成骨的生理性改建及更新者。

(3)影响创区愈合、种植体骨结合进程及种植体周围骨改建更新的局部因素如急性炎症、骨量不足等。

(三)操作程序及方法

1.术前饮食

如采用局麻的话,术前可进适量的饮食。如果要使用全麻的话,要求患者术前12小时禁食禁饮。

2.术前用药

(1)预防性抗感染:根据患者的全身及局部状况,预计手术创伤大小及持续时间决定是否需预防性抗感染处理。如有必要时可使用青霉素类及其他抗菌药物,预防性用药时间为术前30～60分钟;口腔内的处理可于术前应用口腔抗菌含漱液漱口。

(2)镇静及镇痛药:术前30～60分钟通过一些镇静剂的应用可使患者能较放松和配合,提高痛阈。如口服镇静剂地西泮2.5～5 mg,或肌内注射苯巴比妥钠100 mg。对敏感的患者,术前30分钟使用300 mg布洛芬也可提高痛阈。

3.消毒铺巾

(1)口周皮肤消毒:调节椅位的高低及患者头位,用手术帽将患者头发包好,用眼罩遮盖保护眼睛。用75%酒精或0.5%碘伏消毒口腔周围皮肤,从唇部向四周消毒,上至眶下,下至上颈部,两侧至耳前。用75%酒精或0.5%碘伏消毒口腔内剩余牙列及口腔黏膜。

(2)铺无菌孔巾:孔巾仅显露口腔、鼻孔及口鼻周围的部分皮肤。无菌巾应覆盖至患者腰部以下,上方应越过头部。

4.局部麻醉

种植手术可采用口腔内局部浸润麻醉,必要附加神经阻滞麻醉。首选酰胺类麻醉药,如盐酸阿替卡因和盐酸甲哌卡因等。浸润麻醉时,麻醉药物的用量一般每个位点0.8～1.2 mL。根据手术计划范围将药物缓慢注射于唇(颊)侧、舌腭侧及牙槽嵴顶黏膜下方。根据手术需要,必要时可附加神经阻滞麻醉,其操作要点与常规拔牙的麻醉操作相同。

5.切口与翻瓣

于牙槽嵴顶作切口,根据手术计划及显露的需要可于唇(颊)侧作辅助松弛切口,用骨膜分离器于骨膜下分离翻起黏骨膜瓣显露术区,清理骨面至种植区无软组织或肉芽组织等存留。有需要时用咬骨钳、骨锉或大球钻对牙槽嵴顶做必要的修整。

6.种植窝预备

(1)种植点定位:于计划植入部位用球钻或枪钻定位,并使之有利于后续的先锋钻进入,可利用一些辅助工具如外科模板、种植体间距尺等辅助定位。

(2)预备种植窝至预定深度:用先锋钻于定点部位在4 ℃生理盐水冲淋冷却下钻磨进入。插入方向杆,利用方向杆观测种植窝三维空间上的方向和位置,与对颌牙的关系等。多牙种植时,在第一个种植窝制备至预定的深度并且方向杆确认其三维位置及角度正确后,将此方向杆保留于种植孔中,参照其进行后续的种植窝预备。如术前准备有外科模板者可利用其确认每个孔的位置及角度。

(3)扩孔钻逐级扩大种植窝:每个种植系统皆提供有直径逐渐增大的扩孔钻,按顺序逐级扩大种植窝,扩孔过程中注意调整钻速、钻磨时施加的压力等,并在持续4 ℃生理盐水冲淋冷却下操作,避免种植窝的热灼伤。

(4)种植窝嵴顶部成形(可选):需要这一操作步骤的种植系统有两类,一类是植体外形设计为柱形,但其颈部有扩大,其种植窝预备工具中设计有与此颈部相对应的扩孔钻,其扩大深度与该类型种植体的颈部扩大相对应,最终形成与种植体外形设计相一致的种植窝外形;另一类是种植体本身设计是根形,但扩孔钻为柱形,最终利用嵴顶部成形钻将接近种植窝嵴顶部制备成上大下小,与根形种植体外形接近的形状。

7.植入种植体

根据种植体外形设计及外科操作程序的要求,将种植体植入种植窝。

8.安装覆盖螺帽或愈合基台

种植体植入就位后可选择埋入式愈合或穿龈愈合方式。种植体植入时初期稳定性不足,旋入就位所需的扭力<15 N·cm,或同期进行了骨增量操作者可选择埋入式愈合方式;种植体植入时初期稳定性较为理想,种植体旋入就位所需的扭力>15 N·cm,未进行骨增量手术者可选择穿龈愈合方式。埋入式愈合或穿龈愈合方式分别选择安装覆盖螺帽或愈合基台(又称牙龈成形器)。可采用手动或机动螺丝批将其安装于种植体上。

9.软组织瓣的复位及缝合

复位黏骨膜瓣,缝合关闭创口。

10.种植体植入后即刻修复

除了埋入式愈合及穿龈愈合方式外,如果骨的质和量较理想,植入后能达到足够的初期稳定性者,可在植入种植体后,立即放置临时基台,于此临时基台上完成临时修复体。种植体完成骨结合的同时,软组织围绕此临时修复体形成牙的穿龈轮廓。

11.术后医嘱及饮食建议

根据患者的全身健康状态,手术创伤大小、手术持续时间选择是否使用预防性抗感染治疗。如有必要时使用青霉素类及其他抗菌药物,用药3～5天。口腔抗菌含漱液如0.12%氯己定含漱液含漱,每日2～3次,用药7～10天。

根据手术创伤的大小和患者耐受疼痛情况,给予口服镇痛剂如布洛芬缓释胶囊300 mg,每天2次;疼痛较严重者可采用盐酸曲马多片50～100 mg,必要时可重复,但每天不超过400 mg。术后48小时进流质。食物搭配以不干扰创口的愈合为原则。

(四)注意事项

(1)种植窝预备操作需在4 ℃生理盐水冲淋冷却下钻磨进入,逐级扩大,避免产热导致骨灼伤。

(2)整个操作过程应避免器械脱落后误吞或误吸,必要时可通过调整合适的体位、纱布保护咽喉部位、器械预先带线等方式避免。

(3)骨结合期应维持种植区无干扰健康环境,让种植体在无干扰下完成骨结合进程。

二、牙种植二期手术

对选择了埋入式愈合者,患者在完成骨结合进程后,需要进行二期手术显露种植体,接入后续的上部修复结构及进行必要的软组织成形或修复体;另外,选择了穿龈愈合方式者在完成骨结合后,如果存在有软组织方面的缺陷时,也需在此时进行二期手术,对软组织进行必要的修复或成形。二期手术包括暴露种植体,诱导形成种植体袖口以及对软组织进行必要的修复前处理。

二期手术通常是在种植体已完成骨结合后进行。

(一)适应证

同"牙种植一期手术"。

(二)禁忌证

同"牙种植一期手术"。

(三)操作程序及方法

1.术前准备

(1)阅读病历,了解一期手术时的种植体类型、数量和位置,植入时扭力,愈合帽的种类,骨替代材料和屏障膜的应用情况,植入术时的并发症等。行 X 线检查,与一期手术后的 X 线片对照分析骨的愈合情况。并根据 X 线片了解种植体的位置。

(2)重温修复计划,确定二期手术后牙龈的处理方式,决定术后安装牙龈成形器、临时基台或最终的修复基台等。有时可在暴露时就将最终的修复基台安上,然而,常规的做法是术后先用暂时性牙龈成形器,让软组织围绕其形成种植体穿龈部分的袖口外形,且在此愈合过程中软组织有一定程度的退缩并在完成愈合后形成稳定的软组织外形。

2.手术方法

二期手术显露种植体可采用环切刀环切法或直接切开显露法。环切刀环切法适用于附着龈较为丰富,能够确定种植体位置者。可通过 X 线片、一期手术所用的外科模板等确定位置。操作是在局部浸润麻醉下,将略大于种植体直径的环切刀按压通过软组织,用力旋转 1~2 圈达所需深度后,取走环切刀,有时一圈软组织会跟随环切刀带出。如未随环切刀完全脱位,可用蚊式钳夹持后,用 11 号手术刀片游离取出。检查术区,确认能完全显露种植体顶端。必要时需要用尖刀去除更多软组织,如有骨质生长超过种植体边缘,可用小的锐利的骨凿或者用球钻在 4 ℃生理盐水冷却下小心钻磨去除。多余骨去除后的牙槽嵴外形应与愈合基台或永久修复基台的穿龈外形一致。最后用专用螺丝批旋出覆盖螺帽,将牙龈成形器就位后缝合。

切开显露法适用于无法确定种植体确切的位置,或希望保留更多附着龈的患者。于局部浸润麻醉后用手术刀作嵴顶切口,在预计位置的近远中各延长约 3 mm,接着小心翻起颊舌侧全厚黏骨膜瓣,直至完全显露种植体上端。用止血钳清理种植体周围,取出愈合螺丝。如有骨质生长越过种植体上方,影响牙龈成形器就位时应先将其去除。用带刻度的牙周探针或其他测量器具测量软组织厚度,选择合适高度的牙龈成形器。其高度高出牙龈 1.5~2 mm 的高度,确保软组织在术后围绕其愈合而不会越过其上部平面而影响穿龈轮廓的形成。选择后将牙龈成形器旋入,旋入时应注意其方向与种植体方向一致以免损坏种植体内部螺纹。旋入后确认其完全就位,如临床不能确认是否就位,可行 X 线检查证实。复位软组织使其贴于牙龈成形器颈部,有需要时间断或褥式缝合。

安装牙龈成形器后,种植体周围的软组织围绕其完成愈合并形成种植体袖口。一般来说,应用预成的牙龈成形器即能满足大部分需求,但由于袖口的形态和位置就是种植牙穿龈部位的形状,在美学上如需要达到与天然牙相似的穿龈形态时,可制作个性化的牙龈成形器,诱导牙龈按要求的位置和形态生长。有的病例在二期时还需同时做作必要的软组织成形术,修除过厚的牙龈组织或修复附着龈等。

(四)注意事项

(1)整个操作过程应避免器械脱落后误吞或误吸,必要时可通过调整合适的体位、纱布保护咽喉部位、器械预先带线等方式避免。

（2）二期手术去除过多的覆盖于种植体上端的骨质时,应注意避免刮伤种植体表面;在将牙龈成形器或基台固定在种植体上时,应注意两者之间不可卡住或滞留任何组织成分。

（孙　娜）

第九节　软组织游离移植术

种植区软组织游离移植术是矫正牙种植体周围角化黏膜缺损或黏膜过薄的一类外科技术。根据治疗目的,该类手术可分为全层黏膜游离移植术和结缔组织游离移植术两种术式。

一、全层黏膜游离移植术

（一）适应证
种植区角化黏膜缺损或宽度不足 2 mm,导致牙种植美学欠佳或种植体周围黏膜封闭不良。

（二）操作程序及方法
1.麻醉

术区局部浸润麻醉。

2.黏膜切口

在角化黏膜缺损区边缘,沿牙槽嵴顶水平、并向唇(颊)侧做梯形切开黏膜。

3.黏膜移植床制备

沿骨膜上向唇(颊)侧翻起黏膜瓣,并向根方滑行、缝合固定,制备黏膜移植床。

4.全层黏膜瓣切取

硬腭黏膜是黏膜移植的临床常用供区,具体部位通常选择在上颌前磨牙腭侧硬腭黏膜部位。根据黏膜缺损大小,切取全层腭黏膜,修除黏膜下脂肪和腺体组织。供区创面可用纱布压迫止血或采用碘仿纱布缝合保护。

5.黏膜瓣缝合固定

将全层黏膜瓣缝合固定在移植区,并与黏膜创面边缘对位缝合。

（三）注意事项
（1）黏膜瓣应充分伸展,并牢固固定在移植床表面。

（2）黏膜瓣与移植床之间应紧密贴合,避免黏膜瓣下积血或积液。

二、结缔组织游离移植术

（一）适应证
牙种植体周围黏膜薄,影响黏膜健康或种植美学效果。在特殊情况下该术式可以与植骨手术同期进行。

（二）操作程序及方法
1.麻醉

术区局部浸润麻醉。

2.切开与翻瓣

沿牙槽嵴顶向唇(颊)侧做梯形切开黏膜,于骨膜上向唇(颊)侧翻起黏膜瓣。在同期植骨情况下,也可以从骨面翻起黏骨膜瓣。

3.结缔组织瓣切取

硬腭黏膜是黏膜移植的临床常用供区,具体部位通常选择在上颌前磨牙腭侧硬腭部位。根据黏膜缺损大小,翻起腭黏膜表皮层,切取黏膜下结缔组织,修除黏膜下脂肪和腺体组织。供区创面可用纱布压迫止血或采用碘仿纱布缝合保护。

4.黏膜瓣缝合固定

将结缔组织瓣缝合固定在移植区,黏膜伤口对位缝合。

(三)注意事项

(1)结缔组织瓣应充分伸展,并牢固固定在移植区。

(2)结缔组织瓣与黏膜瓣之间应紧密贴合,避免黏膜瓣下积血或积液。

（孙　娜）

第十节　即刻种植术

一、适应证

除了与常规的牙种植相同的适应证以外,以下情况可选择即刻种植。

(1)牙体牙髓病治疗失败需拔牙者。

(2)牙周病患牙,无法通过牙周治疗保存者。

(3)外伤性牙脱位。

(4)根折或冠根折,已不能通过传统的方式进行治疗修复者。

(5)以上患牙局部无明显污染及急性炎症,牙槽嵴骨量无大的缺失者。

二、禁忌证

除了与常规的牙种植相同的禁忌证外,以下情况不适宜即刻种植。

(1)拔牙前或后有严重的骨缺损。

(2)牙根尖周围骨量不足,种植体难以获得足够的初期稳定性。

(3)拔牙或外伤脱落牙槽窝有严重污染或急性炎症者。

(4)邻近牙病变(未经治疗控制的牙周病、根尖周炎等)可能污染种植区者。

三、操作程序及方法

(一)术前用药、麻醉及消毒铺巾等

与"牙种植一期手术"程序相同。

(二)拔除患牙

微创拔牙技术拔除患牙,尽量减少根周牙槽骨的损伤。

（三）牙种植技术的选择

可选择翻瓣或不翻瓣技术进行牙种植操作。

（四）种植窝预备并植入种植体

（1）定点：虽然拔牙窝对种植的方向和位置有一定的参考意义，但通常不能完全按照原拔牙窝的位置和方向植入种植体，需要根据修复的需求重新于牙槽窝内定位。由于牙槽窝内壁通常为斜面，定点时需用球钻在牙槽窝腭侧骨壁斜面上形成一小的平台，以利先锋钻按需要的方向和位置钻磨进入。

（2）先锋钻制备至预定深度：根据手术设计将先锋钻于定点部位钻磨进入至预定深度，注意在整个过程中观察其进入的三维位置和角度上符合最终修复的需求，可利用术前准备的外科模板、邻牙的位置和方向等协助判定。

（3）扩孔钻逐级扩大种植窝及植入种植体：操作方式与前述牙种植一期术相同。

植入种植体后，未愈合的拔牙窝通常在牙槽嵴顶部大于种植体直径，这样在种植体牙槽窝骨壁间有一间隙，如果小于 2 mm 者可不用植入骨替代材料，大于 2 mm 时需植入人工骨替代材料；另外，为避免骨结合进程中牙槽骨的过度吸收或有部分种植体暴露者，需要采用 GBR 技术进行骨替代材料植入及覆盖屏障膜，这时通常需进行翻瓣操作。

（五）封闭牙槽窝

由于即刻种植者，术前拟拔除的牙或牙根所占据的部位没有软组织，在即刻种植牙种植体后，如果简单地复位黏骨膜瓣通常无法关闭创口，可采用以下方式之一进行创口的关闭，封闭牙槽窝。

1.愈合基台或过渡性修复体关闭法

完成前述的操作后，上入愈合基台或过渡性修复体，复位黏骨瓣使其紧贴愈合基台或过渡性修复体，缝合创口。这种方法适用于单根牙即刻种植，并且在种植体植入时有足够的初期稳定性者。

2.游离角化黏膜瓣移植关闭法

游离角化黏膜瓣移植关闭法是将口腔内其他部位的黏膜游离移植，关闭创口。操作方法是：完成前述的植牙以及可能的骨替代材料植入操作后，将唇颊腭侧软组织复位，修整牙槽窝周围的软组织边缘，去除上皮并修剪整齐，测量此时牙槽窝黏膜缺损区域的形状和大小，于口腔其他部位切取类似形状和同样大小的角化黏膜瓣，覆盖于牙槽窝表面，进行必要的修剪，使其边缘的结缔组织面与牙槽窝边缘的结缔组织面紧密贴合，十字交错缝合固定。供区通过简单缝合（不要求完全关闭创口）止血，也可采用碘仿纱条反包扎止血。常用的供区是上颌第一、第二前磨牙腭侧5 mm 处的角化腭黏膜；也可从腭部其他部位、无牙牙槽嵴顶处、上颌结节处等部位切取角化黏膜瓣。

3.移行瓣关闭法

移行瓣关闭法是通过松解唇（颊）侧黏骨膜瓣，将其向牙槽嵴顶方向推移关闭创口。这种方法由于破坏了原附着龈的附着位置，在种植体完成骨结合，二期手术时还需对附着龈进行修复处理。另外也可采用颊舌龈乳头交错缝合法关闭伤口。

4.生物胶原材料封闭伤口法

生物胶原材料封闭伤口法是利用生物胶原材料如胶原膜、胶原塞等经缝合固定于创口处关闭创口。由于这些胶原材料暴露于口腔内后短期内溶解消失，所以这种方法仅仅用于植入区软硬组织较为充足,种植体植入时有较好的初期稳定性及植入的深度部位较为理想者。

四、注意事项

(1)拔牙时应注意微创操作,尽量避免破坏牙槽窝骨壁。

(2)由于失牙后,不管是否即刻植入种植体,牙槽窝唇侧骨板高度和宽度皆有一定程度的吸收退缩,种植体植入位点应略偏向腭(舌)侧。

(3)术后保证创区清洁,有必要时使用青霉素类或其他抗菌药物预防性抗感染治疗,用药3~5天。

(4)种植体在无干扰下愈合,如安装了愈合基台或临时修复体者,应注意日常功能性活动不对种植体产生过度负荷。

(孙　娜)

第十一节　自体骨切取术

一、下颌骨颏部取骨术

(一)适应证

(1)取骨区域位于下颌前牙根方区域。

(2)需要较大量的骨皮质和骨松质。

(二)操作程序及方法

(1)双侧颏孔或下齿槽神经孔阻滞麻醉和前庭沟局部浸润麻醉。

(2)下颌33~43前庭沟内切口＋远中松弛切口。骨膜下剥离黏骨膜瓣,暴露颏部取骨区域。

(3)取骨范围位于双侧颏孔前5 mm,下前牙根尖下5 mm,下颌骨下缘以上5 mm的范围内,通常保留中线颏隆突处的唇侧骨板。

(4)在中线两侧使用裂钻、来复锯或者超声骨刀制备两个长方形截骨线,仅切透骨皮质。

(5)用单面凿沿着骨截开线轻轻敲击,将骨块从舌侧骨板表面折断撬起。也可将块状骨分割,分段获取。

(6)骨块取出后,可使用刮匙等工具再获取一定骨松质颗粒。

(7)骨面止血,取骨量较大时填入骨替代材料以恢复颏部外形。

(8)缝合软组织。

(三)注意事项

(1)术中严格避免损伤邻近重要解剖结构,如颏神经、下前牙根尖。

(2)颏部取骨术后有可能出现下唇部或者下前牙感觉异常等并发症,需要术前向患者详细交代,避免纠纷。

二、下颌骨外斜线取骨术

(一)适应证

外斜线取骨常用于牙槽突块状植骨供骨区。

(二)操作程序及方法

(1)下颌骨外斜线区域、升支前缘行局部浸润麻醉。

(2)外斜线偏舌侧前庭沟切口,向后沿升支前缘向上,一般不高于殆平面1 cm,切开软组织直达骨面,向前延伸至下颌第一磨牙颊侧。

(3)使用骨膜分离器从下颌体翻起软组织瓣,骨面上沿下颌升支的方向上下滑动将黏骨膜瓣翻起,显露升支的外侧面。

(4)供骨区域可包括下颌升支及下颌体部的颊侧骨皮质部位,可根据所需骨量大小设计截骨线。常用的截骨线包括上、下、前、后4条。

(5)上截骨线:第一磨牙远中根的颊侧开始向后达下颌升支与下颌体交界稍后。截骨线需要位于外斜线内侧2 mm以上,使用裂钻或者超声骨刀与牙长轴平行、垂直骨面进行截骨。

(6)前、后截骨线:前截骨线通常设计在下颌第一磨牙远中根的颊侧,后截骨线设计在下颌升支与下颌体交界稍后,与上截骨线相连。

(7)下截骨线:下截骨线与上截骨线平行,与前后截骨线相连。

(8)完成各截骨线切口操作后,先用一薄的骨凿通过敲击楔入骨内,轻轻敲击将骨块分离后取出,用吸收性明胶海绵填塞取骨区。

(9)复位软组织瓣,严密缝合。

(三)注意事项

(1)外斜线取骨以骨皮质为主,先用钻或者骨锯截开骨皮质,然后用超声骨刀紧贴骨皮质继续完成取骨。操作过程避免损伤下牙槽神经。

(2)软组织切口不应过高,不要超过颊脂垫尖的位置,以免切开后导致颊脂垫脱出干扰术野。

三、髂骨取骨术

(一)适应证

需要较大移植骨量时选择髂骨作为供区。

(二)操作程序及方法

(1)全身麻醉,仰卧位,用沙袋将术侧臀部垫高以使髂嵴突出。

(2)将髂嵴内侧皮肤向中线方向推压,使髂嵴表面皮肤移向嵴的内侧,然后平行于髂嵴切开皮肤、皮下组织和及覆盖在髂嵴上的肌层及骨膜,切口向后的长度根据需要采取的骨量而定。

(3)向内翻开骨膜至髂嵴下达切口下3 cm以上,外侧翻开至髂嵴边缘。

(4)使用骨凿或者骨锯截取髂骨内侧单层骨皮质联合骨松质骨块,最少应距离髂前棘1 cm处的顶部开始行截骨术。

(5)取骨创面生理盐水冲洗,充分止血。

(6)分层缝合骨膜、肌层、皮下及皮肤,保证解剖复位。渗出较多可放置引流条。

（三）注意事项

（1）皮肤切口应该起于髂前上棘后方 1～1.5 cm 处，避免损伤肋下神经，以及股外侧皮神经。

（2）术后 6 周内应避免剧烈运动。

（孙　娜）

第十二节　牙槽突外置式植骨术

一、适应证

（1）剩余牙槽骨高度和宽度不能满足种植体植入要求。

（2）供区及受区局部软组织健康，无炎症。

二、禁忌证

供区及受区软组织存在急慢性炎症。

三、操作程序及方法

（1）局部浸润麻醉，牙槽嵴顶切口，加双侧松弛切口（梯形软组织瓣）。切口位置应该超过植骨区域 2 mm 以上。

（2）骨膜下剥离黏骨膜，保证软组织瓣的完整性。剥离范围应该覆盖整个植骨区域。

（3）刮净植骨床残余软组织，适当修整。可在骨皮质上打孔。

（4）按取骨术操作规范要求于供区取得合适骨块。

（5）修整植骨块，使之与受区解剖形态吻合，与植骨床尽可能贴合。

（6）制备固定螺丝进入的孔洞，并且以钛钉将植骨快稳定固定在受区骨床上。

（7）自体骨屑或者骨替代品填塞植骨块与受区之间遗留的缝隙。

（8）必要时可在植骨块上加盖引导性组织再生屏障膜。

（9）复位软组织瓣，无张力严密缝合。

四、注意事项

（1）术中尽量减少骨块离体时间，保证植骨块的牢固固定及稳定性，以利移植骨存活和充分再血管化。

（2）创口关闭前需充分减张，妥善关闭伤口。

（3）术后口服抗生素 3～7 天，含漱漱口液 2 周。

（4）向患者交代手术后注意事项，避免剧烈运动等。

（5）根据患者情况，嘱其 2～4 周进软食，避免术区受到外力干扰。

（孙　娜）

第十三节　牙槽突骨劈开种植术

牙槽突骨劈开是针对牙槽突宽度不足所采用的一种水平骨增量方法,通常与牙种植体植入术联合应用。根据牙槽突水平骨缺损程度,该方法可分为牙槽突单纯骨劈开种植术和牙槽突骨劈开联合引导骨再生植骨同期种植术两种术式。

一、牙槽突单纯骨劈开种植术

(一)适应证

缺牙区牙槽突唇(颊)侧凹陷,牙槽骨宽度应大于 5 mm,牙槽嵴劈开后唇(颊)侧骨板厚度应大于 3 mm。

(二)禁忌证

(1)术区局部存在急性炎症。

(2)牙种植体无法获得初期稳定性。

(3)牙槽突唇(颊)侧根方伴有明显倒凹。

(4)牙槽突以骨皮质为主,中央无明显骨松质。

(5)全身禁忌证同本章"牙种植体植入术"。

(三)操作程序与方法

1.麻醉

术区局部麻醉(浸润和/或阻滞麻醉)。

2.手术切口设计

通常采用牙槽嵴顶横向或联合唇(颊)侧纵向切口设计。

3.翻瓣

沿骨膜上向唇(颊)侧翻起黏膜瓣,显露牙槽嵴顶和唇(颊)侧牙槽突。

4.种植窝定位

按牙种植体的设计位置,略偏舌/腭侧定位。

5.牙槽嵴水平骨劈开

采用薄骨刀或超声骨刀,水平向劈开牙槽嵴,方向保持与牙槽突唇(颊)侧骨面平行或略呈唇颊向倾斜。

6.牙槽嵴唇(颊)侧纵向骨劈开

采用薄骨刀或超声骨刀,在唇(颊)侧劈开骨板的近中和远中纵向劈开,呈梯形切口设计。深度不超过水平劈开深度。

7.牙槽嵴扩张

采用专用扩张器或薄骨刀,向唇颊向缓慢扩张骨板。

8.牙种植窝制备

按牙种植体植入术外科操作方法和程序,逐级制备牙种植窝,深度应超过骨劈开深度。

9.牙种植体植入

以手动或机动植入牙种植体。

10.骨间隙植骨

在扩张的骨间隙内植入骨充填材料。如间隙<2 mm,可不植骨。

11.伤口缝合

严密缝合,关闭黏膜伤口。

(四)注意事项

(1)黏膜翻瓣应保留牙槽突唇(颊)侧骨膜。

(2)水平骨劈开长度应超过牙种植体边缘,保证种植体被唇(颊)侧骨板完全覆盖。

(3)骨劈开深度应避开重要解剖结构。种植体的植入深度应超过骨劈开深度2 mm。

(4)唇(颊)侧骨板厚度应大于3 mm。

(5)骨劈开与扩张操作中应保持骨板的完整性,避免造成骨板折裂。

(6)牙种植体应具有良好初期稳定性。

(7)黏骨膜瓣应充分减张,确保伤口无张力缝合。

(8)术后1小时内术区适度压迫止血,防止黏膜瓣下积血或积液。

(9)术后预防性使用抗生素,防止出现感染并发症。

(10)术后加强口腔护理,保持术区清洁。

二、牙槽突骨劈开联合引导骨再生植骨同期种植术

(一)适应证

缺牙区牙槽突唇(颊)侧凹陷,牙槽骨宽度为3～5 mm,牙槽嵴劈开后唇(颊)侧骨板厚度为2～3 mm。

(二)禁忌证

(1)术区局部存在急性炎症。

(2)牙种植体无法获得初期稳定性。

(3)牙槽突唇(颊)侧根方伴有明显倒凹。

(4)牙槽突以骨皮质为主,中央无明显骨松质。

(5)全身禁忌证同本章"牙种植体植入术"。

(三)操作程序与方法

1.麻醉

术区局部麻醉(浸润和/或阻滞麻醉)。

2.手术切口设计

通常采用牙槽嵴顶联合唇(颊)侧纵向切口设计。

3.翻瓣

沿骨面向唇(颊)侧翻起黏骨膜瓣,显露牙槽嵴顶和唇(颊)侧牙槽突。

4.种植窝定位

按牙种植体的设计位置,略偏舌腭侧定位。

5.牙槽嵴水平骨劈开

采用薄骨刀或超声骨刀,水平向劈开牙槽嵴,方向保持与牙槽突唇(颊)侧骨面平行或略呈唇

颊向倾斜。

6.牙槽嵴唇（颊）侧纵向骨劈开

采用薄骨刀或超声骨刀,在唇（颊）侧劈开骨板的近中和远中纵向劈开,呈梯形切口设计。深度不超过水平劈开深度。

7.牙槽嵴扩张

采用专用扩张器或薄骨刀,向唇颊向缓慢扩张骨板。

8.牙种植窝制备

按牙种植体植入术外科操作方法和程序,逐级制备牙种植窝,深度应超过骨劈开深度。

9.牙种植体植入

以手动或机动植入牙种植体。

10.唇（颊）侧植骨

在唇（颊）侧植骨,并覆盖生物屏障膜。

11.伤口缝合

严密缝合,关闭黏膜伤口。

（四）注意事项

（1）水平骨劈开长度应超过牙种植体边缘,保证种植体被骨板完全覆盖。

（2）骨劈开深度应避开重要解剖结构。种植体的植入深度应超过骨劈开深度 2 mm。

（3）唇（颊）侧骨板厚度应大于 1 mm。

（4）骨劈开与扩张操作中应保持骨板的完整性,避免造成骨板折裂。

（5）牙种植体应具有良好初期稳定性。

（6）黏骨膜瓣应充分减张,确保伤口无张力缝合。

（7）术后 1 小时内术区适度压迫止血,防止黏膜瓣下积血或积液。

（8）术后预防性使用抗生素,防止出现感染并发症。

（9）术后加强口腔护理,保持术区清洁。

（孙　娜）

第十四节　引导骨再生技术

引导骨再生技术（GBR）是根据不同细胞迁移速度各异的特点,利用屏障膜阻挡迁移速度较快的结缔组织和上皮细胞,允许有潜在生长能力、迁移速度较慢的成骨细胞优先进入骨缺损区,实现新骨再生。屏障膜和骨移植材料（图 14-5）的使用是 GBR 的两个关键影响因素,对于维持骨再生的稳定空间发挥着重要作用。

一、适应证

GBR 应用广泛,在全身条件许可前提下,局部适应证主要包括以下几种。

（1）术前增加种植区骨量。

（2）即刻种植时的骨缺损。

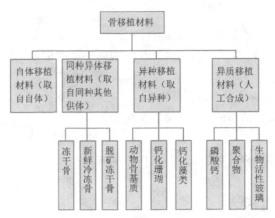

图 14-5　常用骨移植材料类型

(3)种植手术中出现的骨裂开或骨壁穿孔。

(4)种植体周围炎造成的骨吸收。

(5)配合其他骨增量手术。

二、局部风险因素

(1)未控制的牙周病。

(2)术区急、慢性感染。

(3)未控制的口腔局部病变。

三、临床操作步骤

(一)瓣的设计

植骨材料在黏膜下的无干扰愈合和软组织创口的无张力关闭是 GBR 获得成功的关键所在。骨缺损区局部增量后,牙槽嵴体积增加,通常需在唇/颊侧做骨膜松弛切口以利于创面关闭。

切口和瓣的设计应遵循口腔外科已有原则,其中包括创造一个宽基底的瓣以保证良好血供。含有两个垂直松弛切口的梯形瓣和只有一个松弛切口的角形瓣是常用的设计形式(图 14-6、图 14-7)。

(二)切口设计

包括缺牙区牙槽嵴顶水平切口和垂直向松弛切口。

1.牙槽嵴顶切口设计

(1)上颌:牙槽嵴顶略偏腭侧切口。

(2)下颌:牙槽嵴顶正中切口。

2.垂直松弛切口设计

(1)下颌:牙槽嵴顶切口延伸至邻牙龈沟内,转向前庭区做垂直松弛切口。

(2)上颌:上颌前牙区是美学敏感区,是否需要增加垂直松弛切口及切口是否需要包括龈乳头尚存争论。

由于轮廓扩增后软组织创口的无张力关闭至关重要,因此,增加垂直松弛切口常不可避免,此时,可将其设计在尖牙的远中,以免瘢痕线显露或术后通过激光手术予以去除。

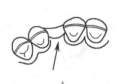 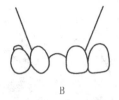

图 14-6　梯形切口设计示意

A.偏腭侧水平切口;B.垂直松弛切口;C.梯形瓣

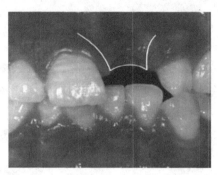

图 14-7　保留龈乳头的梯形瓣设计

　　保留龈乳头的切口设计,可减少邻面牙槽嵴的吸收,但是瓣太小,垂直线样瘢痕处于美学关键部位。累及龈乳头的瓣基底宽,视野清晰,血供好,但可能引起较多的邻面牙槽嵴吸收。

　　因此,在遵守 GBR 原则的基础上,切口设计可以是个性化的。

(三)植入植骨材料

　　理想的植骨材料应具备骨传导作用、骨诱导作用和骨生成作用。但迄今尚无任何一种材料能同时满足两种以上的特性,因此有学者建议将不同的材料混合应用,自体骨屑直接覆盖于暴露的种植体表面,然后在其外侧覆盖低替代率的植骨材料(图 14-8)。种植体植入并同期 GBR 时,覆盖于种植体表面的植骨材料厚度应不小于 2 mm。

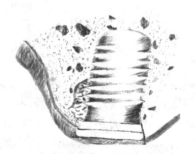

图 14-8　轮廓扩增的三层技术概念示意

二层骨移植材料(种植体表面为自体骨屑,外层为人工植骨材料)

(四)屏障膜的放置与固定

　　屏障膜的覆盖范围应超过缺损边缘 2 mm,其中胶原膜放置时应平整无皱褶(图 14-9)。

　　胶原膜的固定方法:一是将膜边缘嵌入黏骨膜下方,直抵骨壁,靠黏骨膜瓣的挤压固位;二是在膜的中央穿一小孔,用种植体覆盖螺丝固定;三是用膜钉固定于邻近骨壁上。缝合时应避免膜发生移动。

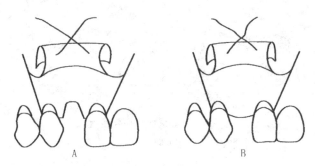

图 14-9　GBR 示意

A.植骨材料覆盖缺损区 B.覆盖屏障膜(双层膜技术)

(五)创口关闭

(1)创缘无张力对合。通常用 15 号刀片在唇/颊侧瓣内进行减张缝合。

(2)避免太多缝线,缝线之间的最佳距离是 2～3 mm。

(3)牙槽嵴顶切口多用 5-0 缝线间断单线缝合;松弛切口多用 6-0 缝线间断单线缝合(图 14-10)。连续多颗牙的缺牙间隙等预计会显著肿胀的区域,应用 4-0 缝线。

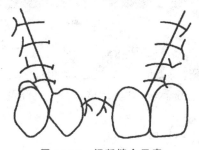

图 14-10　间断缝合示意

四、同期 GBR 手术的决策标准

针对不同骨缺损类型,制订恰当的治疗方案。当满足以下条件时,GBR 可与种植体植入同期进行。

(1)符合功能和美学需求的种植体的三维植入位置。

(2)种植体有一定的初期稳定性。

(3)种植体周骨缺损形态为成骨效果好的有利型骨缺损。

骨缺损的分类有多种,VandenBogaerde 将种植体周骨缺损分为闭合性和开放性骨缺损,是临床判断骨缺损严重程度的一种简易方法,缺损区的剩余骨壁数越多,骨愈合能力越强(图 14-11)。

五、并发症及处理

GBR 的并发症主要发生在使用不可吸收膜时,其分类如下。

(一)膜的暴露和感染

1.Ⅰ类

不足 3 mm 的膜暴露,无脓性渗出。处理:使用 0.2%氯己定液局部抗炎,暴露的膜可暂不做处理,但需每周随访,3～4 周后,将膜取出。

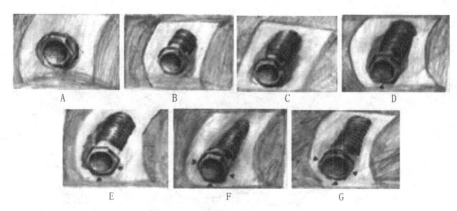

图 14-11 种植体周骨缺损分类示意

A.闭合性缺损;B.开放性骨缺损,种植体在骨面上方;C.开放性骨缺损,种植体在骨面下方;D.开放性骨缺损,种植体与一壁骨接触;E.开放性骨缺损,种植体与二壁骨接触;F.开放性骨缺损,种植体与三壁骨接触,位于牙槽嵴内;G.开放性骨缺损,种植体与三壁骨接触,位于牙槽嵴外

2.Ⅱ类

大于 3 mm 的膜暴露,无脓性渗出。处理:必须立即将膜取出,关闭软组织创面,并局部应用阿莫西林或头孢类抗生素。

3.Ⅲ类

膜暴露伴脓性渗出。处理:立即取出膜,局部清创去除感染组织,全身应用抗生素。

4.Ⅳ类

脓肿形成,但膜未暴露。处理:立即切开,并将膜取出,彻底清创去除感染组织,局部抗生素冲洗并配合全身用药。

(二)与骨膜松弛切口相关的损伤

如眶下神经或颏孔损伤、舌下血肿等。这些损伤一旦发生,后果严重。应熟悉相关解剖结构,细心操作以充分规避。

(孙　娜)

第十五节　上颌窦底提升术

一、概述

上颌窦底提升术是针对上颌窦腔气化增大导致的骨高度不足所采取的骨增量技术,通过将上颌窦黏膜从窦底骨壁剥离并抬升后,创造新骨再生空间以获得所需骨量。

健康的上颌窦黏膜较薄,0.3~0.8 mm,易与上颌窦内壁剥离。当长期吸烟或患有慢性上颌窦炎时,窦黏膜性状发生改变,变薄或增厚、质地变脆、与下方骨壁粘连,增加了黏膜穿孔风险。约31.7%的上颌窦内存在骨性分隔,增加了手术操作难度和黏膜撕裂风险。

上颌窦的动脉血供来自上颌动脉(MA)发出的若干分支,其中上牙槽后动脉(PSAA)和眶下动脉(IOA)是血供的主要来源(图 14-12)。当牙槽嵴严重吸收时,血管分支距离牙槽嵴顶的距离变小(表 14-2),术中注意避免对其造成损伤。

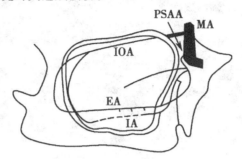

MA.上颌动脉;PSAA.上牙槽后动脉;IOA.眶下动脉;EA.骨外血管吻合支;IA.骨内血管吻合支

图 14-12　上颌窦区血供示意(侧面观)

表 14-2　血管距牙槽嵴顶距离与剩余牙槽骨高度之间的关系

	A+B	C	D	E
牙槽嵴至血管距离(mm)				
平均值	21.5	16	11.08	9.6
数值范围	17~27	15~18	8~15	7~12
剩余牙槽骨高度(mm)				
平均值	12.56	8.4	8	2.1
数值范围	9~20	5~10	3~7	1~4

注:A~E 代表 LEKHOLM 和 ZARB 牙槽嵴分类。A.大部分牙槽嵴尚存;B.发生中等程度的牙槽嵴吸收;C.发生明显的牙槽嵴吸收,仅基底骨尚存;D.基底骨已开始吸收;E.基底骨已发生重度吸收。

临床中常采用的术式为侧壁开窗上颌窦底提升术和经牙槽嵴顶上颌窦底提升术。

二、适应证

(一)局部适应证

垂直骨高度不足(通常指小于 10 mm)或颌间距离过小。

(二)局部风险因素

(1)上颌窦内感染(积脓症)。

(2)慢性上颌窦炎。

(3)牙源性感染。

(4)炎症或其他病理性损伤。

(5)严重的过敏性鼻炎。

三、侧壁开窗上颌窦底提升术临床操作步骤

(一)切口和瓣设计

切口设计时需考虑:翻瓣后能充分暴露术区,视野清晰;方便颊侧骨壁开窗操作;减小对局部血供的影响。

常用切口:牙槽嵴顶偏腭侧做水平切口,距骨窗边缘至少一颗牙处做垂直松弛切口,可设计

为角形(图 14-13A)或梯形瓣。当垂直松弛切口位于尖牙区时,要注意不能超过前庭沟,以免损伤眶下神经分支。

(二)骨窗设计

(1)骨窗形态和范围:骨窗形态可分为边缘圆滑的矩形或椭圆形(图 14-13B)。以往开窗范围均较大,通常设计为:下缘在窦底上方 2~5 mm,近中缘距上颌窦前壁约 3 mm,上缘距下缘 8~10 mm,长度约 15 mm。优点在于可使术者清楚观察到窦腔内情况,易于剥离黏膜和放置植骨材料;缺点是手术创伤大、术后反应重。在熟练操作的基础上应尽量减小开窗范围,减少损伤,缩短骨窗愈合时间。

(2)开窗骨块的处理:开窗骨块可有两种处理方式。一种是形成一个上部铰链状的骨瓣(图 14-13C),将其翻入窦腔作为新的上颌窦底。优点在于同期植入植体时,翻入窦腔的皮质骨块可成为通向上颌窦腔的屏障,防止骨屑或植骨材料进入窦腔;缺点是翻入骨瓣时,锐利的骨边缘可能会损伤窦黏膜。另一种是将开窗骨块完全取下,黏膜提升后复位或粉碎后与植骨材料混合,置入提升空间内。优点是安全、易操作。

(三)窦底黏膜的提升

将窦黏膜从窦壁小心剥离并松解后,向上、向内推起,术中可通过鼻通气试验检查黏膜的完整性(图 14-13D)。当黏膜与窦壁完全分离后,可看到其随呼吸节律而上下运动。窦内置入植骨材料,并根据剩余牙槽骨的条件决定是否同期植入种植体(图 14-13E)。

(四)关闭骨窗

可将开窗的游离骨块复位后覆盖屏障膜或直接行 GBR 以关闭骨窗(图 14-13F)。

(五)创面关闭

单线间断缝合(图 14-13G)。

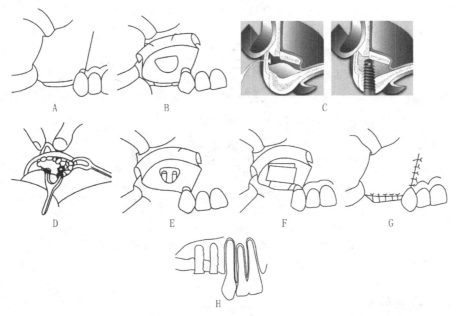

图 14-13　侧壁开窗上颌窦底提升术临床步骤示意

A.角形切口;B.侧壁开窗;C.铰链状骨瓣,提升黏膜;D.鼻通气试验;E.填入植骨材料,同期植入种植体;F.胶原膜覆盖骨窗;G.间断缝合;H.术后放射线影像表现

四、经牙槽嵴顶上颌窦底提升术临床操作步骤

该术式的手术路径是从牙槽嵴顶进入,使上颌窦底产生微小骨折或缺损后,向上推起窦黏膜,使之与窦底骨壁分离后,置入植骨材料,或直接植入种植体。

(一)切口设计

通常无需翻瓣,常用切口为牙槽嵴顶正中或偏腭侧水平切口。

(二)窦底黏膜的提升

(1)Summers骨凿冲顶技术:采用Summers骨凿,敲击上颌窦底骨壁致其骨折,利用骨折骨块将窦底黏膜顶起,直至达到提升高度(图14-14)。

缺点:冲顶过程中产生的振荡会给患者带来不适,操作不当易导致窦黏膜穿孔。

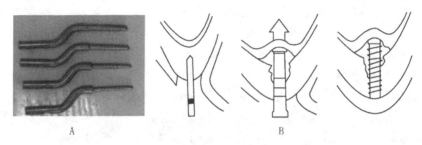

图14-14 Summers骨凿及上颌窦底冲顶示意

A.Summers骨凿;B.上颌窦底冲顶示意图

(2)超声骨刀技术:根据超声骨刀可有效切割硬组织,但不损伤软组织的特性,利用其钻透骨壁时产生的振荡及水流的冲击力,使窦黏膜与窦底骨壁分离(图14-15)。

优点:减轻患者术中不适感;手术安全性和可靠性高;初学者易于掌握。

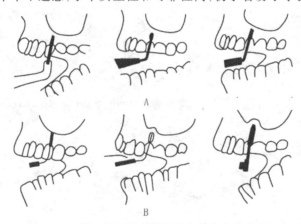

图14-15 超声骨刀经牙槽嵴顶上颌窦底提升术示意

A.种植窝制备,超声骨刀逐步钻透上颌窦底壁止于其下方约2 mm;B.提升窦底黏膜,同期植入种植体

五、并发症及处理

常见并发症分为术中并发症和术后并发症。

（一）术中并发症

1.出血

可采用加压止血或等待自然凝血。

2.黏膜穿孔

直径小于 3 mm 时,无需处理,小心剥离穿孔周围的黏膜使其折叠即可关闭穿孔;直径在5～10 mm 时,须将穿孔周围的黏膜剥离起来以防止裂口继续扩大,然后用屏障膜覆盖穿孔处以免植骨材料进入窦腔;直径大于 10 mm 时,穿孔则难以修复,通常需要终止手术。

3.污染

注意术中无菌操作,去除口腔内病灶。

（二）术后即刻并发症

主要表现为出血。口腔出血最有效的处理方法是压迫止血,鼻腔出血施以冷凝加压。

（三）术后远期并发症

包括:①窦内未成骨;②种植失败;③上颌窦炎;④口腔-上颌窦瘘。此时,需取出种植体,清除病灶后择期修复。

（孙 娜）

第十六节 上置式植骨术

上置式植骨术(onlay 植骨术)是将从自体获取的游离骨块固定于骨缺损区,使之与原有牙槽骨愈合以增加骨宽度或高度的骨增量方法,其骨改建和新骨形成是一个包含骨生成、骨诱导及骨传导的复杂过程。移植骨块的来源和受植区不同,骨块吸收率也不相同,由于骨吸收常无法避免,因此适当过量植骨是必要的。

一、适应证

（一）局部适应证

对于严重的颌骨吸收和大面积骨缺损,onlay 植骨是首选方案。通常当剩余骨高度小于 5 mm,水平骨宽度小于 4 mm 时,可考虑 onlay 植骨。

（二）局部风险因素

(1)尚未控制的牙周病患者或口腔卫生极差者。

(2)颌骨病理性改变,如术区颌骨囊肿、异物或感染性病灶。

(3)病理性黏膜病变,如白斑、红斑、扁平苔藓等。

二、临床操作步骤

（一）切口和瓣设计

切口设计既要保证受植床的完全显露,又要防止植骨后软组织裂开。常用切口与 GBR 相似,垂直松弛切口需至少远离植骨区 5 mm。

(二)受植床的制备

修整受植床骨表面,并在骨皮质上钻孔,增加可游离出的成骨细胞数,加速骨愈合。

(三)游离骨块的获取

供骨区的选择取决于骨缺损的外形和范围。缺损范围小,可选口内供骨区,如颏部、下颌升支、下颌骨外斜线等(图 14-16)。缺损范围大,则需选择口外供区,如髂骨、腓骨等。

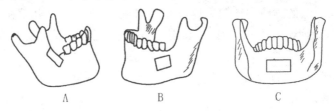

图 14-16　常用的口内供骨区示意

A.下颌升支;B.下颌骨外斜线;C.颏部

(四)移植骨块的贴合和固定

修整游离骨块,使之与受植骨床适合并贴合。用钛钉或直接用种植体将骨块固定于受植区。在受植区与移植骨块的间隙内填塞植骨材料,表面覆盖屏障膜。

(五)软组织的处理

onlay 植骨成功与否,软组织的处理至关重要。常用方法如下。

(1)充分松弛黏骨膜瓣后减张缝合。

(2)利用转瓣技术或结缔组织移植。

(3)应用异体组织补片。

三、并发症及处理

并发症分别来自供骨区和受植区。

(一)供骨区并发症主要是对邻近组织产生的影响

如术后疼痛、局部血肿、敏感度变化、感染、取骨区局部骨折等。口内供骨区中,颏部取骨的并发症发生率最高。

处理:供区并发症应以预防为主,术前给予布洛芬等止痛剂有助于缓解术后疼痛和肿胀。

(二)受植区并发症及处理

1.移植骨块污染

浸泡在碘伏中或重新取骨。

2.伤口裂开

磨除骨块暴露部分,去除死骨,局部及全身使用抗生素抗感染,并重新关闭创面。

3.骨块吸收

改用较短、较细的种植体或重新植骨。

(孙　娜)

第十七节　牵张成骨术

牵张成骨术(DO)是通过对骨切开后仍保留骨膜和软组织附着及血供的骨段,施加特定的牵张力,促使牵张间隙内新骨形成,以增加垂直或水平骨量的方法。其生物学基础为 Ilizarov 提出的张力-拉力法则,即对生物活体组织逐渐施加牵张力时产生的刺激可促使一些组织结构再生与生长,不仅可以发生在骨组织,皮肤、筋膜、肌肉、血管、周围神经等也均相应得以延长。骨折断端的距离,移动骨块的坚固固定及良好的血供是保证其成骨效果的重要因素。

一、适应证

(1)垂直骨缺损在 10 mm 及以上者。

(2)牙槽嵴节段性缺损,尤其位于美学区时。

(3)狭窄牙槽嵴需行水平牙槽嵴牵张。

(4)骨性粘连牙或种植体的垂直向位置改变,无法通过正畸解决时。

二、临床操作要点

(一)切口设计

切口位置要考虑避免影响软组织扩张并保护血供。颊侧黏骨膜要充分剥离,避免损伤舌侧骨膜。常用切口为前庭切口。

(二)骨切开及牵张器的安放

在预计牵引的部位行骨切开术或骨皮质切开术,并安放牵张器。前者有利于暴露术野和关闭创口;后者有利于保证移动骨块牙槽嵴顶的血供。

(三)间歇期

从骨切开术后到开始施加牵张力的5～7天内为间歇期,目的是使切骨间隙内形成初期的骨痂组织。

(四)牵张期

从牵张开始到结束,需持续1～2周。影响新骨形成的主要因素是牵张的速度和频率。目前临床上最常用的牵张速度为 0.8～1.0 mm/d,分 1～2 次进行。

(五)固定期

上颌 4～6 个月,下颌 3～4 个月,目的是防止新生骨组织发生塌陷,保障牵张效果。种植时机常选择在牵张结束后 8～12 周(图 14-17)。

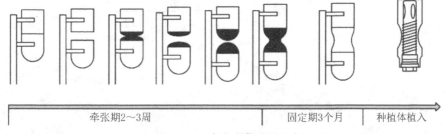

图 14-17　牵张成骨过程示意

三、并发症及处理

(一)术中并发症

牵张器安放困难;骨切开时损伤舌侧软组织;移动骨段或基骨骨折、牵张器干扰咬合等。此类并发症应以预防为主,完善的术前设计至关重要。

(二)牵张过程中的并发症

常见过程中并发症:①牵张方向不正确,主要表现为向舌侧偏移;②移动骨段吸收;③创口裂开或黏膜穿孔;④牵张器折裂等。

处理:加强抗感染措施并放慢牵张速度。

(三)牵张后并发症

常见牵张后并发症:①术区感染;②成骨效果欠佳。

处理:术后使用抗生素抗感染;保持良好的口腔卫生;成骨不佳时,可通过其他骨增量方法弥补纠正。

牵张成骨术的并发症相对较多,但如果做到术前设计周密,术中谨慎操作,术后护理得当,通常可有效规避并发症的产生。

(孙　娜)

参考文献

[1] 王文梅,杨旭东.口腔颌面部相关综合征[M].南京:东南大学出版社,2022.

[2] 房兵.临床整合口腔正畸学[M].上海:同济大学出版社,2020.

[3] 段银钟,林杨,孟蕾.口腔正畸疑难病例临床解析[M].西安:世界图书出版公司,2021.

[4] 陈彩云.口腔科疾病预防与诊断治疗[M].长春:吉林科学技术出版社,2019.

[5] 何宏文.实验口腔颌面解剖学[M].广州:中山大学出版社,2020.

[6] 潘巧玲.临床口腔疾病诊治[M].长春:吉林科学技术出版社,2019.

[7] 姚森.口腔正畸临床技巧与科学管理[M].北京:世界图书出版公司,2020.

[8] 王培军,吕智勇.口腔疾病诊疗与康复[M].北京:科学出版社,2021.

[9] 张志愿,俞光岩.口腔颌面外科临床解剖学[M].济南:山东科学技术出版社,2020.

[10] 王松灵,程斌.口腔医学[M].北京:北京大学医学出版社,2019.

[11] 邹慧儒.口腔内科学[M].北京:北京科学技术出版社,2020.

[12] 王惠元.口腔解剖学[M].长沙:中南大学出版社,2021.

[13] 张锡忠.口腔正畸学[M].北京:北京科学技术出版社,2020.

[14] 戴辛鹏.口腔专科诊疗技术与临床[M].北京:中国纺织出版社,2022.

[15] 杜礼安,宋双荣.口腔正畸学[M].武汉:华中科学技术大学出版社,2021.

[16] 肖水清,郭泾.口腔正畸学[M].北京:中国医药科技出版社,2019.

[17] 宫苹.口腔种植学[M].北京:人民卫生出版社,2020.

[18] 顾长明.口腔内科学[M].北京:人民卫生出版社,2019.

[19] 李睿敏.现代实用口腔科疾病诊断与治疗[M].青岛:中国海洋大学出版社,2020.

[20] 边专.口腔生物学[M].北京:人民卫生出版社,2019.

[21] 刘学聪.实用口腔正畸诊治策略与重点[M].哈尔滨:黑龙江科学技术出版社,2020.

[22] 王佃亮,唐志辉,危岩.口腔科医师处方[M].北京:中国协和医科大学出版社,2019.

[23] 武广增.口腔正畸特色技术临床思维[M].北京:清华大学出版社,2020.

[24] 敖凯.口腔诊疗技术与美学修复[M].北京:科学技术文献出版社,2019.

[25] 张秀琴.口腔科常见病与多发病[M].西安:世界图书出版西安有限公司,2020.

[26] 孙建欣,彭澜.口腔医学美学[M].武汉:华中科技大学出版社,2019.

[27] 杜礼安,宋双荣.口腔正畸学[M].武汉:华中科技大学出版社,2021.

[28] 孙卫斌,胡勤刚.口腔住院医师规范化培训方案[M].北京:人民卫生出版社,2019.

［29］王惠元.口腔解剖学［M］.长沙:中南大学出版社,2021.

［30］潘亚萍.牙周病就医指南［M］.北京:人民卫生出版社,2019.

［31］杜阳.口腔多学科临床思维与实践［M］.沈阳:辽宁科学技术出版社,2021.

［32］耿春芳.实用口腔科疾病治疗进展［M］.长春:吉林科学技术出版社,2019.

［33］华红,周刚.常见口腔黏膜病诊治图解［M］.北京:人民卫生出版社,2021.

［34］姜蕾.口腔科疾病诊治［M］.长春:吉林科学技术出版社,2019.

［35］王佐林.口腔种植临床操作与技巧［M］.北京:人民卫生出版社,2021.

［36］陈冲,热依拉·艾克兰木,郭涛.制霉菌素联合光动力抗菌疗法治疗口腔念珠菌病的疗效及安全性分析［J］.中国现代医学杂志,2022,32(4):9-13.

［37］张羽婷,袁培养,江涵,等.医用放大镜辅助口腔黏膜病临床视诊的价值［J］.浙江大学学报:医学版,2021,50(2):205-211.

［38］岳座胜.探讨正畸治疗在口腔修复中的临床应用［J］.世界复合医学,2019,5(8):90-92.

［39］麻健丰,王成.仿生理念在口腔医学研究领域的应用［J］.口腔医学研究,2022,38(9):801-806.

［40］周培茹,蒋析,华红.口腔黏膜病患者口腔种植的时机及注意事项［J］.北京大学学报:医学版,2021,53(1):5-8.